HYGIÈNE DES GRANDES VILLES

HYGIÈNE DES GRANDES VILLES

TOPOGRAPHIE & STATISTIQUE

MÉDICALES

DU

DÉPARTEMENT DU RHONE

ET DE LA

VILLE DE LYON

PAR

M. M.-J. MARMY (DE COLIGNY, AIN)

Médecin principal chef de l'Hôpital militaire des Colinettes (Lyon),
chevalier de la Légion d'honneur,
membre correspondant de l'Académie des Sciences, Arts et Belles-Lettres de Lyon,
de la Société anatomique de Paris, de la Société de médecine de Strasbourg,
de la Société d'émulation de l'Ain, de l'Académie royale de médecine et de chirurgie de Naples,
de la Société impériale de Constantinople, etc.

ET

M. Ferdinand QUESNOY

Médecin principal, chargé du Service de santé des prisons militaires
et du Recrutement de Lyon, officier de la Légion d'honneur,
membre correspondant de la Société centrale de médecine du département du Nord,
de la Société de médecine de Nancy, de celle de Versailles,
de la Société impériale de Constantinople.

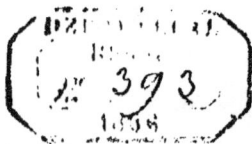

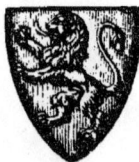

LYON

IMPRIMERIE D'AIMÉ VINGTRINIER

rue Belle-Cordière, 14

—

1866

AVERTISSEMENT

Cet ouvrage n'était pas destiné primitivement à être signé de deux noms. Les deux auteurs, chacun de leur côté, avaient réuni des matériaux analogues et puisés aux mêmes sources, avec la pensée de les coordonner et l'espoir d'en faire quelque chose de profitable aux intérêts du département. Déjà même M. le docteur Marmy avait demandé, pour son œuvre plus achevée, l'approbation des Sociétés savantes de Paris et de Lyon, et il avait été assez heureux pour en obtenir un suffrage particulier (1). Mais, dans sa pensée, l'œuvre n'était pas complète; de nouvelles questions étaient à étudier, d'autres à approfondir. De salutaires conseils avaient indiqué des horizons

(1) Académie de médecine, séance du 12 juillet 1864 ;
Académie des sciences de Lyon, séance du 11 juillet 1865.
Voir le rapport de M. le docteur Pétrequin, publié dans le compte-rendu des séances de l'Académie des sciences, belles-lettres et arts de Lyon, intitulé : *Nouvelles recherches sur la topographie médicale et la statistique de Lyon et du département du Rhône.*

plus étendus et des études dont l'effet devait avoir une application plus directe. De là est née l'idée de la collaboration qui doit réunir en un seul faisceau des documents qui traitent du même sujet, se complètent réciproquement, et qui, envisagés sous des points de vue plus multipliés, doivent augmenter le nombre des déductions pratiques que l'on peut en tirer.

Dans ces conditions, nous l'espérons, rien de ce qui peut intéresser le département n'aura été négligé. Nous sommes d'autant plus désireux de faire œuvre utile, que nous avons à justifier la haute sanction dont nous avons déjà été honorés et à répondre aux espérances de l'Administration supérieure qui a bien voulu étendre ses bienveillants encouragements sur la collaboration, en se chargeant de l'impression de l'œuvre.

INTRODUCTION

La topographie médicale d'un pays, d'une ville, est
l'étude des conditions hygiéniques dans lesquelles se
développe une population qui peut en être considérée
comme la résultante, en réservant la question des
races.

Cette étude, pour être complète, doit comprendre une
notion approfondie de la population dans ses caractères
primitifs et acquis, dans ses habitudes, ses travaux, son
genre de vie, ses maladies.

Il est certain que tel climat, telle ville imprime un
caractère particulier à telle ou telle maladie, de sorte
qu'une série de topographies médicales des différentes
contrées ou villes de France permettrait d'établir une
véritable géographie médicale qui, dans ses divisions,

pourrait s'écarter beaucoup des divisions politiques ou administratives. Les nationalités pathologiques ont leur raison d'être aussi bien que les nationalités politiques.

L'importance des études de topographie médicale a été signalée par tous nos maîtres. Depuis Hippocrate qui, le premier, nous a laissé sur ce sujet des travaux immortels, les œuvres de Fernel, Pringle, Sydenham, Huxan, Stoll, Baglivi sont, encore aujourd'hui, de véritables monuments scientifiques où cette étude occupe le premier rang. Plus récemment, le traité d'hygiène privée et publique de M. Michel Lévy, les travaux de géographie et de statistique médicales de M. Boudin, sont venus nous tracer la route à suivre et démontrer l'aide que ce genre d'études peut fournir à la pratique médicale.

La topographie d'une ville n'a pas seulement de l'intérêt pour cette ville même ; elle fournit des indications qui, mises en regard de faits observés ailleurs, ouvrent des horizons nouveaux à l'étude en détruisant des erreurs jusque-là accréditées. Dans chaque ville, on rencontre des situations créées par la nature ou par l'art qui, étudiées au point de vue de l'hygiène, peuvent fournir des exemples à suivre ou des écueils à éviter.

Forcés d'habiter tous les endroits de la terre, les hommes doivent nécessairement éprouver les avantages ou les inconvénients inhérents à leur séjour dans tel ou tel lieu, et leur organisation doit subir l'influence de toutes les causes qui peuvent agir sur le physique et sur le moral. Et, sans entrer dans les considérations de climat qui procèdent de l'ensemble des conditions de milieu dans lequel on vit, n'éprouve-t-on pas incessamment les effets du milieu artificiel créé dans les agglomérations d'individus ? Dans les villes, les habitants sont exposés

aux émanations de tous genres qui naissent de leur réunion, des animaux qu'ils entretiennent pour leur nourriture ou leur service, des ateliers où se confectionnent
les divers produits, se privant mutuellement de l'influence bienfaisante des vents nécessaires pour renouve-
ler une atmosphère corrompue et de l'action non moins
utile de la lumière solaire, qui fait disparaître l'humidité
et constitue un des éléments indispensables à l'entretien
de la vie.

Suivant que, par la disposition des villes et par le
chiffre de leur population, les conditions défavorables se
trouvent plus ou moins développées, il en résulte, pour
les habitants, des maladies graves de diverses natures,
ou des prédispositions constitutionnelles plus ou moins
fâcheuses que le médecin doit étudier, tant pour en apprécier la cause que pour y apporter le remède.

Heureusement, l'hygiène fournit aujourd'hui des données scientifiques suffisantes pour formuler les conditions de salubrité propres à améliorer l'état sanitaire des
populations et même à modifier avantageusement la
constitution des races. Le traité d'hygiène privée et publique de M. le professeur Michel Lévy, peut être regardé comme l'expression la plus exacte de la science
actuelle.

Les lois de l'hygiène doivent nécessairement varier
suivant les climats et surtout suivant les localités. L'altitude d'une ville, les sites qui l'environnent, son étendue,
le percement de ses rues, leur largeur, la hauteur des
maisons, sont autant de considérations dont il faut tenir
compte. Les fleuves, les cours d'eau qui traversent les
villes y sont à la fois des sources d'inconvénients et d'avantages nombreux. Si les eaux qu'ils fournissent en abon-

dance contribuent à la propreté et à la salubrité, ils forment une atmosphère humide qui se charge facilement de toutes les exhalaisons, et leurs bords, laissés à nu, durant certaines saisons, deviennent quelquefois des foyers d'infection.

Passant des faits généraux aux faits particuliers, nous trouvons encore de nombreuses circonstances du plus grand intérêt. La salubrité des maisons influe puissamment sur la salubrité des habitants, et n'est pas sans influence sur la santé générale. Malheureusement, l'administration ne peut avoir qu'une action fort indirecte sur leur disposition, et les conseils sont souvent sans effet sur la routine et le mauvais vouloir.

Comme vérification de l'influence d'une bonne ou d'une mauvaise hygiène dans les villes, nous avons les statistiques qui, si elles ne sont pas des vérités absolues, sont cependant l'expression la plus significative des résultats acquis. Cette science, que l'on n'applique fructueusement que depuis quelques années, a, comme toutes les choses nouvelles, trouvé des partisans et des adversaires; comme toutes les vérités, elle a eu de la peine à se faire admettre, peut-être un peu à cause de l'exagération que l'on a faite de sa valeur et de son intervention; mais surtout parce qu'elle exige des recherches difficiles, ennuyeuses, et qu'elle donne souvent des résultats qui détruisent des erreurs trop longtemps acceptées, enfin parce que la routine ne veut pas se ranger pour faire place aux progrès incessants de l'activité humaine.

Appliquée à l'économie sociale, la statistique est, depuis longtemps, une vérité; elle en est une aussi pour l'hygiène ; mais pour avoir une valeur réelle, elle a besoin d'être vivifiée par le raisonnement et surtout d'être basée sur des documents authentiques qu'il est heureusement possible de se procurer maintenant.

Depuis dix ans seulement, pour toute la France, les tableaux des décès, des naissances et des mariages sont établis sur des bases uniformes. A partir de 1854, les maladies, causes de morts, soit dans la population civile, soit dans l'armée, furent classées d'après un modèle unique. Dans un certain nombre d'années, ces statistiques offriront des ressources précieuses.

Pour notre travail, nous avons tiré parti de tous les documents que nous avons pu trouver dans les bureaux de la préfecture. Nous avons été guidés, dans nos recherches, par M. Windrif, chef du bureau de la statistique, qui a bien voulu mettre à notre disposition son savoir et l'aptitude particulière de son esprit, pour le classement méthodique des nombreux documents qu'il coordonne, et nous en faire apprécier la valeur. Qu'il veuille bien accepter ici tous nos remerciements pour son bienveillant et utile concours.

Placés depuis peu d'années au milieu de la population lyonnaise, il nous eût été difficile de mener à fin notre entreprise, si nous n'eussions rencontré chez nos confrères, depuis longtemps à Lyon, tout le concours que nous pouvions désirer pour des renseignements et des observations et tous les encouragements dont notre inexpérience avait besoin. Notre reconnaissance leur est acquise pour tant de bienveillance.

Parmi les ouvrages que nous avons consultés, nous signalerons : la *Gazette médicale de Lyon*, dont la rédaction est confiée à M. le docteur Diday. Entr'autres articles dont nous avons fait notre profit, se trouvent les comptes-rendus de M. le docteur Girin (maladies régnantes). Beaucoup de monographies sur différents points de l'hygiène, concernant Lyon, ont été publiées et témoignent de la sollicitude du corps médical lyonnais pour tout ce qui touche aux intérêts hygiéniques de cette ville. Citer les noms de MM. Pétrequin, de Polinière, Monfalcon, Potton, Devay, etc., etc., c'est dire l'importance et la valeur des travaux scientifiques publiés à diverses époques.

Il semble que, riche de tant d'éléments d'une bonne hygiène, la ville de Lyon n'avait plus besoin d'études de topographie médicale ; cette objection nous a été faite et nous avons dû y réfléchir ; mais cette manière de voir ne nous paraît pas logique. Chaque jour amène un changement ; les données scientifiques s'agrandissent ; telle amélioration réclamée avec instance est passée à l'état de fait accompli. Chaque modification avantageuse a produit ses fruits et la vérité de la veille n'est plus celle du lendemain.

Certainement, les travaux sur l'hygiène publique faits il y a 15 ou 20 ans, ne présentent plus, en ce qui regarde la population, le tableau que nous avons maintenant sous les yeux. Lyon d'aujourd'hui est loin de ressembler aux descriptions que les temps passés nous ont laissées ; chacun sait combien l'Administration supérieure s'est préoccupée depuis quelques années de toutes les questions d'hygiène. A côté d'un conseil de salubrité publique fonctionne le bureau de la statistique, institution récente, dont l'utilité se révèle chaque jour davantage.

Aujourd'hui, les questions d'hygiène peuvent être étudiées d'une manière plus complète et plus certaine.

Les faits, qu'autrefois on n'entrevoyait que par une sorte d'intuition, se groupent avec toute leur valeur; le raisonnement vient ensuite en montrer la signification. Quelques années encore, et l'on aura des termes de comparaison positifs dans la série des temps; on pourra ainsi juger, avec pleine connaissance de cause, les effets de telles ou telles mesures hygiéniques auxquelles manque encore la sanction de l'expérience.

A côté de la population sédentaire, se place l'armée de Lyon, assez nombreuse pour mériter, au point de vue hygiénique, des considérations spéciales. Placées pendant un laps de temps très-variable au milieu de cette ville, les troupes y subissent nécessairement les mêmes influences que les indigènes; de là des modifications physiologiques et pathologiques qu'il est intéressant de constater.

L'Administration militaire supérieure nous a fourni avec beaucoup d'empressement et de bienveillance toutes les indications qui peuvent intéresser l'hygiène de l'armée de Lyon.

Pour la géologie et la météorologie, nous avons de grands remerciements à adresser à M. Drian, ingénieur civil, attaché à l'Observatoire de Lyon. Il a bien voulu nous fournir très-obligeamment toutes les observations scientifiques de cette partie de notre travail; en dire l'origine, c'est en constater la parfaite exactitude.

Le plan de ce travail est très-simple. Après avoir indiqué la position géographique du département du Rhône, nous avons étudié son histoire naturelle : géologie, botanique, zoologie, hydrologie. Puis nous avons abordé l'examen de chacun des cantons dans ses rapports avec les conseils de révision, comme l'expression la plus vraie de la constitution des habitants. L'état intellectuel et moral, dont l'effet se décèle dans chacun des actes de la vie, devait aussi nous occuper. Cet examen général du département est suivi de tableaux statistiques qui embrassent, pendant une période de dix ans, les naissances, les mariages et les décès, suivant les âges.

Nous entrons ensuite dans l'étude de la ville de Lyon ; nous en indiquons sommairement le développement depuis sa fondation jusqu'à nos jours, et les différentes épidémies dont le récit est arrivé jusqu'à nous.

La météorologie de Lyon, pendant une période de 10 ans, nous a paru mériter une attention sérieuse et particulière ; nous avons profité de tous les documents que nous avons pu recueillir et dont nous faisons connaître la source.

Viennent ensuite l'hydrologie ; l'alimentation dans la ville de Lyon.

Nous examinons, au point de vue de l'hygiène, la disposition et la construction des habitations, des rues ; les mesures de police adoptées pour l'entretien et la propreté de la voie publique. Les égouts, les vidanges, l'éclairage public, sont étudiés au même point de vue.

La prostitution à Lyon méritait une attention particulière ; nous avons consacré à cette question un chapitre spécial et aussi riche que possible en faits.

La ville de Lyon offre, dans ses divers quartiers, des conditions particulières qui ont besoin d'être étudiées séparément. Nous donnons une topographie médicale de chacune des divisions de la ville en cinq arrondissements. Cette topographie est suivie de la statistique comparée des décès, naissances et mariages dans chacun des arrondissements. Une statistique générale résume, pour la ville, les statistiques particulières des arrondissements. Ces travaux embrassent tous une période de dix ans.

Pour Lyon, comme pour tous les cantons du département, nous avons emprunté aux Conseils de révision des renseignements propres à nous éclairer sur la constitution physiologique et pathologique des habitants du Lyonnais, et à faire ressortir les différences appréciables qui existent entre les habitants livrés aux travaux agricoles et ceux qui sont occupés dans les manufactures.

Les hôpitaux civils de Lyon, les établissements de bienfaisance, les institutions religieuses, les différents établissements militaires et les établissements insalubres ont été successivement étudiés.

Nous terminerons par l'examen des maladies régnantes et des maladies épidémiques observées à Lyon pendant la période de 10 ans.

Tel est le plan que nous avons cru devoir adopter pour l'exposition de notre sujet ; il nous a paru comprendre toutes les questions que l'hygiène publique et privée sont appelées à étudier.

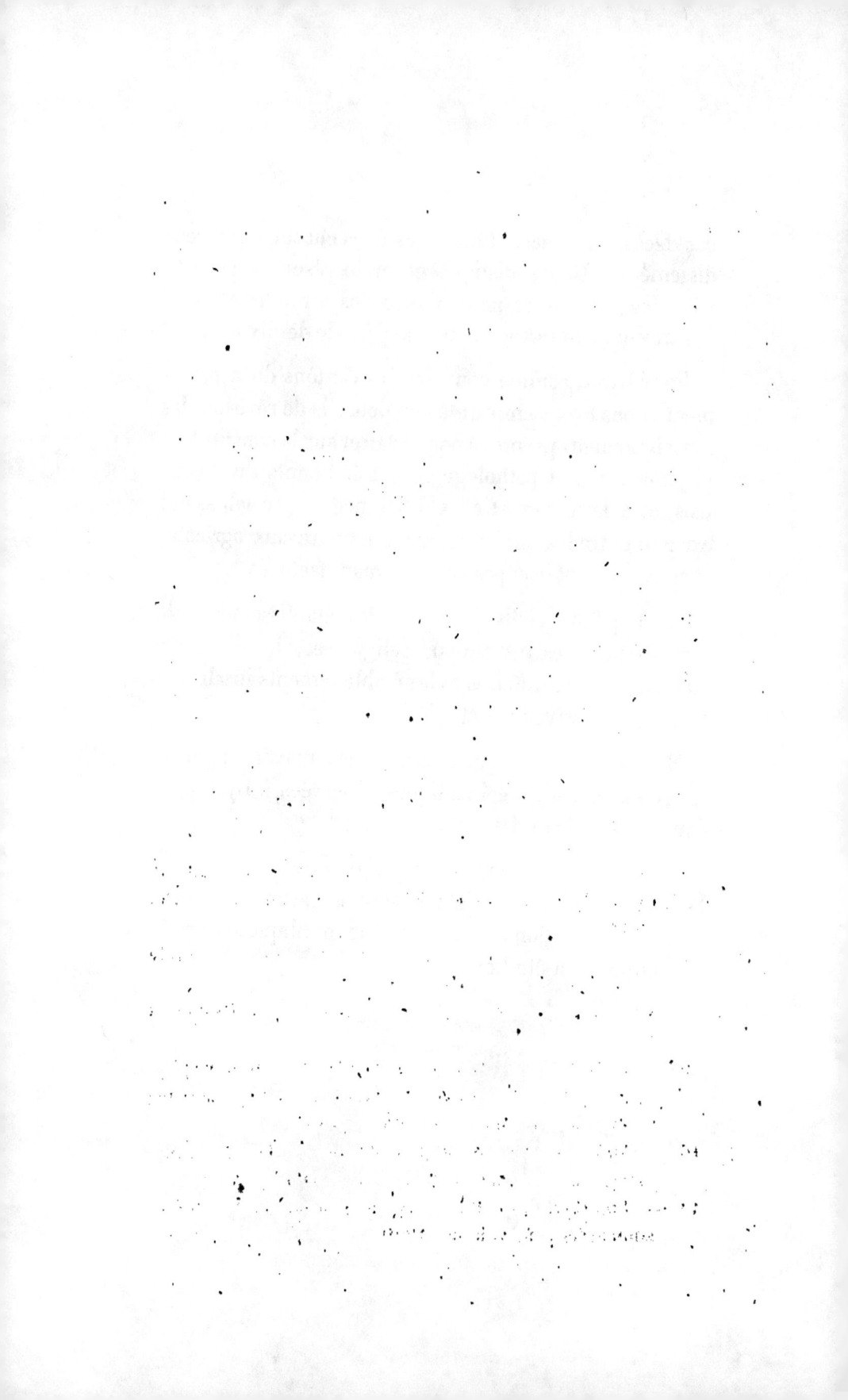

BIBLIOGRAPHIE

1. — *Dubouchet.* — Essai sur la topographie physique et médicale de Lyon, 1821.
2. — *Sainte-Marie.* — Lectures relatives à la police médicale, etc. Paris, 1829.
3. — *Pétrequin.* — Recherches sur la menstruation et l'époque de la puberté à Lyon. Thèse. Paris, 1835.
4. — *Monfain.* — De l'hygiène publique et privée, 1832.
5. — *Ozanam.* — Histoire des maladies épidémiques, 2ᵉ édition, 1835.
6. — *Chapeau.* — Esquisse de la topographie médicale de Lyon. Annuaire du département du Rhône de 1838, 1839.
7. — *Terme et Monfalcon.* — Histoire statistique et morale des enfants trouvés, 1838.
8. — *Gilibert.* — Mémoire sur le catarrhe épidémique à Lyon.
9. — *A. Potton.* — Mémoire sur la constitution atmosphérique de la ville de Lyon et de ses faubourgs, son influence sur la santé des habitants. 1835.
10. — *Guillard frères*, chefs d'institution. — Précis chronologique de l'histoire de Lyon. Lyon, 1835.
11. — *Dupasquier.* — Des eaux de sources et de rivières comparées; un volume, 1840.

12. — *Munaret.* — Dispensaire spécial pour le traitement des vénériens indigents de la ville de Lyon ; un vol. in-8°, 1841.

13. — *A. Potton.* — De la prostitution et de ses conséquences dans les grandes villes, dans la ville de Lyon en particulier, 1842.

14. — *Monfalcon et de Polinières.* — Traité de la salubrité dans les grandes villes, suivi de l'hygiène de Lyon, 1846.

15. — *Devay.* — Hygiène des fouilles ou perfectionnement physique et moral de l'homme ; 2 vol. in-8°, 1846.

16. — *Pointe.* — Hygiène des Colléges, 1846.

17. — *Boudin et Blanc.* — Eléments de statistique et de géographie médicales.

18. — Annuaires du bureau des longitudes.

19. — Annuaires du département du Rhône.

20. — Gazette médicale de Lyon de 1855 à 1865.

21. — *Lebert.* — Traité des maladies scrofuleuses et tuberculeuses. Paris, 1849.

22. — Annales d'hygiène.

23. — *Fonteret.* — Hygiène physique et morale dans les grandes villes, dans celle de Lyon en particulier ; in-12, 1857.

24. — *Drian.* — Minéralogie et pétrologie des environs de Lyon ; un vol. in-8°, 1849.

25. — *Prunelle.* — Rapport présenté au nom de la commission spéciale chargée de l'examen des projets divers de distribution des eaux dans l'intérieur de la ville de Lyon, 1846.

26. — *Baron de Polinières.* — Considérations sur la salubrité de l'Hôtel-Dieu et de l'hospice de la Charité de Lyon, 1853.

27. — *Rollet.* — Des agens contagieux dans la transmission des maladies de la peau, 1853.

28. — *Valentin Smith.* — Etudes sur la statistique, 1854.

29. — *Bourland.* — Mémoire sur les égouts de Lyon, 1857.

30. — *Académie des sciences, belles-lettres et arts de Lyon.* — Mémoires de 1855 à 1864 ; classe des sciences.

TOPOGRAPHIE

ET

STATISTIQUE MÉDICALES DE LYON

ET

DU DÉPARTEMENT DU RHONE

PREMIÈRE PARTIE

GÉOGRAPHIE

Dans la statistique générale de la France, quatre divisions comprennent tous les départements : nord occidental, nord oriental, midi occidental, midi oriental. Le département du Rhône fait partie du midi oriental, dont il forme une portion de la zône nord.

Il jouit d'un climat de transition, où le froid de l'hiver, aussi bien que les chaleurs de l'été, n'atteignent que très-exceptionnellement un degré élevé.

Le département du Rhône est borné au nord, par le département de Saône-et-Loire; au nord-est, par le département de l'Ain; à l'est, par le département de l'Isère; au sud et à l'ouest, par le département de la Loire. Il ne présente pas une très-grande étendue territoriale. D'après les derniers travaux du cadastre, il se développe sur une superficie de 287,286 hectares.

Le département fait partie du plateau central de la France. Il est accidenté, ondulé plutôt que montagneux : on y rencontre de délicieuses vallées, de fertiles coteaux, et quelques parties seulement rebelles à toute culture.

1

La Saône, dans son cours lent et sinueux, longe une partie du département, ou le traverse entre deux rangées de collines jusqu'au cœur de Lyon. L'extrémité sud du plateau des Dombes sépare la Saône du Rhône; mais la vaste plaine, où le fleuve se déploie, appartient presque tout entière aux départements voisins.

Le département du Rhône ne possède pas de montagne élevée; cependant, quelques sommets atteignent une assez grande hauteur au-dessus du niveau de la mer. Ainsi:

Les montagnes de Duerne, au-dessus d'Yzeron, sont à. . . . . 925 m.
Le Mont-Verdun à 625
Le Mont-Toux à. 612
Le Mont-Cindre à. 467
La montagne St-Rigaud, près Monsols à . 1,012
La roche d'Ajoux, près Poule et Propières à . 972

Le département du Rhône ne comprend que deux arrondissements : celui de Lyon et celui de Villefranche. Mais, quoiqu'il n'offre pas une très-grande superficie, la nature de son sol permet cependant une large exploitation agricole. Une étendue, relativement minime, reste encore inculte, quoique susceptible de produire, après les travaux préparatoires.

Nous donnons, d'après le cadastre, un tableau du nombre d'hectares cultivés et de ceux qui restent à cultiver par canton.

CANTONS.	TERRES LABOURABLES, PRAIRIES ARTIFICIELLES COMPRISES.	PRÉS NATURELS, PÂTURAGES, PACAGES.	VIGNES.	BOIS.	JARDINS ET VERGERS.	AUTRES SUPERFICIES CULTIVÉES OU CULTIVABLES.	SUPERFICIES INCULTES, VAS?IBLES, ROCHERS, LANDES, BRUYÈRES.	SUPERFICIES NON CULTIVABLES, CONSTRUCTIONS, ROUTES, CHEMINS, COURS D'EAU, CIMETIÈRES.	TOTAUX POUR LE DÉPARTEMENT, (SA SUPERFICIE).
Anse	2631 90	1124 59	3620 64	454 57	60 88	26 07	73 90	505 43	8498 07
Beaujeu	4600 50	7109 »	5146 »	2250 63	90 65	» »	1628 48	846 30	21673 56
Belleville	5325 38	2916 »	4063 57	247 21	202 47	» »	107 94	1050 28	13883 40
Bois-d'Oingt	6177 20	1638 59	4048 »	1879 15	70 03	1511 40	428 80	668 94	16422 11
Lamure	6558 53	8534 48	152 50	3566 95	87 20	» »	277 59	1226 21	20433 46
Monsols	7190 »	3345 »	10 10	3940 77	70 40	3345 35	» »	563 61	18771 23
Tarare	13023 68	3457 13	538 60	3421 90	110 90	» »	555 80	777 05	21922 66
Thizy	5647 10	4647 »	12 14	1962 40	105 50	» »	19 86	520 28	13821 28
Villefranche	4803 81	2042 »	4231 29	1083 78	127 50	18 »	1015 50	664 23	13985 66
L'Arbresle	8123 15	2654 50	1971 »	2027 93	» »	» »	113 05	589 60	15479 23
Condrieu	3939 86	2120 45	1235 72	1944 85	102 83	83 89	1194 66	834 06	11457 32
St-Genis-Laval	4080 58	1193 62	3003 61	311 29	267 36	17 »	17 »	941 84	9815 30
Givors	3486 84	1185 05	1699 35	1033 35	141 45	155 45	513 59	901 59	9116 67
St-Laurent-de-Chamousset	9646 12	3679 62	186 37	2137 92	78 54	» »	2 »	715 31	16445 88
Limonest	4327 31	1269 66	1483 56	796 22	352 70	17 79	84 88	593 54	8925 66
Lyon	1527 »	565 »	1 22	1 »	1060 »	297 »	» »	3255 »	6827 »
Mornant	6563 50	1893 50	1412 50	935 30	243 26	47 »	212 61	553 65	11852 32
Neuville	3574 71	937 94	945 38	579 11	161 98	333 43	117 45	795 25	7445 25
St-Symphorien-sur-Coise	10104 10	3255 20	» 35	2007 45	66 06	» »	105 50	621 44	16160 10
Vaugneray	7913 70	3406 62	1635 57	1937 18	102 13	1816 81	222 69	715 16	17485 86
Villeurbanne	5063 90	237 27	122 44	188 44	170 97	135 73	» »	946 50	6865 25
Total pour le département	125265 87	56909 77	35640 69	32721 40	3282 31	7896 92	6671 08	18421 13	287286 67

Les cultures consistent principalement en céréales, vignes, bois, prés, et nous donnent, au dernier recensement, le résultat suivant :

	ARRONDISSE-MENT DE LYON.	ARRONDISSE-MENT DE VILLEFRANCHE.	TOTAL POUR LE DÉPARTEMENT.
	Hectares cultivés.		
Froment....................	26892 74	17171 98	44064 72
Méteil.....................	971 09	762 35	1733 44
Seigle.....................	10979 81	8928 24	19908 05
Sarrasin....................	344 52	2303 31	2647 83
Avoine	6511 70	2070 51	8582 21
Autres grains	547 29	295 43	842 72
Pommes de terre	5691 18	4434 76	10125 94
Vignes en rapport..........	13124 »	20332 43	32259 43
Jeunes vignes non encore productives......................	868 92	1314 80	2183 72
Prés naturels...............	28183 25	30726 52	56909 77
Prés artificiels.............	7533 41	2453 04	10986 45
Bois.......................	14002 04	18719 36	32721 40
Jardins et vergers...........	2757 28	925 03	3682 31

L'excédant de la superficie comprend les terres qui sont à défricher ; celles qui ne sont pas cultivables et celles qui sont couvertes par les constructions. Le département comprend en outre 62 hectares d'étangs et 3620 hectares de lacs et rivières.

Le rendement des terres, c'est-à-dire le produit de chaque hectare, varie d'un arrondissement à l'autre ; il peut être évalué comme il suit d'après une moyenne de cinq ans.

ARRONDISSEMENT DE LYON.			ARRONDISSEMENT DE VILLEFRANCHE.		
	PRODUIT MOYEN PAR HECTARE.	POIDS MOYEN DE L'HECTOLIT.		PRODUIT MOYEN PAR HECTARE.	POIDS MOYEN DE L'HECTOLIT.
	hectol. décil.	kil.		hectol. décil.	kil.
Froment	15 54	75 56	Froment	14 80	75 46
Méteil........	13 42	70 53	Méteil.........	14 16	71 49
Seigle........	13 50	66 95	Seigle	13 94	68 14
Sarrasin.......	9 46	51 34	Sarrasin.......	11 87	51 16
Avoine........	19 33	41 35	Avoine........	17 01	39 56
Autres grains...	19 06	58 58	Autres grains...	13 93	55 14
Pommes de terre	76 01		Pommes de terre	69 15	
Vignes........	20 44		Vignes........	33 45	
Prés naturels à faucher......	quint. mét. 30 81		Prés naturels à faucher......	quint. mét. 31 98	
Prés naturels à pâturer......	14 42		Prés naturels à pâturer......	12 47	
Prés artificiels...	34 35		Prés artificiels..	29 44	

Dans le rendement général des terres, l'arrondissement de Villefranche est moins bien partagé que celui de Lyon pour les céréales, mais c'est l'inverse pour les produits de la vigne, la différence est même très-grande par hectare. C'est que la nature du terrain se prête admirablement à la culture de la vigne; aussi dans les cantons favorisés sous ce rapport est-elle largement exploitée. Chaque année, on défriche les jachères et on augmente le nombre des jeunes vignes, surtout depuis que la loi sur le libre échange permet de répandre plus facilement nos vins à l'étranger.

La superficie des terres incultes diminue chaque année. C'est la preuve d'un plus grand bien-être dans les populations agricoles et une espérance pour l'avenir. Les travaux de l'industrie, le charme des grandes villes enlèvent, il est vrai, beaucoup de bras à l'agriculture; mais il faut encore se féliciter de voir les terres susceptibles de production rendues à leur véritable destination. En 1857, on ne comptait dans le département que 167,798 hectares des cultures les plus importantes. En 1861 on en comptait 175,633. C'est donc un bénéfice, pour l'agriculture, de 7835 hectares en cinq ans.

GÉOLOGIE

La géologie du département du Rhône, si intéressante pour l'industrie, offre aussi à la science des problèmes importants à résoudre à l'égard des terrains primordiaux. Mais nous nous bornerons ici, à exposer d'une manière sommaire la disposition de nos terrains et leur âge relatif.

Une ligne à peu près droite de Limonest à l'Arbresle, marque la limite nord des micaschites, des gneiss et des granits primordiaux, qui occupent toute la partie méridionale du département. Le micaschiste est surtout parfaitement caractérisé aux environs de Givors, d'où il s'étend vers la vallée du Gier sur les pentes nord-ouest du Pilat.

Dans les montagnes à l'ouest de Lyon, le gneiss domine; cette roche y est traversée par d'énormes filons de granit dont les plus massifs existent au centre de la ville de Lyon, du pont de Nemours au rocher de Pierre-Scize et du fort Saint-Jean, à Francheville, Oullins, Saint-Genis-Laval, Irigny et Mornant. Les filons se prolongent au sud-ouest, variant considérablement dans leur puissance.

En se dirigeant vers la vallée de la Brévenne, on reconnaît que les roches précédentes sont recouvertes sur une grande étendue, par des couches verdâtres ou brunes, très-fendillées et connues sous le nom de *schistes métamorphiques*, parce que leur texture est souvent feuilletée comme l'ardoise. On présume que la partie inférieure de ces schistes pourrait représenter le terrain silurien ; mais le manque absolu de fossiles n'a pas permis de déterminer leur âge relatif.

Dans toute la partie nord et ouest du département, c'est-à-dire aux environs de Propières, Monsols, Beaujeu, Lamure, Thisy, Tarare, Montrotier, Saint-Laurent-de-Chamousset et Saint-Symphorien-sur-Coise, il existe des porphyres quartzifères très-variés, soit par l'absence ou la présence des cristaux de Feldspath, soit par leurs couleurs; blanche, rouge-brique, brune ou noire avec cristaux d'orthose blanc.

La marbrerie y pourrait trouver de très-belles pièces de décoration, mais le haut prix de la main-d'œuvre empêche le développement de ce genre d'industrie. Les environs de Beaujeu, de Blacé, de Fleurie, de Brouilly, etc., où dominent les porphyres sont aussi célèbres par l'excellente qualité de leurs vins.

Les diorites et la serpentine sont beaucoup plus rares. La première roche forme comme un grand filon entre Mornant et Saint-Romain-en-Jarrest (Loire), et la serpentine n'existe guère qu'aux environs de la butte de Mercruy, près de Sain-Bel. La teinte verte de cette roche n'est pas assez belle et les masses sont trop fendillées pour qu'on puisse l'employer comme marbre.

Les vallées si pittoresques de l'Azergue et de la Tardine offrent les mêmes schistes métamorphiques verdâtres que nous avons signalés dans la vallée de la Brévenne : ils sont traversés et empâtés de la manière la plus curieuse par les porphyres quartzifères. De plus, dans la vallée de la Tardine, vers

Tarare et Valsonne, on observe, sur ces schistes, des couches assez épaisses d'un conglomérat nommé *Granwacke*; elles sont très-solides et séparées entre elles par des lits de schistés siliceux ou même calcaires.

Ces granwackes sont surmontées par des couches puissantes d'un calcaire noir bleuâtre, veiné de blanc, que ses nombreux fossiles ont fait classer dans le terrain carbonifère. On y a trouvé l'orthis resupinata, la terebratula inflata, l'orthoceras regularis, de nombreux polypiers, des crinoïdes, etc. Ce calcaire noir donne une chaux très-blanche ; aussi exploite-t-on de nombreuses carrières près de Thizy et de Régny (Loire); on en retrouve quelques lambeaux près de Tarare, ainsi qu'auprès de Ternand, dans la vallée de l'Azergues ; mais dans cette dernière commune il est à l'état de marbre blanc par suite de métamorphisme.

La plupart des localités que nous venons de citer offrent un terrain de plus ; en effet, le terrain carbonifère y est recouvert par le grès à anthracite, dont la principale masse se trouve dans le département de la Loire qui est voisin. Là, on exploite de l'anthracite, qui est trop peu abondant dans le département du Rhône.

A l'extrémité de la partie méridionale du département, à l'ouest de Givors et aux environs de Saint-Jean-de-Toulas, il existe un lambeau de terrain houillier dépendant de celui de Rivé-de-Gier ; il repose directement sur le micaschiste et l'on y exploite de la houille grasse. La concession faite à la Société *des mines de houille de Givors et Gier* est la continuation du bassin houillier de la Loire. Ces mines, quoique ayant été l'objet de maintes recherches depuis près d'un demi siècle, n'ont été soumises à des travaux sérieux que depuis sept ou huit ans, c'est-à-dire depuis la prise de possession par la compagnie actuelle. Plusieurs couches, dont la puissance varie de 1 à 2 mètres, sont mises en exploitation et donnent une qualité de houille très-appréciée. Ces mines sont situées à proximité de Givors, du Rhône, du chemin de fer du Bourbonnais ; le canal de Rive-de-Gier les traverse ainsi qu'une voie de grande communication. Cette position topographique est exceptionnellement avantageuse pour l'écoulement des produits qui peuvent arriver à Lyon et autres centres de consommation avec des frais de transport bien moindres que ceux des mines de Rive-de-Gier et de Saint-Etienne.

A Sainte-Foy-l'Argentière, on trouve, superposé aux schistes métamorphiques, un autre terrain houillier dont le combustible se rapproche un peu du genre des lignites; il a été exploité longtemps et, selon toute apparence, il reste encore quelques parties intactes.

Dans l'espace compris entre la Saône et Belleville, le Bois-d'Oingt, l'Arbresle, Dardilly et Saint-Cyr-au-Mont-d'Or, s'étendent des couches représentant une certaine portion des terrains triasique et jurassique. Les couches triasiques sont formées inférieurement d'un grès siliceux et feldspathique, dont quelques parties ont été exploitées pour le pavage de la ville de Lyon. A la partie supérieure, le grès est lié par du carbonate de chaux ; au-dessus de ces grès existent les couches d'un calcaire compacte, appelé dans le pays *choin bâtard;* jusqu'à présent, on n'y a point trouvé de fossiles, ce qui n'a pas permis de savoir, avec certitude, s'il est triasique ou jurassique.

Le terrain jurassique, postérieur au précédent, n'est représenté, en allant de bas en haut, que par l'infralias ou sinémurien, le lias avec les marnes et une partie de l'oolithe inférieure, qui, par conséquent, forme la surface des plateaux montagneux de la localité.

A Saint-Cyr, Saint-Fortunat, Couzon, Saint-Germain-au-Mont-d'Or, à Lucenay, Chessy, et Châtillon, de nombreuses carrières sont ouvertes dans le calcaire du lias ou dans celui de l'oolithe inférieure ; elles fournissent en abondance d'excellents matériaux de construction, principalement à la ville de Lyon. Dans quelques-unes de ces carrières, on remarque une abondance prodigieuse de gryphées arquées, au point de former, presque à elles seules, les pierres de taille employées aux constructions. On y trouve aussi fort souvent le plagiostome géant, l'ammonite de Bricklaud, les térébratules plissées, les pentacrinites, les belemnites, etc. A Saint-Cyr, on a rencontré des dents et des os d'Ichtyosaurus.

A Couzon, près de Saint-Cyr, on exploite ce qu'on appelle le calcaire jaune, qui appartient à l'oolithe inférieure et fournit une immense quantité d'excellents moellons. On a trouvé, dans cette formation, de très-belles géodes de chaux carbonatée, cristallisée, offrant un grand intérêt pour l'étude, à cause de leurs formes variées.

Sur l'ensemble des terrains dont il vient d'être question, et seulement à l'est du département, en allant du nord au sud, on trouve, superposées, les couches les plus modernes de nos environs; elles représentent les divisions miocène et pliocène des terrains tertiaires. Les couches inférieures sont sableuses, mais agglutinées çà et là par du calcaire incrustant et nommées *mollasse-marine*, parce qu'à Saint-Fons, vers la limite orientale du département, on a trouvé diverses espèces de coquilles marines, des carapaces de tortue, et des pattes de crabes. Un lambeau de ce terrain se trouve à Lyon, dans l'ancien Jardin-des-Plantes, au-dessus de la place Sathonay, ainsi que vers Neuville, près des bords de la Saône.

Au-dessus de ces couches sableuses, on aperçoit une grande épaisseur de cailloux roulés, contenant aussi en plusieurs endroits des fossiles marines. Cette formation constitue les balmes du Rhône et de la Saône, jusqu'à une grande distance de la ville de Lyon et au-delà du département.

Enfin, tout-à-fait à la surface, sur une grande étendue autour de la ville, mais surtout vers Saint-Didier-au-Mont-d'Or et à la Croix-Rousse de Lyon, on trouve un dépôt terreux et marneux plus ou moins calcaire, plus ou moins sableux, renfermant des hélices, le cyclostome élégant, et plusieurs autres coquilles terrestres. Ce terrain est le plus moderne de tous, excepté les alluvions anciennes et modernes du Rhône et de la Saône; il forme ordinairement la terre végétale, là, où il existe. C'est la terre à pisé des gens de la campagne et elle est très-propre, quand elle est de bonne qualité, à construire des maisons peu couteuses.

Dans le département du Rhône, la terre végétale, provenant presque toujours du détritus des roches qu'elle recouvre, est, par suite, très-variable dans ses qualités; celle qui recouvre les micaschistes, les gneiss, les granits, les porphyres, est, en général, maigre et peu profonde; les terres qui résultent des terrains carbonifère, triasique, jurassique, sont meilleures et souvent très-favorables à l'agriculture, excepté quand elles se trouvent dans une mauvaise exposition. Les terres végétales qui recouvrent les amas de cailloux roulés tertiaires, sont sujettes à souffrir de la sécheresse.

Outre les mines de houille et de nombreuses carrières de pierres pour les constructions, le département du Rhône renferme une grande quantité de mines de cuivre et de plomb. Nous pouvons signaler en première ligne les mines de cuivre de Chessy, qui comptent parmi les plus considérables de France. Nous trouvons à Sain-Bel des mines de cuivre exploitées depuis très-longtemps; à Chaponost, une carrière de baryte; à Chasselay, des mines de plomb sulfuré argentifère; à Chevinay, des mines de cuivre; à Claveisoles, des mines de cuivre; à Joux, sur la Tardine, des mines de plomb sulfuré; à Poule, des mines de plomb sulfuré argentifère; enfin, à Propières, une ancienne mine de cuivre, qui maintenant est abandonnée.

BOTANIQUE

Sous le rapport de la botanique, le département du Rhône offre une riche matière à l'étude. Peu de pays sont aussi favorisés et présentent un plus vaste champ aux recherches des savants. Notre intention n'est pas d'examiner tous les végétaux que ce pays renferme, mais seulement d'énumérer ceux qui présentent le plus d'intérêt au point de vue de l'économie domestique et de la médecine.

Les travaux de Jean-Emmanuel Gilibert, de Balbis, qui a publié une flore lyonnaise; de Seringe peuvent fournir tous les renseignements scientifiques qui manquent à notre exposé nécessairement très-succinct.

Commençant par les végétaux acotylédonés, nous nous bornerons à dire que l'on trouve une variété infinie de mousses, de lichens, dont les principaux sont : le *lichen d'Islande* et la *pareille* d'Auvergne qui sert à préparer le tournesol en pains.

Dans la famille des champignons, nous citerons une espèce de truffe appelée *tuber cibarium*; elle est employée comme assaisonnement, mais elle est indigeste; l'ergot de seigle et différentes espèces d'agaric.

Dans la famille des Fougères: le *ceterach officinarum*, plante pectorale et apéritive; le *polypodium vulgare*, dont la racine a une saveur douce, nauséabonde, il est un peu purgatif; la fougère mâle, le scolopendre, le capillaire de Montpellier.

Les végétaux monocotylédonés sont très-remarquables par leur variété, les principaux sont :

Dans la famille des aroïdées : l'arum vulgare (gouet *ou pied de veau*).

Dans la famille des cypéracées : le carex repens et le carex arenaria, qui servent à falsifier la salsepareille honduras, mais qui se distinguent par leur cassure nette et facile : le cyperus longus *(souchet long)*, dont la racine allongée a une odeur agréable ; elle est diurétique et stomachique.

Dans la famille des graminées, qui comprend le groupe le plus nombreux et le plus répandu du règne végétal : le pannicum dactylon, dont la racine s'emploie au même usage que celle du triticum repens *(chiendent)* ; diverses espèces d'avoines ; la canne de Provence *(arundo donax)* ; une grande variété du genre triticum *(froment)* ; le seigle, l'orge, le maïs, le lolium temulentum *(ivraie)*, dont les semences sont un peu enivrantes.

Dans la famille des colchicacées : le colchique d'automne, dont le bulbe amer et vénéneux a été substitué à la scille comme diurétique, très-employé dans le traitement des affections rhumatismales et goutteuses.

Dans la famille des asparaginées : l'asperge officinale et le petit houx. Dans la famille des iridées, l'iris germanique, dont les fleurs écrasées et mélangées à de la chaux servent à la préparation du vert d'iris, employé par les peintres en miniature.

Les principaux végétaux dicotylédonés sont, dans la famille des conifères : le pin sauvage ; le sapin épicea *(abies picea)* ; le suc résineux qui suinte de l'écorce de cet arbre est connu sous le nom de poix de Bourgogne, poix résine, galipot, térébenthine, etc. Les jeunes pousses ou bourgeons sont vantées dans les affections scorbutiques et dans les bronchites chroniques ; le génévrier, dont les fruits sont employés en médecine.

Dans le groupe des amentacées : le noyer, le chêne, le saule et le peuplier ; la pariétaire, le houblon, le figuier, le mûrier.

Dans la famille des euphorbiacées : le buis, la mercuriale, l'euphorbe épurge, dont le suc est très-âcre, et la graine émétique et drastique.

Dans la famille des aristolochiées : l'aristoloche clématite, que l'on peut substituer à la racine de serpentaire de Virginie ; elle est tonique, amère et emménagogue.

Dans la famille des thymélées : le daphne laureola, âcre, vésicant.

Dans la famille des laurinées : le laurier d'Apollon.

Dans la famille des polygonées : la bistorte et différentes espèces de rumex.

Dans la famille des labiées : la mélisse ; diverses variétés de thyms, l'origan, la marrube, l'ortie blanche, le lierre terrestre, la menthe poivrée, sauvage, cultivée, la lavande, l'hysope, la sariette, la germandrée, la bugle, la sauge, le romarin.

Dans la famille des verbénacées : la verveine officinale.

Dans la famille des scrophularinées : la gratiole, la scrophulaire, la digitale pourprée et deux autres espèces de digitales, dites à grandes et à petites fleurs, et pouvant remplacer la première pour l'usage médicinal, la véronique, le bouillon blanc.

Dans la famille des solanées : la jusquiame noire, le tabac, la pomme épineuse (datura stramonium), la morelle, la douce-amère ; le solanum tuberosum et le poivre long originaire des Indes.

Dans la famille des borraginées : l'héliotrope d'Europe ou herbe aux verrues, la pulmonaire commune, l'orcanette, la grande consoude, la buglosse, la cynoglosse officinale.

Dans la famille des gentianées : le mynanthe ou trèfle d'eau, la gentiane jaune, la petite centaurée.

Dans la famille des apocynées : la pervenche et l'asclepiade, dompte-venin.

Dans la famille des synanthérées : la camomille des champs,

la camomille puaute et la camomille romaine; l'armoise, l'estragon, l'absynthe, la tanaisie, la matricaire camomille, la pyrèthre, l'arnica montana, le tussilage ou pas-d'àne, le pied-de-chat, la centaurée scabieuse, la centaurée amère, la bardane, le carthame ou faux safran, la chicorée sauvage, le pissenlit; les laitues sauvage, vireuse et cultivée.

Dans la famille des dipsacées : la scabieuse.

 —   rubiacées : la garance (rubia tinctoria).

 —   valérianées : la valériane officinale et la mâche.

 —   caprifoliées : le sureau.

 —   ombellifères : le seseli corvi, l'œnanthe phellandrium; l'angélique archangélique, la ciguë officinale, l'ache, le fenouil.

Dans la famille des grossulariées : diverses espèces de groseilliers.

 —   Cucurbitacées : le concombre cultivé et la bryone.

 —   rosacées : l'amandier commun, le pècher, le prunier, le cerisier, la spirée ulmaire ou reine des prés, le framboisier, le fraisier, la tormentille, les différents rosiers, le néflier, le poirier, le pommier.

Dans la famille des légumineuses : un grand nombre d'espèces.

Dans la famille des rhamnées : le jujubier commun, le nerprun purgatif.

Dans la famille des rutacées : la rue fétide (ruta graveolens).

 —   oxalidées : plusieurs variétés d'oseille.

 —   ampélidées : la vigne cultivée et sauvage.

Dans la famille des hypéricinées : le millepertuis.

— tiliacées : le tilleul.

— malvacées : la mauve sauvage, la guimauve.

— linées : diverses espèces de lin.

— caryophillées : la saponaire,

— violariées : la violette.

— crucifères : le cresson de fontaine, la moutarde noire et la moutarde blanche, le reifort sauvage.

Dans la famille des fumariacées : la fumeterre officinale.

Dans la famille des papavéracées : le pavot coquelicot, le pavot somnifère, la grande chélidoine.

Dans la famille des nymphacées : les nénuphars blanc et jaune.

Dans la famille des renonculacées : la clématite des haies ou herbe aux gueux, l'anémone, l'ellébore noire, l'aconit napel, enfin un grand nombre de variétés de renoncules.

ZOOLOGIE

Le Lyonnais ne possède pas d'espèces animales particulières. Tous les animaux domestiques ou sauvages appartiennent aux espèces que l'on rencontre dans les pays circonvoisins. Les chevaux sont des races bressanne, percheronne, comtoise, nivernaise, etc.

L'espèce bovine ne compte non plus aucune race particulière au pays. La Bresse, le Charolais, la Suisse ont, de tout temps, envoyé leurs produits dans le département et presque tous les animaux qui s'y trouvent reconnaissent ces origines. Cependant les races charolaise et bressanne ont donné par leur croisement une bonne race assez répandue. Les vaches sont bonnes laitières et ont une bonne conformation pour l'engraissage.

L'espèce ovine comprend surtout des sujets de race du pays, dite race de Millery ; les espèces perfectionnées, comme le mérinos, sont rares.

Les espèces porcines et caprines sont aussi formées d'éléments étrangers au pays.

Nous n'avons non plus à signaler aucune espèce particulière parmi les animaux de basse cour.

On peut remarquer le grand nombre d'individus de l'espèce caprine ; c'est qu'en effet il existe une grande quantité de chèvres, surtout au Mont-d'Or où leur lait est employé à faire des fromages de ce nom et où elles donnent un duvet estimé.

Au dernier recensément, il existait dans le département du Rhône, Lyon excepté :

Espèce chevaline	11,035	individus.	
» bovine	95,763	»	
» ovine	44,102	»	
» porcine	16,394	»	
» caprine	22,134	»	
Animaux de basse cour	340,000	»	

Si nous comparons les ressources du département avec les besoins de la consommation, nous constatons qu'elles sont insuffisantes. Mais la Suisse, qui est à la porte de Lyon, la Bresse, le Charolais, l'Auvergne donnent d'excellents produits. Le département du Rhône ne peut pas pourvoir à tous ses besoins, l'industrie et le commerce y occupent une trop grande place.

HYDROLOGIE

Les deux cours d'eau principaux du département du Rhône sont : le Rhône et la Saône.

Le Rhône a sa source au bas des glaciers du mont Furca, dans le haut Valais. Son parcours général, y compris la traversée du lac de Genève, est de 860 kilomètres. A son arrivée à Lyon, il n'a encore parcouru que 530 kilomètres.

Sa hauteur au-dessus du niveau de la mer est, au lac de Genève, de 375 mètres et à son confluent avec la Saône de 162 seulement. Cette différence de niveau donne une idée de la rapidité de son cours.

Ce fleuve à son étiage (1) à Lyon, roule, par seconde, 250 mètres cubes d'eau et, après sa jonction avec la Saône, 320 mètres cubes. Son débit, dans les eaux moyennes est, à Lyon, en amont de la Saône, d'environ 650 mètres cubes. Sa hauteur est, alors, à l'étiage de 1^{m}14. Dans les eaux ordinaires, le niveau étant de 3^{m}5 à l'étiage, le Rhône, à Lyon, verse de 2,000 à 2,500 mètres cubes par seconde et on a calculé que pendant la crue de 1812 (17 février), son débit s'est élevé à 5,800 mètres cubes ; à 6,000 mètres cubes, pendant celle de 1840 et à un peu plus de ce chiffre en 1856.

Les principales inondations du Rhône sont : celle de 580 (très-forte), de 1358, de 1476, de 1501, de 1529, de 1544,

---

(1) Pour mesurer la hauteur des eaux on a coutume de placer aux piles des ponts des échelles métriques graduées de bas en haut ; le point de départ ou 0, de ces échelles, se place, en France, au niveau des eaux les plus basses, c'est-à-dire à l'époque des plus grandes sécheresses connues, c'est ce que l'on nomme *étiage* ou niveau des plus basses eaux, mais ce point ne peut jamais être bien rigoureusement fixé. L'étiage du Rhône a été déterminé, en janvier 1829, à 0,04 c.

de 1570; de l'hiver de 1578 à 1579; de 1583, de 1651 (cette année reçut le nom d'année du déluge); de 1674, de 1706, de 1711, de 1755, époque à laquelle le Rhône s'éleva à Avignon à 6^{m}80 sur l'étiage; celle de 1787, de 1801, de 1812, de 1825, de novembre 1840. Dans ces deux dernières le Rhône atteignit, à Avignon, 6 mètres et 8^{m}30 de hauteur et celle de 1856, dont les désastres sont encore présents à la mémoire du plus grand nombre. En 1840 le Rhône est arrivé à 5^{m}54 à l'étiage du pont Lafayette.

La moyenne de la plus grande crue annuelle du Rhône n'est que de 3^{m}92, tandis que celle de la Saône, à Lyon, est 5^{m}35.

Les hauteurs du Rhône, à Lyon, varient pendant les derniers mois de l'année, elles peuvent être évaluées en moyenne ainsi qu'il suit :

Mois.	Mètres.	Mois.	Mètres.
Janvier	0^{m}85.	Juillet	1^{m}29.
Février	0 87.	Août	1 31.
Mars	1 02.	Septembre	1 44.
Avril	1 03.	Octobre	1 20.
Mai	1 26.	Novembre	1 38.
Juin	1 21.	Décembre	1 20.

Moyenne : 1^{m}14.

La vitesse moyenne du Rhône est de 1^{m}5 à 2^{m}5 par seconde au milieu de son lit. Dans les crues, la vitesse s'élève à 4 mètres. L'expérience prouve qu'un bateau chargé fait route par un temps calme avec une vitesse moyenne de 2^{m}87 par seconde.

La température moyenne des fleuves n'est pas soumise aux mêmes oscillations que la température des rivières; la moyenne est plus élevée en hiver, moins élevée en été, aussi voyons-nous le Rhône geler difficilement et ce n'est que très-exceptionnellement que toute sa surface se prend. En 1768 le Rhône fut gelé, à Lyon, par un froid qui ne paraît pas avoir dépassé — 15° et dont la durée fut assez courte; mais ce fleuve était alors très-bas. Arago a fait remarquer qu'il faut un froid de — 18° pour faire prendre le Rhône.

On peut avoir une idée des températures moyennes mensuelles pour le Rhône, la Saône et l'air atmosphérique à Lyon par le tableau suivant que nous empruntons à M. Fournet :

Mois.	Rhône.	Saône.	Air.
Janvier	4 2	2 1	— 1 5
Février	4 6	3 3	+ 3 9
Mars	6 1	5 0	7 2
Avril	10 0	10.0	9 0
Mai	15 2	16 8	16 5
Juin	18 7	20 9	21 2
Juillet	19 2	21 1	20 3
Août	19 6	21 0	20 3
Septembre	17 5	18 7	16 9
Octobre	13 9	13 6	12 2
Novembre,	10 1	8 6	9 5
Décembre	6 0	4 5	4 5
Moyennes	12 1	12 1	11 9

Le principal affluent du Rhône, en amont de Lyon, est la rivière d'Ain, dont les eaux limpides et pures ont disputé au Rhône les faveurs de la population, quand il s'est agi de choisir une eau potable pour alimenter la ville de Lyon.

Quelques petites rivières sans importance portent leurs eaux au Rhône au-dessous de son confluent, ce sont : L'Izeron qui prend sa source dans les montagnes d'Izeron, traverse le canton de Vaugneray et a son embouchure près d'Oullins. Cette

rivière, desséchée en été, est transformée en torrent aux premières pluies de l'hiver. Le Garon, qui arrose surtout le canton de Saint-Genis-Laval et rejoint le Rhône près de Givors,
non loin de l'embouchure du Gier, qui ne fait que traverser
le canton de Givors en venant du mont Pilat.

La *Saône*, habituellement d'un cours lent, prend naissance
au nord-ouest du département des Vosges; se dirige vers lo
sud; devient navigable à partir de Gray; traverse Auxonne,
Châlons, Mâcon et apporte à Lyon les produits de la Bourgogne.

A sa source, la Saône est à 396 mètres au-dessus du niveau
de la mer; à Gray, à 208; à Châlons, à 173 et à son confluent
à 162. On voit par ces différences de niveau combien son
cours doit être plus lent que celui du Rhône. Son parcours
total est de 510 kilomètres.

La Saône, à Lyon, débite 60 mètres cubes par seconde à
l'étiage et 250 mètres cubes dans les eaux moyennes. Dans
la grande inondation de 1840 son débit s'est élevé à 4,000 mètres cubes. Elle subit des différences de niveau considérables:
après s'être abaissée quelquefois à 0^m29 au dessous de son
échelle, elle s'est élevée en 1840 à 9^m81. Aucun autre fleuve
français n'offre des variations aussi fortes. Les eaux moyennes
sont à 1^m56 au dessus de l'étiage.

La période annuelle du niveau de ses eaux est celle d'un
fleuve soumis à l'influence des chutes de pluie, contrairement à ce qui se produit pour le Rhône, où les plus hautes eaux
sont amenées par la fonte des neiges, pendant les mois les
plus chauds de l'année. Les plus grandes hauteurs de la Saône
coïncident avec la saison pluvieuse, ainsi qu'il résulte du tableau suivant indiquant les hauteurs moyennes ou mensuelles
de la Saône à Lyon :

Mois.	Mètres.	Mois.	Mètres.
Janvier	2 29	Juillet	0 58
Février	2 27	Août	0 53
Mars	2 19	Septembre	0 11
Avril	1 79	Octobre	1 13
Mai	1 34	Novembre	2 21
Juin	0 89	Décembre	2 44

Moyenne. : 1 55

La Saône traverse une des contrées les plus riches de la France. Elle reçoit le Doubs, qui la met en communication avec le Rhin. Le canal de Bourgogne la relie à l'Yonne; celui du centre à la Loire. Aussi son importance est-elle très-grande dans le réseau de communication avec ces différents pays.

Rien n'est plus pittoresque et n'offre une végétation plus riche et plus variée que les rives de la Saône depuis Trévoux jusqu'à Lyon. A partir de Neuville, les bords sont couverts de maisons de campagne ravissantes.

Par sa rive droite, dans le département, la Saône reçoit, du nord au sud, d'abord : l'Ardière, qui prend sa source dans les montagnes du canton de Beaujeu, traverse ce canton en recevant quelques autres petits ruisseaux et a son embouchure par un double lit auprès de Belleville ; la petite rivière de Vauzonne, sans importance ; le Nizerón, d'un cours peu étendu ; l'Azergues, qui a sa source dans les montagnes élevées du canton de Lamure, traverse le canton du Bois-d'Oingt en fertilisant de belles et riches vallées. La Tardine et la Brévenne, après avoir réuni leurs eaux, se jettent dans l'Azergues, qui a son embouchure près d'Anse. La Tardine, chemin faisant, a arrosé le canton de Tarare, où elle a sa source, et la Brévenne a fertilisé les nombreuses prairies du canton de Saint-Laurent-de-Chamousset.

Toutes ces rivières ont peu d'eau en été, mais elles deviennent des torrents à l'époque où les pluies tombent en abondance dans les montagnes. Elles ne sont pas navigables; mais elles offrent à l'industrie la puissance de leurs eaux. Les moulins, les usines sont nombreux sur leurs bords.

Par sa rive gauche, la Saône reçoit le trop plein des étangs du plateau des Dombes.

C'est à Fontaines-Saint-Martin, sur la rive gauche de la Saône, que jaillissent les eaux de Roye qui ont acquis tant d'importance depuis qu'il a été question de leur donner la préférence sur les eaux du Rhône pour les besoins de la ville de Lyon.

Après avoir traversé Lyon, la Saône va rejoindre le Rhône à la Mulatière. Le confluent n'a pas toujours existé à ce point. Il y a été porté par des déplacements successifs du Rhône.

La Saône est sur un plan inférieur à celui du Rhône; aussi, à la rigueur, pouvait-on dire autrefois que le Rhône se jetait dans la Saône par un bras, au niveau de la place des Terreaux; par d'autres, près l'église Saint-Nizier, la place Bellecour et l'Eglise d'Ainay. Aujourd'hui, des travaux de remblais, d'endiguement ont modifié et régularisé le lit du fleuve et le confluent ne se modifiera plus sensiblement.

Il n'est pas sans intérêt d'examiner de quelle façon se produit le déversement des eaux de la Saône dans le Rhône; car il y a là une des causes qui favorisent les inondations.

Les mêmes causes ne présidant pas aux crues du Rhône et de la Saône, il en résulte, qu'habituellement, lorsque les eaux du Rhône s'élèvent, celles de la Saône ne subissent pas d'accroissement. Le Rhône se grossit par la fonte des neiges, dans le haut Valais, et alors son volume augmente avec une effroyable rapidité ; mais il décroît aussi très-promptement.

La Saône, au contraire, est lente dans son cours ; son volume n'augmente que par les pluies, et le maximum de l'effet ne se produit, à Lyon, que quelques jours après la cause. Aussi arrive-t-il souvent que la crue du Rhône a cessé quand celle de la Saône commence à Lyon. Mais quand les deux crues se produisent en même temps, il se passe, au confluent, un fait prévu, puisqu'il est constant à tous les confluents ; c'est l'obstacle apporté par le cours d'eau le plus rapide au déversement des eaux plus lentes. A son confluent, le Rhône ne se laisse pas entamer par la Saône ; celle-ci côtoie longtemps la rive droite du fleuve sans y mêler ses eaux, dont on remarque la différence de couleur, et il en résulte une espèce de barrage qui augmente sensiblement le niveau des eaux de la Saône. Dans les grandes crues, ce fait est encore plus marqué, parce que le cours du Rhône est plus rapide. Aussi, en 1840 comme en 1856, a-t-on vu l'inondation de la ville se produire surtout par la Saône, comme il est arrivé, du reste, à chaque inondation. Dans ces circonstances, quand le Rhône est rentré dans son lit, le débordement s'effectue encore dans le bassin inférieur du fleuve par l'excédant des eaux de la Saône. Heureusement, comme nous l'avons dit, il est rare que les crues extraordinaires de ces deux fleuves se produisent simultanément.

A propos de la lenteur habituelle du cours de la Saône, M. Fournet, dans ses cours à la Faculté des sciences de Lyon, fait observer qu'elle favorise, sur les cailloux du fonds, la formation d'une sorte de limon visqueux, dû à une végétation confervoïde particulière, dont l'eau ne peut opérer l'entraînement ou la destruction ; aussi dit-on que l'usage de ces eaux n'est pas saine, et on prétend même avoir remarqué, à

Lyon, que les maladies sont plus fréquentes dans les quartiers où l'on se sert de ces eaux pour boisson (1).

L'analyse nous donnera, sur les eaux de la Saône, des indications encore plus positives. Suivant M. Bineau, ces eaux contiennent en dissolution moins d'éléments salins que celles du Rhône ; mais la présence de matières organiques en altère la pureté et la rend moins propre à servir de boisson.

Analyse chimique par M. Bineau, 5 *mars,*   31 *mars* 1859.

	5 mars		31 mars 1859	
Acide carbonique.	12 c.c.	6	14 c.c.	1
Oxigène	6	0	6	2
Hydrogène	13	7	15	6
Total en centimètres cubes	33	3	35	9
Carbonate de chaux et de silice	0	134	0	165
Sulfate de chaux.	0	003	0	001
Chlorure de sodium.	0	002	0	003
Azotates	0	002	0	003
Total des matières salines.	0 gr. 141.			
Matières organiques	0	030		

L'analyse des eaux du Rhône a été faite par MM. Boussin-GAULT, Bineau, Dupasquier et Sééligmann, en différents mois et en différentes années, nous croyons devoir indiquer ces diverses analyses à cause de leur importance, aujourd'hui que le Rhône fournit à Lyon presque toute l'eau potable.

(1) Minéralogie et pétrologie des environs de Lyon, par M. Drian, ingénieur civil.

ANALYSE CHIMIQUE DES EAUX DU RHÔNE.

GAZ EN DISSOLUTIONS POUR UN LITRE.	DUPASQUIER, 1840, 1er février.	BINEAU, 1839, 2 mars.	BINEAU, 1839, 18 mars.	BINEAU, 1839, 28 avril.	BOUSSINGAULT, 1853, 2 juillet.	BINEAU, 1839, 20 septembre.	SÉLIGMANN, 1859, 5 octobre.
Acide carbonique	18 20	12 8	16 7	10 9	6 5	7 9	3 16
Azote	13 40	16 0	22 2	14 5	11 5	14 0	15 89
Oxigène	6 60	7 9	8 7	7 1	6 5	6 3	6 90
TOTAL EN CENTIMÈTRES CUBES	37 20	36 7	47 6	32 5	24 5	28 2	26 55
Carbonate de chaux et traces de silice.. ., ...	0 gr 150	0 gr 141	0 gr 135	0 gr 140	0 gr 101	0 gr 133	0 gr 182
Sulfate de chaux..........	0 gr 020	0 gr 014	0 gr 001	indéter.	0 gr 007	indéter.	0 gr 003
Sulfate de soude et de magnésie	0 gr 008	0 gr 016	0 gr 001	indéter.	traces,	indéter.	indéter.
Chlorure de magnésium...	traces,	traces,,	traces,	traces,	traces,	traces,	traces,
Chlorure de calcium et sodium ..:...........	0 gr 008	0 gr 001	0 gr 001	indéter.	indéter.	traces,	»
Azotate de potasse et de magnésie............	»	0 gr 003	0 gr 003	indéter.	indéter.	indéter.	»
TOTAL EN GRAMMES....	0 gr 186	0 gr 175	0 gr 147	0 gr 140	0 gr 108	0 gr 133	0 gr 185
Matières organiques	traces,	0 007	0 013	indéter.	traces,	indéter.	indéter.

Par ces analyses, nous voyons : 1° que la quantité de gaz varie avec la température des eaux. Quant aux sels, la quantité de carbonate de chaux ne croît pas toujours en même temps que celle de l'acide carbonique. L'eau n'est pas toujours chargée de tout le carbonate de chaux que l'acide carbonique lui permettrait de dissoudre ; la grande vitesse du Rhône, empêche probablement les eaux de se saturer de carbonate de chaux ; on est amené à penser ainsi, en voyant les puits voisins du Rhône offrir une plus grande proportion de ce sel.

2° Que les résultats obtenus, pour les sulfates, prouvent l'extrême variabilité de la proportion de ces sels.

3° Que les azotates ne se trouvent pas accidentellement dans les eaux, on a pu constater leur présence par diverses analyses.

Quant aux matières organiques, leur proportion est à peine sensible et ne saurait nuire à la qualité des eaux du Rhône. Voici à ce sujet une expérience, due à M. Buisson, laquelle nous paraît devoir être prise en sérieuse considération. Ce chimiste a exposé au-dessus du four d'un boulanger, quelques litres de l'eau du Rhône, de la Saône, et des eaux de Neuville. Il a reconnu, qu'au bout de quelques jours, il s'était constitué une véritable fermentation putride, en vertu de laquelle, l'eau de Neuville avait pris un goût de marécage très-faible, celle de la Saône un goût légèrement fade, sensible à la dégustation, tandis que l'eau du Rhône avait conservé sa qualité inodore et sa saveur franche. Il serait possible que les matières organiques de l'eau de la Saône ou de Neuville ne fussent, en partie du moins, autre chose qu'un détritus des plantes aquatiques, qui végètent dans le ruisseau ou bien encore des animalcules qui habitent autour des mêmes plantes. Nous ajouterons à ces considérations de M. Drian sur l'eau de Neuville ou de la Saône, que ces rivières, qui reçoivent une partie des eaux du plateau des Dombes, doivent nécessairement présenter les matières organiques, si abondantes que l'on a constatées dans l'eau des marais et des étangs.

M. Sééligmann, après des considérations très-intéressantes sur la matière azotée des eaux douces, qu'il divise en trois classes : 1° Matière organique, azotée, soluble ; 2° matière organique, azotée, insoluble ; 3° matière organisée (conferves et infusoires), établit, pour le Rhône, que la matière organique soluble, fort peu sensible d'ailleurs, y est invariable ; que la matière organique insoluble, peu appréciable dans les eaux du Rhône, le devient beaucoup plus dans celles de la Saône et de ses affluents. Cette substance, blanche, légèrement grisâtre, ne tarde pas à acquérir des colorations qui varient du gris foncé au noir, suivant le temps qu'elle a mis à se déposer, l'intervention de l'oxigène de l'air, les saisons et son imprégnation de matières minérales telles que les sulfures.

Selon M. Donné, les eaux de la Saône et du Rhône, examinées au microscope, lui ont laissé voir, à toutes les époques de l'année, des animalcules, en quantité variable. Selon M. Bineau, les eaux de la Saône fourniraient 0,03 de cette matière, tandis que l'eau de la Compagnie générale des eaux du Rhône, n'en a présenté que 0,005.

De ce qui précède, nous pensons devoir conclure que les eaux de la Saône, excellentes au point de vue de l'agriculture, ne présentent pas toutes les qualités d'une bonne eau potable, sans pouvoir cependant être classées chimiquement au nombre des eaux insalubres; que les eaux du Rhône, soit au point de vue de leur provenance première, soit par les affluents qu'elles reçoivent, ou par leur composition chimique, paraissent très-propres à l'usage alimentaire.

Nous aurons à revenir sur ce sujet d'une manière plus complète, en parlant des eaux potables de la ville de Lyon.

Bien que le Rhône ne touche au département que dans une très-petite étendue, l'étude des eaux de ce fleuve offre cependant un grand intérêt, parce qu'il traverse la ville de Lyon et fournit des eaux potables à tous les quartiers de cette vaste cité.

Le Rhône et la Saône peuvent être regardés comme le résumé de l'hydrologie normale du département du Rhône.

EAUX MINÉRALES DANS LE DÉPARTEMENT DU RHONE

Les eaux minérales du département trouvent nécessairement ici leur place.

L'eau minérale de Charbonnières doit être citée en première ligne, à cause de la réputation dont elle jouit à Lyon.

Charbonnières, petit village, situé dans le fond d'une délicieuse vallée, à 9 kilom. de Lyon, offre une source d'eau minérale découverte en septembre 1774, par M. Roujeat-Mar-
sonnat, curé de Tassin et Charbonnières. Cette source, placée au bas d'un beau parc très-ombragé, très-accidenté, sort
avec vigueur des fentes d'un granit à structure porphyroïde,
et donne 32 à 34 litres par minutes. Un ruisseau fait suite à
la source, et dans quelques parties, où l'eau est stagnante, il
se forme immédiatement à la surface une pellicule irisée. Ces
eaux sont froides, mais elles ne gèlent jamais; pendant les
froids rigoureux, elles produisent une vapeur très-sensible.

Dans les fortes chaleurs, la température ambiante étant de
+ 36° 25, la température de la source était de + 11° 25;
et en hiver, par une température de — 10,00, celle de la
source était de + 6,25.

L'eau de cette source est très-limpide à sa sortie; elle a
un goût de fer et de soufre, ou mieux, de foie de soufre.
Cette odeur se fait sentir désagréablement, surtout lors des
changements de temps, et selon la pression de l'atmosphère;
elle est même assez souvent presque aussi forte que celle des
eaux d'Aix en Savoie. La source de Charbonnières alimente
une buvette et un établissement garni de 28 baignoires, de
douches, de bains de vapeur et d'une douche écossaise.

MM. Pétrequin et Socquet, dans leur Traité général pratique des eaux minérales de France (1859), indiquent de la

manière suivante la composition chimique des eaux de Charbonnières :

SOURCE LAVAL, ANALYSÉE PAR M. GLÉNARD.

Acide carbonique libre	0, 034
Azote.	0, 024
Acide sulfhydrique.	traces.
Bi-carbonate de protoxide de fer . .	0, 041
de soude	0, 017
de chaux	0, 050
de magnésie	0, 006
Sulfate de chaux	traces.
Chlorure de sodium	0, 008
Acide silicique	0, 022
Alumine.	0, 009
Matières organiques en quantité notable.	indéterminée.
Iode (Vezu).	indices.

0ᵍʳ 153

(Eaux minérales de Charbonnières, 1852, M. Colrat).

« Ces eaux, faibles d'ailleurs, peuvent s'offrir comme un
« type; car sur un total de 0,15 le fer figure pour 0,04 ;
« toutefois elles auraient besoin d'être plus gazeuses et plus
« alcalines (carbonate et silice 0, 09), pour être plus digesti-
« ves. On les emploie dans la chlorose et l'anémie ; les ma-
« ladies cutanées, comme les dartres, la teigne; dans la sper-
« matorrhée, la leucorrhée, etc. ; elles sont contre-indiquées
« dans l'inflammation chronique du larynx, des bronches et
« des poumons, ainsi que du tube digestif et quelques mala-
« dies nerveuses. On a découvert une source nouvelle (source
« Cholat), qu'on emploie surtout en bains et douches. »

EAU MINÉRALE FERRUGINEUSE DE SARCEY.

Sarcey, petit village à 2 myriamètres 8 kilom. de Lyon, renferme une source d'eau minérale ferrugineuse, dont voici l'analyse faite dans le laboratoire de l'Académie de médecine.

Acide carbonique	1/6 vol.
Bi-carbonate ferreux crénaté. . . . . }	0^{gr} 049
Manganèse . . . . : . . . }	
Bi-carbonate de chaux et de magnésie.	0, 067
Chlorures alcalins et terreux. . . .	0, 030
Sulfate anhydre de soude. . . . . }	0, 010
» de chaux et de magnésie. . }	
Alumine, silice, phosphate terreux. . }	0, 60
Matière organique. . . . . . . }	
Total.	0, 246

M. Fournet a signalé des sources minérales à Glay, près de Chessy ; à Pontcharra, près de Tarare, et vers Duerne, à la descente, dans le vallon de Montromand ; celle-ci sort du gneiss ; sa température était de 9° 9 au mois d'octobre ; elle donne un dépôt ocracé et des végétations filamenteuses rougeâtres, ou des glairines ; elle exhale une légère odeur d'hydrogène sulfuré. M. Thiollière indique des sources comme étant ferrugineuses, à Sainte-Catherine, près de Riverie ; à Saint-Laurent-de-Vaux, dans le vallon d'Yzeron ; près de Gleizé, sur le chemin de Villefranche à Sainte-Paule.

On trouve des sources de même nature à Écully, à Orliénas, à Neuville-sur-Saône ; ces dernières sont très-riches en principes ferrugineux.

En 1845, M. Dupasquier avait fait quelques essais sur la

source minérale du quai Saint-Clair à Lyon, ils ont été répétés par M. Vézu. Ces essais ont constaté :

1° Que cette eau conserve la même température dans tou tes les saisons; 2° Qu'elle est éminemment ferrugineuse; 3° Qu'elle contient de la chaux et de la magnésie, ainsi que des sulfates et des chlorures; 4° Que le fer s'y trouve à l'état de bi-carbonate, car il suffit de laisser cette eau quelque temps à l'air, pour que le fer se précipite à l'état d'oxyde; 5° Qu'elle n'est pas sulfureuse, puisque les essais avec le nitrate d'argent, de plomb ou de bismuth ainsi que ceux faits avec le sulphydromètre et la teinture d'iode, n'ont indiqué aucune trace sulfureuse (1)

La plupart de ces sources, excepté celles de Charbonnières et de Neuville, ne sont pas exploitées; les habitants des villages voisins seulement viennent, suivant d'anciennes traditions, y demander la guérison de certaines maladies; l'anémie est en première ligne. Cette prodigalité de sources ferrugineuses dans le voisinage des Dombes est un fait très-remarquable, comme si la Providence avait voulu mettre à côté du mal, le remède aux accidents consécutifs de l'infection paludéenne parmi lesquels l'anémie se place en première ligne.

D'autres eaux minérales mériteraient encore d'être étudiées, au point de vue thérapeutique, ce sont les eaux des mines. Ainsi à Chessy, à Sain-Bel, les eaux des mines contiennent des sulfates de fer, de cuivre et de zinc, de chaux, etc. Déjà en Algérie, à Ténès, à Mouzaïa, nous avons vu des accidents pathologiques produits par l'usage à l'intérieur des eaux chargées de principes cupriques. Quelques cas de fièvres intermittentes rebelles ont été guéris par l'usage de ces mêmes eaux.

(1) DRIAX. *Minéralogie et Pétrologie des environs de Lyon.*

L'étude des maladies chez les ouvriers des différentes mines du département formerait le sujet d'un travail très-inté-
ressant.

EXAMEN DU DÉPARTEMENT DU RHONE PAR CANTON.

L'étude à laquelle nous venons de nous livrer, devait précéder celle de chaque canton en particulier. Sans entrer dans de grands développements à leur égard, nous y trouverons, au point de vue pratique, des renseignements utiles que nous puiserons surtout dans le dépouillement des documents émanés des conseils de révision. C'est, en effet, la meilleure source où puiser pour l'appréciation de toutes les questions hygiéniques et médicales. C'est celle qui fournit le véritable cachet que le sol, les cultures et l'état social impriment aux populations.

En effet, quand, pendant une longue période, les mêmes faits, les mêmes infirmités se reproduisent annuellement, on peut en tirer des déductions positives sur l'état général de la santé publique et la constitution des habitants. Nous ferons donc suivre l'examen sommaire de chaque canton d'un tableau des infirmités, causes d'exemption du service militaire, pendant une période de 10 ans; nous réservant d'exposer plus tard les rapports qui existent entre l'aptitude militaire des habitants, et les conditions du milieu dans lequel ils vivent.

Le département du Rhône est divisé en deux arrondissements: celui de Lyon et celui de Villefranche.

Le premier comprend les cantons de l'Arbresle, Condrieu, Givors, Limonest, Mornant, Neuville, Saint-Genis-Laval, Saint-Symphorien-sur-Coise, Saint-Laurent-de-Chamousset, Vaugneray, Villeurbanne et les cinq arrondissements de Lyon.

Le second se compose des cantons d'Anse, Beaujeu, Belleville, Bois-d'Oingt, Lamure, Monsols, Tarare, Thizy, Villefranche.

CANTON DE L'ARBRESLE.

Ce canton, de 17 communes, a une superficie de 15,479 hectares. Son sol est accidenté; il est bien cultivé; les céréales y prospèrent; la vigne donne d'abondants produits. De nombreux cours d'eau y prennent naissance, et deux rivières principales : la Tardine et la Brévenne, donnent à l'agriculture et à l'industrie les ressources de leurs eaux. Les prés naturels et artificiels sont nombreux sur leurs rives. Les pierres de construction, la houille, le cuivre augmentent encore la richesse de ce canton.

L'industrie s'y est considérablement développée depuis quelques années. Dans les communes, il y a près de 4,000 métiers à tisser la soie. Ceux-ci ont remplacé les métiers à tisser la toile dont le chanvre se récoltait dans les vallées.

Pour 733 examinés en 10 ans, nous trouvons 254 exemptés ou 34,65 pour 100. Le goître y est très-commun; il se trouve dans la proportion de 5,45 p. 100.

CANTON DE L'ARBRESLE.

ANNÉES	1854	1855	1856	1857	1858	1859	1860	1861	1852	1863	TOTAUX	P. 0/0
Population.	16225	16225	16697	16697	16697	16697	16697	17317	17317	17317	»	»
Inscrits.	125	150	111	136	122	131	126	140	135	159	1335	»
Chiffre du contingent.	57	66	36	46	56	43	40	43	42	49	478	»
Dernier n° désigné.	91	125	64	98	88	73	72	86	93	93	»	»
Réformes légales.	10	17	14	12	13	18	16	18	20	12	150	»
Examinés.	81	108	50	86	75	55	56	68	73	81	733	»
Réformés.	24	42	14	40	19	12	16	25	31	31	254	34 65
Défaut de taille.	6	12	4	7	2	2	»	5	3	3	44	6 »
Faiblesse de constitution.	9	11	2	6	5	1	1	6	7	5	53	7 25
Scrofules.	»	1	»	»	»	»	2	»	1	»	4	» 54
Goîtres.	4	2	3	5	5	1	4	3	»	6	40	5 45
Rachitisme.	2	4	1	4	1	1	1	2	»	4	20	2 73
Affections diverses congénitales (1).	1	1	1	3	2	1	»	1	»	3	14	1 90
Affections diverses accidentelles (2).	4	11	3	15	4	6	8	8	10	10	79	10 77
TOTAUX.	24	42	14	40	19	12	16	25	31	31	254	34 65

(1) Dans les affections diverses congénitales nous faisons entrer toutes celles que les jeunes gens ont apportées en naissant ou dont ils avaient en germe ; ainsi : la myopie, la surdité, la surdi-mutité, le bégaiement, le crétinisme, le bégaiement, la perte congénitale de l'usage d'un membre, etc. Ces affections sont, en général, trop peu fréquentes pour en faire des catégories spéciales.

(2) Dans les affections diverses accidentelles nous comprenons toutes les maladies qui comportent l'inaptitude au service militaire et qui se sont produites depuis l'enfance par accident. Ainsi : maladies de la peau, perte d'un œil, maladies des yeux, de l'oreille, de la bouche, du nez, du cœur, des organes respiratoires et digestifs ; hernies, varicocèles, hydrocèles, varices, perte de l'usage d'un membre, perte de dents, pieds plats, mutilations diverses, larges cicatrices, cicatrices adhérentes, etc. Tous nos tableaux seront dressés sur ce modèle.

CANTON DE CONDRIEU.

Ce canton a 10 communes pour une superficie de 11,457 hectares. Il longe la rive droite du Rhône et est traversé par une chaîne de collines peu élevées qui s'affaissent successivement jusqu'à la plaine sur la rive du fleuve. Son sol est extrêmement productif. Le terrain d'alluvion de la plaine est riche des cultures les plus variées. Les coteaux sont plantés de vignes et ornés de bois sur une superficie de près de 2,000 hectares.

La population est surtout agricole; mais bon nombre d'ouvriers se livrent alternativement à la culture en été et aux travaux industriels en hiver. Les hommes sont, en général, de belle santé; ils sont actifs et laborieux. Sur 454 examinés, nous trouvons 129 exemptés ou 28,41 0/0.

CANTON DE CONDRIEU.

ANNÉES	1854	1855	1856	1857	1858	1859	1860	1861	1862	1863	TOTAUX.	P. 0/0
Population	10370	10370	9673	9673	9673	9673	9673	9497	9497	9497	»	
Inscrits	98	98	97	92	88	86	75	98	90	77	899	4 84
Chiffre du contingent	45	43	31	31	40	28	24	30	28	24	324	7 92
Dernier numéro désigné	70	63	54	68	68	39	35	45	56	37	»	1 98
Réformes légales	7	8	7	10	13	9	7	6	8	6	81	» 88
Examinés	63	55	47	58	55	30	28	39	48	31	454	» 88
Réformés	17	12	16	27	13	2	4	9	20	7	129	28 41
Défaut de taille	4	3	3	4	5	1	»	1	1	»	22	4 84
Faiblesse de constitution	7	3	3	11	3	1	1	1	3	3	36	7 92
Scrofules	1	1	2	4	»	»	»	1	»	»	9	1 98
Goitres	1	»	1	»	»	»	»	»	2	»	4	» 88
Rachitisme et incurvation des memb.	1	»	»	»	»	»	»	»	2	1	5	» 88
Affections diverses congénitales	1	1	»	1	»	»	»	1	1	»	5	1 10
Affections diverses accidentelles	3	4	7	6	7	»	3	5	11	3	49	10 79
TOTAUX	17	12	16	27	15	2	4	9	20	7	129	28 41

CANTON DE GIVORS.

Le canton de Givors compte 10 communes pour une superficie de 9,116 hectares. Quoique petit, il est très-peuplé à
cause des nombreuses usines et manufactures des environs de
Givors.

Le sol est plutôt plat que montagneux ; les cultures ne sont
pas aussi belles qu'elles pourraient l'être parce que l'industrie absorbe toutes les forces. On y récolte du froment, mais
la viniculture est surtout en honneur, il y a près de 1,700
hectares plantés en vigne et un millier en bois.

Quoique le nombre des ouvriers de manufactures (322) ait
été, dans une période de 10 ans, supérieur à celui des cultivateurs (190), la proportion des exemptions du service militaire est inférieure à celle des autres cantons où il y a un
excédant de la population ouvrière sur la population agricole.
C'est que, dans le canton de Givors, les ouvriers ne sont pas
sédentaires comme dans les autres cantons manufacturiers ;
leurs travaux exigent un déploiement de forces et d'activité
corporelle et ils vivent plus en plein air. Sur 701 hommes
examinés en 10 ans, nous avons 188 exemptions ou 26,81
p. 0/0.

CANTON DE GIVORS.

ANNÉES.	1854	1855	1856	1857	1858	1859	1860	1861	1862	1863	TOTAUX.	P. 0/0
Population.	16018	16018	16608	16608	16608	16608	16608	16391	16391	16391	»	»
Inscrits.	130	138	155	150	140	117	148	160	153	145	1437	»
Chiffre du contingent.	59	61	50	51	65	38	47	50	47	44	512	»
Dernier numéro désigné.	102	109	78	82	83	55	71	79	96	79	»	»
Réformes légales.	15	21	9	13	9	4	11	14	23	14	133	»
Examinés.	87	88	69	69	74	51	60	65	73	65	701	»
Réformés.	28	27	18	18	9	13	13	15	26	21	188	26 81
Défaut de taille.	4	5	1	»	1	4	1	»	1	4	21	2 99
Faiblesse de constitution.	11	6	5	4	2	2	4	3	3	5	45	6 41
Scrofules.	»	»	»	»	»	1	»	2	3	1	7	» 99
Goîtres.	1	2	2	2	1	»	»	»	»	»	8	1 14
Rachitisme et incurvation des memb.	1	1	1	1	1	»	»	»	6	»	11	1 56
Affections diverses congénitales.	»	2	2	»	»	»	2	»	1	»	»	0 99
Affections diverses accidentelles.	11	11	7	11	4	6	6	10	12	11	89	12 69
TOTAUX.	28	27	18	18	9	13	13	15	26	21	188	26 81

CANTON DE LIMONEST.

Ce canton comprend 12 communes pour une superficie de 8,925 hectares. Il est situé sur la rive droite de la Saône, mi-partie en plaine, mi-partie en montagnes, qui portent sur leurs flancs de beaux et riches villages.

Ce canton est un des plus favorisés sous le rapport du sol ; les productions agricoles sont abondantes et variées. Elles comprennent, le froment, la vigne, les prés, qui donnent un rendement fort élevé. Mais on y trouve cependant encore un chiffre d'ouvriers de manufactures supérieur à celui des cultivateurs. C'est à cette raison probablement qu'il faut attribuer la proportion relativement grande des exemptés. Pour 527 examinés on a 163 exemptés ou 30,92 0/0.

CANTON DE LIMONEST.

ANNÉES.	1854	1855	1856	1857	1858	1859	1860	1861	1862	1863	TOTAUX.	P. 0/0
Population	14109	14109	13989	13989	13989	13989	13989	14984	14984	14984	»	»
Inscrits	91	97	110	114	91	109	105	101	98	111	1027	»
Chiffre du contingent	41	43	35	39	42	35	34	31	30	34	364	»
Dernier numéro désigné	64	79	59	70	68	61	50	53	58	48	»	»
Réformes légales	7	10	9	7	13	6	7	11	11	2	83	»
Examinés	57	69	50	63	55	55	43	42	47	46	527	»
Réformés	16	26	15	24	13	20	9	11	17	12	163	30 92
Défaut de taille	4	7	1	1	»	3	1	1	3	3	24	4 55
Faiblesse de constitution	3	4	5	1	3	2	1	2	2	1	30	5 69
Scrofules	1	1	»	1	2	1	1	»	1	2	7	1 32
Goitres	»	»	»	2	1	1	»	»	»	1	5	94
Rachitisme et incurvation des memb.	2	2	1	1	2	1	2	2	3	2	17	3 22
Affections congénitales	1	»	»	1	»	2	»	»	»	»	19	1 89
Affections diverses	5	10	6	11	3	10	6	6	8	5	70	13 28
TOTAUX	16	26	15	24	13	20	9	11	17	12	163	30 92

CANTON DE MORNANT.

Le canton de Mornant, qui comprend 12 communes pour une superficie de 11,852 hectares, est hérissé de collines élevées d'où naissent plusieurs cours d'eau qui fertilisent les vallées.

Il comprend plus de 1,400 hectares plantés en vignes; les prairies et les céréales en couvrent plus de 8,000. Le sol est bon; cependant les travaux agricoles ne sont pas l'unique occupation des habitants. On y trouve des manufactures do drap, de chapellerie et surtout de soieries. Sur 518 examinés nous avons 143 exemptés ou 27,60 0/0.

CANTON DE MORNANT.

ANNÉES	1854	1855	1856	1857	1858	1859	1860	1861	1862	1863	TOTAUX.	P. 0/0
Population	11471	11471	11317	11317	11317	11317	11317	11857	11857	11857	»	»
Inscrits	108	105	93	94	125	114	103	106	92	95	1035	»
Chiffre du contingent	49	46	30	32	57	37	33	33	28	29	374	»
Dernier numéro désigné	79	65	56	61	94	62	51	54	42	57	»	»
Réformes légales	5	6	8	11	18	11	8	5	7	12	94	»
Examinés	65	56	48	50	76	51	43	49	35	45	518	»
Réformés	16	10	17	18	19	14	10	16	7	16	143	27 60
Défaut de taille	2	»	1	1	3	3	3	3	1	1	18	3 47
Faiblesse de constitution	6	3	2	6	3	4	1	4	3	3	35	6 75
Scrofules	»	»	»	2	»	»	1	»	»	1	6	1 25
Goîtres	»	1	2	1	2	1	1	1	1	1	7	1 35
Rachitisme et incurvation des memb.	2	1	1	1	1	2	1	1	»	1	11	2 12
Affections diverses congénitales	3	»	»	»	2	2	2	2	2	4	12	2 31
Affections diverses accidentelles	3	5	10	7	9	5	3	6	1	5	54	10 42
Totaux	16	10	17	18	19	14	10	16	7	16	143	27 60

CANTON DE NEUVILLE.

Le canton de Neuville a 14 communes et une superficie de 7,445 hectares. Traversé par la Saône, il est fort avantageusement placé en grande partie sur les riches coteaux de la rive gauche de cette rivière et un peu sur la rive droite.

Ce canton est agricole dans les deux tiers de son étendue ; mais les trois communes les plus peuplées : Caluire, Cuire et Saint-Clair, voisines de Lyon, sont entièrement habitées par les ouvriers en soie. Les rues de ces communes sont étroites, les maisons élevées, l'intérieur des habitations encombré. On y trouve réunies toutes les conditions hygiéniques les moins favorables. Le contraste entre les ouvriers des champs et ceux des ateliers est très-frappant dans ce canton, aussi la plus grande partie des exemptions provient des communes manufacturières. Sur 670 examinés nous avons 193 exemptés ou 28,80 0/0.

CANTON DE NEUVILLE.

ANNÉES.	1854	1855	1856	1857	1858	1859	1860	1861	1862	1863	TOTAUX	P. 0/0
Population	16752	16752	18327	18327	18327	18327	18327	19948	19948	19948	»	»
Inscrits	124	135	143	105	127	127	149	137	132	157	1336	»
Chiffre du contingent	56	59	46	36	58	41	48	43	41	48	496	»
Dernier numéro désigné	95	90	87	58	91	67	71	61	74	98	»	»
Réformes légales	14	9	13	12	18	11	12	8	10	15	122	»
Examinés	81	81	74	46	73	56	59	53	64	83	670	»
Réformés	24	22	28	10	15	15	11	10	23	35	193	28 80
Défaut de taille	5	2	7	1	4	1	1	3	1	4	29	4 32
Faiblesse de constitution	9	5	7	3	4	1	2	1	3	5	42	6 26
Scrofules	»	»	1	»	»	»	1	»	1	2	5	0 74
Goîtres	»	»	1	1	2	»	1	3	3	2	8	1 19
Rachitisme	»	2	»	»	2	»	2	»	»	1	5	0 74
Affections diverses congénitales	»	»	1	»	»	1	2	»	»	4	8	1 19
Affections diverses accidentelles	10	11	11	5	5	12	4	4	15	19	96	14 32
TOTAUX	24	22	28	10	15	15	11	10	23	35	193	28 80

CANTON DE SAINT-GENIS-LAVAL.

Ce canton a 10 communes pour une superficie de 9,815 hectares, mais son sol est éminemment productif et le voisinage de Lyon y amène la richesse et l'abondance par la facilité de l'écoulement des produits. La culture y est portée à un haut degré de perfectionnement. C'est un des cantons les plus favorisés. La vigne y est l'objet d'une culture particulière. L'industrie y a pris aussi un grand développement. Il existe beaucoup d'usines spéciales qui ne contraignent pas les ouvriers à la vie sédentaire de ceux qui sont employés dans les manufactures. Aussi, quoique le chiffre des agriculteurs ne soit que de 188 en 10 ans pour 366 ouvriers industriels, nous trouvons un nombre relativement peu élevé d'exemption du service militaire, sur 772 examinés, 223 exemptés ou 28,75 0/0.

CANTON DE SAINT-GENIS-LAVAL.

ANNÉES	1854	1855	1856	1857	1858	1859	1860	1861	1862	1863	TOTAUX	P. 0/0
Population	20339	20339	22879	22879	22879	22879	28879	24560	24560	24560	»	»
Inscrits	132	161	164	138	155	152	148	169	148	182	1549	»
Chiffre du contingent	60	71	53	67	71	50	47	53	46	56	554	»
Dernier numéro désigné	85	122	81	85	111	83	77	36	78	98		»
Réformes légales	7	18	10	16	15	16	10	13	9	13	127	»
Examinés	78	104	71	69	96	67	67	73	69	85	779	»
Réformés	18	33	18	22	25	16	19	20	23	29	223	28 75
Défaut de taille	2	8	3	5	7	1	3	4	3	1	37	4 74
Faiblesse de constitution	7	9	3	5	9	2	5	»	5	5	44	5 64
Scrofules	»	»	1	2	1	2	1	3	»	1	11	1 41
Goîtres	1	2	2	1	1	1	2	»	2	2	16	1 28
Rachitisme	3	2	»	»	1	3	1	»	2	2	14	1 79
Affections diverses congéniales	»	1	»	»	»	»	»	»	1	»	8	1 02
Affections diverses accidentelles	5	18	9	9	11	7	8	13	10	14	99	12 70
Totaux	18	33	18	22	25	16	19	20	23	29	223	28 75

CANTON DE SAINT-LAURENT-DE-CHAMOUSSET.

Ce canton a une superficie de 16,445 hectares pour 14 communes. Autrefois couvert de vastes et sombres forêts, il a été défriché et la plus grande partie de son étendue livrée à l'agriculture. Le sol est accidenté, rocheux et plein d'anfractuosités. Cependant les habitants se livrent avec ardeur aux travaux des champs, mais les produits ne répondent pas à ce rude labeur.

Sous l'apparence de la force et de la santé, les hommes offrent, plus que dans aucun autre canton, des motifs d'exemption. Sur 1,021 examinés, 445 exemptés ou 43,58 0/0. Les goitreux y sont dans la proportion de 5,68 0/0 et cependant il s'agit ici d'un canton agricole ordinairement plus favorisé que les cantons manufacturiers. C'est que le sol est peu productif, et la population doit nécessairement se ressentir de cette condition désavantageuse.

CANTON DE SAINT-LAURENT-DE-CHAMOUSSET.

ANNÉES	1854	1855	1856	1857	1858	1859	1860	1861	1862	1863	VOTAUX	P. 0/0
Population	15901	15901	15770	15770	15770	15770	15770	15762	15762	15762	»	»
Inscrits	746	182	142	161	155	150	147	180	162	169	1594	»
Chiffre du contingent	67	80	46	54	71	49	47	56	50	52	572	»
Dernier numéro designé	128	178	111	126	129	76	88	125	128	117	»	»
Réformes légales	10	31	10	17	23	8	19	22	23	22	185	»
Examinés	118	147	104	109	106	68	69	103	105	95	1021	»
Réformés	51	66	55	54	35	19	22	45	55	43	443	43 58
Défaut de taille	6	14	9	11	8	2	6	7	13	8	84	8 22
Faiblesse de constitution	28	19	16	13	6	3	2	6	9	5	107	10 40
Scrofules	3	1	5	1	3	1	1	3	4	2	24	2 35
Goîtres	3	9	5	5	3	5	6	6	7	10	24	5 68
Rachitisme et incurvation des memb.	2	2	3	2	2	3	»	1	5	3	23	2 25
Affections diverses congénitales	1	4	2	2	3	1	1	4	1	1	20	1 95
Affections diverses accidentelles	10	17	15	20	9	4	6	18	16	14	129	12 63
TOTAUX	51	66	55	54	35	19	22	45	55	43	445	43 58

CANTON DE SAINT-SYMPHORIEN-SUR-COISE.

Ce canton comprend 10 communes ; il a une superficie de 16,160 hectares. Il est traversé par un rameau de la chaîne de montagnes et par des collines qui en émanent.

Son sol est très-mouvementé. Il offre des vallées couvertes de nombreuses prairies, surtout à la source de la Brévenne. Ces prairies ne mesurent pas moins de 4,000 hectares.

La Coise qui prend naissance dans ce canton porte ses eaux à la Loire. Ce canton est essentiellement agricole ; on y cultive le froment, le seigle, l'avoine ; la vigne n'existe pas. C'est le seul canton du département dans ce cas, mais les bois sont nombreux ; ils couvrent plus de 2,000 hectares. L'industrie est fort peu répandue dans ce canton. Sur 741 examinés, nous avons 245 exemptés ou 33,06 0/0.

CANTON DE St-SYMPHORIEN-SUR-COISE.

ANNÉES	1854	1855	1856	1857	1858	1859	1860	1861	1862	1863	TOTAUX	P. 0/0
Population	13211	13211	13073	13073	13073	13073	13073	13214	13214	13214	»	
Inscrits	144	117	138	143	147	129	140	144	150	134	1386	»
Chiffre du contingent	66	51	44	48	67	42	45	45	46	41	495	»
Dernier numéro désigné	112	98	66	78	118	78	72	78	91	72	»	»
Réformes légales	9	19	5	12	18	18	10	7	13	11	122	»
Examinés	103	79	61	66	100	60	62	71	78	61	741	»
Réformés	37	28	17	18	33	18	17	26	31	20	245	33 06
Défaut de taille	8	9	3	2	8	2	4	6	4	1	47	6 32
Faiblesse de constitution	12	7	5	8	6	3	5	1	10	5	62	8 35
Scrofules	1	»	»	»	»	»	1	3	1	1	7	0 94
Goitres	2	1	»	»	1	»	1	1	1	3	10	1 34
Rachitisme et incurvation des memb.	4	1	»	»	4	4	2	1	3	»	19	2 56
Affections congénitales	4	1	1	1	1	2	»	2	3	1	16	2 15
Affections diverses	6	9	8	7	13	7	4	12	9	9	84	11 33
TOTAUX	37	28	17	18	33	18	17	26	31	20	245	33 06

CANTON DE VAUGNERAY.

Ce canton a 16 communes et une superficie de 17,485 hectares. Sans être bien favorisé sous le rapport de la nature du sol, il est cependant, grâce à l'activité des habitants, assez abondamment pourvu de productions agricoles. Le froment, le seigle, l'avoine y sont largement cultivés ; la vigne y est représentée par 1,600 hectares.

Ce canton est un des plus montagneux et des plus boisés de ce département. Il a près de 2,000 hectares de forêts.

Un grand nombre de ruisseaux, parmi lesquels l'Izeron, naissent dans les vallées et arrosent de 3 à 4,000 hectares de prairies. L'industrie du blanchissage trouve dans ces nombreux moyens d'irrigation et la qualité des eaux un élément favorable. Aussi y est-elle très-répandue.

C'est un des cantons où l'on rencontre le plus de goîtreux ; ils sont dans la proportion de 4 0/0. Sur 723 examinés nous avons 238 exemptés ou 32,91 0/0.

CANTON DE VAUGNERAY.

ANNÉES	1854	1855	1856	1857	1858	1859	1860	1861	1862	1863	TOTAUX	P. 0,0
Population	17219	17219	17714	17714	17714	17714	17714	18513	18513	18513	»	
Inscrits	116	161	128	126	126	120	123	139	137	168	1344	
Chiffre du contingent	53	71	41	43	58	39	39	43	42	52	481	
Dernier numéro désigné	103	114	88	87	95	50	47	70	85	102	»	
Réformes légales	13	12	12	13	18	3	4	10	17	16	118	
Examinés	99	102	76	74	77	47	43	60	68	86	723	
Réformés	37	31	35	31	19	8	4	17	24	32	238	32 91
Défaut de taille	10	4	8	4	3	4	2	3	4	7	46	6 36
Faiblesse de constitution	13	9	7	11	8	2	2	5	3	5	63	8 71
Scrofules	1	1	2	1	»	»	»	2	»	4	10	1 38
Goîtres	4	3	9	4	»	»	»	1	4	4	29	4 01
Rachitisme et incurvation des memb.	2	2	2	»	2	»	»	1	1	1	11	1 52
Affections diverses congénitales	»	1	2	2	»	2	2	2	2	2	7	0 96
Affections diverses accidentelles	7	11	5	9	6	5	1	5	12	9	72	9 95
Totaux	37	31	35	31	19	8	4	17	24	32	238	32 91

CANTON DE VILLEURBANNE.

Ce canton a 4 communes. Il comprend une superficie de 6 à 7000 hectares, situés sur la rive gauche du Rhône et la partie rurale du 3ᵉ arrondissement de Lyon.

Son sol est tout en plaine; il est propre aux cultures maraîchères qui approvisionnent Lyon; mais l'industrie de la soie y est aussi fort répandue.

Il en sera plus longuement question en parlant de Lyon.

CANTON DE VILLEURBANNE.

ANNÉES	1854	1855	1856	1857	1858	1859	1860	1861	1862	1863	TOTAUX	p. 0/0
Population	11001	11001	18194	18194	18194	18194	18194	20972	20972	20972	»	»
Inscrits	70	88	96	61	111	73	84	87	91	91	852	»
Chiffre du contingent	32	39	31	21	51	24	27	27	28	28	308	»
Dernier numéro désigné	52	65	57	33	72	51	43	50	50	53	526	»
Réformes légales	5	5	11	5	13	10	4	11	7	7	78	»
Examinés	47	60	40	28	59	41	39	39	43	46	448	»
Réformés	15	21	15	7	8	15	12	12	15	18	138	30 80
Défaut de taille	4	2	2	1	1	3	1	2	1	4	21	4 68
Faiblesse de constitution	6	1	5	»	»	»	»	3	6	4	25	5 58
Scrofules	»	»	»	1	»	1	»	1	»	»	3	0 66
Goîtres	»	1	»	»	»	»	»	»	1	1	3	0 66
Rachitisme	»	1	»	2	2	1	2	1	3	1	13	2 90
Affections diverses congénitales	»	»	»	»	1	»	»	»	»	»	1	0 22
Affections diverses accidentelles	5	16	8	3	4	10	9	5	4	8	72	16 07
TOTAUX	15	21	15	7	8	15	12	12	15	18	138	30 80

CANTON D'ANSE.

Ce canton, pour une superficie de 8,498 hectares, a 15 communes. Son territoire s'étend des premières lignes de montagnes de la chaîne du Beaujolais jusqu'au bord de la Saône. Il comprend ainsi des plaines et des coteaux.

Le sol de la plaine est extrêmement riche de tous les produits ; les coteaux sont couverts de vignes sur une étendue de près de 4,000 hectares. C'est la principale culture.

L'industrie est très-peu répandue dans le pays; les produits agricoles sont assez abondants pour donner aux habitants beaucoup de bien-être.

Les hommes sont d'une taille élevée, surtout ceux qui habitent les coteaux; mais ils offrent souvent une disposition vicieuse des membres inférieurs; ils ont les genoux en dedans.

Pour 403 examinés, nous trouvons 102 exemptés ou 25,31 pour 100.

CANTON D'ANSE.

ANNÉES	1854	1855	1856	1857	1858	1859	1860	1861	1862	1863	TOTAUX	P. 0/0
Population	9819	9819	10048	10048	10048	10048	10048	10536	10536	10536	»	»
Inscrits	72	94	86	86	57	87	91	100	80	100	853	»
Chiffre du contingent	33	41	28	29	26	28	29	31	25	31	301	»
Dernier n° désigné	53	61	46	48	37	43	45	44	40	59	476	»
Réformés légales	12	5	6	7	4	7	8	5	6	13	73	»
Examinés	41	56	40	41	33	36	37	39	34	46	403	»
Réformés	8	15	12	12	7	8	8	8	9	15	102	25 31
Défaut de taille	»	5	1	3	2	2	2	»	1	»	18	4 46
Faiblesse de constitution	4	2	3	»	1	»	3	»	2	»	15	3 70
Scrofules	»	»	»	»	»	»	»	»	1	»	2	» 49
Goîtres	»	»	1	»	»	»	1	1	1	»	2	» 49
Rachitisme	»	2	1	4	»	»	1	1	1	2	8	1 98
Affections diverses congénitales	»	»	»	2	»	»	2	2	1	1	4	» 99
Affections diverses accidentelles	4	6	6	5	4	6	2	7	4	9	53	13 15
TOTAUX	8	15	12	12	7	8	x	8	9	15	102	25 31

CANTON DE BEAUJEU.

Ce canton est le plus étendu du département. Il a une superficie de 21,673 hectares et 18 communes. Son territoire est tout en collines, séparées par des vallées peu profondes et arrosées par de nombreux cours d'eau qui fertilisent près de 8,000 hectares de prairies. Les bois couvrent près de 2,000 hectares. La culture principale est celle de la vigne qui donne de bons et abondants produits; c'est le canton qui en cultive le plus, 5,000 hectares environ; néanmoins il est tout à la fois agricole et manufacturier. Les papeteries, les tanneries et les fabriques d'étoffes de coton, emploient beaucoup d'ouvriers.

Le sol est riche de production minéralogique. On y trouve le cuivre, le fer, le zinc et plusieurs carrières. Cependant, malgré les avantages très-grands des ressources agricoles et d'un bien-être proportionnel, nous trouvons encore sur 1,052 examinés 332 exemptés ou 31,55 0/0. Les goîtreux sont dans la proportion de 6,65 0/0.

CANTON DE BEAUJEU.

ANNÉES.	1854	1855	1856	1857	1858	1859	1860	1861	1862	1863	TOTAUX.	P. 0/0
Population	21164	21164	20764	20764	20764	20764	20764	21068	21068	21068	»	»
Inscrits	184	208	195	185	186	204	204	204	212	238	2022	»
Chiffre du contingent	84	91	63	63	85	66	65	63	66	73	719	»
Dernier numéro désigné	125	164	136	125	145	113	109	113	134	132	»	»
Réformes légales	15	27	29	19	27	23	27	25	32	20	244	»
Examinés	110	137	107	106	118	90	82	88	102	112	1052	»
Réformés	26	46	44	43	33	24	16	25	36	39	332	31 55
Défaut de taille	6	10	6	4	7	2	2	4	1	1	43	4 08
Faiblesse de constitution	9	11	5	11	9	4	5	»	10	7	71	6 74
Scrofules	»	1	1	»	»	1	1	»	1	»	5	» 47
Goîtres	4	9	8	9	5	10	»	3	9	13	70	6 65
Rachitisme et incurvation des memb.	2	1	2	3	2	2	1	1	3	3	20	1 90
Affections diverses congéniales	»	3	3	»	1	4	1	4	2	4	22	2 09
Affections diverses accidentelles	5	11	19	16	9	1	6	13	10	11	101	9 60
TOTAUX	26	46	44	43	33	24	16	25	36	39	332	31 55

CANTON DE BELLEVILLE.

Ce canton a 12 communes et une superficie de 13,883 hectares d'une grande fertilité. Son sol permet de varier les cultures. On y récolte des fourrages, des grains et surtout du vin. L'industrie offre aux habitants les moyens d'utiliser le temps qu'ils n'emploient pas à la culture. Aussi le bien-être y est-il général et les habitants fort vigoureux. Sur 648 examinés nous n'avons que 155 exemptés ou 23,91 0/0.

CANTON DE BELLEVILLE.

ANNÉES	1854	1855	1856	1857	1858	1859	1860	1861	1862	1863	TOTAUX	P. 0/0
Population	15583	15583	15147	15147	15147	15147	15147	15565	15565	15565	.	
Inscrits	142	138	146	118	141	116	123	145	148	146	»	»
Chiffre du contingent	65	61	67	40	65	38	39	45	46	45	491	»
Dernier numéro désigné	93	91	71	78	83	77	63	75	75	80	*	*
Réformes légales	9	14	10	18	14	24	13	11	11	14	138	»
Examinés	84	77	61	60	69	53	59	64	64	66	648	»
Réformés	19	15	13	20	4	15	11	19	18	21	155	23 91
Défaut de taille	1	5	1	1	1	1	1	2	»	2	16	2 46
Faiblesse de constitution	8	3	4	6	»	3	2	1	1	4	32	4 93
Scrofules	»	»	»	»	»	3	»	1	1	1	6	0 92
Goitres	»	»	2	1	»	»	»	3	1	1	10	1 54
Rachitisme et incurvation des memb.	1	»	2	1	»	2	1	»	3	»	9	1 38
Affections diverses congénitales	»	1	»	»	»	»	1	»	»	»	2	» 30
Affections diverses accidentelles	9	4	3	12	3	6	7	12	11	13	80	12 34
TOTAUX	19	15	13	20	4	15	11	19	18	21	155	23 91

CANTON DU BOIS-D'OINGT.

Ce canton a une superficie de 16,422 hectares; il comprend 18 communes. Il est très-accidenté; on y rencontre plusieurs vallées séparées par des collines étagées les unes derrière les autres. Il peut être considéré comme un pays de montagnes.

L'Azergue et de nombreux ruisseaux arrosent le canton. L'agriculture y est développée. La vigne surtout est d'un excellent rapport pour le pays. Elle couvre près de 4,000 hectares. C'est dans ce canton que se trouvent les mines de cuivre de Chessy, exploitées si avantageusement autrefois.

Pour 706 examinés, nous trouvons 217 exemptés ou 30. 73 p. %.

CANTON DU BOIS-D'OINGT.

ANNÉES	1854	1855	1856	1857	1858	1859	1860	1861	1862	1863	TOTAUX	P. 0/0
Population	14582	14582	14273	14273	14273	14273	14273	14906	14906	14906	»	»
Inscrits	126	155	137	123	136	165	127	140	122	142	»	»
Chiffre du contingent	57	68	44	42	62	47	41	43	38	44	486	»
Dernier n° désigné	100	111	79	82	99	74	61	80	81	85	852	»
Réformes légales	15	16	14	15	16	13	7	19	19	12	446	»
Examinés	85	95	65	67	83	61	54	61	62	73	705	»
Réformés	28	27	20	25	20	15	13	18	24	29	217	30 73
Défaut de taille	9	5	3	4	3	1	2	3	3	2	35	4 95
Faiblesse de constitution	2	8	5	7	3	2	2	3	6	4	42	5 94
Scrofules	2	»	»	»	1	»	»	1	»	»	6	» 84
Goîtres	3	1	1	5	4	1	1	»	2	2	18	2 54
Rachitisme	2	2	2	»	1	2	1	2	1	3	16	2 26
Affections diverses congénitales	2	3	1	»	1	»	»	»	1	4	11	1 55
Affections diverses accidentelles	8	7	8	9	7	9	7	9	11	14	89	12 60
TOTAUX	28	27	20	25	20	13	13	18	24	29	217	30 73

5

CANTON DE LAMURE.

Ce canton a 12 communes pour 20,433 hectares. Une chaîne de collines le traverse du nord au sud, et le rend tributaire des bassins de la Loire et de la Saône.

Le sol est bon surtout dans les vallées arrosées par l'Azergue et ses affluents; mais l'agriculture a été très-négligée pour le travail des manufactures. Cependant, depuis quelques années, les travaux des champs sont en honneur. On récolte du froment, du seigle, du sarrazin, des pommes de terre et beaucoup de noix. Sur les coteaux peu élevés, la vigne a été plantée depuis quelques années; mais elle n'est encore représentée que par une centaine d'hectares. Les sommets sont garnis de bois de différentes essences et surtout de sapins. C'est le canton le plus boisé du département. On y compte plus de 4,000 hectares de forêts.

L'industrie accapare le plus grand nombre de bras; les manufactures sont nombreuses et, indépendamment des ouvriers agglomérés, beaucoup s'occupent, à domicile, du tissage des étoffes de coton. Aussi, comme dans les cantons manufacturiers, trouvons-nous beaucoup de cas d'exemption du service militaire : sur 1,007 examinés, 342 ont été exemptés, ou 33,96 %.

CANTON DE LAMURE.

ANNÉES	1854	1855	1856	1857	1858	1859	1860	1861	1862	1863	TOTAUX	P. 0/0
Population	17672	17672	17523	17523	17523	17523	17523	17452	17452	17452	»	
Inscrits	202	185	213	162	167	183	177	201	177	177	1844	
Chiffre du contingent	92	81	68	55	76	60	57	62	55	54	660	
Dernier numéro désigné	189	145	153	109	140	125	97	134	109	139	»	
Réformes légales	43	29	35	28	36	37	19	41	30	35	333	
Examinés	146	116	118	81	104	88	78	93	79	104	1007	
Réformés	54	35	49	25	28	27	21	30	23	50	342	33 96
Défaut de taille	13	12	9	5	11	5	7	7	5	6	80	7 94
Faiblesse de constitution	26	7	15	7	5	3	3	2	6	10	84	8 34
Scrofules	1	»	3	3	»	1	1	2	2	5	12	1 19
Goîtres	2	1	1	5	4	3	2	7	3	3	31	3 07
Rachitisme et incurvation des memb.	2	3	2	»	2	2	2	1	2	3	18	1 78
Affections diverses congénitales	»	»	»	»	2	»	»	2	1	1	8	0 79
Affections diverses accidentelles	10	12	16	7	4	13	8	11	6	22	109	10 82
TOTAUX	54	35	49	25	28	27	21	30	23	50	342	33 96

CANTON DE MONSOLS.

Ce canton est situé à l'extrémité nord du département. Il a 12 communes et une superficie de 18,700 hectares. Il est accidenté, couvert de prés et de 4,000 hectares de forêts. Ses eaux se rendent, en partie, dans le bassin de la Loire, l'autre dans le bassin de la Saône.

Le sol est de médiocre qualité; ce n'est que par un travail opiniâtre qu'il fournit ses produits. On y cultive un peu de froment, de seigle et pas de vigne. Aussi, les habitants cherchent-ils leur bien-être dans l'industrie.

Le chiffre des exemptés se ressent de ces conditions peu favorables; sur 782 examinés, 277 ont été exemptés ou 35. 42 p. %.

CANTON DE MONSOLS.

ANNÉES	1854	1855	1856	1857	1858	1859	1860	1861	1862	1863	TOTAUX	P. 0/0
Population	12770	12770	12153	12153	12153	12153	12153	11926	11926	11926	»	»
Inscrits	136	136	126	149	139	133	145	167	135	136	1402	5 49
Chiffre du contingent	62	60	40	50	64	43	46	52	42	42	501	9 71
Dernier numéro désigné	120	118	98	109	121	67	72	101	91	98	*	0 63
Réformes légales	15	25	20	22	29	13	14	27	21	27	213	1 66
Examinés	105	93	78	87	92	54	58	74	70	71	782	2 55
Réformés	41	32	38	57	28	11	12	21	28	29	277	35 42
Défaut de taille	5	8	8	6	5	»	»	2	1	6	43	5 49
Faiblesse de constitution	13	7	13	11	9	2	3	6	6	6	76	9 71
Scrofules	»	»	1	»	»	1	2	»	»	1	5	0 63
Goîtres	3	1	1	3	»	1	»	1	1	2	13	1 66
Rachitisme et incurvation des memb.	5	3	1	»	4	»	1	1	3	4	20	2 55
Affections diverses congénitales	1	1	2	1	2	»	»	»	»	1	8	1 02
Affections diverses accidentelles	14	12	12	16	11	6	4	10	17	9	111	14 19
TOTAUX	41	32	38	37	28	11	12	21	28	29	276	35 42

CANTON DE TARARE.

Ce canton comprend 17 communes, sur une superficie de 22,000 hectares, dont 13 à 14,000 seulement en terres labourables, et 6 à 7,000 en bois et prés ; le reste est inculte. Il porte ses eaux à l'Océan par la Loire, et à la Méditerranée par le Rhône.

Ce canton est essentiellement montagneux. Ses points culminants atteignent 800 et 900 mètres. Il est arrosé par trois rivières principales qui y ont leur source, et par un grand nombre d'affluents.

Sous le rapport des productions agricoles, le canton de Tarare n'est pas très-favorisé. Les céréales, la vigne n'y croissent bien que dans certaines vallées. En général, l'agriculture est négligée pour le travail des manufactures. L'industrie du tissage y est très-répandue. On y fabrique des étoffes de laine, de coton et de soie. Les ouvriers occupent la ville et les campagnes.

Sur 1,303 examinés, nous trouvons 415 exemptés ou 31,84 p. %.

CANTON DE TARARE.

ANNÉES	1854	1855	1856	1857	1858	1859	1860	1861	1862	1863	VOTAUX	P. 0/0
Population	26930	26930	29514	29514	29514	29514	29514	30944	30944	30944	»	»
Inscrits	238	263	249	258	249	230	261	216	244	254	»	»
Chiffre du contingent	108	116	80	87	114	75	83	67	75	98	883	»
Dernier numéro désigné	223	223	144	161	206	139	130	114	153	152	»	»
Réformes légales	50	47	24	34	46	32	23	22	28	36	342	»
Examinés	173	176	120	127	160	107	107	92	125	116	1303	»
Réformés	64	60	39	40	46	31	24	24	50	37	413	31 84
Défaut de taille	11	17	10	3	11	7	1	»	6	6	79	6 06
Faiblesse de constitution	19	13	9	5	11	4	6	7	14	3	86	6 60
Scrofules	11	2	3	»	»	»	»	2	»	1	17	1 30
Goîtres	5	7	2	6	4	3	3	3	6	8	46	3 53
Rachitisme et incurvation des memb.	7	4	»	2	4	3	»	»	3	»	26	1 99
Affections diverses congénitales	»	2	2	4	1	2	»	»	2	1	14	1 07
Affections diverses accidentelles	11	15	13	20	15	13	11	12	19	18	147	11 28
Totaux	64	60	39	40	46	31	24	24	50	37	415	31 84

CANTON DE THIZY.

Ce canton a 9 communes et une superficie de 13,821 hectares. Il est accidenté; ses points culminants atteignent entre 7 et 800 mètres au-dessus du niveau de la mer, et les parties basses entre 3 et 400.

Les productions agricoles y sont bonnes, mais insuffisantes pour les besoins de la population qui y est tributaire des départements de l'Allier, de la Loire et de Saône-et-Loire, pour sa subsistance. Les vallées sont propres à la culture des céréales. La vigne y est à peine cultivée. Les bois et les prés comprennent plus de 6,000 hectares.

Indépendamment des qualités de son sol, le canton de Thizy trouve encore un grand bien-être dans l'industrie. Dans toutes les communes, le tissage occupe un grand nombre de bras; chaque ménage a quelques métiers à tisser.

Le sol de ce canton est pourvu d'eau en abondance. L'eau vivifie la terre et donne sa puissance motrice à l'industrie. Tous les ruisseaux affluent à la rivière, le Rhins, qui porte ses eaux à la Loire.

Ce canton, comme tous ceux où l'industrie est plus développée que l'agriculture, est peu favorisé, sous le rapport de l'aptitude militaire; sur 1,262 examinés, nous trouvons 432 exemptés ou 34 p. %.

CANTON DE THIZY.

ANNÉES	1854	1855	1856	1857	1858	1859	1860	1861	1862	1863	TOTAUX.	P. 0/0
Population	23175	23175	23284	23284	23284	23284	23284	23536	23536	23536	»	»
Inscrits	202	259	226	244	210	239	253	219	248	212	»	»
Chiffre du contingent	89	114	73	83	96	78	81	68	77	65	824	»
Dernier numéro désigné	182	245	158	156	164	157	146	134	162	138	»	»
Réformes légales	35	64	41	35	41	41	36	26	34	27	380	»
Examinés	147	181	117	121	123	116	110	108	128	111	1262	»
Réformés	58	64	44	38	25	38	29	39	51	46	432	34 23
Défaut de taille	13	20	16	7	10	12	10	9	4	8	109	8 63
Faiblesse de constitution	24	12	31	7	7	2	3	2	9	5	82	6 49
Scrofules	6	3	2	5	1	3	3	1	8	6	38	3 01
Goîtres	4	3	1	8	»	3	3	8	3	4	37	2 93
Rachitisme et incurvation des memb.	1	5	»	1	2	2	»	2	7	»	18	1 42
Affections congénitales	3	1	2	»	1	1	1	1	2	6	19	1 50
Affections diverses	7	20	12	10	4	15	8	18	18	17	129	10 22
TOTAUX	58	64	44	38	25	38	29	39	51	46	432	34 23

CANTON DE VILLEFRANCHE.

Ce canton, bordé par la Saône est un des plus beaux et des plus riches du département. Il a 15 communes et une superficie de 13,985 hectares seulement; mais ils sont riches des cultures les plus variées : céréales, légumes et surtout de vins réputés.

L'industrie y est aussi très-développée. Elle consiste dans la fabrication des toiles, les impressions sur étoffes, les tanneries, les blanchisseries. L'eau y est abondante et contribue à la prospérité industrielle et agricole du canton : aussi l'aisance des habitants se traduit-elle par un chiffre faible d'exemption du service. Sur 962 examinés 249 exemptés ou 25,88 0/0.

CANTON DE VILLEFRANCHE.

ANNÉES.	1854	1855	1856	1857	1858	1859	1860	1861	1862	1863	TOTAUX.	P. 0/0
Population	28911	28911	23251	23251	23251	23251	23251	23694	23694	23694	»	»
Inscrits	188	177	217	174	197	206	208	198	212	210	1987	»
Chiffre du contingent	86	78	70	59	90	67	67	62	65	64	708	»
Dernier numéro désigné	147	131	108	100	134	104	95	104	115	117	197	»
Réformes légales	27	22	16	13	23	22	18	15	16	25	197	»
Examinés	120	109	92	87	111	82	81	89	99	92	962	»
Réformés	32	31	21	28	21	15	13	26	34	28	249	25 88
Défaut de taille	11	10	4	6	5	2	2	5	3	2	50	5 19
Faiblesse de constitution	8	2	7	6	4	4	1	3	7	7	49	5 09
Scrofules	»	2	»	1	3	1	3	»	1	1	12	1 14
Goitres	4	3	»	6	»	»	»	2	2	»	17	1 76
Rachitisme et incurvation des memb.	2	3	2	2	»	»	1	1	5	2	18	1 87
Affections diverses congénitales	»	2	3	2	»	2	1	»	1	1	11	1 14
Affections diverses accidentelles	7	9	5	5	9	3	5	14	15	15	92	9 56
TOTAUX	32	31	21	28	21	15	13	26	34	28	249	25 88

LYON (1er Arrondissement).

Le 1er arrondissement de Lyon est au centre de la ville. Il est compris entre le Rhône et la Saône, séparé de la Croix-Rousse par le mur d'enceinte et limité par le 2e arrondissement.

Le 1er arrondissement a peu bénéficié, jusqu'à présent des importants travaux qui ont été exécutés à Lyon. Il est en grande partie habité par la population ouvrière. Les rues y sont étroites, tortueuses; les maisons élevées interceptent l'air et la lumière. Cependant sur les hauteurs qui bordent la Saône on a ouvert de larges voies, planté beaucoup d'arbres et des travaux qui doivent être continués, modifieront certainement encore, les conditions de salubrité. Mais dans les parties basses qui aboutissent à la place des terreaux il y a d'immenses travaux à exécuter pour obtenir une favorable transformation.

Le chiffre des ouvriers des manufactures absorbe le chiffre du contingent. Pour 42 agriculteurs nous avons 467 ouvriers, et pour 1,948 examinés 732 exemptés ou 37,57 0/0.

LYON (1er Arrondissement).

ANNÉES	1854	1855	1856	1857	1858	1859	1860	1861	1862	1863	TOTAUX	P. 0/0
Population	62493	62493	59910	59910	59910	59910	59910	63784	63784	63784	»	
Inscrits	336	308	332	276	217	350	396	364	335	336	3400	»
Chiffre du contingent	153	135	107	93	145	114	127	113	104	119	1210	»
Dernier numéro désigné	256	249	236	172	237	219	220	248	231	266	»	»
Réformes légales	31	35	44	29	39	39	37	55	35	42	386	»
Examinés	225	214	192	143	198	180	183	193	196	224	1948	»
Réformés	72	79	84	50	53	65	54	79	92	104	732	37 57
Défaut de taille	18	10	13	8	18	15	13	14	19	13	141	7 23
Faiblesse de constitution	25	26	27	15	7	10	4	10	23	30	177	9 08
Scrofules	2	2	9	1	1	5	1	3	8	1	28	1 43
Goitres	3	8	7	»	3	4	1	4	4	3	41	2 10
Rachitisme	4	5	2	2	6	7	4	3	5	7	44	2 25
Affections diverses congénitales	3	6	3	3	»	3	8	6	5	6	43	2 20
Affections diverses accidentelles	17	22	23	21	18	21	23	39	30	44	258	13 24
TOTAUX	72	79	84	50	53	65	54	79	92	104	232	37 57

LYON (2e ARRONDISSEMENT).

Il comprend toute la presqu'île de Perrache, depuis la limite du 1er arrondissement jusqu'au confluent du Rhône et de la Saône. Cet arrondissement jouit des modifications heureuses dont il a été l'objet. Il est habité par le commerce et par l'aristocratie. On y trouve peu d'ouvriers de manufactures. Les promenades, les places publiques et les immenses ateliers du chemin de fer absorbent le tiers au moins de la superficie de l'arrondissement.

Sur 2,062 examinés en 10 ans nous trouvons 685 exemptions ou 33,22 0/0.

LYON (2ᵐᵉ ARRONDISSEMENT).

ANNÉES.	1854	1855	1856	1857	1858	1859	1860	1861	1862	1863	TOTAUX.	P. 0/0
Population	71374	71374	74750	74756	74756	74756	74756	73563	73563	73563	»	»
Inscrits	381	386	412	366	359	374	382	414	405	411	3840	»
Chiffre du contingent	174	148	133	125	164	122	122	129	125	126	1367	»
Dernier numéro désigné	291	279	266	237	272	184	207	260	250	272	»	»
Réformes légales	47	50	50	46	42	31	39	56	54	50	465	»
Examinés	244	229	216	191	230	153	168	204	205	222	2062	»
Réformés	70	80	83	64	66	30	45	73	78	96	685	33 22
Défaut de taille	11	13	11	15	16	3	10	4	6	13	102	4 94
Faiblesse de constitution	20	28	23	18	15	7	5	13	18	23	172	8 34
Scrofules	2	3	6	1	3	2	2	4	2	4	29	1 40
Goitres	6	3	»	1	8	»	1	2	6	4	24	1 16
Rachitisme	12	7	6	3	8	»	2	3	3	10	59	2 85
Affections diverses congénitales	4	2	5	3	4	2	5	7	3	1	36	1 74
Affections diverses accidentelles	15	24	30	23	19	16	20	40	35	41	263	12 75
TOTAUX	70	80	83	64	66	30	45	73	78	96	685	33 22

LYON (3ᵉ Arrondissement).

Situé sur la rive gauche du Rhône, il comprend les quartiers des Brotteaux et de la Guillotière. Quartiers neufs, bien bâtis, surtout aux Brotteaux, avec des rues spacieuses et jouissant d'une aération facile.

La Guillotière, d'origine fort ancienne, a encore des quartiers défectueux; mais la transformation s'opère chaque année. Dans ces quartiers, aux maisons humides et mal éclairées, vit une population ouvrière nombreuse. Malheureusement des eaux croupissantes, résultat des infiltrations du Rhône et de l'abandon de quelques ruisseaux boueux, portent au loin leur fâcheuse influence.

Nous reviendrons sur toutes ces questions quand il sera question de Lyon en particulier. Ici nous ne voulons envisager que les résultats au point de vue de l'aptitude militaire. Sur 2,600 examinés nous avons 851 exemptés ou 32,75 0/0.

LYON (3e Arrondissement).

ANNÉES	1854	1855	1856	1857	1858	1859	1860	1861	1862	1863	TOTAUX	P. 0/0
Population..........	43524	43524	71833	71833	71833	71833	71833	87796	87796	87796	»	»
Inscrits..........	333	405	444	442	479	466	580	605	596	614	49664	»
Chiffre du contingent...	152	178	143	150	219	152	186	188	184	189	1741	»
Dernier n° désigné.....	257	285	264	283	351	267	302	335	387	401	532	»
Réformes légales......	38	44	48	47	74	44	56	50	73	58	»	»
Examinés..........	219	241	216	236	277	233	246	285	314	343	2600	»
Réformés..........	66	60	73	86	57	71	60	94	130	154	851	32 73
Défaut de taille.......	20	8	17	15	5	17	9	16	20	23	150	5 76
Faiblesse de constitution..	14	25	20	24	10	7	7	8	28	34	177	6 80
Scrofules	2	»	2	2	8	2	3	10	7	9	45	1 75
Goîtres	1	2	»	1	3	4	»	2	3	4	20	0 76
Rachitisme..........	1	»	3	8	»	6	5	3	13	10	57	2 19
Affections diverses congénitales ...	2	1	1	1	3	1	»	8	7	8	41	1 57
Affections diverses accidentelles ..	26	24	28	35	-20	34	29	47	52	66	361	13 88
TOTAUX........	66	60	73	86	57	71	60	94	130	154	851	32 73

LYON. (4ᵉ Arrondissement).

Cet arrondissement comprend la Croix-Rousse, immense agglomération d'ouvriers en soie, qui se pressent dans des maisons à plusieurs étages. — Les rues anciennes y sont étroites, l'aération difficile; mais les quartiers neufs, la Grande rue sont convenablement disposés, la ventilation s'y fait largement. Dans l'intérieur des habitations vivent, réunies, trop de personnes pour l'espace. La misère y est quelquefois portée fort loin et jamais la nourriture n'y est assez bien entendue pour être suffisamment réparatrice.

Dans ces conditions, nous devons trouver beaucoup de maladies constitutionnelles qui éloignent du service militaire. En effet, sur 1,261 examinés 501 ont été exemptés ou 39,73 p. 0,0. Les scrofules, le goître y sont nombreux.

LYON (4e ARRONDISSEMENT).

ANNÉES	1854	1855	1856	1857	1858	1859	1860	1861	1862	1863	TOTAUX	P. 0/0
Population	28610	28610	33103	33103	33103	33103	33103	35133	35133	35133	»	»
Inscrits	194	194	209	205	191	208	239	215	249	242	2146	»
Chiffre du contingent	88	85	67	69	87	68	76	67	77	74	758	»
Dernier numéro désigné	171	176	149	175	152	113	137	134	143	189	1539	»
Réformes légales	27	36	23	39	34	16	37	19	17	30	278	»
Examinés	144	140	126	136	118	97	100	115	126	159	1261	»
Réformés	55	55	59	6?	31	29	24	47	49	85	501	39 73
Défaut de taille	21	11	13	11	9	3	3	11	8	10	100	7 98
Faiblesse de constitution	16	15	20	24	»	9	»	4	10	16	124	9 83
Scrofules	1	1	1	»	»	»	1	7	»	5	18	1 42
Goîtres	3	4	6	9	1	2	2	5	6	7	41	3 25
Rachitisme et incurvation des memb.	2	3	»	1	4	»	3	1	2	4	29	1 58
Affections congénitales	2	3	5	1	1	»	»	2	1	4	23	1 82
Affections diverses	10	18	14	24	7	11	13	17	22	39	175	13 87
TOTAUX	55	55	59	67	31	29	24	47	49	85	501	39 73

LYON (5ᵉ Arrondissement).

Cet arrondissement comprend la ville antique, sur la rive droite de la Saône. Il est constitué par les quartiers de la Quarantaine, de Saint-Jean et ce lacis inextricable de rues étroites et sinueuses qui s'entrecroisent au pied des rochers sur lesquels s'élève Fourvière et qui s'étend jusqu'à Vaise.

Dans un espace extrêmement rétréci, de ces rochers à la Saône, vit une population nombreuse, privée d'air et de lumière. Les rues y sont toujours humides et les maisons malpropres et mal éclairées. C'est un des points de Lyon qui réclame le plus impérieusement les améliorations commandées par l'hygiène.

Sur 1,658 examinés nous trouvons 589 exemptés ou 35,52 0/0.

LYON (5ᵉ Arrondissement).

ANNÉES	1854	1855	1856	1857	1858	1859	1860	1861	1862	1863	TOTAUX	P. 0/0
Population	48492	48492	53119	53119	53119	53119	53119	58527	58527	58527	»	»
Inscrits	267	300	283	293	291	297	296	325	308	332	2992	»
Chiffre du contingent	422	132	91	99	133	97	95	101	95	102	1047	»
Dernier numéro désigné	244	260	189	201	217	169	144	209	210	207		»
Réformes légales	42	46	39	40	48	32	27	42	45	31	392	»
Examinés	202	214	150	161	169	137	117	167	165	176	1658	»
Réformés	80	82	59	61	36	40	22	65	70	74	589	35 52
Défaut de taille	12	11	9	17	9	6	7	15	11	7	104	6 27
Faiblesse de constitution	29	28	10	20	7	4	4	11	16	13	142	8 52
Scrofules	5	5	8	»	3	5	»	1	2	5	31	1 86
Goitres	1	2	5	2	1	4	»	2	7	7	39	2 35
Rachitisme	10	2	4	2	2	2	»	»	5	4	31	1 86
Affections diverses congénitales	1	6	2	1	2	5	»	2	4	3	26	1 56
Affections diverses accidentelles	22	28	21	14	12	14	11	34	25	35	216	13 02
TOTAUX	80	82	59	61	36	40	22	65	70	74	589	35 52

TABLEAU RÉCAPITULATIF DÉCENNAL DES EXAMINÉS, DES INFIRMITÉS CONSTITUTIONNELLES ET DE QUELQUES AUTRES AFFECTIONS

QUI SE REPRODUISENT FRÉQUEMMENT.

CANTONS.	examinés.	défaut de taille.	faiblesse de constitution.	scrofules.	goîtres.	rachitisme, maladies des yeux.	hernies.	mutilations diverses accidentelles.	visions.	infirmités diverses congénitales et accidentelles.	TOTAUX.	POUR °/。	numéros d'ordre.
1er arrondissement.	1948	141	177	28	41	44	20	54	27	19	181	732	37	23
2e id.	2062	102	172	29	24	59	18	53	29	21	181	685	33 32	17
Lyon 3e id.	2600	150	177	43	20	57	31	65	35	22	249	851	32 73	14
4e id.	1261	100	124	18	41	20	12	42	16	10	118	455	39 73	24
5e id.	1658	104	142	31	39	31	11	55	17	15	144	589	35 52	22
L'Arbresle	733	44	53	4	40	20	11	17	10	.	51	254	34 65	20
Condrieu	454	22	36	9	4	4	3	6	7	7	31	129	28 41	6
Givors	701	21	45	7	8	11	3	11	18	7	67	188	26 81	4
Limonest	527	26	30	7	5	17	1	12	12	3	52	163	30 92	11
Mornant	518	18	35	6	7	11	»	3	11	5	47	143	27 60	8
Neuville	670	29	42	5	8	5	6	»	9	9	80	193	28 80	8
St-Genis-Laval	779	37	44	11	10	14	6	14	13	7	67	223	28 75	7
St-Laurent-de-Chamousset	1021	84	107	24	58	23	19	»	16	8	97	445	43 58	25
St-Symphorien-sur-Coise	741	47	62	7	10	19	6	12	8	8	67	245	33 06	16
Vaugneray	723	46	63	10	29	11	3	9	7	7	53	238	32 91	15
Villeurbanne	448	21	25	3	3	13	3	12	10	2	43	138	30 80	13
Anse	403	18	15	2	2	8	7	9	4	3	34	102	25 31	2
Beaujeu	1052	43	71	5	70	20	7	16	12	8	80	332	31 55	12
Belleville	648	16	32	6	10	9	7	15	12	7	41	155	23 91	1
Bois-d'Oingt	746	35	42	6	18	16	8	17	13	8	54	217	30 73	9
Lamure	1007	80	84	12	31	18	12	12	16	8	73	342	33 96	18
Monsols	782	43	76	5	13	20	9	15	27	4	64	276	35 42	21
Tarare	1303	79	86	17	46	26	17	20	9	6	110	415	31 84	13
Thizy	1262	109	82	38	37	18	13	14	13	10	98	432	34 23	19
Villefranche	962	50	49	12	17	18	6	22	7	9	59	249	25 88	3
Totaux	24969	1463	1871	347	573	512	239	511	361	211	2141	8191	32 80	
Pour 100		5 86	7 49	1 38	2 36	2 05	0 95	2 04	1 44	0 84	8 57	32 80	32 80	

Le tableau qui précède nous permet d'établir l'ordre d'aptitude du service militaire. Nous entendons par ce mot la proportion relative du nombre de jeunes gens déclarés propres à servir sur un nombre déterminé; 100 par exemple.

Le département du Rhône étant tout à la fois manufacturier et agricole, nous rechercherons l'influence qu'exerce sur l'aptitude au service, l'état social et la profession des jeunes gens examinés. Cette aptitude sera déterminée par le tableau suivant.

LES CANTONS DU DÉPARTEMENT DU RHÔNE PEUVENT SE DIVISER AINSI:

CANTONS AGRICOLES.	EXEMPTÉS P. %	Nos D'ORDRE.	CANTONS MANUFACTURIERS.	EXEMPTÉS P. %	Nos D'ORDRE.
Belleville	23 91	1	Villefranche	25 88	3
Anse	25 31	2	Givors	26 81	4
Mornant	27 60	5	Tarare	31 84	13
Condrieu	28 44	6	3e Arrondissement de Lyon	32 73	14
Saint-Genis-Laval	28 75	7	2e Arrondissement de Lyon	33 22	17
Neuville	28 80	8	Lamure	33 96	18
Bois-d'Oingt	30 73	9	Thizy	34 23	19
Villeurbanne	30 80	10	5e Arrondissement de Lyon	35 52	22
Limonest	30 92	11	1er Arrondissement de Lyon	37 57	23
Beaujeu	31 55	12	4e Arrondissement de Lyon	39 73	24
Vaugneray	32 91	15			
Saint-Symphorien	33 06	16			
L'Arbresle	34 65	20			
Monsols	35 42	21			
Saint-Laurent	43 58	25			

Il est aisé de constater que les cantons qui jouissent de la plus grande aptitude militaire sont les cantons agricoles, et, si parmi ceux-ci nous trouvons des exemptions, c'est que les conditions du sol sont défavorables et que les populations ont peu de bien-être matériel, comme à l'Arbresle, Monsols, Saint-Laurent-de-Chamousset. Dans ce canton surtout, le sol est peu propre aux cultures; les prés et les bois sont fort étendus et exercent leur action sur les enfants qui, de bonne heure, sont employés dans les forêts ou à la garde des troupeaux.

Il est à remarquer que les cantons les plus riches en bois et en prés sont ceux qui fournissent le plus d'exemptions et cette remarque a été faite partout, tandis que les contrées livrées à la grande culture, où un rendement satisfaisant dès terres permet une existence matérielle meilleure, préparent de bonne heure les enfants à la vigueur physique que l'on recherche dans le jeune homme au moment de constater son aptitude au service.

La condition de vivre en plein air est la première pour fortifier l'organisation, mais l'influence du climat, de l'air pur est insuffisante pour donner aux habitants la vigueur et la santé; il faut encore que le sol fournisse des produits qui soient une juste rémunération d'un travail opiniâtre. Le pauvre, mal nourri, n'est jamais fort, quel que soit le milieu dans lequel il vit, nous en avons la preuve dans les cantons que nous avons indiqués. Nous y trouvons un chiffre d'exemptés considérable. Il monte pour Saint-Laurent-de-Chamousset à 43,58 0/0, tandis que pour tous les cantons agricoles où règne l'aisance, la moyenne générale des exemptés en 10 ans n'est que de 27,10 pour 0/0.

Les cantons manufacturiers sont dans une infériorité absolue. Ils occupent les derniers numéros du tableau, excepté Villefranche et Givors. Mais, à l'égard de ces cantons, nous avons fait observer qu'à Villefranche et à Givors, les ouvriers sont moins sédentaires que dans les localités où on s'occupe exclusivement du tissage et qu'ils échappent, par la nature de leurs occupations, aux influences qui résultent du milieu où vit la population ouvrière.

A Lyon, il existe un grand nombre de manufactures de soieries et les ouvriers travaillent également chez eux. Parmi la population industrielle, s'il est un grand nombre d'ouvriers qui participent à la misère et à la dégradation qui paraît frapper en France une partie des individus qui travaillent dans les manufactures, il en est aussi un bon nombre qui sont plus laborieux, plus sobres, plus intelligents et non moins moraux que les autres ouvriers des grandes villes manufacturières pris en masse. M. Villermé a contribué par la publication de ses recherches à réhabiliter une partie de la population des ouvriers en soie de Lyon, que l'on avait coutume de représenter comme des êtres dégradés au physique et au moral.

L'industrie de la soie n'engendre pas de cause spéciale d'insalubrité. Il n'y a qu'une seule opération insalubre; c'est celle qui consiste dans le traitement que l'on fait subir au résidu des cocons pour en obtenir la filosèle. Le cardage et le battage auxquels ils sont soumis dans les galeries souterraines, sans autre ouverture que la porte, chargent l'air de poussières abondantes et exposent les ouvriers à des catarrhes, des ophtalmies chroniques, des hémophtysies, etc. Mais cette opération n'occupe pas un grand nombre d'ouvriers. Il ne faut donc chercher la cause de l'inaptitude au service dans les cantons manufacturiers, que dans les conditions hygiéniques où vivent les ouvriers agglomérés dans les manufactures et ceux qui, dans les campagnes, se livrent aux travaux du tissage des étoffes de soie et de coton.

A Lyon, les ouvriers sont tous groupés dans les quartiers les moins salubres, où les rues sont étroites, humides, où les maisons sont élevées. L'air pur ne traverse jamais ces quartiers populeux et quelque soin que l'on prenne de l'entretien et de la propreté de la voirie, l'intérieur des habitations est toujours un foyer d'infection.

En général, les maisons occupées par les ouvriers, ont été bâties en vue de la spéculation. Elle n'ont presque jamais de cour intérieure, ou, si elles en ont une, elle est tellement étroite, que le renouvellement de l'air y devient impossible.

De plus, l'intérieur des habitations offre le spectacle de la misère. Dans une chambre, presque en entier occupée par les métiers, vit toute une famille, courbée pendant de longues heures sur un travail pénible. L'air y est altéré; des poussières produites par les métiers en mouvement sont introduites dans les voies aériennes; pendant six mois de l'année, des lampes fumeuses exhalent des éléments carbonés délétères et, après le travail, l'ouvrier n'a pas souvent le bénéfice d'une nourriture réparatrice. Si l'on joint à cela, ce qui arrive malheureusement souvent, les excès de toutes sortes, le libertinage, on ne s'étonnera pas de voir un nombre aussi considérable d'infirmités constitutionnelles qui se transmettent de génération en génération et enlèvent tant d'hommes au service militaire. A Lyon, c'est dans les 1er, 4e et 5e arrondissements où se trouvent le plus grand nombre d'ouvriers, qu'il y a le plus d'exemptions. Pour toutes les villes, pendant une période de 10 ans, la proportion générale est de 35, 23 p. 100. Sur 9,529 examinés, nous trouvons en effet 3,352 exemptés.

Dans les autres cantons manufacturiers, nous constatons des conditions physiques et morales analogues. Dans les cantons de Tarare, Thizy, Lamure, la population ouvrière est, ou agglomérée, ou disséminée dans les villages. Chaque famille à un certain nombre de métiers et, indépendamment de ce qu'a de nuisible à la santé, la sédentarité dans un milieu défavorable, le genre de construction y est extrêmement désavantageux. Le tissage des étoffes de coton, des mousselines, ne peut s'exécuter que dans des chambres basses, humides et chaudes; aussi les habitations n'ont-elles qu'un seul rez-de-chaussée enfoncé dans le sol. On y descend par plusieurs marches; l'humidité y est permanente. La nourriture des habitants, presque exclusivement végétale, est constituée par des pommes de terre ou des châtaignes; la viande est une exception, aussi la population a-t-elle un cachet de débilité très-prononcé. De plus, les jeunes gens, quand ils ne se livrent pas au libertinage, ont contracté l'habitude de se marier fort jeunes, et ils ne peuvent donner naissance qu'à des enfants plus débiles encore que les parents. La proportion des exemptés pour les cantons de Tarare, Thizy, Lamure, est en 10 ans de 33,29 p. 0/0. 3,572 examinés nous ont donné 1189 exemptés.

Une des grandes améliorations nécessaires dans les cantons manufacturiers serait, sinon de supprimer, au moins de diminuer considérablement le travail pour l'enfance. Tout travail rude imposé aux enfants trop jeunes, trop débiles et dont le développement n'est pas entièrement achevé, ne tarde pas à produire la détérioration de leur constitution, et à développer le germe de bien des maladies, surtout quand les enfants sont mal vêtus, mal logés, mal nourris. Il ne faut pas oublier que c'est l'enfance qui prépare la virilité, et qu'une constitution détériorée de bonne heure ne se restaure jamais complètement.

Ce que nous disons relativement à l'aptitude au service militaire dans le département du Rhône, se produit partout où on peut mettre en comparaison des cantons agricoles et des cantons manufacturiers.

A *Priori*, on peut penser que, vivant et travaillant au milieu d'un air pur, soustraite aux dangers de la corruption des grandes villes, la population agricole se trouve placée dans les meilleures conditions hygiéniques. C'est, en effet, ce qui se produit toujours. Les exemples de longévité sont plus nombreux dans les campagnes. La mortalité des villes et des campagnes, comparée à la mortalité générale, présente de grandes différences. Ainsi, dans les districts manufacturiers de l'Angleterre, la mortalité est de 1 sur 53, tandis que dans les districts agricoles elle est de 1 sur 67 (Motard).

Dans les départements essentiellement agricoles de la France, comme l'Aisne, le Calvados, Indre-et-Loire, la Sarthe,

Seine-et-Marne, l'Yonne, la mortalité est proportionnellement plus faible que la mortalité générale ou que celle des départements de la Seine, du Nord, du Rhône, du haut et du Bas-Rhin.

D'après un document anglais, sur 3,500,000 habitants des villes, il est mort 47,953 individus ; tandis que sur le même nombre d'habitants des campagnes, il en est mort 29,693 ; sur le même nombre, il en était mort 1,564 de fièvre typhoïde dans les comtés, et 3,456 dans les villes, et 5,887 phthysiques dans les comtés, pour 8,125 dans les villes.

La vie moyenne dans les populations manufacturières doit donc être considérablement abrégée. C'est, en effet, ce que prouvent les quelques documents que nous possédons, quoiqu'ils ne soient pas nombreux. M. Panat, professeur de chimie à Mulhouse, nous a fourni quelques chiffres sur la durée moyenne de la vie dans cette ville. Il a trouvé qu'elle était :

en	1812	de 25 ans	9 mois	12 jours.
	1815	« 25 «	6 «	12 «
	1821	« 21 «	10 «	18 «
	1824	« 23 «	10 «	20 «
	1827	« 21 «	9 «	7 : «

Cette moyenne est de plus de dix ans au-dessous de la moyenne de la vie en France.

Or, la décroissance se présente avec le plus grand développement donné à l'industrie et l'accroissement du nombre des manufactures. On peut donc apprécier l'influence qu'exercent les travaux des manufactures sur le dépérissement des êtres et constater que les ouvriers agricoles sont à l'abri des causes de destruction qui frappent cette portion de la classe ouvrière.

Ces avantages en faveur des campagnards, s'expliquent par l'influence du milieu où ils vivent. Ils respirent un

air pur, se livrent à un exercice musculaire énergique,
qui ne peut que leur être avantageux ; ils sont moins souvent
atteints par les maladies qui prennent leur source dans la corruption des villes ; les passions de tous genres y sont rares.
Il y a moins de misère, plus de contentement. La vie de famille y est mieux organisée, et chez la plupart des fermiers,
les domestiques semblent même en faire partie.

Mais à côté de ces avantages, il y a des inconvénients.
L'alimentation n'est pas toujours aussi substantielle et aussi
azotée que l'exigerait la dépense musculaire. Quelquefois la
nourriture est même insuffisante, l'exercice trop pénible et
trop prolongé.

Dans ces conditions, le campagnard perd tous ses avantages ; il est frappé par plus d'infirmités que les habitants des
villes, même manufacturières. C'est ce qui se produit dans le
département du Rhône, pour le canton de Saint-Laurent-de-
Chamousset, qui donne une moyenne d'inaptitude au service,
plus élevée que celle des cantons manufacturiers : 43,58 0/0.

En entrant dans le détail de certaines causes d'exemption
du service militaire, nous nous arrêterons particulièrement
aux affections constitutionnelles. Ce sont elles qui donnent le
véritable cachet des populations. Aucune statistique ne peut
être faite avec des éléments plus précis que ceux que fournissent les conseils de révision. Chaque année, les infirmités y
sont notées avec une scrupuleuse exactitude et, quand les
mêmes observations peuvent être faites périodiquement, avec
le même soin, sur la même population, on arrive à avoir,
non-seulement l'état physique des personnes examinées, mais
il est facile d'en déduire l'état général de la population.

DÉFAUT DE TAILLE

Dans l'appréciation de la taille, il est indispensable de tenir compte de la race. Les habitants des zones nord et nord-est de la France, d'une autre race que les habitants des zones centrales et méridionales, donnent une moyenne générale de la taille beaucoup plus élevée ; mais il faut encore tenir compte de certaines causes locales qui amènent, en quelque sorte, le dépérissement de la race.

Il paraît exagéré, à première vue, d'établir que l'état social des populations, leur plus ou moins de bien-être matériel amènent des modifications dans la taille. C'est cependant ce que prouvent les faits. Ainsi le canton de St-Laurent de Chamousset nous donne la proportion de 8,22 p. 0/0 de réformés pour défaut de taille, et si nous dressons un tableau par ordre d'inaptitude au service pour défaut de taille, nous trouvons que les cantons agricoles sont plus favorisés que les cantons manufacturiers qui occupent les derniers rangs.

RÉFORMÉS, POUR DÉFAUT DE TAILLE, PAR CANTON.

CANTONS AGRICOLES.	MOYENNE P. °/₀	Nᵒˢ D'ORDRE.	CANTONS MANUFACTURIERS.	MOYENNE P. °/₀	Nᵒˢ D'ORDRE.
Belleville................	2 46	1	Givors.................	2 99	2
Beaujeu................	4 08	3	2ᵉ Arrondissement de Lyon	4 94	10
Neuville................	4 32	4	Villefranche............	5 19	12
Anse	4 46	5	3ᵉ Arrondissement de Lyon	5 76	14
Limonest................	4 55	6	Tarare.................	6 06	16
Villeurbanne............	4 68	7	5ᵉ Arrondissement de Lyon	6 27	17
Saint-Genis-Laval........	4 74	8	1ᵉʳ Arrondissement de Lyon	7 23	21
Condrieu................	4 84	9	Lamure.................	7 24	22
Bois-d'Oingt............	4 95	11	4ᵉ Arrondissement de Lyon	7 98	23
Monsols................	5 49	13	Thizy.................	8 63	25
L'Arbresle............	6 00	15			
St-Symphorien-sur-Coise..	6 32	18			
Vaugneray..........	6 36	19			
Mornant................	6 75	20			
St-Laurent-de-Chamousset.	8 22	24			

La croissance dans les numéros d'ordre n'est pas régulière, mais, à part quelques exceptions qui, dans les cantons agricoles, portent sur les moins heureux, il est facile de constater que les cantons manufacturiers offrent une moyenne de réformés pour défaut de taille supérieure à celle des autres cantons. Cette supériorité ne peut évidemment pas être régulière, parce que, comme nous l'avons dit, il y a dans la taille une question de race et d'hérédité; mais il faut aussi faire la part de l'influence du sol et du genre de vie qui se fait sentir sur l'abaissement de la taille.

Si, à côté de ce tableau des réformés pour défaut de taille, nous dressons le tableau de la moyenne annuelle de la taille, par canton, pendant dix ans, nous arriverons à des résultats analogues.

(Voir le tableau ci-derrière).

MOYENNE DE LA TAILLE, PAR CANTON, PENDANT DIX ANS.

CANTONS	1854	1855	1856	1857	1858	1859	1860	1861	1862	1863	MOYENNE GÉNÉRALE	NUMÉROS D'ORDRE.
CANTONS AGRICOLES.												
Belleville	1 676	1 668	1 691	1 689	1 669	1 677	1 654	1 689	1 690	1 675	1 677	1
Anse	1 673	1 663	1 651	1 683	1 670	1 669	1 670	1 658	1 656	1 673	1 666	3
Mornant	1 645	1 664	1 672	1 675	1 664	1 661	1 663	1 663	1 665	1 654	1 662	5
Condrieu	1 645	1 665	1 661	1 658	1 664	1 676	1 667	1 662	1 649	1 662	1 660	8
Saint-Genis-Laval	1 664	1 648	1 657	1 670	1 664	1 662	1 661	1 661	1 667	1 660	1 660	9
Neuville	1 665	1 661	1 669	1 669	1 660	1 662	1 661	1 667	1 651	1 667	1 661	4
Bois-d'Oingt	1 667	1 667	1 656	1 660	1 632	1 654	1 662	1 657	1 649	1 605	1 664	10
Limonest	1 652	1 668	1 655	1 646	1 648	1 648	1 654	1 655	1 658	1 651	1 660	14
Beaujeu	1 672	1 664	1 668	1 673	1 676	1 674	1 662	1 666	1 677	1 679	1 671	2
Vaugneray	1 663	1 664	1 640	1 653	1 653	1 650	1 644	1 656	1 652	1 665	1 654	15
Saint-Laurent	1 647	1 653	1 663	1 651	1 647	1 635	1 652	1 654	1 654	1 656	1 654	24
Saint-Symphorien	1 665	1 637	1 658	1 656	1 656	1 647	1 654	1 659	1 651	1 665	1 654	16
Mornois	1 659	1 648	1 665	1 648	1 650	1 656	1 668	1 647	1 654	1 670	1 656	13
L'Arbresle	1 660	1 652	1 663	1 667	1 639	1 648	1 656	1 660	1 656	1 653	1 657	11
Villeurbanne	1 661	1 648	1 652	1 659	1 654	1 633	1 645	1 657	1 668	1 670	1 654	17
CANTONS MANUFACTURIERS.												
Villefranche	1 657	1 658	1 668	1 686	1 662	1 657	1 669	1 664	1 655	1 647	1 662	6
Tarare	1 659	1 655	1 667	1 642	1 652	1 648	1 653	1 650	1 657	1 659	1 654	18
Thizy	1 668	1 643	1 653	1 639	1 643	1 662	1 647	1 652	1 646	1 657	1 652	20
Lamure	1 656	1 646	1 641	1 650	1 644	1 662	1 653	1 652	1 657	1 664	1 652	19
Givors	1 662	1 631	1 665	1 670	1 656	1 644	1 659	1 662	1 669	1 667	1 661	7
1er Arrondissement	1 657	1 631	1 657	1 645	1 636	1 647	1 652	1 654	1 654	1 656	1 652	22
2e Arrondissement	1 657	1 657	1 658	1 662	1 654	1 656	1 652	1 657	1 656	1 652	1 657	12
3e Arrondissement	1 649	1 653	1 662	1 649	1 655	1 643	1 658	1 639	1 650	1 652	1 657	23
4e Arrondissement	1 637	1 630	1 647	1 647	1 654	1 655	1 637	1 630	1 654	1 655	1 645	25
5e Arrondissement	1 654	1 654	1 645	1 668	1 653	1 658	1 651	1 648	1 645	1 646	1 652	21
Moyenne annuelle de la taille	1 659	1 655	1 659	1 651	1 656	1 655	1 656	1 658	1 659	1 654	1 657	

La relation entre ces deux tableaux est complète : ce sont les cantons qui ont fourni le plus grand nombre d'exemptés pour défaut de taille qui donnent la moyenne générale la moins élevée de la taille. Il devait en être ainsi, mais il était important de mettre cette relation en évidence, et d'insister, par ce moyen, sur l'influence du sol et des habitudes de la vie sur la stature.

La taille moyenne de l'armée varie peu. Sous l'empire de la loi du 10 mars 1818, le minimum de la taille était fixé à 1^m,570; la taille moyenne du contingent de 1818 à 1820 a été de 1^m,657, et celle de l'armée de 1^m,670. Le terme moyen des exemptés de chaque liste pour défaut de taille était de 20,515. La loi du 21 mars 1832 a réduit la taille à 1^m,560; le terme moyen des exemptés pour les classes de 1831 à 1842 inclusivement n'est plus que de 14,167. Les ressources de la population recrutable ont donc augmenté de 6,348 hommes par contingent.

La loi du 11 décembre 1850 avait réduit à 1^m,540 le minimum de la taille; cet abaissement de 0,01 laissait encore 12,711 exemptions pour défaut de taille.

La moyenne générale de la taille en France serait, pour M. Lelut, de 1^m,647, et pour M. Dufau de 1^m,657. On peut s'étonner d'un écart de 10 millimètres, mais il est difficile d'arriver à un accord rigoureux dans des appréciations de ce genre, parce que des éléments qui diffèrent, même de peu, peuvent amener des résultats qui s'écartent sensiblement. M. Pétrequin, dans son traité d'anatomie topographique médico-chirurgical, présente, avec raison, quelques observations sur la manière de déterminer la moyenne de la taille en France. « La stature suffisante pour le service militaire a plusieurs fois « changé, dit-il; elle est aujourd'hui fixée en France à 1^m,56 « (4 pieds 9 pouces 7 lignes). On a appliqué les mesures « prises pour le recrutement à la détermination de la taille

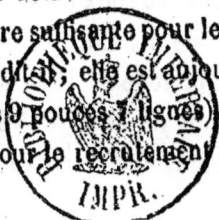

7

« moyenne en France ; elle serait de 1ᵐ,64, d'après un relevé
« de M. Hargenvillers, basé sur 100,000 conscrits ; mais cette
« proportion, qui ne porte que sur des sujets de 20 à 21 ans,
« reste au-dessous de la réalité, puisque la croissance n'est
« point achevée à cette époque. Selon M. Villermé, elle conti-
« nue souvent jusqu'à 22 et 23 ans ; M. Quetelet a même
« prouvé qu'elle n'atteint son maximum qu'à 25 ans et par-
« fois 30. »

Ces assertions sont exactes ; il nous arrive souvent, dans
les opérations du recrutement pour les remplaçants par voie
administrative, à Lyon, d'avoir à examiner des hommes réformés pour défaut de taille, et qui ont grandi de 1 à 3 et 4
centimètres en un an ou deux. M. Pétrequin ajoute : « On a dit
« avec raison que de telles notions ne sauraient rester sans
« influence sur notre législation militaire, et qu'exposer un
« sujet qui n'a pas fini sa croissance à la fatigue du service
« de l'armée, surtout en temps de guerre, c'est ruiner à
« l'avance sa constitution imparfaite, et préparer de nom-
« breuses réformes aux conseils de révision, et aux hôpitaux
« des encombrements perpétuels. »

Ces vérités s'appliquent à bien plus forte raison aux enga-
gés volontaires que la loi autorise à entrer au service dès l'âge
de 17 ans.

Avant de terminer la question de la taille, empressons-nous
de dire que le département du Rhône, quoiqu'il présente, par
ses statistiques comparées entre ses cantons agricoles et ses
cantons manufacturiers, des différences sensibles au désavantage de ces derniers, est cependant encore favorisé, si on compare les résultats qu'il fournit avec ceux de la France entière.
Ainsi, d'après la publication de M. Legoyt, dans le *Journal
des Économistes*, pendant la période de 1831 à 1835, on a
exempté en France pour défaut de taille 875 hommes pour
10,000 examinés ; on n'en a plus exempté que 705, de 1841

à 1845; 630 de 1851 à 1855; et enfin 613 de 1856 à 1860. Cette proportion décroissante contredit ce que l'on affirme quelquefois, que la moyenne de la taille diminue en France, et démontre que le département du Rhône est au-dessus de la moyenne générale, puisqu'il ne comprend que 586 exemptés pour 10,000 examinés ou 5,86 p. 0/0.

FAIBLESSE DE CONSTITUTION.

C'est sous cette dénomination que se rangent la majeure partie des causes d'inaptitude au service militaire, et on pourrait, sans inconvénient, mettre de côté les infirmités accidentelles pour ne s'occuper que des affections vraiment constitutionnelles, dans lesquelles on peut retrouver l'action de l'hérédité et des influences locales, et les comprendre sous le nom générique de faiblesse de constitution.

On entend, par ce mot, une réunion d'affections générales appartenant aux groupes les plus divers de la pathologie. C'est une formule qui résume en quelque sorte l'organisation entière d'un individu.

Les mots *faiblesse* ou *force* ne sont, en effet, que l'expression d'un examen qui comprend le développement plus ou moins normal des organes, leur harmonie avec les fonctions, l'harmonie des fonctions entre elles; en résumé, le degré de force, de résistance vitale de chaque individu. C'est ainsi que, scientifiquement, les mots faiblesse ou force de constitution doivent être pris.

Dans les conseils de révision, on donne quelquefois à ces mots une acception plus large. On se sert de l'expression, faiblesse de constitution, pour désigner certains états morbides comme les cachexies tuberculeuses, cancéreuses, syphilitiques. Le médecin, dans ces circonstances, veut, par une sage réserve, cacher à l'intéressé et souvent aux assistants, le motif réel de son jugement. La tuberculisation pulmonaire est une des principales altérations de l'organisme comprises sous la dénomination de faiblesse de constitution. Viennent ensuite les scrofules et les altérations chroniques du tube digestif; enfin la faiblesse de constitution, proprement dite, marquée par le défaut de développement de la poitrine, les membres grêles, les chairs molles, les yeux atones, etc., sans que l'on puisse constater une altération organique, soit du côté de la respiration, soit du côté de la circulation.

Il est certain que, chez quelques individus, l'âge modifie cet état et donne plus tard une vigueur que l'on ne pouvait espérer; mais c'est l'exception. La question est de savoir si l'âge auquel on visite les conscrits permet d'apprécier bien exactement leur véritable degré de résistance vitale.

Les causes qui peuvent déterminer la faiblesse de constitution résident d'abord dans l'hérédité et, dans ce cas, elle se développe fatalement, si des soins particuliers ne viennent pas changer l'état originel. Elle se produit aussi dans le cours de l'existence par l'action d'un genre de vie mauvais, l'absence de toute précaution hygiénique, comme une alimentation mauvaise ou insuffisante, l'habitation dans des lieux mal sains, les excès de tous genres, la précocité dans le libertinage. Ce sont malheureusement toutes ces causes que l'on trouve réunies dans les centres populeux et qui, dans le département du Rhône, portent haut le chiffre de l'inaptitude au service militaire pour faiblesse de constitution dans les cantons manufacturiers; nous allons le démontrer par le tableau suivant:

RÉFORMÉS, POUR FAIBLESSE DE CONSTITUTION, PAR CANTON,

PENDANT DIX ANS :

CANTONS AGRICOLES.	MOYENNE P. %.	Nos D'ORDRE.	CANTONS MANUFACTURIERS.	MOYENNE P. %.	Nos D'ORDRE.
Anse	3 70	1	Villefranche	5 09	3
Belleville	4 92	2	Givors	6 41	9
Villeurbanne	5 58	4	Thizy	6 49	10
Saint-Genis-Laval	5 64	5	Tarare	6 60	11
Limonest	5 69	6	3e Arrondissement de Lyon	6 80	14
Bois-d'Oingt	5 94	7	Lamure	8 34	17
Neuville	6 26	8	2e Arrondissement de Lyon	8 34	18
Beaujeu	6 74	12	5e Arrondissement de Lyon	8 52	20
Mornant	6 75	13	1er Arrondissement de Lyon	9 08	22
L'Arbresle	7 25	15	4e Arrondissement de Lyon	9 83	24
Condrieu	7 92	16			
St-Symphorien-sur-Coise	8 35	19			
Vaugneray	8 71	21			
Monsols	9 71	23			
St-Laurent-de-Chamousset	10 40	25			

Ce sont, on le voit, toujours les mêmes cantons qui figurent aux derniers degrés de l'ordre d'aptitude, les cantons manufacturiers, parmi lesquels surtout ceux de Lyon et les cantons agricoles les moins favorisés sous le rapport des productions du sol. Dans les uns et les autres nous trouvons, en effet, toutes les causes qui peuvent produire la faiblesse de constitution : hérédité d'abord, parce que les générations qui se succèdent ont toujours été soumises aux mêmes influences et n'ont pas modifié leur nature ; puis alimentation mauvaise et insuffisante, parce que, dans les cantons agricoles, le sol est trop pauvre, ou exerce une influence particulière fâcheuse, et que, dans les cantons manufacturiers, le salaire est souvent distrait de sa destination pour favoriser les excès de tous genres qui abâtardissent et dégradent.

Néanmoins, pour être vrai, tout en signalant les causes qui disposent aux faiblesses de constitution, nous ne pouvons noùs dispenser d'ajouter que le département du Rhône n'est pas des plus maltraités, attendu que dans le tableau des départements par ordre d'aptitude au service, celui du Rhône a le 44° rang.

MM. Boudin et Broca ont établi qu'il n'y a aucune connexité entre les deux grandes classes d'exemption du service militaire : les infirmités et le défaut de taille. Leur assertion repose certainement sur des données exactes et on comprend, en effet, *à priori*, que la taille n'a aucun rapport avec les infirmités; mais le département du Rhône fait exception à ces données générales. Défaut de taille et affections constitutionnelles se reproduisent presque invariablement dans les mêmes cantons avec les mêmes numéros d'ordre. Tant il est vrai que l'homme est particulièrement subordonné au sol qu'il habite; que là où la nature refuse ses bienfaits à la terre, elle les refuse aussi à ceux qui l'habitent et que de là résulte une sorte de dégénérescence de l'espèce, qui se traduit par l'abaissement de la taille et une rupture dans l'harmonie des organes qui amène des infirmités constitutionnelles.

Le savant hygiéniste, M. Villermé, affirmait que le nombre des infirmités est en raison inverse du développement de la stature. Cette assertion est démontrée dans le département du Rhône, au moins pour la relation entre les défauts de taille et les faiblesses de constitution. Nous verrons qu'elle est vraie encore pour d'autres affections constitutionnelles.

Les deux causes d'inaptitude au service militaire dont nous venons de parler sont les principales ; nous dirons cependant un mot des autres affections qui se reproduisent fréquemment devant les conseils de révision.

SCROFULES.

Les scrofules n'offrent pas un chiffre élevé, eu égard aux faiblesses de constitution avec lesquelles elles ont plus d'un rapport. Mais c'est toujours le canton le moins heureux, celui de Saint-Laurent-de-Chamousset, qui donne le plus haut chiffre : 2,25 0/0; celui de Thizy, 3 0/0. Les autres cantons manufacturiers viennent après. Cette infirmité, dans ses proportions minimes, est encore en rapport avec l'état de prospérité des cantons. La moyenne générale pour le département est de 1,38 0/0.

GOITRES.

Il y a quelques années, un ordre émanant du ministère de l'agriculture, demandait une statistique sur le goître et le crétinisme dans le département du Rhône. Les états particuliers fournis par les maires signalaient à peine quelques-unes de ces infirmités, quoiqu'elles soient nombreuses, d'après les relevés des conseils de révision; nous en donnerons par un tableau la fréquence relative.

RÉFORMÉS, POUR GOITRE, PAR CANTON, EN DIX ANS.

CANTONS AGRICOLES.	MOYENNE DÉCENNALE P. %	Nos D'ORDRE.	CANTONS MANUFACTURIERS.	MOYENNE DÉCENNALE P. %	Nos D'ORDRE.
Anse	0 49	1	3e Arrondissement de Lyon	0 76	2
Villeurbanne	0 66	3	Givors	1 14	6
Condrieu	0 88	4	2e Arrondissement de Lyon	1 16	7
Limonest	0 94	5	Villefranche	1 76	14
Neuville	1 19	8	1er Arrondissement de Lyon	2 10	15
Saint-Genis-Laval	1 28	9	5e Arrondissement de Lyon	2 35	16
Saint-Symphorien	1 34	10	Thizy	2 93	18
Mornant	1 35	11	Lamure	3 07	19
Belleville	1 54	12	4e Arrondissement de Lyon	3 25	20
Monsols	1 66	13	Tarare	3 53	21
Bois-d'Oingt	2 54	17			
Vaugneray	4 01	22			
L'Arbresle	5 54	23			
Saint-Laurent	5 68	24			
Beaujeu	6 65	25			

Ici, l'ordre est moins régulier que pour les faiblesses de constitution. Cependant, parmi les cantons agricoles, nous remarquerons que ceux qui sont riches en bois et prés offrent le plus grand nombre de goitreux. Les cantons manufacturiers marchent sur la même ligne, mais pour une autre cause : nous avons déjà signalé la mauvaise hygiène. Enfin, la population urbaine est aussi affligée de cette infirmité. Elle est représentée par 2 et 4 0/0 dans les 1er et 4e arrondissements de Lyon. Il est vrai que ce sont ceux où la population ouvrière est le plus agglomérée, ceux où il y a le moins de bien-être et cette condition paraît être une de celles qui favorisent le développement du goitre.

Cependant les causes probables de cette affection sont à peu près insaisissables, On la rencontre plus ou moins dans tous les cantons et elle n'est pas, en général, liée à l'état scrofuleux. Cependant, il est à remarquer que les deux cantons : celui de Saint-Laurent-de-Chamousset et celui de Beaujeu, où les goitreux sont le plus nombreux, sont très-montagneux, boisés et entrecoupés de vallées où l'air est constamment chargé d'humidité, faute d'une ventilation convenable. Quelques pathologistes trouvent, dans cet état atmosphérique, la raison d'être du goitre et ce que l'on observe dans les régions qui nous occupent se rapporte aux observations qui ont été faites dans le Valais, dans les Vosges, dans les gorges des Pyrénées. Mais nous trouvons encore des goitreux dans les plaines, dans Lyon même, et ici peut-être faut-il invoquer encore l'état hygrométrique de l'air, l'humidité constante de certains quartiers de la ville et celle de l'intérieur des maisons mal ventilées.

Une des causes auxquelles on a attaché le plus d'importance pour expliquer le développement du goitre est l'usage des eaux provenant de la fonte des neiges. A Lyon, où presque toutes les eaux consommées pour les besoins des ménages.

proviennent du Rhône, cette raison pourrait avoir une
certaine valeur, mais alors tous les quartiers de la ville offriraient à peu près le même nombre de goîtreux et il n'en est
pas ainsi, ce sont les quartiers populeux et privés du bénéfice d'une bonne hygiène qui en offrent le plus et puis, la
même raison ne pourrait pas être invoquée pour les cantons
éloignés du Rhône qui font usage d'eaux de sources ne provenant pas de la fonte des neiges et qui, à l'analyse, sont dé-
clarées excellentes.

Dans le département du Rhône, nous rencontrons le goître
dans les vallées, sur les sommets, dans les plaines, dans les
villes et, comme nous l'avons établi par des chiffres, sa fréquence est en rapport avec l'état de prospérité des cantons;
les plus pauvres sont, à peu d'exceptions près, les plus frappés et dans la ville, les quartiers populeux, malsains, où vit
la population ouvrière, sont aussi plus maltraités. Là où règne
l'aisance, au contraire, cette infirmité est moins répandue.

Nous devons, en outre, signaler, à titre de renseignement
en dehors de nos statistiques, la fréquence des hypertrophies
légères du corps thyroïde, de l'empâtement des tissus qui entourent cette glande et qui constituent plutôt un *gros cou*,
comme on les appelle dans le pays, qu'un goître. Il est très-
ordinaire de rencontrer ces difformités et même dans les
hôpitaux de Lyon, elles ont, de tous temps, appelé l'attention
des médecins. M. Bouchacourt, ex-médecin en chef de la
Charité, où on reçoit beaucoup d'enfants, nous signalait cette
particularité. Il est vrai que, dans les hôpitaux, on ne reçoit
que les malades indigents, ceux qui vivent dans un état quelquefois voisin de la misère et ils rentrent alors dans les termes de nos statistiques qui nous montrent, en général, le
plus grand nombre de goîtreux dans les cantons peu aisés.

Dans les conseils de révision, nous rencontrons souvent
aussi les gros cous liés à une faiblesse de constitution, à un

défaut de taille ou à toute autre infirmité plus apparente et alors c'est celle-ci qui l'emporte dans la désignation du motif d'exemption. Les goîtreux qui figurent dans nos statistiques sont ceux chez qui la glande thyroïde est très-hypertrophiée.

Notons encore que les femmes, en général plus sujettes à cette infirmité, donneraient aux statistiques des proportions plus grandes que les hommes à en juger par l'examen superficiel de la population.

INCURVATION DES MEMBRES, DÉVIATION DE LA COLONNE VERTÉBRALE.

Nous comprenons ces diverses infirmités sous le nom de : *rachitisme*. Ici encore nous trouvons que les maxima sont dans les cantons manufacturiers et les minima dans les cantons agricoles favorisés. Celui de Saint-Laurent-de-Chamousset, le moins heureux, sous tous les rapports, donne le maximum. Pour tout le département nous trouvons 2,05 0/0 pour moyenne pendant 10 ans.

MALADIES DES YEUX.

Nous rapprochons les maladies des yeux et des paupières des infirmités constitutionnelles, parce qu'on les observe, à l'état chronique surtout, chez les hommes soumis à l'élément scrofuleux. Aussi trouvons-nous encore que les proportions sont en raison inverse de l'état de prospérité des populations. Le malheureux canton de Saint-Laurent-de-Chamousset donne encore le maximum 1,86 0/0. Dans plusieurs cantons agricoles aisés, cette affection n'existe pas. Pour tout le département, la moyenne est de 0,95 0/0.

HERNIES.

C'est dans la population des villes qu'on les rencontre le plus souvent. Lyon donne le maximum. Dans la période décennale, sur 24,969 examinés nous avons 511 hommes atteints de hernies; donc la moyenne générale pour le département est de 2,04 O/O.

Comparant cette moyenne avec celles de quelques auteurs, nous trouvons une différence notable en notre faveur. D'après Gimbernat, le 20ᵉ de la population en France et en Angleterre serait atteint de hernies. Louis trouve avec raison ce chiffre exagéré et, d'après ses recherches dans les hôpitaux, il aurait trouvé : sur 7,000 personnes, à la Salpétrière, 220 hernies ou 3,14 O/O; à Bicètre, sur 3,800 personnes, 212 hernies, ou 5,57 O/O; aux Invalides, sur 2,500 personnes 142 hernies, ou 5 68 O/O; Chaussier pensait que le 30ᵉ des hommes en est atteint. D'après M. Jules Cloquet, sur 8,000 cadavres, 457 hernies ont été constatées, ce qui donne une moyenne de 5,71 O/O. Le résultat obtenu dans le département du Rhône est donc fort inférieur à ces chiffres, puisqu'il ne donne que 2,04 O/O. Il est vrai qu'il s'agit ici d'une population jeune et que dans l'âge moyen de la vie cette proportion pourrait augmenter.

Nous regrettons de n'avoir pu trouver dans les documents que nous avons consultés, l'indication précise du siége des hernies. Ce renseignement n'est exact que pour les deux dernières années. Dans celles-ci, sur 120 hernies, 67 étaient à droite, 51 à gauche et 2 doubles. Ce résultat est en rapport avec la plus grande fréquence ordinaire des hernies à droite qu'à gauche.

MUTILATIONS DIVERSES ACCIDENTELLES.

Sous ce titre, sont confondues toutes les infirmités qui apportent des altérations dans la forme et l'usage des membres. Elles sont distribuées à peu près également dans chaque canton. La moyenne générale pour le département est de 1,44 0/0.

Cependant il faut dire que les campagnes offrent un plus grand nombre de ces mutilations que les villes. Cela tient d'abord à la nature des travaux, qui exposent plus les ouvriers, ensuite au peu de soin qu'ils prennent d'eux-mêmes, soit par leur indocilité, soit par l'incurie des personnes qui les entourent, soit par la difficulté de se procurer des soins convenables dans les délais nécessaires, soit surtout par la répugnance qu'a toujours le campagnard à appeler un médecin dont les soins devront être rémunérés.

Une chose étonne dans le Lyonnais et dans Lyon en particulier, c'est la multitude de personnes qui s'occupent de médecine et de chirurgie sans notion de ces sciences. Elles s'y livrent d'inspiration et, par une erreur de jugement, souvent ces personnes sont convaincues qu'elles font bien et elles n'agissent que par amour de l'humanité, pour rendre service et non par appas du gain. Mais d'autres n'agissent pas ainsi et malheureusement la loi qui les recherche, ne peut pas toujours les atteindre. Par une aberration du sens commun, ce qui est régulier, rationnel est ordinairement moins bien accepté, surtout dans les campagnes, que ce qui tient du merveilleux. Aussi les bonnes gens ne résistent pas à l'attrait d'un guérisseur, d'un rebouteur et elles dédaigneront les conseils, même désintéressés, d'un médecin. Nous en avons des exemples personnels et quand nous nous occuperons de la population de Lyon en particulier, nous pourrons citer des faits qui passent croyance et qui n'auraient d'analogues que ceux qui se produisent chez les peuples les plus fanatisés. Mais quittons cette digression pour revenir à notre sujet.

VARICES.

Les occupations sédentaires des ouvriers des manufactures devraient les exposer moins que les autres aux causes qui favorisent le développement des varices. C'est, en effet, ce qui a lieu. Les maxima se trouvent dans les cantons de Belleville, Neuville, Condrieu, situés sur les bords de la Saône et du Rhône. La moyenne pour le département est de 0,84 0/0.

INFIRMITÉS DIVERSES.

Sous cette dénomination sont groupées toutes les infirmités qui se présentent accidentellement et qui ne sont pas liées à la constitution ; celles qui ne se transmettent pas de génération en génération. Elles n'ont aucune influence sur la nature des populations et elles n'entrent dans nos tableaux que pour compléter le chiffre des exemptions annuelles.

De l'ensemble de ces faits on peut donc conclure : que dans le département du Rhône, les causes les plus nombreuses d'inaptitude au service militaire résident plutôt dans les conditions d'existence des habitants que dans l'action du climat et que les infirmités sont d'autant plus nombreuses que les habitants ont moins de bien-être matériel. Les modifications à cet état de choses ne peuvent s'opérer que lentement ; dans les villes, elles se produiront par les travaux d'assainissement comme ceux que l'on exécute à Lyon, dans tous les quartiers, et dans les campagnes peu productives par les améliorations agricoles que l'expérience et la science préconisent et que déjà on met en pratique dans presque toute l'étendue du département.

Comme nous avons fait ressortir que l'inaptitude au service était plus marquée dans les cantons manufacturiers que dans les cantons agricoles, quelques-uns exceptés, nous croyons devoir donner, dans le tableau suivant, la proportion relative des cultivateurs et des ouvriers de manufactures par canton, d'après le dépouillement pendant 10 ans du contingent de chaque classe.

TABLEAU NUMÉRIQUE DES CULTIVATEURS ET DES OUVRIERS DES MANUFACTURES.

CULTIVATEURS.

CANTONS.	1854	1855	1856	1857	1858	1859	1860	1861	1862	1863	TOTAL.
1er Arrondissement	2	13	4	4	5	3	1	2	7	2	43
2e Arrondissement	13	6	8	4	4	3	1	6	2	8	55
3e Arrondissement	20	28	10	11	14	12	9	19	16	20	159
4e Arrondissement	4	4	3	3	2	6	3	1	4	5	33
5e Arrondissement	16	12	11	3	10	11	3	9	3	7	94
Tarare	39	35	27	23	43	23	35	25	26	25	301
Thizy	13	27	10	14	15	20	15	11	31	15	171
Lamure	48	35	26	10	28	30	24	34	31	29	295
Saint-Laurent	46	58	27	30	39	36	26	38	27	29	336
Saint-Symphorien	42	34	25	36	43	31	30	26	28	30	325
Beaujeu	64	57	45	53	59	44	48	35	29	51	485
Monsols	50	43	30	45	50	33	30	38	22	26	367
Vauguoray	33	20	28	32	38	25	25	31	21	30	278
Villeurbanne	17	26	15	10	21	14	11	10	16	10	150
L'Arbresle	31	36	16	30	31	25	18	25	19	24	255
Limonest	19	19	20	15	14	14	19	14	15	13	162
Neuville	21	27	21	24	21	10	32	31	24	19	203
Villefranche	40	39	35	32	41	27	35	31	33	29	340
Bois-d'Oingt	34	48	31	23	41	30	27	37	30	31	332
Anse	23	26	11	24	20	16	22	19	19	19	199
Belleville	33	37	28	16	49	29	23	33	29	28	305
Saint-Genis-Laval	18	32	19	22	24	17	13	20	18	18	188
Mornant	23	27	14	7	31	19	21	20	16	16	197
Givors	21	22	16	21	19	16	20	22	18	15	190
Condrieu	25	24	18	19	25	16	13	21	15	17	193
											5676

OUVRIERS DES MANUFACTURES ET OUVRIERS D'ÉTAT.

CANTONS.	1854	1855	1856	1857	1858	1859	1860	1861	1862	1863	TOTAL.
1er Arrondissement	151	122	103	93	140	111	126	111	93	117	1167
2e Arrondissement	161	142	125	120	160	119	121	123	123	118	1312
3e Arrondissement	132	150	133	139	205	140	177	169	168	169	1582
4e Arrondissement	84	81	64	65	85	62	72	66	76	69	725
5e Arrondissement	106	120	80	87	123	86	92	92	92	95	973
Tarare	69	81	53	64	71	52	48	42	49	53	582
Thizy	76	87	63	69	81	58	66	57	46	50	653
Lamure	44	46	42	45	48	30	33	28	24	25	365
Saint-Laurent	24	22	19	12	24	13	21	18	23	23	216
Saint-Symphorien	24	17	19	12	32	11	15	19	18	11	170
Beaujeu	20	34	18	10	26	22	17	28	37	22	234
Monsols	12	17	13	5	14	10	16	14	20	16	134
Vauguoray	20	51	16	11	20	14	19	12	21	22	203
Villeurbanne	15	13	20	16	30	10	16	17	12	18	158
L'Arbresle	26	30	15	24	25	18	22	28	23	25	223
Limonest	22	24	25	24	28	21	15	17	15	21	202
Neuville	35	32	35	26	37	31	23	29	20	29	293
Villefranche	46	39	35	19	49	40	35	31	32	35	368
Bois-d'Oingt	23	20	13	5	21	17	14	6	8	13	154
Anse	10	15	17	4	6	12	7	12	6	12	102
Belleville	32	24	19	25	16	9	15	12	37	17	186
Saint-Genis-Laval	42	39	34	25	47	33	34	33	41	38	366
Mornant	26	19	16	31	26	18	12	13	9	13	177
Givors	38	39	34	31	46	22	29	28	26	29	322
Condrieu	20	19	13	12	15	12	11	9	13	7	131
											10998

Ce tableau ne comprend que les jeunes gens formant le contingent ; mais il suffit pour apprécier la spécialité agricole ou manufacturière de chaque canton.

Parmi les ouvriers des manufactures, nous avons compris tous ceux qui ne s'occupent pas exclusivement des travaux des champs ; ainsi tous les ouvriers d'état y sont comptés, bien que les influences qui pèsent sur les ouvriers des manufactures, proprement dits, ne pèsent pas sur les autres. Il eût été impossible d'établir un chiffre proportionnel d'infirmités par état, nous avons donc dû nous borner aux deux grandes catégories.

Dans l'appréciation de l'influence qu'une profession ou qu'un état exercent sur le développement des infirmités, ou seulement des perturbations organiques, il faudrait tenir compte de l'aptitude physique et même morale des jeunes gens qu'on destine de bonne heure à tel ou tel état. Il est incontestable qu'un jeune homme, de constitution faible, délicate, qu'on livre de bonne heure aux travaux sédentaires des manufactures, perdra, en peu d'années, le peu de santé et de force qu'il a ; quand, au contraire, il aurait pu en acquérir si on l'eût destiné à des travaux en plein air, à un exercice vivifiant. Les parents ne tiennent pas assez compte des aptitudes physiques de leurs enfants, quand il s'agit de leur donner un état. Le plus souvent, les pères ne voient dans un jeune enfant, qu'un aide pour leurs travaux et, autant par ignorance que par indifférence, ils le lancent dans une voie fâcheuse, qui compromet tout l'avenir de l'enfant. Alors, les tendances pathogéniques naturelles augmentent, d'autres se créent et, si de sages conseils n'interviennent pas pour arrêter cette détérioration, la porte est ouverte à des affections constitutionnelles, dont les descendants auront tous le cachet.

Il y aurait à cet égard, dans les grands centres, une mesure administrative, salutaire à prendre. On ne pourrait pas,

il est vrai, contraindre la volonté des parents, ni celle des enfants ; mais, on pourrait, par des conseils qui seraient souvent écoutés, diriger les parents dans le choix d'un état à
donner à leurs enfants. Il suffirait qu'un médecin, délégué par
l'Administration, visitât les salles d'asiles, les écoles primaires,
celles des frères de la doctrine chrétienne, et se rendît compte
par lui-même de l'aptitude physique des enfants, pour leur indiquer la direction qu'il serait bon qu'ils prissent. Les parents
ne pourraient qu'être reconnaissants de cette sollicitude ; et,
si on ne parvenait pas à arrêter, pour tous, les progrès, quelquefois rapides, d'une dégénérescence, on en atténuerait au
moins les effets pour le plus grand nombre, et l'Administration aurait étendu sa sollicitude sur de jeunes êtres qui sont
vraiment dignes de tout intérêt, placés qu'ils sont entre leur
ignorance propre et l'ignorance de leurs parents.

DÉMOGRAPHIE

DE LA POPULATION DU DÉPARTEMENT DU RHÔNE.

Avant d'aller plus loin, il est nécessaire de connaître la nature de la population du département, son origine, son caractère, ses tendances et tout ce qui concourt à lui donner un cachet. Dans une appréciation générale s'appliquant à toute la population d'un département, et comprenant les habitants des villes et des campagnes, ceux des plaines et des montagnes, il est impossible de tenir compte de toutes les particularités ; mais, au milieu d'elles, on trouve une sorte de type prédominant qui fait mieux ressortir les caractères exceptionnels. C'est ce type que nous examinons.

CONSTITUTION PHYSIOLOGIQUE DE L'HABITANT DU DÉPARTEMENT DU RHÔNE.

L'étude d'une population est complexe. Avant d'examiner les éléments qui la composent, il faut apprécier la race

primitive et les milieux où elle s'est développée. Aussi, im-
porterait-il d'abord d'acquérir des notions précises sur la sou-
che d'où est sortie la population actuelle du Lyonnais. Mais,
c'est en vain qu'on les chercherait, au milieu des péripéties
nombreuses dont le pays a été le théâtre. En effet, sa position indique, tout d'abord, que des races nombreuses ont dû
s'y croiser. Les voies de communication par terre et par eau
étaient largement ouvertes; les avantages matériels de la
situation topographique étaient un puissant attrait. Aussi:
Gaulois, Franks, Burgundes, Romains, Teutons, Visigoths,
Ostrogoths, Sarrasins, races du Nord, races du Midi se sont-
ils abattus sur le Lyonnais. C'est sur les produits de ces
éléments primitifs si divers que le climat, le pays et l'état
social ont imprimé leurs modifications incessantes. Tout s'est
fondu dans la population que nous avons aujourd'hui sous
les yeux.

Aucun caractère ne nous permet de rattacher la population actuelle ni aux peuples du Nord, ni à ceux du Midi; mais
nous trouvons une organisation mixte qui tient des uns et
des autres, paraissant, toutefois, participer davantage des derniers.

Des traits du visage. — La ligne horizontale qui joint les
saillies malaires est très-longue; les os malaires, eux-mêmes,
sont assez volumineux; le front est développé, mais, en général, peu saillant; le nez est large à sa racine, un peu épaté et
n'offre ni la ligne droite, ni la ligne arquée des Grecs et des
Romains; la bouche est grande, les lèvres épaisses, les dents
sont saines et plus blanches que chez les habitants du nord
de la France, mais moins belles, moins régulières que chez
ceux du Midi; les yeux sont noirs ou bruns; le teint pâle,
les cheveux noirs, les chairs molles et le tissu cellulaire assez
abondant.

De la taille. — Nous avons vu que la moyenne générale de la taille, pendant une période de 10 ans, est de 1 m. 657.

Elle peut être considérée comme l'expression vraie de la taille dans le département; elle rentre ainsi dans la moyenne générale de la taille en France qui, d'après M. Dufau, est de 1 m. 657. Elle tient le milieu entre la taille des races du Nord et celle des races du Midi.

L'importance de la taille n'est pas grande, au point de vue de la santé générale, quand on peut établir qu'elle n'est qu'une question de race, et non une question de dégénérescence de l'espèce, due à des influences locales; mais, si on tient compte du rapport de la taille avec le développement thoracique, l'importance augmente. Suivant Hutchinson, la taille est le plus énergique modificateur de la capacité vitale de la poitrine; celle-ci croît avec la taille dans une proportion presque arithmétique.

Taille :			Capacité respiratoire :		
de 1,545	à	1,570	29 décilitres,2		
— 1,570	«	1,595	30	«	9
— 1,595	«	1,620	31	«	6
— 1,620	«	1,645	32	«	9
— 1,645	«	1,670	34	«	0
— 1,670	«	1,695	37	«	5
— 1,695	«	1,715	37	«	8
— 1,715	«	1,730	38	«	8
— 1,745	«	1,770	39	«	3
— 1,795	«	1,820	42	«	4

Au-dessus de 1,820, le rapport entre la taille et la capacité respiratoire n'est plus aussi régulier, ni aussi marqué.

Nous n'avons pour but, en indiquant ces travaux, que de montrer la relation qui existe entre le développement de la taille et le développement des forces organiques, et d'en faire l'application au département du Rhône. Or, nous trouvons qu'il est dans une bonne moyenne, et qu'il n'a pas trop à envier aux habitants des autres contrées.

Le tempérament lymphatique forme le caractère saillant de la population du département du Rhône. On en retrouve le cachet dans les formes, dans les allures des habitants, et même dans l'ensemble des maladies le plus communément observées.

Dans le sexe féminin, la prédominance du système lymphatique est plus prononcée. Les femmes sont de petite taille; la menstruation est plus tardive que chez les femmes du midi, et même du nord de la France. Le développement des formes est la conséquence de la prédominance du système lymphatique, mais il ne nuit en rien à la beauté physique et, à cet égard, les femmes du Lyonnais sont aussi bien partagées que celles des autres contrées de la France.

DE LA POPULATION DU LYONNAIS AU POINT DE VUE PATHOLOGIQUE.

Le ministre de l'agriculture et du commerce vient de donner le modèle d'une nomenclature de maladies, causes de mort, dans tous les départements de la France. La statistique de la mortalité devra être établie d'après ce modèle.

Cette mesure, toute récente, n'a pas encore été mise en pratique. Les médecins pourront-ils s'y conformer? Il y a d'un côté une vérité à constater et d'un autre, le médecin est obligé de couvrir du voile du secret les maux qui ont affligé un individu et qui souvent affligent toute une famille. Là est la difficulté. Il faudrait trouver le moyen de cacher le nom de l'individu tout en faisant connaître sa maladie. Mais cette première difficulté vaincue, il s'en présente une autre.

D'abord, il importe d'avoir un cadre nosologique très-simple, qui ne blesse en rien les convictions scientifiques de tels ou tels médecins; un cadre dans lequel les vitalistes, les organiciens, les chimistes, soient obligés d'inscrire les maladies à la même place et sous la même dénomination. Problème difficile à résoudre.

Une dernière considération mérite d'être signalée. Chaque jour l'intérêt de la science exige davantage des médecins; on devrait croire que la reconnaissance augmente avec les exigences; il n'en est rien. Intérêt scientifique, appel au dévouement des médecins, voilà des raisons que l'on fait valoir; mais beaucoup de médecins demandent à leur travail des moyens d'existence, et on ne sait pourquoi au médecin seul on refuse l'application de cet axiome : *Tout travail mérite sa récompense.*

Quoiqu'il en soit, il est évident que la science et la société, par conséquent, ont le plus grand intérêt à l'exécution des mesures prescrites par le ministre. Les documents auront une grande authenticité et permettront de rectifier bien des erreurs acceptées jusqu'à nos jours comme des vérités démontrées.

Ces documents, que nous avons pu recueillir pour ce qui regarde la ville de Lyon, en particulier, nous manquent pour les autres parties du département. Nos données, à cet égard, résultent uniquement des renseignements pris auprès de nos confrères obligeants et placés de façon à bien savoir.

Dans le département, la fièvre typhoïde est assez commune, mais moins que dans les régions du nord; elle paraît surtout moins grave. Elle sévit également dans les deux sexes. Cependant il semble que le sexe féminin y soit moins sujet. On pourrait suivre cette maladie du nord au midi, si on avait des statistiques exactes, et on verrait que sa fréquence diminue à mesure qu'on avance dans les pays chauds. En Algérie, par exemple, elle est excessivement rare chez les Arabes et on a observé que les Européens, après un acclimatement d'un ou deux ans, arrivent à la même immunité.

Les fièvres intermittentes se montrent fréquemment aux environs de Lyon, dans les parties qui avoisinent la Saône et le Rhône; dans le voisinage des îles de la Pape et surtout près des Dombes, partout enfin où l'on trouve des eaux stagnantes. Les accès pernicieux sont rares; ils n'offrent pas la même gravité qu'en Sologne, dans les Dombes ou en Algérie. On peut regarder les fièvres intermittentes comme une des principales causes des diverses hydropisies.

On cite quelques cas de charbon, mais ils ne sont pas assez nombreux pour être pris en sérieuse considération.

C'est surtout dans la partie montagneuse du département que l'on rencontre les diverses maladies de cœur. Les rhumatismes y sont très-fréquents.

Les maladies de poitrine sont communes. La tuberculisation pulmonaire l'est particulièrement. Quant aux affections catarrhales des bronches, elles sont presque générales dans la saison des brouillards et du froid. Les variations de température, si fréquentes dans une même journée, sont, sans doute, une des causes de ce terrible fléau de nos villes et de nos campagnes. La constitution lymphatique de l'habitant du Lyonnais aide beaucoup au développement et à la propagation du mal.

Des épanchements pleurétiques, d'une ténacité remarquable, se présentent aussi fréquemment.

Durant les chaleurs de l'été, les diarrhées et les dyssenteries font de grands ravages dans les campagnes. Ce qui fait la gravité de ces affections, c'est le défaut de soins ou les soins mal dirigés. Trop souvent le médecin n'est appelé que quand les désordres sont arrivés à se placer au-dessus des ressources de l'art.

Les maladies des os ne sont pas rares. Elles se rattachent plus ou moins à la prédominance du système lymphatique.

Les scrofules, ganglionites cervicales, sous-maxillaires, sous-axillaires, sont certainement une des maladies les plus fréquentes dans le département du Rhône. Chaque année, aux conseils de révision, on est surpris du grand nombre de cicatrices qui décèlent des abcès sous-maxillaires. Nous ne voulons pas soulever ici la discussion, pleine d'intérêt, sur la distinction des maladies scrofuleuses et tuberculeuses si bien étudiées par M. Lebert ; mais il nous paraît démontré que les scrofules se lient plus ou moins intimement à la tuberculisation au moins comme prédisposition.

Nous ne parlerons pas des maladies syphilitiques ; elles tendent de plus en plus à se répandre dans nos campagnes. Ce point se relie directement à l'étude de la prostitution et des maladies syphilitiques à Lyon, qui seront l'objet d'un chapitre spécial.

Les maladies de la peau, psoriasis, eczéma, sont communes dans le département.

Autrefois, les cas d'hydrophobie étaient fréquents dans le Lyonnais ; ils ont beaucoup diminué depuis l'adoption des nouvelles mesures de police communale sur la race canine, mesure qu'on ne saurait trop étendre pour préserver les populations du terrible fléau de la rage. C'est dans ces malheureuses occasions que se développe toute la croyance superstitieuse des habitants, dans certains remèdes, fort innocents d'ailleurs, mais à qui ils attribuent de merveilleuses propriétés. Il n'est pas de campagnard qui, après avoir été mordu par un chien douteux, ne se croie à l'abri de la contagion quand il a mangé une certaine et fameuse omelette. Il faut respecter

toutes les croyances, à la condition toutefois qu'elles ne pourront avoir de conséquences fâcheuses.

Dans le cas de morsure par des animaux suspects, nous
ne saurions trop insister sur la cautérisation par les caustiques
liquides : chlorure d'antimoine, nitrate acide de mercure, etc.,
de préférence au fer rouge qui a l'inconvénient de ne pas
suivre profondément les sinuosités de la plaie. Appelons cela :
traitement local et laissons à l'omelette le soin du traitement
moral, dont nous sommes loin de nier la valeur. La confiance
est assurément, dans ce cas, d'un effet salutaire.

Tel est, d'une manière générale et sommaire, le tableau des
maladies les plus communes dans le département du Rhône.

DE LA POPULATION DU DÉPARTEMENT AU POINT DE VUE INTELLECTUEL.

Le développement de l'intelligence d'une population peut
s'établir par le nombre des écoles et par le nombre des élèves
qui les fréquentent. En France, ce sont les départements du
nord-est qui ont, de tout temps, fourni la moyenne la plus
élevée pour l'instruction; viennent ensuite les départements
de la zone-nord. Ceux où l'instruction est le moins répandue
se trouvent au centre de la France et en Bretagne. Dans
l'échelle de proportion du nombre des élèves par rapport à la
population, le département du Rhône avait, jusqu'en 1840,
le numéro 42; il était donc dans la moyenne pour toute la
France. Mais aujourd'hui, grâce à une impulsion active, à
une sollicitude incessante pour les besoins intellectuels de la jeunesse, l'instruction est beaucoup plus répandue et le département a pris un rang supérieur dans le classement, comme le
prouvent les documents suivants que nous empruntons aux
rapports officiels sur l'instruction primaire.

Au 1er janvier 1865, il existait, dans le département du
Rhône, 112 écoles publiques ou libres de garçons, 457 écoles

publiques ou libres de filles et 63 salles d'asile publiques ou libres. En tout 932 établissements d'instruction primaire pour les enfants au-dessous de 15 ans, répartis dans 258 communes.

Les écoles de garçons ont reçu 36,785 enfants, les écoles de filles 33,812 et les salles d'asile 6,934 : 77,531 enfants de l'un et l'autre sexe, au-dessous de 15 ans, sont donc venus demander à l'instruction ses salutaires inspirations et ses féconds enseignements. C'est 1,519 enfants de plus qu'en 1863.

Les tableaux suivants renferment pour le département, par catégorie, la répartition des différentes écoles et leur population écolière.

ÉCOLES DE GARÇONS ET ÉCOLES MIXTES.

Écoles publiques.		Écoles libres.	
Laïques...............	202	Laïques...............	70
Congréganistes..........	124	Congréganistes..........	26
Total........	326	Total........	96
		422	

ÉCOLES DE FILLES.

Écoles publiques.		Écoles libres.	
Laïques...............	38	Laïques...............	157
Congréganistes..........	66	Congréganistes..........	196
Total........	104	Total........	353
		457	

POPULATION DES ÉCOLES

ÉCOLES DE GARÇONS ET ÉCOLES MIXTES.

Écoles publiques.		Écoles libres.	
Laïques................	13151	Laïques................	2533
Congréganistes..........	18930	Congréganistes..........	2171
Total.......	32081	Total.......	4704

36785

ÉCOLES DE FILLES.

Écoles publiques.		Écoles libres.	
Laïques................	3488	Laïques................	4662
Congréganistes..........	11134	Congréganistes..........	14528
Total.......	14622	Totaux.....	19190

33812

Les salles d'asile ont reçu 6,924 enfants, le chiffre général des enfants qui ont assisté aux leçons est donc de 70,597, non compris les enfants des asiles.

Parmi cette population des écoles, plus de la moitié a été admise à jouir des bénéfices de la gratuité, le nombre est de 37,174, dont 20,823 pour les écoles de garçons et 16,351 pour les écoles de filles. Le principe de la gratuité est donc

largement appliqué dans le département du Rhône. Ces nombres se décomposent ainsi, suivant les catégories d'écoles.

ENFANTS REÇUS GRATUITEMENT AUX ÉCOLES.

Garçons.		Filles.	
Écoles laïques...........	6074	Écoles laïques	2884
— congréganistes	14749	— congréganistes.....	13467
TOTAL.	20823	TOTAL......	16351
		37174	

Nous avons établi la progression en faveur de l'année 1864;
elle dénote une situation satisfaisante, d'autant meilleure
qu'elle est la continuation des progrès qu'amène chaque
année. Mais il reste toujours un vice qu'il est difficile de faire
cesser dans les campagnes: celui d'employer les jeunes enfants aux travaux des champs ou à la garde des troupeaux
quand vient le printemps. La gratuité des écoles ne modifie-
rait probablement en rien cette vieille coutume. La gratuité
est aussi complète que possible dans le département du Rhône,
où la seule ville de Lyon inscrit chaque année plus de
500,000 fr. pour les écoles communales, congréganistes et
laïques, et, si les enfants ne sont pas assidus aux écoles pendant toute l'année, il ne faut s'en prendre qu'à l'incurie des
parents qui préfèrent l'aide précoce de leurs enfants aux salutaires enseignements, aux bons exemples qu'ils pourraient
leur procurer gratuitement.

Tous les ans, au commencement de la belle saison, les
écoles sont à peu près désertes; ce n'est que pendant les
mois d'hiver que les enfants se rendent régulièrement aux

leçons du maître, et ces interruptions, qui se renouvellent tous les ans, sont funestes au développement des études. La gratuité absolue ne changerait probablement rien à cette situation; à Caillou-sur-Fontaine, l'école est gratuite, malgré cela, dès les premiers jours du printemps, la désertion commence et devient bientôt aussi générale que dans les écoles payantes. Pour obvier à cet inconvénient, on applique maintenant, dans le département, le système de l'abonnement qui consiste à admettre aux écoles les enfants dont la position des parents ne comporte pas la gratuité. Ces enfants sont reçus moyennant un prix réduit annuel qui ne dépasse pas la dépense de six mois d'écolage, d'après les taux mensuels. Cette rétribution est basée, non sur le degré d'instruction de l'enfant ou sur l'enseignement qu'il reçoit, mais sur l'âge, de sorte qu'il est de l'intérêt du père de famille d'envoyer son enfant très-jeune à l'école. Cette mesure adoptée depuis le 1er janvier 1865 a déjà réalisé un bon résultat : au 4 juillet 1865, époque à laquelle M. Aubin, inspecteur d'académie, faisait son rapport, il constatait que, pendant le premier trimestre, sur 100 élèves payants, 67 avaient déjà adopté l'abonnement et que dans le second trimestre de nouveaux abonnements ont été contractés, tandis que les élèves, dont les parents avaient opté librement pour la rétribution scolaire, étaient depuis plusieurs mois hors de l'école. La fréquentation des classes était assurée pendant l'été par une population de plus de 6,000 enfants payants, tous abonnés.

Dans le département du Rhône, les statistiques prouvent que les congrégations enseignantes instruisent les 3/5 des enfants des deux sexes; leurs établissements sont moins nombreux que ceux qui sont dirigés par des laïques, mais ils sont généralement placés dans des localités importantes et bien peuplées. Ils ont en outre plusieurs classes dans le même établissement.

Les résultats obtenus par les conseils de révision prouvent que depuis dix ans le nombre des jeunes gens ne sachant ni lire ni écrire, va chaque année en diminuant, on peut en juger par le tableau suivant :

TABLEAU DES JEUNES GENS INSCRITS SUR LES LISTES DU TIRAGE DE TOUT LE DÉPARTEMENT.

ANNÉES.	NE SACHANT NI LIRE NI ÉCRIRE.	SACHANT LIRE SEULEMENT.	SACHANT LIRE ET ÉCRIRE.	DONT ON N'A PU VÉRIFIER L'INSTRUCTION.	TOTAL POUR LE DÉPARTEMENT.	P. % DE CEUX QUI NE SAVENT NI LIRE NI ÉCRIRE.
1854	616	444	3072	138	4270	1 sur 11 42
1855	729	481	3306	64	4580	1 — 15 91
1856	738	357	3444	105	4644	1 — 15 89
1857	607	318	3395	77	4397	1 — 13 80
1858	544	354	3489	116	4503	1 — 12 08
1859	556	307	3569	106	4538	1 — 12 25
1860	530	322	3826	146	4824	1 — 10 98
1861	525	347	3956	131	4959	1 — 10 58
1862	463	314	4032	43	4852	1 — 9 54
1863	511	331	4065	175	5082	1 — 10 05

La situation intellectuelle s'améliore donc sensiblement chaque année chez les jeunes gens de 20 ans, et on ne peut douter qu'avec la diffusion de l'instruction, plus considérable en ce moment que par le passé, nous n'arrivions progressivement à voir s'amoindrir beaucoup le nombre des jeunes gens qui n'auront reçu aucune instruction.

ÉTAT MORAL DU DÉPARTEMENT.

Il est certainement intéressant, au milieu de toutes les questions relatives à la population d'un département, de s'occuper de celle qui regarde son état moral ; mais on ne peut se dissimuler les difficultés qui entourent sa solution ; trop de causes apportent leur influence directe ou indirecte pour qu'il soit facile de les apprécier toutes.

Les grandes agglomérations d'hommes ne sont pas d'ordinaire des centres de moralisation, surtout quand il s'agit d'agglomérations ouvrières, dont l'existence dépend de l'activité du travail, de la cherté des vivres ; la volonté de bien faire est paralysée souvent par l'impérieux cri du besoin, et si, dans ces circonstances, la société a des fautes à punir, cela ne veut pas toujours dire qu'il y a, d'une façon absolue, moins de moralité, mais plutôt qu'il existe plus de souffrances. Une connaissance profonde, une longue expérience des coutumes, des mœurs d'un pays, permettraient seules de bien apprécier son état moral, en dehors d'une certaine catégorie de gens qui ont été et seront toute leur vie sous la main de la justice. A défaut de ces notions sanctionnées par le temps, il faut s'appuyer sur les tendances générales vers le bien, vers le progrès, que l'on constate dans les populations ; sur les soins dont l'enfance est entourée dans les familles, sur l'attention que l'on prend de développer son intelligence et de lui inculquer de bonne heure le respect dû aux personnes et aux choses. A cet égard, c'est l'éducation qui est le premier, le plus grand moralisateur, et nous avons vu que, dans le département du Rhône, rien n'était négligé pour atteindre ce résultat.

Il est incontestable que le défaut d'éducation, d'instruction même, influe considérablement sur la moralité des hommes ; nous en trouvons la preuve dans le chiffre énorme d'accusés qui ne savent ni lire ni écrire; il est de 35 pour 100 dans le département du Rhône, plus d'un tiers, tandis que chez les jeunes gens appelés à la conscription, nous ne trouvons que 10 pour 100 qui n'ont aucune instruction. Ainsi, les soins dont on entoure la jeunesse ont, non-seulement, pour effet de lui préparer un avenir plus prospère, mais encore de lui inculquer de bonne heure de l'éloignement pour tout ce qui dégrade l'homme et le déshonore.

La statistique doit aussi apporter son inflexible autorité dans la question qui nous occupe, et elle nous montrera les fluctuations que suit l'état moral du département selon des circonstances qu'il est bien difficile d'apprécier.

En compulsant les comptes-rendus de la justice criminelle depuis plusieurs années, nous sommes arrivés aux résultats suivants :

Dans l'arrondissement de Lyon, dont la population est de 492,866 habitants, le nombre des affaires dont le ministère public à eu à s'occuper, était :

En 1857 de 5824 | par rapport | 1 affaire sur 84,62 hab.
» 1858 » 5571 | à la | 1 » 88,46 »
» 1859 » 5247 | population, | 1 » 93,93 »
» 1860 » 5348 | nous trouvons : | 1 » 92,15 »

Dans l'arrondissement de Villefranche, dont la population est de 169,627 :

En 1859 de 816 affaires — 1 affaire sur 207,87 hab.
» 1860 » 711 » — 1 » 238,57 »

Nous trouvons déjà ici l'influence qu'exerce la grande cité lyonnaise; la proportion des affaires est plus que doublée dans l'arrondissement de Lyon.

Les crimes diminuent d'année en année. La chambre des

mises en accusation a été saisie, pour l'arrondissement de Lyon :

En 1857 de 77 affaires	—	1	sur	6400 hab.
» 1858 » 59 »	—	1	»	8353 »
» 1859 » 52 »	—	1	»	9478 »
» 1860 » 46 »	—	1	»	10714 »

Les délits ont décru dans la proportion suivante dans l'arrondissement de Lyon :

Jugements correctionnels en 1857	3192	1 sur 154 hab.
	1858	3098	1 » 159 »
	1859	2621	1 » 188 »
	1860	2682	1 » 183 »

En 1861, on constate que le nombre des affaires a diminué. Il est digne de remarque que cette décroissance n'ait pas été interrompue par la crise industrielle et la crise alimentaire qui ont pesé sur la classe ouvrière et que, pour cette année, il y a eu surtout à réprimer des délits qui intéressent essentiellement l'ordre public : vols, abus de confiance, rébellion, coups et blessures, tromperies sur la quantité et la qualité des marchandises, ouvertures de cabarets sans autorisation, etc. Comparativement à 1860, la différence en moins a été, cette année, pour le nombre des plaintes, de 295; pour les prévenus correctionnels, de 209 ; pour les prévenus renvoyés devant la Chambre d'accusation, de 17.

Dans l'arrondissement de Villefranche il y a eu, au contraire, augmentation du nombre d'affaires ; il est de 744.

En 1862, la diminution du nombre des affaires s'est arrêtée. Il était, dans l'arrondissement de Lyon, en 1861, de 5053 ; il est, en 1862, de 5220.

Dans l'arrondissement de Villefranche, il est de 732, un peu au-dessous de l'année précédente.

En 1863, l'augmentation devient plus considérable. Le total des plaintes et des procès-verbaux déférés au Parquet s'élève à 5572, ou 1 plainte sur 88 habitants.

Dans l'arrondissement de Villefranche, au lieu de 732 affaires, le Parquet a eu à en examiner 855 ou 1 sur 198 habitants.

Ces variations dans les chiffres ne prouvent cependant pas un état moral de la population moins bon à un moment qu'à un autre; elles trouvent probablement leur raison d'être, pour cette année surtout, dans l'exécution de la loi sur les flagrants délits. Aussi, cette augmentation est-elle plus apparente que réelle.

Pour toute la France, le nombre des accusés de crimes est, par rapport à la population, de 1 accusé sur 7492 habitants. Pour le département du Rhône, ce rapport est de 1 accusé sur 8,281 habitants. Nous sommes donc au-dessous de la moyenne générale, et si nous comparons notre moyenne avec celle des départements populeux et manufacturiers, l'avantage est encore plus en faveur du département du Rhône. Dans le département de la Seine, il y a 1 accusé sur 3625; de la Marne, 1 sur 3894; de Seine-et-Oise, 1 sur 5345; de l'Aube, 1 sur 3922. Enfin, dans tout le ressort de la Cour de Paris, on compte 1 accusé sur 4566 habitants, et dans le ressort de la Cour de Lyon, 1 accusé sur 9999 habitants.

Si nous recherchons maintenant la nature des crimes ou délits, nous trouvons que, dans le département du Rhône, sur 100 accusés pour des crimes contre les personnes, 28 ont été condamnés à des peines afflictives et infamantes; 16 à des peines correctionnelles et 2 acquittés. Pour des crimes contre les propriétés, il y a eu 29 condamnations à des peines afflictives et infamantes, 16 correctionnelles et 9 acquittements. Il est fâcheux de constater que le Rhône est un des départements où les personnes sont le moins respectées.

Si nous consultons maintenant les statistiques générales des prisons, nous trouvons pour le département du Rhône les chiffres suivants :

		HOMMES.	FEMMES.	TOTAL.	TOTAL GÉNÉRAL.	RAPPORT À LA POPULATION.	TOTAL DES JOURNÉES DE DÉTENTION POUR LE DÉPARTEMENT.
1861	Maison d'arrêt et de justice	1356	394	1750	5716	1 sur 115,90 habit.	259,719
	— de correction.....	2158	1107	3265			
	Villefranche..........	619	82	701			
1862	Maison d'arrêt et de justice.	1467	354	1821	5592	1 sur 118,47 habit.	269,364
	— de correction....	1921	1216	3137			
	Villefranche..........	552	82	634			
1863	Maison d'arrêt et de justice	1764	420	2184	5681	1 sur 116,44 habit.	256,713
	— de correction.....	1805	1116	2921			
	Villefranche..........	514	62	576			

Les chiffres du rapport à la population, tout élevés qu'ils paraissent, sont cependant en relation avec les chiffres des affaires déférées au Parquet, défalcation faite, des acquittements et des ordonnances de non lieu.

Il serait intéressant de rechercher quel est le chiffre des détenus annuellement dans chaque département, par rapport à sa population ; ces recherches nous entraîneraient hors des limites de ce travail ; nous ne pouvons que constater, pour les journées de détention, une supériorité très-grande pour le département du Rhône sur les autres ; la Seine-Inférieure et le Nord fournissent seuls un chiffre de journées de détention supérieur à celui du Rhône, le département de la Seine excepté. Il résulterait déjà de ce rapprochement que, le département du Rhône, qui ne porte que le n° 10 dans le classement général de la population par département, aurait le n° 4 dans le classement par rapport au nombre de détenus. Mais, nous le répétons, tant de causes diverses peuvent apporter leur influence sur le nombre des condamnations et celui des détentions, qu'il est très-difficile d'en tirer des conséquences pour apprécier l'état moral des populations.

A Lyon, plus que partout ailleurs, les œuvres de bienfaisance, les fondations pieuses sont multipliées; leur but est toujours la moralisation, tant par les secours en nature, en espèces, que par les consolations de la morale et de la religion. Certainement l'action de ces moyens puissants est toujours efficace; mais il est une œuvre, de fondation récente, qui est appelée à rendre les plus grands services aux malheureux que la loi a frappés, et à qui toutes les portes restent fermées quand ils veulent, à l'expiration de leur peine, reprendre une vie régulière et honnête. C'est l'œuvre de St-Léonard, établie à Couzon. Cette œuvre a surtout pour but de donner asile aux prisonniers libérés qui n'ont pas de refuge immédiat.

Qu'à sa sortie de prison un homme ne sache où aller; qu'il soit surtout sous la surveillance, il frappera en vain à la porte des ateliers, on ne l'occupera pas volontiers. Tant que durera le peu d'argent qu'il aura gagné par son travail dans la prison, il continuera ses recherches. Une fois ses ressources épuisées, le malheureux n'aura d'autre alternative que de succomber sous le besoin ou de tenter une action qui le conduira de nouveau devant les tribunaux, et de là en prison. Le refuge de St-Léonard peut le préserver de cette extrémité; l'asile lui est toujours ouvert; il peut travailler, et si, par sa bonne conduite, il inspire de l'intérêt, on lui facilitera les moyens de se placer pour gagner honorablement sa vie. Depuis sa fondation, toute récente, cet asile a déjà reçu 250 hommes, il en a maintenant 50. Un autre refuge, appelé *la Solitude*, rend le même service aux femmes sorties de prison.

Ces moyens de moralisation sont les plus puissants que l'on puisse employer; la population des prisons se compose toujours des mêmes éléments; il est des hommes qui se sont tellement identifiés avec la vie de réclusion, qu'ils ne peuvent en adopter une autre, et, aussitôt libérés, ils reprennent volontairement le chemin de la prison. C'est que pour eux la transition entre la détention et la liberté est difficile à traverser, personne ne leur en facilite les moyens tandis que le refuge de Saint-Léonard les leur offre.

Il serait à désirer que chaque département eût un établissement de ce genre au service des malheureux égarés et non pervertis.

Nos recherches sur les suicidés dans le département nous ont conduits aux résultats suivants :

1860. Arrondissement de Lyon, 75; arrondissement de Villefranche, 10. Total, 85, dont 11 femmes. — Rapport à la population, 1 sur 7794 habitants.

Les causes probables qui ont amené les suicides sont :

Aliénation mentale	16	Causes inconnues 20
Désir de se soustraire à des poursuites 3	Maladies	5
Ivresse continuelle	6	Dettes 4
Chagrins domestiques	17	Misère 4

Amour contrarié, querelles, dégoût de la vie, embarras d'argent, 10.

28 ont choisi pour genre de mort la submersion, 26 la strangulation, 9 les armes à feu, 9 les armes tranchantes, 7 se sont précipités de lieux élevés, 6 se sont asphyxiés.

1861. Arrondissement de Lyon, 66 suicides ; arrondissement de Villefranche, 11. Total, 77, dont 20 femmes. — Rapport à la population, 1 sur 8603 habitants.

Causes : Aliénation mentale, 15 ; causes inconnues, 13 ; pour se soustraire à des poursuites, 5 ; chagrins domestiques, 18 ; embarras d'argent, 7 ; maladies, 6 ; ivresse continuelle, 5 ; pertes d'argent, 3.

23 se sont noyés, 23 se sont pendus, 10 se sont servi d'armes à feu, 8 d'armes tranchantes, 12 se sont précipités de lieux élevés, 5 se sont asphyxiés, 6 empoisonnés. Les femmes ont préféré la submersion, l'asphyxie par le charbon et le poison.

1862. Arrondissement de Lyon, 60 ; arrondissement de Villefranche, 8. Total, 68, dont 7 femmes. — Rapport à la population, 1 sur 9742.

Causes : Aliénation mentale, 17 ; chagrins domestiques, 10 ; pour se soustraire à des poursuites, 2 (militaires) ; causes inconnues, 11 ; misère, ivresse, dettes, souffrances physiques, 20 ; chagrins d'amour, pertes d'argent, 8.

23 se sont noyés, 18 pendus, 13 se sont brûlé la cervelle, 1 s'est coupé la gorge, 6 se sont asphyxiés, 4 se sont précipités d'un lieu élevé ; 3 se sont empoisonnés.

1863. Arrondissement de Lyon, 66 ; arrondissement de Villefranche, 16. Total, 82, dont 9 femmes. — Rapport à la population, 1 sur 8079 habitants.

Aliénation mentale, 9 ; souffrances physiques, 7 ; causes inconnues, 15 ; embarras d'affaires, 3 ; pour se soustraire à des poursuites, 6 ; inconduite, 9 ; chagrins domestiques, 8 ; misère, 5 ; hypocondrie, dettes, amour contrarié, dégoût de la vie, 20.

37 se sont pendus, 15 se sont noyés, 13 se sont brûlé la

cervelle, 7 se sont asphyxiés par le charbon, 2 se sont empoisonnés; 3 se sont jetés d'un lieu élevé, 5 se sont coupé la gorge.

Les suicides concourent à établir l'état moral d'une population; ils dénotent l'absence de l'amour de la famille, la perte des sentiments religieux, le défaut de courage et de résignation ou l'abrutissement par des vices honteux. C'est à ce titre que nous en donnons ici la statistique. Il est à remarquer que les grandes villes favorisent les causes de démoralisation qui poussent au suicide. Ainsi, pour l'arrondissement de Lyon, nous trouvons 1 suicidé sur 7467 habitants, et dans l'arrondissement de Villefranche 1 sur 10,601 seulement.

STATISTIQUE

DE LA POPULATION, DES NAISSANCES, DES DÉCÈS ET DES MARIAGES

DANS LE DÉPARTEMENT DU RHÔNE DE 1855 A 1864 INCLUS.

La statistique est le meilleur, le seul moyen d'arriver à la connaissance de certains faits pressentis, mais non démontrés. Pour qu'elle ait une valeur réelle, elle doit être établie avec des éléments sûrs ; les nôtres ont été puisés aux sources officielles qui sont l'expression la plus voisine de la vérité.

Nos tableaux ne sont pas conformes pour les dix années. Nous avons suivi, pour les dresser, les modèles successivement améliorés depuis 1855. Ceux du dernier recensement de la population sont pleins de détails utiles. Les statistiques annuelles des naissances et des décès depuis 1860, ne laisseraient à désirer qu'une chose, qu'elles fussent établies par canton.

Population, au recensement de 1856, pour le département : 625,991 habitants.

MARIAGES.

ANNÉES.	NOMBRE.	RAPPORT A LA POPULATION.	RAPPORT A 1000.
1855	3839	1 sur 164 personnes.	6,13
1856	3847	1 sur 162 —	6,14
1857	5833	1 sur 107 —	9,31
1858	5511	1 sur 113 —	8,80
1859	5583	1 sur 112 —	8,86
	24613	1 sur 127,16	7,86

NAISSANCES.

ANNÉES	GARÇONS.	FILLES.	TOTAUX.	RAPPORT A LA POPULATION.	RAPPORT A 1000	EXCÉDANT DES NAISSANCES SUR LES DÉCÈS.	EXCÉDANT DES DÉCÈS SUR LES NAISSANCES.
1855	8244	7720	15964	1 nais. sur 39,21 h.	25,50	»	639
1856	8933	8503	17436	1 — 35,89	27,35	2473	»
1857	8650	8383	17033	1 — 36,75	27,20	1060	»
1858	8904	8471	17375	1 — 36,02	27,75	2212	»
1859	9251	8794	18045	1 — 34,69	28,82	»	100
TOTAUX	43982	41871	85853	1 — 36,45	27,43	5745	739

DÉCÈS.

ANNÉES.	SEXE MASCULIN	SEXE FÉMININ.	TOTAUX.	RAPPORT A LA POPULATION.	RAPPORT A 1000.
1855	8841	7762	16603	1 décès sur 37,70 h.	26,52
1856	7583	7380	14963	1 — 41,83	23,90
1857	8041	7932	15973	1 — 39,25	25,51
1858	7503	7660	15163	1 — 41,29	24,22
1859	9262	8883	18145	1 — 34,40	28,98
TOTAUX.	41230	39617	80847	1 — 38,71	25,83

Dans les cinq années réunies, nous trouvons donc 85,853 naissances, 80,846 décès. Différence en faveur des naissances 5,006.

Mais deux années présentent un excédant des décès sur les naissances : 1855 et 1859.

En 1855, la différence est très-sensible. Elle est de 639. Pendant cette année, le même fait s'est produit non seulement dans le département du Rhône, mais dans la France entière, dont la population a diminué de 37,274 âmes. Si on cherche à quelle cause attribuer cet abaissement du chiffre de la population, on ne saurait le trouver ailleurs que dans la guerre d'Orient. En effet, ni la disette, ni les épidémies n'ont sévi sur le pays. En 1859, pour le département du Rhône, nous constatons une faible épidémie de dyssenterie, mais nous avons aussi la guerre d'Italie, si glorieusement terminée en quelques mois. Aussi, le chiffre des naissances ne se montre-t-il inférieur à celui des décès que de 100.

Ces grands faits : guerre, disette, épidémies, sont les pondérateurs providentiels, à travers le temps et l'espace, qui limitent l'accroissement indéfini de la population.

L'année 1856 a offert immédiatement un exemple du travail compensateur de la Providence, loi d'économie divine, comme l'appelle M. le professeur Michel Lévy. Le chiffre des naissances dépasse celui des décès de 2,473, puis le nombre des mariages s'accroît, en vertu de la même loi.

« Quand la mortalité devient considérable et que les décès « plus nombreux ont laissé plus de places vides dans la « société, une tendance naturelle et puissante pousse l'homme « à remplir les lacunes faites par la mort et le nombre des « mariages augmente. » (Michel Lévy, *Traité d'hygiène*, tome 2, page 419.)

Nous voyons le nombre des mariages augmenter beaucoup

dans le département du Rhône, à partir de 1857; on ne doit cependant pas trouver dans le seul fait de la mortalité, la cause de cette augmentation. La prospérité d'une ville, d'un pays, l'état de paix sont autant de causes qui influent sur la résolution de s'unir pour préparer la famille.

Les tableaux qui vont suivre sont dressés d'après les derniers modèles. Ils répondent à toutes les indications que la statistique peut désirer.

Le dénombrement de la population a été fait en 1861, c'est celui dont nous donnons le tableau détaillé.

La population est divisée : en population *urbaine* et population *rurale*. Ces mots ont besoin d'explication.

Une décision ministérielle comprend sous la dénomination d'*urbaine* toute population agglomérée, dépassant le chiffre de 2,000 âmes et de *rurale*, toute population au-dessous de ce chiffre. Ces expressions ne peuvent pas être prises dans un sens absolu, au point de vue de l'hygiène. Nous trouvons, en effet, beaucoup de localités qui jouissent des avantages de la campagne et qui dépassent 2,000 âmes, et s'il fallait s'appuyer sur ces divisions pour mettre en rapport les influences comparées des villes et des campagnes sur la salubrité des lieux, on s'exposerait à des erreurs. Pour le département du Rhône, on pourrait ne considérer comme population urbaine que celle des villes de Lyon, Villefranche, Tarare, Givors, Saint-Genis-Laval, où de nombreux habitants vivent dans des espaces relativement restreints et s'occupent aux travaux industriels des villes.

La même décision ministérielle prescrit d'indiquer à part les statistiques qui appartiennent aux villes comprenant plus de 10,000 âmes. C'est ce que nous ferons pour Lyon, Villefranche, Tarare, seules villes du département dont la population dépasse ce chiffre.

DÉNOMBREMENT DE LA POPULATION DU DÉPARTEMENT DU RHÔNE.

(ANNÉE 1861).

ARRONDISSEMENT DE LYON. POPULATION.		ARRONDISSEMENT DE VILLEFRANCHE. POPULATION.		DÉPARTEMENT DU RHÔNE. POPULATION.	
URBAINE.	RURALE.	URBAINE.	RURALE.	URBAINE.	RURALE.
396,372	96,494	69,202	100,425	465,574	196,919
				662,493	

POPULATION SELON L'ORIGINE ET LA NATIONALITÉ.

SEXE.	FRANÇAIS d'origine		ETRANGERS																	TOTAL GÉNÉRAL DE LA POPULATION.
	Nés dans le département.	Nés dans d'autres départements.	Etrangers naturalisés Français.	Anglais, Écossais, Irlandais.	Américains.	Allemands (Autrichiens et Prussiens compris).	Belges.	Hollandais.	Italiens.	Suisses.	Polonais.	Suédois, Norvégiens et Danois.	Moldo-Valaques.	Grecs.	Turcs.	Russes.	Espagnols.	Autres étrangers.	Individus dont on n'a pu constater la nationalité.	
Masculin	237195	92149	258	71	32	847	113	17	1954	1497	49	16	2	11	9	12	72	6	986	330326
Féminin	234580	93760	97	66	27	601	96	19	875	1088	32	14	1	4	2	5	55	11	1034	332167
																				662493

POPULATION PAR CULTE.

SEXE.	CATHOLIQUES.	PROTESTANTS		AUTRES SECTES PROTESTANTES.	ISRAÉLITES.	APPARTENANT A DES CULTES NON CHRÉTIENS.	INDIVIDUS DONT ON N'A PU CONSTATER LE CULTE.	TOTAL GÉNÉRAL DE LA POPULATION.
		DES ÉGLISES RÉFORMÉES (CALVINISTES).	DE LA CONFESSION D'AUGSBOURG (LUTHÉRIENS).					
Masculin.	326016	2210	548	409	474	11	658	330326) 662493
Féminin..	328515	1733	422	620	493	9	375	332167)

INFIRMITÉS DIVERSES :

ALIÉNÉS, IDIOTS ET CRÉTINS, GOITREUX, AVEUGLES ET SOURDS-MUETS A DOMICILE

NOTA. — Ce dépouillement s'applique exclusivement à ceux de ces infirmes qui auront été trouvés dans le sein de leur famille et non à ceux qui sont traités dans des établissements spèciaux. — L'aliéné est celui qui ayant joui autrefois de la plénitude de ses facultés intellectuelles, les a perdues en tout ou en partie. — L'idiot et le crétin sont ceux qui n'en ont jamais joui ou qui n'en ont joui que très-imparfaitement.

SEXE.	ALIÉNÉS.	IDIOTS OU CRÉTINS.	GOITREUX.	AVEUGLES.				SOURDS-MUETS			
				DE NAISSANCE.	DEVENUS TELS POSTÉRIEUREMENT A LA NAISSANCE.	POUR LESQUELS CETTE DISTINCTION N'A PU ÊTRE FAITE.	TOTAL.	DE NAISSANCE.	DEVENUS TELS POSTÉRIEUREMENT A LA NAISSANCE.	POUR LESQUELS CETTE DISTINCTION N'A PU ÊTRE ÉTABLIE.	TOTAL.
Masculin.	132	245	342	31	200	15	246	152	41	6	199
Féminin..	137	185	670	24	120	7	151	107	24	2	133

PROFESSIONS. — RÉCAPITULATION GÉNÉRALE.

	SEXE		TOTAL.
	MASCULIN.	FÉMININ.	
1. Agriculture......................	98193	88253	186446
2. Industrie.......................	150533	158632	309165
3. Commerce......................	21884	24349	46233
4. Professions diverses intéressant l'agriculture, l'industrie et le commerce....	1449	1972	3821
5. Autres professions diverses...........	2280	3465	5745
6. Professions libérales	23043	8767	31810
7. Clergé	2046	3482	5528
8. Individus sans professions, etc.........	30496	43247	73745
	330326	332167	662493

POPULATION PAR AGE ET PAR ÉTAT CIVIL (ANNÉE 1861).

1° POPULATION CIVILE. — 2° POPULATION MILITAIRE.

NOTA. — Il n'y a lieu de comprendre aux colonnes du sexe féminin, en ce qui concerne l'armée, que les vivandières ou cantinières. Les femmes et enfants d'officiers ou d'autres personnes appartenant à l'armée à des titres divers, doivent être compris dans la population civile dont ils font partie.

AGES.		SEXE MASCULIN.				SEXE FÉMININ.				TOTAL DES DEUX SEXES
		garçons	mariés	veufs	TOTAL	filles	mariées	veuves	TOTAL	
de 1 jour à 1 an. Population	civile...	5741	»	»	5741	5344	»	»	5344	11085
	militaire	»	»	»	»	»	»	»	»	»
de 1 an à 5 ans —	civile...	20681	»	»	20681	20370	»	»	20370	41051
	militaire	30	»	»	30	»	»	»	»	30
5 — à 10 —	civile...	25821	»	»	25821	24901	»	»	24901	50722
	militaire	35	»	»	35	»	»	»	»	35
10 — à 15 —	civile...	26229	»	»	26229	25477	»	»	25477	51706
	militaire	29	»	»	29	»	»	»	»	29
15 — à 20 —	civile...	27984	10	»	27994	29732	1044	4	30780	58774
	militaire	335	»	»	335	»	»	»	»	335
20 — à 25 —	civile...	21029	2050	19	23098	22207	9367	84	31658	54756
	militaire	8844	4	»	8848	»	6	»	6	8854
25 — à 30 —	civile...	14474	10239	121	24834	13665	11297	411	25373	50207
	militaire	4453	21	»	4477	»	42	»	42	4519
30 — à 35 —	civile...	7770	17398	289	25457	7612	18697	843	27152	52609
	militaire	1025	68	2	4095	»	30	1	31	1126
35 — à 40 —	civile...	5117	18986	529	24632	5695	18714	1442	25851	50483
	militaire	413	128	»	541	»	23	»	23	564
40 — à 45 —	civile...	3770	17559	870	22199	4426	17005	2055	23486	45685
	militaire	271	66	2	339	»	13	»	13	452
45 — à 50 —	civile...	2764	17130	1042	20936	3265	15445	2692	21402	42338
	militaire	152	52	1	205	»	1	»	1	906
50 — à 55 —	civile...	2375	14569	1375	18319	3086	17721	3142	23949	42268
	militaire	30	25	1	56	»	1	»	1	57
Report.............		179369	98308	4254	281931	165780	109406	10674	285860	567791

Suite du tableau précédent.

AGES.		SEXE MASCULIN.				SEXE FÉMININ.				TOTAL DES DEUX SEXES
		garçons	mariés	veufs	TOTAL	filles	mariées	veuves	TOTAL	
REPORT......		179369	98308	4254	281931	165780	109406	10674	285860	567791
de 35 ans à 60 ans. Population	civile..	1487	13552	1532	16571	2166	8185	3350	13701	30272
	militaire	6	17	2	25	»	»	»	»	25
60 — à 65 — —	civile..	1168	9241	1947	12356	1785	5936	3918	11639	23995
	militaire	»	1	»	1	»	»	»	»	1
65 — à 70 — —	civile..	661	5113	1720	7494	1100	3198	3466	7764	15258
	militaire	»	»	»	»	»	»	»	»	»
70 — à 75 — —	civile..	385	2724	1566	4675	715	1680	2855	5250	9925
	militaire	»	»	»	»	»	»	»	»	»
75 — à 80 — —	civile..	185	1376	1125	2686	392	669	1715	2776	5462
	militaire	»	»	»	»	»	»	»	»	»
80 — à 85 — —	civile..	92	647	689	1428	180	224	789	1193	2631
	militaire	»	»	»	»	»	»	»	»	»
85 — à 90 — —	civile..	25	79	181	285	56	43	338	437	722
	militaire	»	»	»	»	»	»	»	»	»
90 — à 95 — —	civile..	2	13	44	59	7	3	72	82	141
	militaire	»	»	»	»	»	»	»	»	»
95 — à 100 — —	civile..	»	1	3	4	5	3	13	21	25
	militaire	»	»	»	»	»	»	»	»	»
100 ans et au-dessus......	civile..	»	»	»	»	1	»	3	4	4
	militaire	»	»	»	»	»	»	»	»	»
Age inconnu		1994	656	161	2811	2449	669	322	3440	6251
TOTAUX............		185374	131728	13224	330326	174636	130016	27515	332167	662493

Total des maisons : 79503, sur lesquelles 2531 ont 4 étages et 2049 ont plus de 4 étages.

Pour obtenir la densité de la population dans le département, il nous suffira de diviser le nombre d'habitants par la superficie : nous aurons ainsi 230, 60 habitants par kilomètre carré. Comparé aux autres départements français, celui du Rhône occupe le n° 17 de population absolue, le n° 85 de superficie et le n° 3 de population spécifique, c'est-à-dire du nombre d'habitants par kilomètre carré. La population de ce département est donc très-dense ; il n'y a, avant lui, que les départements de la Seine et du Nord dont la population est plus compacte.

En comparant le recensement de la population en 1856 avec celui de 1861, nous trouvons un accroissement assez considérable. En 1856, la population totale du département était de 625,991, elle est en 1861 de 662,493. Cet accroissement est dû, en partie, à l'excédant des naissances sur les décès; nous trouvons, en effet, de 1855 à 1859 inclus, un excédant de 5,006 naissances; mais ce chiffre est fort minime relativement au résultat; il faut donc chercher la raison de l'accroissement dans l'émigration.

L'industrie lyonnaise et les nombreux travaux entrepris pour l'amélioration de notre cité offrent, en effet, des ressources attrayantes, et les départements français, comme les pays voisins, doivent fournir de nombreux émigrants. Les documents nous manquent pour apprécier dans quelle proportion l'émigration a fourni à l'accroissement de la population, mais nous trouvons dans nos tableaux de la population, selon l'origine et la nationalité, un chiffre fort élevé d'habitants nés en dehors du département et des étrangers, mais ceux-ci en nombre relativement minime.

La division de la population en urbaine et rurale répond à une indication précieuse, au point de vue de l'hygiène, pour établir les avantages ou les inconvénients de l'existence dans tel ou tel milieu. On sait déjà que la salubrité est moindre dans les grands centres industriels que dans les campagnes; et, le département du Rhône, s'il jouit des bénéfices de l'industrie, a aussi à en subir les inconvénients. Sa population agricole est de 186,446 tandis que sa population industrielle est de 309,165; c'est un des départements où l'industrie absorbe le plus de bras. En effet, d'après le recensement de 1856, en France, sur 1,000 vivants de tout âge et de tout sexe, 530 subsistent par l'agriculture; 292 par l'industrie; 46 par le commerce; 15 par les professions libérales; 12 par les armes; 11 sont attachés à l'administration, 4 à l'autel; enfin 90 rentiers sans profession et vagabonds. On voit combien le département du Rhône l'emporte par l'industrie puisqu'il comprend près de 500 ouvriers pour 1,000 personnes.

TABLEAUX STATISTIQUES DES NAISSANCES, MARIAGES ET DÉCÈS
DE 1860 A 1864 INCLUS.

ANNÉE 1860.

	DÉPARTEMENT		
	POPULATION URBAINE.	POPULATION RURALE.	TOTAUX GÉNÉRAUX.
NAISSANCES.			
Garçons légitimes	5250	2564	7814
— naturels	1069	43	112
TOTAUX	6319	2607	8926
Filles légitimes	5029	2454	7483
— naturelles	1063	35	1098
TOTAUX	6092	2489	8581
Deux sexes: légitimes	10279	5018	15297
— naturels	2132	78	2210
TOTAUX	12411	5096	17507
Pour 1000 habitants	26,60	25,80	26,40
MARIAGES	3967	1674	5641
Rapport à 1000 habitants	»	»	8,50
Mariages entre oncles et nièces	4	»	4
— beaux-frères et belles-sœurs	13	3	16
— cousines et cousins-germains	25	19	44
DÉCÈS D'ENFANTS MORT-NÉS.			
Légitimes : garçons	385	165	550
— filles	292	85	370
Naturels : garçons	135	7	142
— filles	123	7	130
TOTAUX	935	264	1199
1 mort-né sur naissances vivantes	13,27	19,30	16,28
DÉCÈS.			
Sexe masculin: garçons	2979	975	3954
— hommes mariés	1844	622	2436
— veufs	620	338	958
Sexe féminin : filles	2512	962	3474
— femmes mariées	1500	615	2115
— veuves	1074	469	1543
TOTAUX	10499	3981	14480
Rapport à 1000 habitants	22,50	20,20	21,80

MORTALITÉ SUIVANT LES AGES.

Année 1860.

AGES.	SEXE MASCULIN. DÉPARTEMENT DU RHÔNE POPULATION.			SEXE FÉMININ. DÉPARTEMENT DU RHÔNE POPULATION.		
	URBAINE.	RURALE.	TOTAUX.	URBAINE.	RURALE.	TOTAUX.
de 1 jour à 1 an	732	443	1175	544	301	845
1 an à 5 —	527	191	718	557	190	747
5 — à 10 —	187	60	247	172	79	251
10 — à 15 —	92	39	131	128	68	196
15 — à 20 —	188	47	235	248	97	345
20 — à 25 —	544	61	605	264	74	338
25 — à 30 —	254	57	311	276	72	348
30 — à 35 —	209	52	261	255	74	329
35 — à 40 —	218	30	248	281	54	335
40 — à 45 —	222	39	261	214	60	274
45 — à 50 —	247	75	322	234	56	290
50 — à 55 —	292	77	369	239	82	321
55 — à 60 —	334	106	440	248	97	345
60 — à 65 —	391	112	503	324	145	469
65 — à 70 —	309	128	437	306	154	460
70 — à 75 —	285	137	422	321	184	505
75 — à 80 —	242	127	369	221	127	348
80 — à 85 —	118	91	209	182	86	268
85 — à 90 —	36	37	73	55	33	88
90 — à 95 —	5	6	11	17	10	27
95 — à 100 —	1	»	1	»	3	3
Totaux....	5413	1935	7348	5086	2046	7132

ANNÉE 1861.

	POPULATION URBAINE.	POPULATION RURALE.	TOTAUX GÉNÉRAUX.
		DÉPARTEMENT	
NAISSANCES.			
Garçons légitimes........................	5485	2485	7970
— naturels.....................	1234	51	1285
TOTAUX........	6719	2536	9255
Filles légitimes.........................	5139	2444	7583
— naturelles........................	1151	57	1208
TOTAUX........	6290	2501	8791
Deux sexes : légitimes.....................	10624	4929	15553
— naturels.....................	2385	108	2493
TOTAUX.........	13009	5037	18046
Rapport à 1000 habitants...................	27,90	25,50	27,20
MARIAGES.................	4086	1676	5762
Rapport à 1000 habitants..................	»	»	8,60
Mariages entre beaux-frères et belles-sœurs...	15	6	21
— cousines et cousins-germains...	33	16	49
DÉCÈS D'ENFANTS MORT-NÉS.			
Légitimes : garçons....................	388	142	530
— filles.....................	300	94	394
Naturels : garçons....................	122	7	129
— filles.....................	116	5	121
TOTAUX........	926	248	1174
1 mort-né sur naissances vivantes...........	14,04	20,31	17,37
DÉCÈS.			
Sexe masculin : garçons..................	3212	1074	4286
— hommes mariés..............	1749	632	2381
— veufs.....................	661	294	955
Sexe féminin : filles....................	3167	1115	4282
— femmes mariées.............	1482	575	2057
— veuves....................	1076	500	1576
TOTAUX..........	11347	4190	15537
Rapport à 1000 habitants.................	24,40	21,20	23,40

MORTALITÉ SUIVANT LES AGES.

ANNÉE 1861.

AGES.	SEXE MASCULIN. DÉPARTEMENT DU RHÔNE POPULATION.			SEXE FÉMININ. DÉPARTEMENT DU RHÔNE POPULATION.		
	URBAINE.	RURALE.	TOTAUX.	URBAINE.	RURALE.	TOTAUX.
de 1 jour à 1 an	930	485	1415	812	420	1232
1 an à 5 —	725	220	945	772	234	1006
5 — à 10 —	152	60	212	177	71	248
10 — à 15 —	87	35	122	146	70	216
15 — à 20 —	221	57	278	269	76	345
20 — à 25 —	421	78	499	316	84	400
25 — à 30 —	238	37	275	301	62	363
30 — à 35 —	206	37	243	255	53	308
35 — à 40 —	227	39	266	202	68	270
40 — à 45 —	224	50	274	251	76	327
45 — à 50 —	262	56	318	222	49	271
50 — à 55 —	274	67	341	251	70	321
55 — à 60 —	304	101	405	245	90	335
60 — à 65 —	362	126	488	312	149	461
65 — à 70 —	281	145	426	331	147	478
70 — à 75 —	271	135	406	370	193	563
75 — à 80 —	248	148	396	250	144	394
80 — à 85 —	139	84	223	157	82	239
85 — à 90 —	37	33	70	68	43	111
90 — à 95 —	13	6	19	18	5	23
95 — à 100 —	»	1	1	»	3	3
100 et au-dessus....	»	»	»	»	1	1
TOTAUX....	5622	2000	7622	5725	2190	7915

ANNÉE 1862.

	DÉPARTEMENT.		
	POPULATION URBAINE.	POPULATION RURALE.	TOTAUX GÉNÉRAUX.
NAISSANCES.			
Garçons légitimes......................	5368	2434	7802
— naturels......................	1163	35	1198
TOTAUX........	6531	2469	9000
Filles légitimes......................	5122	2410	7532
— naturelles..	1127	43	1170
TOTAUX........	6249	2453	8702
Deux sexes : légitimes.....	10490	4844	15334
— naturels......................	2290	78	2368
TOTAUX........	12780	4922	17702
Rapport à 1000 habitants...................	27,40	24,90	26,70
MARIAGES	4073	1655	5728
Rapport à 1000 habitants..................	»	»	8,60
Mariages entre oncles et nièces...........	6	»	6
— beaux-frères et belles-sœurs...	9	7	16
— cousines et cousins-germains...	29	5	34
DÉCÈS D'ENFANTS MORT-NÉS.			
Légitimes : garçons.....................	331	150	481
— filles......................	264	83	347
Naturels : garçons.....................	116	7	123
— filles......................	102	5	107
TOTAUX........	813	245	1058
1 mort-né sur naissances vivantes............	15,71	20,08	16,73
DÉCÈS.			
Sexe masculin : garçons....................	2864	942	3806
— hommes mariés.............	1722	629	2351
— veufs....................	615	274	889
Sexe féminin : filles	2721	860	3581
— femmes mariés.............	1594	645	2239
— veuves....................	1055	418	1473
TOTAUX........	10571	3758	14339
Rapport à 1000 habitants...................	22,70	19,10	21,60

MORTALITÉ SUIVANT LES AGES.

Année 1862.

AGES.	SEXE MASCULIN. DÉPARTEMENT DU RHÔNE POPULATION.			SEXE FÉMININ. DÉPARTEMENT DU RHÔNE POPULATION.		
	URBAINE.	RURALE.	TOTAUX.	URBAINE.	RURALE.	TOTAUX.
de 1 jour à 1 an	770	386	1156	677	311	988
1 an à 5 —	539	163	702	563	164	727
5 — à 10 —	146	63	209	150	53	203
10 — à 15 —	82	31	113	120	59	179
15 — à 20 —	195	73	268	207	72	279
20 — à 25 —	435	66	501	281	70	351
25 — à 30 —	248	41	289	273	55	328
30 — à 35 —	212	50	262	239	70	309
35 — à 40 —	207	34	241	233	60	293
40 — à 45 —	226	49	275	203	50	253
45 — à 50 —	250	63	313	254	67	321
50 — à 55 —	302	70	372	298	90	388
55 — à 60 —	301	83	384	295	97	392
60 — à 65 —	351	125	476	334	110	444
65 — à 70 —	304	138	442	345	154	499
70 — à 75 —	259	145	404	357	172	529
75 — à 80 —	192	138	330	283	148	431
80 — à 85 —	134	91	225	170	80	250
85 — à 90 —	41	27	68	68	25	93
90 — à 95 —	7	7	14	17	14	31
95 — à 100 —	»	2	2	»	2	2
100 et au-dessus....	»	»	»	3	»	3
TOTAUX ...	5201	1845	7046	5370	1923	7293

ANNÉE 1863.

	DÉPARTEMENT.		
	POPULATION URBAINE.	POPULATION RURALE.	TOTAUX GÉNÉRAUX.
NAISSANCES.			
Garçons légitimes............................	5264	2510	7774
— naturels........................	1232	57	1289
Totaux.........	6496	2567	9063
Filles légitimes..............................	5111	2325	7436
— naturelles...........................	1193	55	1248
Totaux.........	6304	2380	8684
Deux sexes : légitimes......................	10375	4835	15210
— naturels.................	2425	112	2537
Totaux.........	12800	4947	17747
Pour 1000 habitants.	27,40	25,10	26,70
MARIAGES	3835	1563	5398
Rapport à 1000 habitants....................	»	»	8,10
Mariages entre oncles et nièces.	2	»	2
— beaux-frères et belles-sœurs...	10	4	14
— cousines et cousins-germains...	36	25	61
DÉCÈS D'ENFANTS MORT-NÉS.			
Légitimes : garçons......................	376	126	502
— filles........................	262	103	365
Naturels : garçons........................	136	4	140
— filles...........................	126	7	133
Totaux.........	900	240	1140
1 mort-né sur naissances vivantes...........	14,22	20,61	16,56
DÉCÈS.			
Sexe masculin : garçons..............a.........	2955	1051	4006
— hommes mariés..............	1858	677	2535
— veufs..................	647	341	988
Sexe féminin : filles	2855	975	3830
— femmes mariées...............	1605	655	2260
— veuves......................	1169	462	1631
Totaux...........	11089	15250	15250
Rapport à 1000 habitants....................	23,80	21,10	23,00

MORTALITÉ SUIVANT LES AGES.

Année 1863.

AGES.	SEXE MASCULIN. DÉPARTEMENT DU RHÔNE POPULATION.			SEXE FÉMININ. DÉPARTEMENT DU RHÔNE POPULATION.		
	URBAINE.	RURALE.	TOTAUX.	URBAINE.	RURALE.	TOTAUX.
de 1 jour à 1 an	891	505	1396	780	418	1198
1 an à 5 —	613	180	793	563	194	757
5 — à 10 —	141	58	199	162	75	237
10 — à 15 —	93	30	123	125	49	174
15 — à 20 —	191	42	233	249	59	308
20 — à 25 —	329	63	392	323	72	395
25 — à 30 —	225	58	283	298	72	370
30 — à 35 —	213	49	262	275	65	340
35 — à 40 —	246	40	286	223	55	278
40 — à 45 —	266	68	334	228	49	277
45 — à 50 —	267	57	324	240	58	298
50 — à 55 —	304	82	386	274	63	337
55 — à 60 —	332	97	429	292	86	378
60 — à 65 —	360	150	510	368	135	503
65 — à 70 —	337	147	484	369	161	530
70 — à 75 —	242	129	371	331	206	537
75 — à 80 —	219	146	365	289	134	423
80 — à 85 —	137	113	250	158	95	253
85 — à 90 —	46	42	88	67	38	105
90 — à 95 —	8	10	18	10	8	18
95 — à 100 —	»	2	2	2	»	2
100 et au-dessus....	»	1	1	3	»	3
Totaux....	5460	2069	7529	5629	2092	7721

ANNÉE 1864.

	DÉPARTEMENT.		
	POPULATION URBAINE.	POPULATION RURALE.	TOTAUX GÉNÉRAUX.
NAISSANCES.			
Garçons légitimes............................	5249	2522	7771
— naturels........................	1263	49	1312
TOTAUX..........	6512	2571	9083
Filles légitimes..............................	5000	2423	7423
— naturelles..........................	1208	53	1261
TOTAUX..........	6208	2476	8684
Deux sexes : légitimes......................	10249	4945	15194
— naturels......................	2471	102	2573
TOTAUX..........	12720	5047	17767
Pour 1000 habitants.......................	27,30	25,60	26,68
MARIAGES...................	3907	1570	4477
Rapport à 1000 habitants..................	»	»	8,20
Mariages entre neveux et tantes............	1	»	1
— oncles et nièces.............	9	»	9
— beaux-frères et belles-sœurs...	6	5	11
— cousines et cousins-germains...	23	13	36
DÉCÈS D'ENFANTS MORT-NÉS.			
Légitimes : garçons........................	394	159	553
— filles........................	263	81	344
Naturels : garçons........................	167	11	178
— filles........................	117	1	125
TOTAUX..........	941	259	1200
1 mort-né sur naissances vivantes............	13,51	19,48	15,80
DÉCÈS.			
Sexe masculin : garçons....................	2971	993	3964
— hommes mariés...........	2054	705	2759
— veufs...................	796	368	1164
Sexe féminin : filles.....................	2963	939	3902
— femmes mariées...........	1762	672	2434
— veuves.................	1276	493	1796
TOTAUX..........	11822	4170	15992
Rapport à 1000 habitants..................	25,30	21,10	24,10

MORTALITÉ SUIVANT LES AGES.

ANNÉE 1864.

AGES.	SEXE MASCULIN. DÉPARTEMENT DU RHÔNE POPULATION.			SEXE FÉMININ. DÉPARTEMENT DU RHÔNE POPULATION.		
	URBAINE.	RURALE.	TOTAUX.	URBAINE.	RURALE.	TOTAUX.
de 1 jour à 1 an	912	450	1362	804	382	1186
1 an à 5 —	572	154	726	543	168	711
5 — à 10 —	136	57	193	166	50	216
10 — à 15 —	91	44	135	142	57	199
15 — à 20 —	192	52	244	218	62	280
20 — à 25 —	307	68	375	312	71	383
25 — à 30 —	221	54	275	344	52	396
30 — à 35 —	233	43	276	313	51	364
35 — à 40 —	219	42	261	258	71	329
40 — à 45 —	323	52	375	257	60	317
45 — à 50 —	276	62	338	259	68	327
50 — à 55 —	346	79	425	274	73	347
55 — à 60 —	382	114	496	218	107	325
60 — à 65 —	428	162	590	417	151	568
65 — à 70 —	418	173	591	428	158	586
70 — à 75 —	293	164	457	397	204	601
75 — à 80 —	254	135	389	292	171	463
80 — à 85 —	147	127	274	272	92	364
85 — à 90 —	60	25	85	68	45	113
90 — à 95 —	9	9	18	17	8	25
95 — à 100 —	2	»	2	1	»	4
100 et au-dessus....	»	»	»	1	»	1
TOTAUX....	5821	2066	7887	6001	2104	8105

TABLEAUX RÉCAPITULATIFS POUR LES CINQ ANNÉES.

NAISSANCES.

ANNÉES.	POPULATION URBAINE.	POPULATION RURALE.	DÉPARTEMENT.	RAPPORT A LA POPULATION.		RAPPORT A 1000 HABITANTS.
					habit.	
1860	12411	5096	17507	1 nais. sur	37,84	26,40
1861	13009	5037	18046	1 —	36,71	27,20
1862	12780	4922	17702	1 —	37,42	26,70
1863	12800	4922	17747	1 —	37,32	26,70
1864	12720	5047	17767	1 —	37,28	26,80
Totaux....	63720	25049	88769	1 —	37,31	26,79
Rapport à 1000 habitants....	27,37	25,43	26,79			

NAISSANCES SELON LES SEXES.

ANNÉES.	GARÇONS.	FILLES.	TOTAUX.
1860	8926	8581	17507
1861	9255	8791	18046
1862	9000	8701	17702
1862	9063	8684	17747
1864	9083	8684	17767
Totaux.......	45327	43442	88769
Rapport à 1000 naissances..........	510, 60	489, 40	

Pour obtenir les résultats fournis par ce tableau, nous avons réuni les chiffres totaux de chacun de nos tableaux annuels pour avoir des totaux généraux ; puis divisant le chiffre de la population par le chiffre des naissances de chaque année, nous avons obtenu le rapport des naissances à la population par année. Pour le total général, nous avons multiplié par 5 le chiffre de la population et divisé par le total des naissances pour le département. Pour le rapport à 1,000 habitants, nous avons établi la proportion $P : N :: 1,000 : x$.

La moyenne générale de la natalité en France, et même en Europe, varie entre 26 et 27 pour 1,000. Le département se trouve donc, à cet égard, dans des conditions normales. C'est une preuve de l'état prospère des populations ; surtout si l'on considère l'excédant annuel des naissances sur les décès. Il est à remarquer qu'une natalité faible, mais soutenue, est l'indice d'une population dense, peu émigratrice, mais vivace, vigoureuse, étreignant sa fécondité au profit de son bien-être. Dans les pays, au contraire, où tout est à créer, où la terre abonde, les naissances atteignent toujours un chiffre élevé; 36 à 37 pour 1,000.

Nous avons déjà dit que les naissances masculines étaient toujours supérieures aux naissances féminines, le rapport est de 17 à 16, et dans le département sur 1,000 naissances nous trouvons 510,60 garçons et 489,40 filles.

Le tableau suivant nous donnera le rapport qui existe entre les naissances légitimes et les naissances naturelles dans la population urbaine et la population rurale.

ANNÉES.	POPULATION URBAINE.		1 naissance naturelle sur 4,44 naissances légitimes.	POPULATION RURALE.		1 naissance naturelle sur 51,40 naissances légitimes.	TOTAUX DES NAISSANCES.
	NAISSANCES LÉGITIMES.	NAISSANCES NATURELLES		NAISSANCES LÉGITIMES.	NAISSANCES NATURELLES		
1860	10279	2132		5018	78		17507
1861	10624	2385		4929	108		18046
1862	10490	2290		4844	78		17702
1863	10375	2425		4835	112		17747
1864	10249	2471		4945	102		17767
Totaux....	52017	11703		24571	478		88769
Rapport à 1000 habitants..	22,77	5,02		24,95	0,48		26,79

A première vue, on est frappé de la différence qui existe entre les naissances naturelles comparées aux naissances légitimes dans la population urbaine et la population rurale, et on est disposé à voir, dans ce fait, une preuve de la plus grande moralisation des campagnes. Mais avant de se prononcer, il faut examiner plus à fond la question et on ne tarde pas à s'apercevoir que les campagnes fournissent à la ville un chiffre assez grand de naissances illégitimes, de sorte que non seulement la ville bénéficie de ce qui ne lui appartient pas, mais encore les campagnes perdent ce qu'elles devraient garder. L'hôpital de la Charité, à Lyon, reçoit les femmes en couche du département. C'est là que les filles mères des campagnes viennent demander asile, et les enfants, enregistrés à la mairie, appartiennent à la population urbaine. Si on comparait entre elles les différentes mairies de Lyon, sous le rapport du nombre des naissances illégitimes, on trouverait que celle, du 2ᵉ arrondissement, où se trouve l'hôpital de la Charité, en compte plus que toutes les autres mairies réunies. Cependant on peut dire d'une façon absolue qu'il y a plus d'enfants naturels dans les villes que dans les campagnes. A Lyon, par exemple, le grand nombre d'ouvriers des deux sexes vivant réunis est une cause de démoralisation qui a pour résultat des naissances illégitimes. Il faut aussi tenir compte de la présence de l'armée dans les villes, surtout à Lyon, où elle dépasse 20,000 hommes.

En moyenne pour la France, sur 130 enfants légitimes, il y a à peu près 10 enfants naturels (Annuaire des longitudes), et il est probable que le département du Rhône rentrerait dans cette moyenne normale, si les campagnes n'apportaient à la ville ce qui leur appartient de droit.

En 1860, le département de la Seine comptait 26 enfants naturels pour 100 naissances légitimes, le 1/4 comme à Lyon. En 1861, 26,53; en 1862, 26,08. Ces proportions varient peu.

MARIAGES.

ANNÉES.	POPULATION URBAINE.	POPULATION RURALE.	DÉPARTEMENT.	RAPPORT A LA POPULATION.	RAPPORT A 1000 HABITANTS.
				habitants	
1860	3967	1674	5641	1 sur 117,44	8,50
1861	4086	1676	5762	1 — 114,97	8,60
1862	4073	1655	5728	1 — 115,65	8,60
1863	3855	1563	5398	1 — 122,72	8,10
1864	3907	1570	5477	1 — 120,95	8,20
Totaux.....	19868	8138	28006	1 — 118,27	8,45
Rapport à 1000 habitants	8,53	8,26	8,45		

Dans les deux dernières années, le nombre des mariages a diminué, tant dans la population urbaine que dans la population rurale ; on pourrait peut-être trouver la cause de cette diminution dans la crise industrielle que le département vient de traverser ; on voit, en effet, toujours le nombre des mariages s'accroître avec la prospérité des habitants. L'ouvrier honnête ne pense pas à s'unir en vue d'une famille à élever quand l'industrie n'est pas prospère, quand le salaire n'est pas suffisamment rémunérateur pour fournir aux besoins d'un ménage. Nous avons vu après la guerre d'Orient, quand s'ouvrait une ère de paix et de prospérité, le nombre des mariages augmenter considérablement, de 3,847 en 1856, il s'élevait à 5,833 en 1857. Le nombre des mariages est donc soumis à des variations qui dépendent de circonstances particulières (guerre, disette, crises commerciales), mais ces fléaux passés, la compensation s'établit par un accroissement rapide. C'est un avantage réel pour les populations, car l'état de mariage diminue les chances de mortalité, d'aliénation et surtout de criminalité. Il est un grand moralisateur ; il est favorable à la fécondité et plus encore à la vitalité des nouveau-nés ; la statistique prouve, en effet, qu'il meurt plus d'enfants naturels que de légitimes.

MORT-NÉS.

ANNÉES.	POPULATION URBAINE.				POPULATION RURALE.				DÉPARTEMENT.					Rapport aux naissances vivantes. 1 mort-né sur naissances.	Rapport à 1000 naissances vivantes. mort-nés.
	LÉGITIMES.		NATURELS.		LÉGITIMES.		NATURELS.		LÉGITIMES.		NATURELS.		TOTAUX pour le département.		
	garçons.	filles.	garçons.	filles.	garçons.	filles.	garçons.	filles.	garçons.	filles.	garçons.	filles.			Sur 1000 naissances
1860	385	292	135	123	165	85	7	7	550	377	142	130	1199	14,60	68,48
1861	388	300	122	116	142	94	7	5	530	394	129	121	1174	15,37	65,05
1862	331	264	116	102	150	83	7	5	481	347	123	107	1058	16,92	59,76
1863	376	262	136	126	126	103	4	7	502	365	140	133	1140	15,56	64,23
1864	394	263	167	117	159	81	11	8	553	344	178	125	1200	14,80	67,54
TOTAUX.	1874	1381	676	584	742	445	36	32	2616	1827	712	616	5771	15,38	65,01
Rapport aux naissances vivantes.	3255 1 mort-né sur 15,98 naissances vivantes.		1260 1 mort-né sur 9,28 naissances vivantes.		1188 1 mort-né sur 20,68 naissances vivantes.		68 1 mort-né sur 7,089 naissances vivantes.		4443 1 mort-né sur 17,21 naissances vivantes.		1328 1 mort-né sur 9,24 naissances vivantes.				

11

Ce n'est que depuis 1853 que l'inscription des mort-nés est faite à part, c'est-à-dire qu'elle est écartée des naissances et des décès. Il est difficile d'établir à quel moment l'enfant mort-né peut figurer dans les colonnes ouvertes pour recevoir son inscription ; les statistiques officielles comprennent : 1° les enfants morts avant d'avoir respiré ; 2° ceux qui sont morts avant l'inscription sur les registres de l'état civil, c'est-à-dire avant le premier, le second et même le troisième jour après la naissance, puisque la loi accorde trois jours pour la déclaration.

On admet généralement en France 43 mort-nés pour 1,000 naissances vivantes. Dans le département du Rhône nous sommes fort au-dessus de cette moyenne puisque nous atteignons le chiffre de 65 mort-nés pour 1,000 naissances. Mais les grands centres fournissent toujours un chiffre élevé. Nous voyons par nos statistiques que la population urbaine donne 1 mort-né sur 15 naissances et la population rurale 1 sur 20. Cette différence tient évidemment aux conditions de santé généralement moins bonnes dans les villes que dans les campagnes.

Les femmes de la classe ouvrière sont souvent souffreteuses, privées du nécessaire, et cet état de maladie de souffrance pendant la grossesse amène un produit chétif qui naît avant terme ou ne résiste pas aux modifications fonctionnelles qui se produisent chez l'enfant au moment de la naissance.

Parmi les naissances naturelles, on trouve un chiffre plus élevé de mort-nés dans la population urbaine ; il s'élève à 1 mort-né sur 9 naissances vivantes et dans la population rurale à 1 sur 7. On a cru voir dans cette exagération des mort-nés parmi les enfants naturels le résultat de certaines manœuvres criminelles, soit pour provoquer un accouchement prématuré, soit pour éteindre la vie chez l'enfant au moment où il va venir à la lumière.

On comprend quelle réserve il faut apporter dans une opinion qui confirmerait ou appuierait seulement ces suppositions ; mais on a lieu de s'étonner de l'élévation du chiffre des mort-nés parmi les enfants naturels, et, malgré soi, on est conduit à penser qu'il y a, dans ce fait, autre chose que ce qu'offrent les conditions ordinaires. Des résultats analogues ont été constatés dans tous les grandse entres de population, surtout dans les centres manufacturiers.

Nous ne tenons compte dans nos tableaux que des mort-nés déclarés et enregistrés ; il est certain que ce nombre serait de beaucoup dépassé si on y joignait les avortements dissimulés, même après le mi-terme de la grossesse.

DÉCÈS.

ANNÉES.	POPULATION URBAINE.	POPULATION RURALE.	DÉPARTEMENT DU RHÔNE.	RAPPORT A LA POPULATION	RAPPORT A 1000 HABITANTS.
				habitants.	
1860	10499	3981	14480	1 décès sur 45,75	21,80
1861	11347	4190	15537	1 — 42,63	23,40
1862	10571	3768	14339	1 — 46,10	21,60
1863	11089	4161	15250	1 — 43,44	23,00
1864	11822	4170	15992	1 — 41,42	24,10
Totaux......	55328	20270	75598	1 — 43,81	22,82
Rapport à 1000 habitants.......	23,76	20,58	22,82		

Pour établir ce tableau, nous avons agi comme pour les naissances, c'est-à-dire que nous avons divisé le chiffre de la population par le chiffre total des décès de chaque année pour avoir le rapport à la population. Pour obtenir le rapport des décès à 1,000 habitants, nous avons établi la proportion

$$P : D :: 1,000 : \infty.$$

De ce tableau, il résulte que la population rurale est mieux partagée que la population urbaine ; celle-ci compte 23 décès pour 1,000, celle-là n'en compte que 20. Ce fait a déjà été mis en évidence dans d'autres circonstances et il se reproduit invariablement dans tous les pays. Cependant la population urbaine du département du Rhône, malgré l'hygiène défectueuse de certains quartiers de Lyon et des localités où sont groupés les ouvriers, n'est pas mal partagée, attendu que pour toute la France la moyenne des décès oscille entre 23 et 24 pour 1,000 ; nous nous trouvons donc au-dessous de cette moyenne. Nous devons voir dans ce fait une preuve du bien-être général du département ; car les localités pauvres, celles qui sont soumises à des conditions telluriques et météorologiques défavorables fournissent un chiffre de décès relativement plus élevé.

Si nous comparons la mortalité du département du Rhône avec celle d'autres pays, l'avantage sera tout en notre faveur.

D'après M. Boudin (*Géographie médicale*) :

L'Angleterre a 25 décès pour 1,000 habitants.

La Hollande	26	
La Russie	37	
La Prusse	28	
L'Autriche	30	
La Bavière	29	
Bade	34	
Wurtemberg	33	
Saxe	30	
Naples	27	
Piémont	28	
Paris	30	
Moyenne en France	24,35	

DÉCÈS PAR SEXE.

ANNÉES.	MASCULIN.	RAPPORT A 1000.	FÉMININ.	RAPPORT A 1000.	TOTAUX.
1860	7348	22,24	7132	21,47	14480
1861	7622	23,07	7915	23,82	15537
1862	7046	21,33	7293	21,95	14339
1863	7529	22,79	7721	23,24	15250
1864	7887	23,87	8105	24,40	15992
TOTAUX..	37432	22,66	38166	22,98	75598

Ces moyennes se balancent à peu près. Nous verrons tout à l'heure que, dans le premier âge, la mortalité du sexe masculin est de beaucoup supérieure à celle du sexe féminin, mais la compensation s'établit dans l'âge adulte.

DÉCÈS PAR ÉTAT CIVIL.

POPULATION.	185374	131728	13224	174636	130016	25715
	GARÇONS.	HOMMES MARIÉS.	VEUFS.	FILLES.	FEMMES MARIÉES.	VEUVES.
ANNÉES.	DÉCÈS.			DÉCÈS.		
1860	3954	2436	958	3474	2115	1543
1861	4286	2381	955	4282	2057	1576
1862	3806	2351	889	3581	2239	1473
1863	4006	2535	988	3830	2260	1631
1864	3964	2759	1164	3902	2434	1769
	20016	12462	4954	19069	11105	7992
Rapport à 1000	21,59	18,92	65,08	21,83	17,08	58,09

Nous indiquons en tête de ce tableau la population par état

civil comme élément de nos calculs. Pour nos totaux généraux nous avons multiplié par 5 le chiffre de la population et établi la proportion $F : D :: 1,000 : x$.

La mortalité la moins forte porte sur les hommes et les femmes mariés qui sont ordinairement dans l'âge moyen de la vie, où les chances de mort sont le moins nombreuses. Les veufs, au contraire, apportent un coefficient relativement élevé par la raison surtout qu'ils sont plus avancés en âge. Mais l'avantage est pour les veuves, qui bénéficient de près de 1 sur 100 ; nous verrons plus loin que dans l'âge avancé les femmes fournissent à la mort un chiffre moins élevé que les hommes.

TABLEAU RÉCAPITULATIF QUINQUENNAL DE LA MORTALITÉ SELON LES AGES.

AGES.	SEXE MASCULIN.					SEXE FÉMININ.				
	POPULATION TOTALE.	DÉCÈS DANS LA Population urbaine.	Population rurale.	Départem.	Rapport à 1000 hab.	POPULATION TOTALE.	VICÈS DANS LA Population urbaine.	Population rurale.	Départem.	Rapport à 1000 hab.
de 1 jour à 1 an	28705	4236	2269	6505	226,64	26720	2317	1832	5049	188,95
1 an à 5	130555	2976	908	3884	29,74	101850	2998	930	3948	38,76
5 à 10	129280	762	298	1060	8,19	124505	827	328	1155	9,27
10 à 15	131290	445	179	624	4,75	127385	661	303	964	7,56
15 à 20	141645	987	271	1258	8,88	153900	1191	366	1557	10,11
20 à 25	159980	2036	336	2372	14,83	158320	1493	317	1812	11,45
25 à 30	146555	1186	247	1433	9,77	127085	1492	313	1805	14,20
30 à 35	132760	1073	221	1304	9,82	135915	1337	300	1637	12,04
35 à 40	125186	1117	185	1302	10,40	129370	1197	308	1505	11,63
40 à 45	112690	1261	258	1519	13,47	117355	1153	295	1448	12,33
45 à 50	105705	1302	303	1605	15,18	107015	1299	304	1517	14,17
50 à 55	91875	1518	475	1993	21,69	119730	1336	578	1714	14,31
55 à 60	82980	1653	501	2154	25,95	68505	1298	477	1775	25,91
60 à 65	61785	1892	675	2567	41,54	58195	1755	690	2445	42,01
65 à 70	37470	1649	731	2380	63,51	38820	1779	774	2553	65,76
70 à 75	23375	1358	710	2068	88,47	26250	1776	959	2735	104,19
75 à 80	13430	1155	694	1849	137,67	13580	1355	724	2079	149,77
80 à 85	7140	675	506	1181	165,40	5965	930	435	1374	230,34
85 à 90	905	220	164	384	424,30	2185	326	173	499	228,37
90 à 95	295	42	38	80	271,18	410	79	45	124	302,43
95 à 100	20	3	5	8	400,00	105	3	11	14	133,33
100 et au-dessus	»	»	»	1		20	7	1	8	400,00

Nous avons trouvé les éléments de ce tableau dans nos tableaux annuels. Nous avons additionné les chiffres de la mortalité annuelle par groupes d'âges et notre total a été mis en regard du chiffre de la population multipliée par 5 pour chaque groupe d'âges correspondants ; puis nous avons établi la proportion $P : D :: 1,000 : x$.

Ce tableau démontre que, eu égard à son chiffre, la population rurale compte plus de vieillards que la population urbaine et que les femmes offrent plus d'exemples de longévité que les hommes.

Entrant dans les détails relatifs à chaque groupe d'âges, nous verrons que : de un jour à un an, la mortalité est très-considérable ; elle est près de 1 pour 5. En général, le premier mois, la première semaine sont les plus chargés de décès ; plus des 0,7 des décès de la première année ont lieu avant le sixième mois.

La mortalité des nouveau-nés est aujourd'hui, en France, de 18 à 19 pour 100, mais elle est différente suivant les sexes : elle est représentée par 20 pour 100 chez les garçons et 16 seulement chez les filles. Dans le département du Rhône nous sommes un peu au-dessus de cette moyenne, nous avons 22 pour 100 chez les garçons et 18 pour 100 chez les filles.

A partir de la première année la probabilité de mort diminue beaucoup ; au lieu de 223 pour 1000, elle tombe à 29 pour 1000, et elle diminue ainsi successivement chaque année jusqu'à 15 ans pour augmenter, par une progression lente, pendant l'âge adulte jusqu'à l'entrée dans la vieillesse, vers 60 ans.

Dans notre tableau, une période, celle de 20 à 25 ans, fait exception à la règle que nous posons, c'est que l'armée, dont l'effectif figure dans le dénombrement de la population, apporte aussi son contingent de mortalité qui accroît sensiblement le chiffre de la période : il est représenté par 14,83 pour 100. C'est aussi dans cette période que succombent généralement les phthysiques; les fièvres typhoïdes aussi sont plus nombreuses à cet âge de la vie.

Dès l'âge de 60 ans, commence la dernière période de la vie, et les chances de mortalité augmentent alors dans une très-grande proportion. De 55 à 60 ans, on compte 25 décès sur 1,000; de 60 à 65 ans, on en compte 41 pour 1,000, c'est-à-dire que les chances de mort pendant cette période de 5 ans sont de 41 pour 1,000, et elles augmentent de 5 ans en 5 ans jusqu'à l'extrémité de la vie humaine de 80 à 100 ans.

Chez les femmes, en dehors de la première année qui est fort inférieure, le rapport à 1,000 se trouve toujours un peu plus élevé que celui des hommes. Dans la période de 25 à 30 ans, ce rapport s'écarte de l'accroissement successif des autres périodes: il est de 14 pour 1,000. Il a sa raison d'être dans les dangers de la maternité qui se présentent surtout à cet âge.

Les résultats fournis par nos tableaux ne sont pas d'accord, à certains égards, avec des vérités reconnues. Ainsi, il est admis qu'il meurt plus d'hommes que de femmes, que la durée moyenne de la vie est un peu plus grande chez la femme que chez l'homme; que les exemples de longévité les plus nombreux se trouvent dans le sexe féminin. Ces deux dernières assertions sont vraies aussi pour le département du Rhône, mais nous constatons que dans notre période quinquennale la mortalité féminine a été plus considérable que la mortalité masculine. La première est de 38,166, la seconde de 37,432. Est-ce une exception pour cette période? ou bien est-ce que la nature des travaux auxquels les femmes sont soumises, à Lyon surtout, n'est pas en rapport avec leurs forces et hâte leur destruction? Il faudrait de plus nombreux faits pour trancher cette question.

Enfin, le recensement qui va s'effectuer constatera certainement un accroissement de la population, s'il n'y a pas eu
d'émigration, car pendant la période de 5 ans, pour 88,769
naissances nous n'avons eu que 75,598 décès. Différence en
faveur des naissances 13,171.

LYON

Position géographique. —, La ville de Lyon se trouve placée par 45°, 45', 45" de latitude et 2° 29' 10" de longitude èst; son altitude au niveau du sol, devant l'église de Nôtre-Dame-de-Fourvièrés, est de 292 mètres au-dessus de la mer. Prise au niveau de l'étiage du Rhône au pont de la Guillotière, elle est de 163 mètres (1). Assise au confluent de deux cours d'eau considérables, le Rhône et la Saône, cette ville, par son admirable situation, la richesse et l'étendue de son commerce, par le chiffre de sa population, mérite à juste titre le nom de seconde capitale de la France.

Historique. — Vers les derniers temps de César, une discussion survenue dans la ville de Vienne en fit expulser une partie des habitants. Ceux-ci se réunirent aux Allobroges pour assiéger la ville de Vienne, dont ils s'emparèrent. Les vaincus, réfugiés sur la rive droite de la Saône, fondèrent, sur les hauteurs de Fourvières, et sur la pente de la rivière, une nouvelle ville qui fut appelée Lugdunum ou Lucdunum, sous

(1) *Annuaire du bureau des longitudes.*

la direction du général romain Lucius Munatius Plancus. Le noyau de la colonie se composait des Viennois expulsés, des Ségusiens et de soldats vétérans. C'était en l'an 711 de Rome, 41 ans avant J.-C. Peu après, Plancus augmenta la population, en amenant une colonie romaine.

Auguste vint deux fois à Lyon, qu'il combla de ses bienfaits; il y fit construire un palais impérial, un cirque, des bains publics; il fonda un Athénée littéraire et modela l'organisation de la ville sur celle de Rome.

Germanicus était né à Lyon, au Palais-Impérial (emplacement de l'Antiquaille). Claude y naquit aussi; il protégea sa ville natale et lui accorda les mêmes droits qu'à Rome, en l'élevant au rang de municipe. Les aqueducs de Chaponost, de Bonnant, de Saint-Irénée datent de cette époque (47 ans après J.-C.).

Sous Néron, un terrible incendie dévora la ville, qui sortit bientôt de ses cendres aussi brillante qu'avant. Sénèque et Tacite nous ont laissé une description de ce désastre, et, lors de la fondation de l'Hôtel-de-Ville, une peinture fut chargée d'en reproduire les émouvants détails (peinture du grand escalier conduisant au premier étage).

Sous Galba, Othon et Vitellius, la ville eut beaucoup à souffrir de l'occupation des armées qui prétendaient à l'Empire. Vienne avait, en sa voisine, dont la puissance grandissait, une redoutable concurrente; mais ces querelles de rivalités furent terminées par les bons offices de Marseille, qui avait intérêt à voir libre la navigation du Rhône.

Sous les Antonin, la foi chrétienne s'introduisit dans les Gaules. Septime Sévère, vainqueur d'Albin, devant les murs de Lyon, où celui-ci avait été proclamé empereur, fit raser la ville; seul, le temple d'Auguste fut épargné (197 ans après J.-C.).

Comme si Lyon eût pressenti sa destinée future, Mercure,

le dieu du commerce, eut toutes les faveurs des habitants durant les deux premiers siècles ; Mars, Jupiter passaient après lui. Le sacrifice de Taurobole (1) était un des rites religieux les plus solennels.

Au IIe siècle, le christianisme pénétra dans les Gaules et fit des progrès rapides. Saint Pothin fut le premier apôtre qui, envoyé par le pape Anicet, vint accomplir à Lyon et à Vienne sa mission apostolique. Mais en 177, sous Marc-Aurèle, la persécution commença, et saint Pothin fut un des premiers martyrs. Irénée lui succéda ; il fut aussi martyrisé avec 19,000 de ses compagnons, et le christianisme fut chassé de Lyon.

Les troupes d'Aurélien vinrent piller la ville. Proculus y fut proclamé empereur, mais il fut vaincu par Probus, qui le tua. C'est aussi dans Lyon qu'en 353, le tyran Magnentius, vaincu par l'empereur Constance, se donna la mort.

Dans le Ve siècle, Lyon devint la capitale des Burg-hunds en détrônant Vienne. Gondhaire fut le premier roi de ces peuplades ; Gondebaud, son fils, fut chassé de la ville par Clovis et repoussé jusqu'à Avignon, où la paix lui fut accordée. Dès ce moment, ce prince, ami de Clovis, acquit une grande puissance et s'appliqua à créer des lois administratives. La Bourgogne devint un grand royaume et son code porta le nom de loi Gombette. Le premier royaume de Bourgogne finit avec Gondemar, vaincu par les fils de Clovis ; il avait duré 120 ans environ.

Sous les rois Mérovingiens, Lyon changea souvent de maître. Childebert Ier, à la prière du prélat Sacerdos, fonda l'Hôtel-Dieu, ouvert aux malades de tous les pays. Cet établisse-

(1) Dans cette cérémonie, un prêtre, placé dans une fosse, recevait sur la tête et sur les épaules le sang d'un taureau qu'égorgeait un sacrificateur au-dessus de l'orifice de la fosse. Le père Hardoin, jésuite, a cru voir, dans ce sacrifice, l'imitation de celui de la croix.

ment devait plus tard devenir un des plus remarquables en
ce genre.

En 566, un concile, présidé par l'archevêque Nizier, se
tint dans Lyon. On y régla divers points importants de discipline ecclésiastique. Vingt ans après eurent lieu successivement une inondation terrible et une épidémie qui causa d'ef-
froyables ravages.

Vers la première moitié du viiie siècle (732), les Sarra-
zins, qui avaient envahi la France, entrèrent dans Lyon, qui
fut pillé, saccagé et renversé de fond en comble. L'abbaye
d'Ainay, située au confluent du Rhône et de la Saône, et le
monastère de l'Ile-Barbe furent renversés et pillés. Le Forum
de Trajan resta seul des constructions romaines. Karl-Martel
repoussa les Barbares, en délivra le Lyonnais, s'empara des
biens de l'Eglise et les partagea entre ses officiers.

Quelque temps après, les infidèles remontèrent le Rhône et
s'emparèrent de nouveau de Lyon. Ils furent définitivement
chassés par Childébrand, frère de Karl-Martel. Lyon resta
littéralement ruiné. Il fut compris par Charlemagne dans son
testament pour un vingt-et-unième de ses trésors.

L'archevêque Agobard favorisa la rébellion de Lothaire
contre son père, Louis-le-Débonnaire. Louis, vainqueur, par-
donna à son fils et à Agobard. Au milieu de ces désastres la
population était descendue des hauteurs de Fourvières sur les
deux rives de la Saône.

Dans le ixe siècle, sous Bozon, Lyon devint de nouveau la
capitale de la Bourgogne ; mais en 1033, par suite du testament de Rodolphe III, roi de Bourgogne, cet Etat passa fief
impérial, et Lyon devint par ce fait, en suivant les destinées
de la Bourgogne, ville impériale. Le deuxième royaume de
Bourgogne n'avait duré que 134 ans. C'est à cette époque

que fut bâti le château de Pierre-Encise par l'archevêque Burchard (1).

Lyon resta ville impériale pendant trois siècles ; mais l'autorité de l'empereur n'y était que nominale. Le chef véritable était l'archevêque.

Le premier archevêque qui exerça sans conteste le pouvoir temporel fut Burchard. Sous lui, comme sous ses successeurs, régnait l'ignorance la plus profonde.

L'archevêque Humbert Ier fit construire sur la Saône le pont de pierre qui, à cette époque était flanqué de tours de chaque côté, et le palais archi-épiscopal (1070).

Au xiie siècle, la marche de la civilisation se révéla à Lyon par les mœurs, les croyances religieuses et les monuments. Les templiers et les chevaliers de Saint-Jean avaient à Lyon un établissement.

C'est de 1157 que date le pouvoir temporel effectif des archevêques de Lyon, par un acte de Frédéric Barberousse. Cet acte leur concédait le droit de battre monnaie.

Pendant ce temps, la bourgeoisie, méprisée, grandissait dans l'ombre. Les croisades lui firent voir les besoins qu'on avait d'elle, et, depuis ce moment, la noblesse sut un peu mieux l'apprécier. Le clergé, au contraire, rendait tous les jours son joug plus dur. Pourtant la ville grandissait, le commerce y était amené par le passage des croisés, et la bourgeoisie voulut bientôt faire valoir ses droits.

En 1264 elle ouvrit la lutte dans la rue contre les gens de l'archevêque et du chapitre, lutte qui se renouvela plusieurs fois, ensanglanta les rues et cessa par la médiation de Louis IX,

_____

(1) Le château de Pierre-Encise tire son nom du lieu de sa construction sur un rocher que l'on a été obligé de couper pour le passage d'une des quatre voies militaires qu'Aggrippa fit ouvrir dans les Gaules. Le centre des voies était à Lugdunum.

do Philippe-le-Hardy et de Philippe-le-Bel qui finit par réunir Lyon à la France. En 1320, un traité signé par Philippe-le-Long établissait les franchises et consacrait les droits des habitants de Lyon.

A partir de cette époque, la ville s'administra elle-même sous la souveraineté des rois de France, substituée à celle des archevêques, qui conservaient cependant encore la souveraineté sur le château de Pierre-Scize et le droit de lever des troupes pour faire la guerre au-delà du Rhône et de la Saône.

En 1348 la peste noire ravagea Lyon, qui eut, de plus, à supporter sa part des désastres que subit la France après la captivité du roi Jean. Les *Tard-Venus*, troupes sans solde et sans discipline, pillaient tout sur leur passage; ils s'avancèrent sur Lyon, battirent Jacques de Bourbon à Brignais et ravagèrent les environs, sans cependant pénétrer dans la ville (1361). A cette époque, l'activité lyonnaise s'exerça dans la fortification de la ville; ce travail dura deux siècles et ne fut terminé que sous Louis XIII.

Sous Charles VII, les habitants de Lyon, commandés par Humbert de Grolée, se comportèrent vaillamment contre les troupes Anglo-Bourguignonnes. En récompense, le roi leur accorda une troisième foire franche; mais la tranquillité fut bientôt de nouveau troublée par les dissensions de Charles VII et de son fils, le Dauphin, plus tard Louis XI. Celui-ci, à son avènement, envoya à Lyon pour gouverneur Tanneguy-Duchatel, qui déposséda les archevêques de leur autorité sur le château de Pierre-Scize, dont il prit possession. Louis XI s'installa lui-même à Lyon pour surveiller les menées du duc de Bourgogne, Charles le Téméraire.

Charles VIII vint aussi visiter Lyon. C'est pendant ce séjour que se révéla dans un tournoi Bayard, la gloire de la chevalerie française.

Pendant le xvᵉ siècle, Lyon fit de rapides progrès. Le corps consulaire se composait de 12 conseillers ou échevins présidés par le prévôt des marchands, sous le commandement supérieur du gouverneur, nommé par le roi. Ce consulat veillait à la voirie, à la garde de la ville, à l'administration de ses revenus. Le commerce se développait par l'affluence des marchands étrangers et, dès lors, Lyon fut considéré comme une des clefs du royaume.

C'est sous Louis XI qu'une compagnie de tisseurs italiens reçut pour domicile la ville de Lyon. Cette industrie avait été apportée dans le Comtat, par les papes d'Avignon. Les ouvriers qui établirent les premiers métiers eurent de grands priviléges (1466). Vers la même époque, le mûrier fut introduit d'Italie en France et l'imprimerie devint à Lyon une branche de commerce très-florissante. Barthélemy Buyer installa dans cette ville la première imprimerie. La façade de l'église Saint-Jean date aussi du même temps.

Le désastre de Pavie apporta à Lyon sa part de misères; la population, révoltée par la famine, fut maîtresse de la ville pendant plusieurs jours; elle pilla le couvent de l'île Barbe et ne fut réduite que par la force. Cependant de nombreuses aumônes suffirent à nourrir plus de 10,000 personnes abandonnées sur des bateaux. Le reste de ces aumônes servit à fonder l'hospice de la *Charité* (1531), pour les vieillards et les orphelins. Jean Cléberg ou Cléremberg, le bon Allemand (l'homme de la Roche), avait donné une grande partie de sa fortune.

C'est dans le xvιᵉ siècle que Lyon fut dans sa plus brillante époque de développement et de civilisation. Sa fortification fut poussée activement; son commerce s'étendit au Levant, en Allemagne, en Angleterre, en Espagne, en Italie. Deux étrangers, Barthélemy Nariz et Etienne Turquetti, Piémontais, furent autorisés par François Iᵉʳ, en 1536, à établir trois

12

métiers à tisser la soie, et de cette modeste origine, 300 ans plus tard, surgissaient 30,000 métiers et 80,000 ouvriers. En 1554, 12,000 ouvriers étaient déjà employés aux tissus de soie. A cette même époque, le clergé s'éleva à une haute moralité; une école gratuite fut créée par le Consulat, elle prit un grand développement et, en 1565, passa entre les mains des Jésuites. Lyon voit naître Philibert Delorme, architecte qui élève le portail de Saint-Nizier; l'imprimerie fait des progrès rapides; ses produits sont magnifiques, des hommes de lettres surgissent: Clément Marot, Louise Labbé, dite Belle Cordière, qui publie ses poésies, etc.

La longue lutte des habitants contre leurs archevêques avait préparé les esprits à l'invasion des doctrines réformées, qui firent de si rapides progrès, malgré les persécutions ordonnées par François Ier. Sous Charles IX, dans la nuit du 30 avril au 1er mai 1562, les protestants s'emparèrent de la ville, partagèrent le pouvoir consulaire, et le baron des Adrets prit possession du commandement en chef, au nom du prince de Condé. La dévastation des monuments catholiques s'opéra méthodiquement et rien ne fut oublié ni épargné; la civilisation rétrograda sous les excès passionnés d'un zèle outré. Le pouvoir des protestants dura 13 mois, au bout desquels le maréchal de Vieille-Ville rétablit dans Lyon l'autorité royale. La réaction catholique prit alors des proportions énormes; les protestants furent persécutés systématiquement. Ces persécutions furent couronnées par les *Vêpres Lyonnaises*, sept jours après la Saint-Barthélemy (31 août 1572). Cette boucherie, selon de Thou, dépassa tout ce qu'on avait vu ailleurs; il y eut plus de 4,000 victimes. Le gouverneur qui présida à cet acte horrible s'appelait Mandelot. Tous les agents de ce massacre furent bénis par le cardinal des Ursins, envoyé de Grégoire III.

Sous Henri III, après l'assassinat du duc de Guise, Lyon

adhéra à la Ligue et se mit sous la protection du duc de Nemours. Mais ce prince ayant été soupçonné de vouloir faire du Lyonnais un état indépendant, sous la protection de l'Espagne, les échevins l'enfermèrent au château de Pierre-Scize (1593).

L'armée de Henri IV, après l'abjuration du roi, entra de vive force dans Lyon, aidée par les partisans du Béarnais ; elle y fut reçue avec acclamation et rendit à la ville la paix, la liberté et les priviléges. Henri IV réduisit le consulat à 5 membres. A la même époque, les Jésuites furent renvoyés du collége de la Trinité ; mais en 1602, par l'influence du Père Cotton, confesseur du roi, ils furent rétablis. C'est à Lyon que Henri IV eut sa première entrevue avec Marie de Médicis ; ils furent bénis dans l'église Saint-Jean.

Les tissus de soie façonnés furent entrepris à Lyon au commencement du XVIIe siècle, par Claude Dangon.

Louis XIII visita Lyon en 1622. C'est pendant cette visite que mourut saint François de Salles, au couvent de la Visitation. Sous ce règne, après la terrible peste qui fit périr tant de monde, Cinq-Mars et de Thou furent exécutés sur la place des Terreaux (1651). C'est en 1651 que fut posée la première pierre de l'Hôtel-de-Ville, d'après les dessins de Simon Maupin, architecte de Lyon. Ce monument fut terminé en 9 ans. Thomas Blanchet fut chargé des peintures.

Le gouvernement de Louis XIV pesa lourdement sur Lyon. En 20 années, la ville fut imposée de plus de six millions pour contributions extraordinaires. La révocation de l'édit de Nantes (1685) porta un coup terrible au commerce, car les métiers, au nombre de 12,000 furent réduits des deux tiers par l'expulsion des protestants, qui portèrent leur industrie en Suisse, en Prusse et en Angleterre.

En 1711 eut lieu un accident qui aurait passé inaperçu, s'il n'avait eu pour les hôpitaux de la ville de Lyon des

conséquences devenues si avantageuses. Voici le fait : Le
carosse d'une dame de Mazenod, traîné par des chevaux em-
portés, s'engagea sur le pont de la Guillotière, en ce moment
encombré de personnes qui revenaient d'une fête. Tout ce
monde, effrayé, se précipita sur les garde-fous trop faibles
du pont, ils cédèrent et des centaines de personnes furent
précipitées dans le Rhône. La dame Catherine de Mazenod,
veuve de Maurice-Amédée de Servien, pour calmer sa conscience et réparer autant que possible le désastre qu'elle avait
innocemment causé, légua aux hôpitaux de la ville, les terres
de son fief de la *Part-Dieu*, qui ont acquis aujourd'hui tant
de valeur.

Le règne de Louis XIV fut funeste à Lyon, sa population
baissa de 90,000 à 69,000 âmes, son commerce tomba et sa
dette augmenta.

Cependant c'est du xviie siècle que date la plus grande
partie des monuments que Lyon possède aujourd'hui. Les
bâtiments de l'Hôtel-Dieu furent agrandis de 1620 à 1670.
L'horloge astronomique de Nicolas Lippius, de Bâle, fut perfectionnée en 1660. Le palais St-Pierre fut construit en 1667
sur les plans de La Valfinière et sous la direction de l'ab-
besse Albertine de Baulny. C'est aussi au xviie siècle que fut
introduit le tissage des crêpes et des étamines.

Au commencement du xviiie siècle, Octavio Mey inventa le
procédé de lustrage des soies. En 1720 fut fondée une chambre de commerce; en 1745, Soufflot bâtit le Grand-Théâtre
et la façade de l'Hôtel-Dieu, sur le quai du Rhône; en 1775
le pont Morand fut construit par l'architecte de ce nom, et
en 1776, Perrache ou Peyrache, selon M. le docteur Pétrequin, recula le confluent et changea en un quartier, aujourd'hui des plus beaux, l'île marécageuse qui se trouvait
au-dessous d'Ainay.

Quand vint le grand mouvement révolutionnaire, Lyon s'y

associa avec ardeur. Elle eut cependant à subir un siége horrible et ses annales furent marquées par des pages sanglantes.

L'Empire la combla de bienfaits, mais le plus grand dont Lyon jouisse est l'inappréciable invention de Jacquard, cet homme de génie, si longtemps repoussé et dont l'invention fait encore aujourd'hui la gloire et la fortune de Lyon.

Nous entrons ici dans une période récente, féconde en évènements, dont on ne peut parler sans de grands développements que ne comporte pas notre sujet. Tout ce qui va suivre est, du reste, toujours l'histoire de Lyon, mais seulement au point de vue qui intéresse sa salubrité.

EPIDÉMIES QUI ONT DÉSOLÉ LYON DEPUIS SON ANNEXION DÉFINITIVE A LA FRANCE.

En 1347, la peste noire ravagea Lyon; en quelques mois la ville perd 45,000 habitants (1).

La maladie était caractérisée par de la toux, des crachements de sang (péripneumonie), des vomissements, de la diarrhée, des bubons, des anthrax et des pétéchies. Cette peste envahit toute l'Europe.

Au printemps 1564, la peste se déclara à Lyon, où elle a été importée par des marchands venant du Levant; elle dura jusqu'au mois de décembre; 60,000 habitants perdirent la vie.

La même épidémie se montra plusieurs fois encore, de 1581 à 1587, mais avec des caractères et des résultats moins terribles.

En 1628, au mois de septembre, le fléau fit sa réapparition et persista jusqu'à la fin de décembre. Durant ce court laps de temps, 40,000 personnes succombèrent. C'est parmi

---

(1) *Maladies épidémiques.* — OZANAM.

la classe pauvre surtout que la peste exerça ses ravages. A l'occasion de cette épidémie, on créa l'hôpital de la Quarantaine, sur la rive droite de la Saône, vaste charnier dans lequel et autour duquel venaient expirer les nombreuses victimes de la peste et de la misère.

Les exanthèmes livides, les bubons aux aisselles, aux aines,
aux parotides, les abcès gangréneux de la gorge, des vomissements, de la diarrhée, un délire furieux, formaient un cortége de symptômes effrayants, presque toujours terminés par
une mort prompte. L'épidémie n'envahit pas toute la ville;
certains points furent préservés; ainsi les hauteurs de la
Croix-Rousse ne présentèrent aucun cas de peste; une inscription latine, près du sommet de la montée de la Grand-
Côte, rappelle encore la limite où la peste s'arrêta, *Nec ultra*
pestis. Durant l'épidémie, le vent du sud ne cessa de souffler;
les chaleurs de la fin de l'été aidèrent à la propagation du
mal, qui ne finit qu'en hiver.

En 1629, 1631 jusqu'à 1638, la maladie se montra à
plusieurs reprises, mais elle sévit moins cruellement et les
symptômes furent moins graves.

En 1693, une sorte de typhus ou fièvre maligne se déclara
à Lyon. La durée de cette épidémie fut de deux ans, la maladie était bien moins meurtrière que les précédentes
(D' Panthod).

Le xviii° siècle n'offrit pour Lyon aucune maladie épidémique, si ce n'est dans sa dernière année. En 1800, au mois
d'octobre, on vit apparaître une fièvre catarrhale, après un
été très-chaud; l'épidémie fut à son apogée en novembre et
décembre; elle déclina de fréquence et d'intensité en janvier,
et finit en février. On peut caractériser les différentes phases
de cette maladie de la manière suivante : 1° fièvre catarrhale
simple ou bénigne; 2° fièvre simulant une pleuro-pneumonie;
3° fièvre catarrhale rémittente. Cette épidémie prit un carac-

tère assez grave dans les quartiers de St-Nizier et St-Clair. C'est surtout sur les jeunes gens de 18 à 25 ans qu'elle exerça son influence et chez les hommes de 40 à 45 ans. La mortalité ne fut pas considérable, mais elle offrit cette particularité de sévir principalement sur la classe riche (1).

En 1804, une rougeole compliquée de pemphigus fit périr beaucoup d'enfants à Lyon. La petite vérole sévit aussi parmi les enfants et aida beaucoup à la propagation de la vaccine (Bellay, Dr en médecine).

En 1806, épidémie catarrhale. En hiver la maladie prit un caractère ataxique. La même épidémie régnait à Paris, à Narbonne, à Tours, etc., etc., et se compliquait d'inflammation aiguë de poitrine. La saignée réussit très-bien à Paris, tandis qu'à Lyon elle fut loin de présenter les mêmes résultats. Le traitement qui réussit le mieux, à Lyon, consistait dans l'emploi de l'émétique à dose vomitive, administrée du quatrième au cinquième jour. Des boissons toniques, la décoction de quinquina, les lavements avec l'infusion de camomille, les vésicatoires. L'épidémie, très-violente au commencement de février, diminue vers la fin du mois, pour reparaître plus grave et plus commune en mars; vers la fin de juin, épidémie bénigne de rougeole parmi les enfants (Dr Bellay).

En mars 1807, épidémie de variole très-grave; toute la ville en était infectée. Le chiffre des morts s'éleva au 1/30 des malades.

En 1808, ophthalmie catarrhale épidémique très-bénigne.

En 1811, épidémie de variole très-meurtrière; mais elle ne prit pas une extension considérable, le chiffre des varioleux resta dans des limites assez restreintes. Vers le mois de juillet, survinrent des diarrhées et des fièvres bilieuses ady-

(1) *Mémoire sur le catarrhe épidémique à Lyon* (GILIBERT).

namiques, quelques cas de coqueluche, de scarlatine. On re-
marqua la production du typhus des prisons, dans le quartier
de la ville où logèrent les prisonniers de guerre. Grâce aux
mesures bien dirigées de l'administration, la maladie ne
prit pas d'extension.

En 1810 et 1811, le croup sévit à Lyon; il commença en
septembre 1810 et dura jusqu'à la fin de février 1811.

En 1814, il y eut à Lyon une épidémie d'ergotisme gangréneux, causé par une maladie du blé aujourd'hui bien
connue.

En 1819, pendant l'automne, on vit apparaître une épidémie d'héméralopie; 50 soldats suisses furent traités à l'Hôtel-
Dieu pour cette affection. La maladie fut sans gravité; elle
avait une durée moyenne de huit à dix jours.

En 1832, le choléra qui ravagea la France épargna Lyon.
Il en fut de même en 1834.

En 1849, une commission de médecins fut envoyée à Paris
pour étudier le choléra épidémique, en vue de l'invasion
probable du fléau à Lyon. Il existe sur ce sujet un rapport
de M. Monfalcon, qui faisait partie de la commission. Le
choléra se montra à Lyon, mais dans des proportions très-
modérées, quelques cas dans la population civile et 90 cas à
l'Hôpital-Militaire. On ne saurait trouver dans ce petit nombre de cholériques des éléments suffisants pour placer Lyon
parmi les villes que le choléra épidémique a ravagées.

M. le Dr Monfalcon (1) s'exprime en ces termes au sujet
des épidémies de Lyon et des environs : « Il y a peu d'épidé-
« mies dans les communes du département. Depuis vingt-
« deux ans que le conseil de salubrité existe, nous n'avons
« pas eu à nous occuper de ces fléaux des populations. » Puis
il signale une fièvre grave qui a éclaté aux environs de

(1) *Hygiène de Lyon*, 1846.

Duerne, au château de la Buire, et dans quelques autres communes, sans que la maladie lui paraisse mériter le nom d'épidémie.

En 1837, la grippe se montra à Lyon, vers la fin de janvier; elle s'offrit avec les mêmes caractères dans toute la France. Certainement, cette affection, à cause du nombre des malades, témoigne d'une influence générale bien marquée et mérite le nom d'épidémie; mais on ne peut s'empêcher de la dire bénigne, à cause du petit nombre de victimes.

Somme toute, en dehors de l'invasion de la peste aux xive et xviie siècles, fléau terrible qui exerça ses ravages sur une grande partie de l'Europe, Lyon ne présente que des épidémies bénignes. Le choléra asiatique lui-même semble avoir épargné cette ville, tant l'atteinte a été légère.

Maladies endémiques. — La ville de Lyon offre-t-elle des maladies ou une maladie endémiques? L'assiette de cette ville au confluent de deux grands cours d'eau, les mares que les inondations plus ou moins régulières, plus ou moins considérables laissent chaque fois dans les environs de la Saône ou du Rhône, le voisinage des Dombes, doivent faire pressentir une réponse affirmative. Nous dirons plus tard les quartiers où les fièvres intermittentes se montrent le plus fréquemment. Mais en dehors de ces atteintes de fièvres intermittentes régulières, presque toutes les affections de cette ville empruntent au génie périodique de la fièvre intermittente un cachet particulier qui explique le succès de l'emploi du sulfate de quinine, dans beaucoup de cas qui paraissent étrangers à la fièvre intermittente paludéenne. Ce fait de remarque clinique m'a été signalé par beaucoup de confrères qui exercent à Lyon depuis de longues années.

Le goître est endémique dans certaines parties du département. Dans quel rapport de causalité cette affection se trouve-t-elle avec la constitution du sol, avec la nature des eaux ou l'atmosphère? La question est aujourd'hui encore fort obscure; des faits contradictoires ont été opposés, et l'on est obligé d'attendre de nouveaux travaux sur ce point important d'endémiologie. Nous avons parlé plus haut des goîtreux devant les conseils de révision et des localités où cette affection est surtout commune.

MÉTÉOROLOGIE.

La météorologie a une grande importance non seulement pour l'agriculteur, pour le marin, mais encore pour le médecin, car on ne peut nier l'influence des variations atmosphériques sur la santé. Depuis la plus haute antiquité on attribue à cette influence la production d'un grand nombre de maladies. Pour n'en citer qu'un exemple, n'est-il pas admis que le froid humide est la principale cause des affections rhumatismales? Est-il nécessaire, au point de vue médical, de revenir à des données exactes pour apprécier l'importance des variations atmosphériques, et ne peut-on pas se contenter d'une approximation plus ou moins éloignée comme chaleur, humidité, chaud-humide, chaud-sec, froid-humide, froid-sec, qui sont les expressions dont les auteurs anciens se sont généralement servi pour caractériser certaines varations atmosphériques? Quand il s'agit de la pratique de la médecine, on peut à la rigueur se contenter de ces données approximatives; mais nous croyons que dans les grandes questions qui dominent la physiologie et la population d'un pays, dans toutes les questions d'hygiène publique, on ne saurait trop apporter de soin à la recherche des documents vraiment scientifiques. Pourquoi, du reste, se borner à une approximation, quand il est possible d'arriver à l'exactitude? Il est inutile de faire remarquer combien les données qui sont fournies par nos sens sont sujettes à erreur : les sensations de chaleur, d'humidité sont subordonnées aux dispositions particulières de notre organisme. Nos sens sont presque toujours de mauvais appréciateurs, et les impressions varient pour chaque individu. Nous pensons donc que des études météorologiques exactes sont nécessaires au médecin, surtout pour les questions de pathologie générale et d'hygiène publique.

Est-il possible, dans l'état actuel des sciences, d'établir d'une manière rigoureuse le lien de cause à effet, qui unit tel état atmosphérique à tel état pathologique, ou au moins de faire la part qui incombe à l'influence atmosphérique ? Nous sommes obligés de répondre par la négative. Mais des efforts scientifiques se produisent de toutes parts ; on organise des observatoires météorologiques dans les chefs-lieux de canton, dans un grand nombre de communes de l'Empire, et nous sommes convaincus qu'un jour viendra où la médecine pourra déterminer avec exactitude l'influence qui revient à tel ou tel état atmosphérique dans l'étude des constitutions médicales, et que cette connaissance fera naître des indications thérapeutiques spéciales.

L'air atmosphérique est un fluide pesant, transparent, insipide et inodore, composé de :

Rapports exacts : { oxigène, 20 81 / azote, 79 19	Oxigène, 21 } 100 / Azote, 79	
Vapeur d'eau, de 6 à 9 millièmes.	Acide carbonique, des traces.	
Acide carbonique, de 3 à 6 millièmes.		

plus, des agents pondérables ou impondérables, tels que la vapeur d'eau, l'électricité, la lumière, la chaleur.

Outre ces éléments, que l'on pourrait appeler fondamentaux, l'air renferme souvent des gaz qui peuvent en vicier la composition normale, soit dans un espace considérable, comme aux environs des marais, soit dans une étendue très-restreinte, comme l'intérieur des habitations.

Les viciations atmosphériques par des produits gazeux accidentels, comme ceux qui sont le résultat de la respiration des êtres, de la fermentation des matières végétales ou animales, seront l'objet d'une étude particulière quand nous nous occuperons de la ville, des habitants, des établissements insalubres, etc....

Nous nous bornerons ici aux études météorologiques proprement dites : pression de l'air, chaleur, électricité, hygrométrie, pluviométrie et ozonométrie.

Toutes les observations météorologiques qui font la base de ce travail ont été recueillies à l'Observatoire de Lyon et publiées dans les Mémoires de l'Académie de cette ville. Qu'il nous soit permis de payer ici notre tribut de reconnaissance à M. Drian, ingénieur civil, attaché à l'Observatoire ; sa science, si obligeamment mise à notre disposition, a beaucoup facilité notre tâche. Le soin consciencieux et éclairé apporté par M. Drian dans toutes ses observations est un sûr garant de leur exactitude (1).

(1) L'Observatoire de Lyon est placé au centre de la ville, au-dessus de la chapelle du Lycée impérial, à 195 m. 45 au-dessus du niveau de la mer.

BAROMÉTRIE.

ANNÉE 1855.

	MINIMUM DU MOIS.	MAXIMUM DU MOIS.	MOYENNE A 9 HEURES DU MATIN.	OSCILLATION MENSUELLE.
Décembre 1854........	735,2	759,9	747,6	20,0
Janvier 1855........	734,5	759,9	748,1	27,0
Février —	718,2	747,3	737,1	22,7
Moyenne de l'hiver.....			744,2	23,2
Mars —	718,3	750,1	738,4	21,6
Avril —	738,6	750,6	744,8	17,7
Mai —	733,1	749,6	741,6	16,1
Moyenne du printemps.			741,6	18,4
Juin —	338,5	752,5	745,8	11,4
Juillet —	735,4	750,7	745,2	11,3
Août —	742,8	751,0	747,2	23,3
Moyenne de l'été......			746,1	18,6
Septembre —	735,0	752,1	746,0	12,7
Octobre —	726,3	754,6	741,5	11,8
Novembre —	733,2	751,7	744,1	19,7
Moyenne de l'automne.			743,9	14,7
Moyenne de l'année....	732,4	752,6	Moyenne des max. et des min., 749,5	

ANNÉE 1856.

	MINIMUM DU MOIS.	MAXIMUM DU MOIS.	MOYENNE A 9 HEURES DU MATIN.	OSCILLATION MENSUELLE.
Décembre 1855........	735,0	755,0	745,0	20,0
Janvier 1856........	724,4	751,5	738,5	27,1
Février —	732,9	758,1	747,4	25,2
Moyenne de l'hiver.....			743,6	24,1
Mars —	736,7	754,2	745,6	17,5
Avril —	732,0	749,7	740,6	17,5
Mai —	732,9	749,4	741,5	16,5
Moyenne du printemps.			742,6	17,2
Juin —	741,0	752,4	746,7	11,4
Juillet —	739,2	750,5	746,4	11,3
Août —	726,5	749,8	744,4	23,3
Moyenne de l'été..			745,8	15,3
Septembre —	733,6	753,3	744,1	19,7
Octobre —	742,5	756,3	750,1	13,8
Novembre —	731,2	755,8	747,1	24,6
Moyenne de l'automne.			747,1	19,4
Moyenne de l'année....	734,0	753,0	Moyenne des max. et des min., 743,5	

BAROMÉTRIE.

ANNÉE 1857.

	MINIMUM DU MOIS.	MAXIMUM DU MOIS.	MOYENNE A 9 HEURES DU MATIN.	OSCILLATION MENSUELLE.
Décembre 1856........	748,3	762,0	756,4	13,7
Janvier 1857........	745,5	759,7	754,4	14,2
Février —	735,5	750,4	744,9	16,9
Moyenne de l'hiver....			751,9	14,6
Mars —	730,2	756,0	743,4	25,8
Avril —	734,7	750,6	744,1	15,9
Mai —	732,5	752,5	744,8	20,0
Moyenne du printemps.			744,0	20,6
Juin —	741,7	751,0	746,6	9,3
Juillet —	739,1	749,1	745,0	10,0
Août —	741,7	750,1	745,4	8,4
Moyenne de l'été......			745,7	9,2
Septembre —	743,8	753,3	748,1	9,5
Octobre —	737,1	753,3	745,9	16,2
Novembre —	727,4	753,4	741,8	16,0
Moyenne de l'automne..			745,3	17,2
Moyenne de l'année....	737,9	753,4	Moyenne des max. et des min.,	745,6

ANNÉE 1858.

	MINIMUM DU MOIS.	MAXIMUM DU MOIS.	MOYENNE A 9 HEURES DU MATIN.	OSCILLATION MENSUELLE.
Décembre 1857........	748,3	762,0	756,4	13,7
Janvier 1858........	745,5	759,7	754,4	14,2
Février —	733,5	750,4	744,9	16,0
Moyenne de l'hiver....			751,9	14,6
Mars —	730,2	756,0	743,4	25,8
Avril —	734,7	750,6	744,1	15,9
Mai —	732,5	752,5	744,6	20,0
Moyenne du printemps.			744,0	20,6
Juin —	741,7	751,0	746,6	9,3
Juillet —	739,1	749,1	745,0	10,0
Août —	741,7	750,1	745,4	8,4
Moyenne de l'été......			745,7	9,2
Septembre —	743,8	753,3	748,1	9,5
Octobre —	737,1	753,3	745,9	16,2
Novembre —	727,4	753,4	741,8	16,0
Moyenne de l'automne.			745,3	17,2
Moyenne de l'année...	737,9	753,4	Moyenne des max. et des min.,	745,6

BAROMÉTRIE.

	MINIMUM DU MOIS	MAXIMUM DU MOIS.	MOYENNE A 9 HEURES DU MATIN.	OSCILLATION MENSUELLE.
ANNÉE 1859.				
Décembre 1858........	740,8	752,0	747,3	11,2
Janvier 1859........	740,4	764,5	753,8	24,1
Février —	732,8	757,4	748,9	24,6
Moyenne de l'hiver....			750,0	19,9
Mars —	730,9	757,2	748,4	26,6
Avril —	730,3	754,1	742,0	23,8
Mai —	733,8	745,9	741,0	12,1
Moyenne du printemps.			743,8	20,7
Juin —	733,5	750,4	743,9	14,9
Juillet —	742,8	751,4	747,8	8,6
Août —	742,2	748,3	745,7	6,1
Moyenne de l'été......			745,8	9,9
Septembre —	731,8	753,1	745,8	21,3
Octobre —	729,3	753,7	741,8	24,4
Novembre —	735,0	755,9	747,8	20,9
Moyenne de l'automne..			745,1	22,2
Moyenne de l'année....	735,5	753,7	Moyenne des max. et des min., 744.6	
ANNÉE 1860.				
Décembre 1859........	725,4	756,6	743,3	31,2
Janvier 1860........	727,3	759,0	743,8	31,7
Février —	731,1	753,9	744,7	22,8
Moyenne de l'hiver			743,7	28,6
Mars —	733,4	755,1	745,5	21,7
Avril —	735,6	748,9	742,3	13,3
Mai —	738,0	751,2	744,9	13,3
Moyenne du printemps.			740,9	16,1
Juin —	736,1	747,9	743,7	11,8
Juillet —	740,5	752,9	745,2	12,4
Août —	734,4	750,8	744,5	16,4
Moyenne de l'été......			744,5	13,5
Septembre —	735,9	750,0	744,2	14,1
Octobre —	737,1	754,6	749,5	17,5
Novembre —	731,3	750,6	742,1	19,3
Moyenne de l'automne..			745,2	16,9
Moyenne de l'année...	733,8	752,7	Moyenne des max. et des min., 743,2	

BAROMÉTRIE.

ANNÉE 1861.

	MINIMUM. DU MOIS.	MAXIMUM DU MOIS.	MOYENNE A 9 HEURES DU MATIN.	OSCILLATION MENSUELLE.
Décembre 1860........	721,5	752,2	738,1	30,7
Janvier 1861........	739,5	760,3	749,5	20,8
Février —	734,3	758,8	745,0	24,5
Moyenne de l'hiver.....			744 2	25,3
Mars —	733,4	755,0	745,0	21,6
Avril —	736,6	752,3	745,5	15,7
Mai —	739,3	753,1	745,2	13,8
Moyenne du printemps.			745,2	17,0
Juin —	737,8	750,2	744,8	-12,4
Juillet —	735,4	750,7	744,1	15,3
Août —	742,7	752,0	748,4	9,3
Moyenne de l'été......			745,5	12,3
Septembre —	738,1	751,1	745,9	13,0
Octobre —	737,9	750,9	746,4	13,0
Novembre —	735,3	757,4	744,8	22,1
Moyenne de l'automne..			745,7	16,0
Moyenne de l'année....	735,9	753,6	Moyenne des max. et des min., 744,7	

ANNÉE 1862.

	MINIMUM. DU MOIS.	MAXIMUM DU MOIS.	MOYENNE A 9 HEURES DU MATIN.	OSCILLATION MENSUELLE.
Décembre 1861........	739,2	754,4	748,8	15,2
Janvier 1862........	738,6	753,0	745,7	14,4
Février —	736,5	757,4	746,7	20,9
Moyenne de l'hiver....			747,0	16,8
Mars —	726,0	749,1	739,7	23,1
Avril —	739,4	749,4	745,6	10,0
Mai —	736,1	751,7	744,7	15,6
Moyenne du printemps.			743,3	16,2
Juin —	737,4	743,3	744,4	5,9
Juillet —	736,2	752,1	745,3	15,9
Août —	741,4	749,6	744,7	8,2
Moyenne de l'été......			744,8	10,0
Septembre —	739,6	750,7	745,4	11,1
Octobre —	738,5	755,4	747,4	16,9
Novembre —	727,7	750,0	741,8	22,3
Moyenne de l'automne..			744,9	16,7
Moyenne de l'année....	736,3	751,3	Moyenne des max, et des min., 743,8	

BAROMÉTRIE.

ANNÉE 1863.

	MINIMUM DU MOIS.	MAXIMUM DU MOIS.	MOYENNE A 9 HEURES DU MATIN.	OSCILLATION MENSUELLE.
Décembre 1862........	735,6	760,7	749,8	25,1
Janvier 1863........	731,1	760,5	746,3	23,4
Février — ...	748,4	757,9	754,2	9,5
Moyenne de l'hiver....			750,1	21,3
Mars —	727,4	754,7	743,4	27,3
Avril —	739,4	754,5	745,7	15,1
Mai .	735,8	751,0	743,9	15,2
Moyenne du printemps.			744,3	19,2
Juin —	738,8	750,7	745,5	11,9
Juillet —	741,4	752,6	746,6	11,2
Août —	738,4	750,5	746,2	12,1
Moyenne de l'été......			746,1	11,7
Septembre —	728,0	752,7	746,1	24,7
Octobre —	735,5	752,0	744,3	16,5
Novembre —	732,7	758,1	749,1	25,4
Moyenne de l'automne..			746,5	22,2
Moyenne de l'année....	736,0	754,6	Moyenne des max. et des min.,	745,3

ANNÉE 1864

	MINIMUM DU MOIS.	MAXIMUM DU MOIS.	MOYENNE A 9 HEURES DU MATIN.	OSCILLATION MENSUELLE.
Décembre 1863........	739,5	758,4	751,9	18,9
Janvier 1864........	738,5	757,6	751,8	19,1
Février —	730,1	756,3	740,4	26,2
Moyenne de l'hiver....			748,0	21,4
Mars —	725,3	755,3	739,4	30,0
Avril —	739,6	748,7	745,9	9,1
Mai —	736,0	749,5	744,0	13,5
Moyenne du printemps.			743,1	17,5
Juin —	738,0	753,0	746,1	15,0
Juillet —	741,9	751,9	745,9	10,0
Août —	737,0	752,4	746,7	15,4
Moyenne de l'été......			746,2	13,4
Septembre —	739,2	752,9	747,4	13,7
Octobre —	727,3	748,7	741,1	21,4
Novembre —	726,4	754,7	742,6	28,3
Moyenne de l'automne.			743,7	21,1
Moyenne de l'année...	734,9	753,2	Moyenne des max. et des min.,	744,0

HAUTEUR BAROMÉTRIQUE (Moyen. des saisons) à 9 heures du matin (réduit à zéro).					MOYENNE ANNUELLE DU BAROMÈTRE ET AMPLITUDE DES OSCILLATIONS.		
ANNÉES.	HIVER.	PRINTEMPS.	ÉTÉ.	AUTOMNE.	ANNÉES.	BAROMÈTRES.	AMPLITUDE DES OSCILLATIONS.
1855	744 2	741 6	746 1	743 9	1855	742 5	20 9
1856	743 6	742 6	745 8	747 1	1856	743 5	19 0
1857	745 1	742 6	746 1	745 9	1857	743 8	19 4
1858	751 9	744 0	745 7	745 3	1858	745 6	15 4
1859	750 0	743 8	745 8	745 1	1859	744 6	18 2
1860	743 7	740 9	744 5	745 2	1860	743 2	18 8
1861	744 2	745 2	747 5	745 7	1861	744 7	17 6
1862	747 0	743 3	744 8	744 9	1862	743 8	14 9
1863	750 1	744 3	746 1	746 5	1863	745 6	18 6
1864	748 0	743 1	746 2	743 7	1864	744 0	18 1
Moyenne des saisons...	746 7	743 1	745 8	745 3	Moyenne de 10 ans....	744 1	18 1

En moyenne, une colonne de mercure haute de **761ᵐ, 55**, et placée au bord de la mer, fait équilibre à la pression atmosphérique (KÆEMTZ, page 258, *Météorologie*), le baromètre étant à 0.

Le baromètre éprouve des variations diurnes régulières ; il baisse de midi à 3 ou 5 heures, moment du minimun, il remonte jusqu'à 11 heures du soir, moment du maximun. Il existe un deuxième minimum à 4 heures du matin et un deuxième maximum de 9 à 10 heures du matin. Outre ces variations régulières qui paraissent dues à l'action calorique du soleil, le baromètre oscille sous l'influence de l'état de l'atmosphère. Il indique son degré de pression, il monte ou

HAUTEUR BAROMÉTRIQUE (Moyen. des saisons) a 9 heures du matin (réduit à zéro).					MOYENNE ANNUELLE DU BAROMÈTRE ET AMPLITUDE DES OSCILLATIONS.		
ANNÉES.	HIVER.	PRINTEMPS.	ÉTÉ.	AUTOMNE.	ANNÉES.	BAROMÈTRES.	AMPLITUDE DES OSCILLATIONS.
1855	744 2	741 6	746 1	743 9	1855	742 5	20 9
1856	743 6	742 6	745 8	747 1	1856	743 5	19 0
1857	745 1	742 6	746 1	745 9	1857	743 8	19 4
1858	751 9	744 0	745 7	745 3	1858	745 6	15 4
1859	750 0	743 8	745 8	745 1	1859	744 6	18 2
1860	743 7	740 9	744 5	745 2	1860	743 2	18 8
1861	744 2	745 2	747 5	745 7	1861.	744 7	17 6
1862	747 0	743 3	744 8	744 9	1862	743 8	14 9
1863	750 1	744 3	746 1	746 5	1863	745 6	18 6
1864	748 0	743 1	746 2	743 7	1864	744 0	18 1
Moyenne des saisons...	746 7	743 1	745 8	745 3	Moyenne dé 10 ans....	744 1	18 1

En moyenne, une colonne de mercure haute de 761ᵐ,55, et placée au bord de la mer, fait équilibre à la pression atmosphérique (KÆEMTZ, page 258, *Météorologie*), le baromètre étant à 0.

Le baromètre éprouve des variations diurnes régulières ; il baisse de midi à 3 ou 5 heures, moment du minimun, il remonte jusqu'à 11 heures du soir, moment du maximun. Il existe un deuxième minimum à 4 heures du matin et un deuxième maximum de 9 à 10 heures du matin. Outre ces variations régulières qui paraissent dues à l'action calorique du soleil, le baromètre oscille sous l'influence de l'état de l'atmosphère. Il indique son degré de pression, il monte ou

nomène, quoiqu'en général l'air mouvementé détermine une
pression moins forte que l'air calme.

La hauteur barométrique moyenne pendant dix années, à
Lyon, de 1854 à 1864 inclus, nous donne 744, 1 — observation à 9 heures du matin. Si nous examinons la hauteur barométrique moyenne dans les saisons d'hiver et d'été pendant
le même laps de temps :

Nous trouvons pour l'hiver. 746, 7

—   pour l'été. 745, 8

L'amplitude des oscillations barométriques donne pour
moyenne des dix années, 18, 1.

Il résulte des calculs de M. Drian et de Kaemtz (*Météorologie*, page 277), que la ville de Lyon se trouve placée sur la
même ligne isobarométrique que Montpellier, Turin et Man-
toue.

En parcourant les tableaux que nous avons établis, on
voit que les amplitudes des oscillations barométriques mensuelles sont plus grandes pendant l'hiver que pendant l'été ;
cependant il se produit souvent une exception au mois d'août
ou dans les mois adjacents, c'est l'époque des orages. Les
mois de mai, de juin, de juillet, de septembre offrent des oscillations peu considérables. La cause de ces phénomènes doit
être attribuée à une répartition plus égale de calorique solaire,
de là des variations moins accentuées dans les vagues atmosphériques et dans les vents dominants, qui soufflent presque
toujours d'une manière modérée. Si l'abaissement de la colonne barométrique précède ordinairement la pluie, on doit
attribuer cette coïncidence à la position particulière de l'Europe. C'est ordinairement par les vents d'ouest ou du sud-
ouest que la pluie nous arrive ; ces vents sont aussi les plus
chauds et ceux qui font le plus baisser la colonne barométrique.

Quand de grands et rapides mouvements s'opèrent dans l'air, il en résulte des tempêtes, le baromètre oscille et baisse rapidement pour remonter de même. Ces oscillations caractéristiques se renouvellent à de courts intervalles, elles sont irrégulières et souvent très prononcées ; elles sont la conséquence de l'inégalité de pression déterminée par le mouvement onduló et rapide de l'air. Ordinairement les grandes tempêtes sont annoncées par de grandes dépressions de la colonne barométrique, d'une instabilité remarquable.

ACTION DE LA PRESSION ATMOSPHÉRIQUE SUR L'ORGANISME HUMAIN.

Un homme adulte de taille moyenne supporte une pression évaluée à 17,900 kilogrammes ; c'est la pression atmosphérique représentée par une colonne de mercure de 756 millimètres. Comme cette pression se produit également dans tous les sens, il en résulte que les forces opposées étant égales se neutralisent et que nous n'avons nullement conscience du poids que nous supportons. Ce fait se produit au niveau de la mer, mais la pression atmosphérique augmente ou diminue suivant qu'on s'enfonce dans les entrailles de la terre ou qu'on s'élève dans l'air. Comme on ne pénètre qu'exceptionnellement à des profondeurs qui dépassent 5 à 600 mètres et que les effets de la pression ne sont pas considérables à ce niveau, les phénomènes qui se produisent ont été peu connus jusqu'au jour où M. le docteur Pravas, un Lyonnais, et M. Tabarié, ont fait des expériences dans une cloche à condenser l'air pour avoir une idée de ce qui arriverait sous une pression un peu considérable et où probablement on n'atteindra jamais en s'enfonçant sous terre. Sous une vaste cloche, contenant de l'air comprimé à une atmosphère et demie au moyen d'une machine foulante, les individus soumis à l'expérience sont restés 1/2 heure et ont éprouvé d'abord une

gêne dans les oreilles due au refoulement de dehors en dedans
de la membrane du tympan ; mais bientôt l'équilibre s'est
rétabli et tout malaise a cessé. Le pouls a diminué de quelques pulsations, la respiration s'est ralentie, mais est devenue
plus large, plus profonde, les mouvements ont été rendus plus
faciles,

On a poussé beaucoup plus loin la compression de l'air ;
des ouvriers ont travaillé sous une pression de 3 et 4 atmos-
phères ; mais ce n'est pas ici le lieu d'examiner le résultat de
ces expériences, elles ne se rattachent pas directement à la
question qui nous occupe. Il n'en est pas de même de la diminution de pesanteur de l'air ; elle offre des phénomènes dont
la constatation est plus facile, même dans les circonstances
ordinaires de la vie, et, dans ce cas, les effets que l'on observe
sont la conséquence du fait général suivant.

L'air étant moins dense et plus raréfié, contient sous le
même volume une moins grande quantité d'oxigène ; on est
donc obligé, pour absorber la quantité d'oxigène nécessaire à
la combustion du carbone dans l'acte de la respiration, de
répéter plus fréquemment les inspirations ; cette plus grande
fréquence de la respiration explique toutes les autres modifications organiques et fonctionnelles que nous allons indiquer.

Diminution de la pression atmosphérique. — Quand on
diminue d'un quart d'atmosphère la pression de l'air, on
ressent une douleur aux oreilles analogue à celle qui est
produite par la compression, la membrane du tympan est
distendue de dedans en dehors ; la respiration est gênée, les
inspirations sont courtes et fréquentes. Au bout de 15 à 20
minutes tous les vaisseaux superficiels sont distendus. C'est le
contraire de ce qui arrive dans les bains d'air comprimé où
la circulation veineuse profonde est activée ; le pouls est plein,
fréquent ; les paupières sont distendues, tuméfiées ; on voit

quelquefois se produire des hémorrhagies ; la peau est chaude, sudorable, il y a tendance aux syncopes ; l'activité musculaire est diminuée. Lorsqu'on gravit de hautes montagnes, on voit se produire des phénomènes analogues à ceux que nous venons d'énoncer ; seulement, comme l'ascension se fait lentement et graduellement, il n'en résulte pour l'organisme aucun inconvénient appréciable, si on ne dépasse pas certaine altitude. Mais les choses se passent différemment quand on s'élève dans un aérostat ou sur de très-hautes montagnes. Gay-Lussac qui, le 20 fructidor an XII, s'est élevé en ballon à une hauteur de 7,000 mètres, a fait connaître d'une manière très-exacte et très-émouvante ses diverses sensations.

Dans les ascensions sur les hautes montagnes, on voit se développer les mêmes accidents ; la lassitude musculaire est surtout très-marquée ; on éprouve un malaise général qui force à s'arrêter à chaque instant pour se reposer, et si l'on s'assied, le sommeil survient bientôt, la respiration est accélérée, le sang sort quelquefois par les narines ; les lèvres sont rouges, saignantes, ainsi que les gencives, la conjonctive oculaire est très-congestionnée ; la soif est vive, ardente, la bouche sèche ; le froid se fait aussi plus vivement sentir. A tous ces accidents on peut encore joindre la céphalalgie, les éblouissements, les vertiges et les tintements d'oreille. En même temps la voix se fait entendre avec difficulté à quelques pas. Ces phénomènes ne se produisent pas avec la même intensité sur tous les individus ; ils varient avec les constitutions, peu cependant.

Mais tous ces accidents disparaissent par l'habitude et une sorte d'acclimatement dans les lieux élevés. Tous les habitants des hautes montagnes voient survenir dans leurs habitudes des modifications physiologiques qui s'harmonisent avec le milieu raréfié au sein duquel ils vivent. Leur appétit est vif, la digestion rapide, la respiration et la circulation deviennent normalement accélérées, la fatigue est presque nulle ; l'ascension se fait facilement ; la voix se fait entendre à de grandes distances, l'exercice musculaire est bien supporté. C'est pour ces raisons que les guides, dans les montagnes, se montrent si vigoureux, si aptes à toutes les fatigues et si supérieurs par la force aux hommes plus vigoureux en apparence, mais non acclimatés aux influences des montagnes.

Ajoutons comme conséquence de ce que nous venons de dire que l'air vif et moins dense des montagnes est pernicieux pour les individus atteints d'affections des organes respiratoires ou circulatoires, et qu'il convient pour reconstituer des tempéraments altérés par le lymphatisme, surtout si on y joint une nourriture convenablement fortifiante.

Les différents degrés de la pression atmosphérique ont donc des effets très-marqués sur l'organisme, non seulement dans les situations extrêmes dont nous venons de parler, mais encore dans les conditions ordinaires de la vie. Il est, en effet, presque toujours facile de constater par nos sensations les effets des oscillations barométriques même peu marquées. Au jeune âge, ces effets passent à peu près inaperçus, mais dans l'âge mûr et dans la vieillesse surtout cette influence devient parfaitement appréciable ; les malades sont également plus sensibles aux modifications de l'atmosphère. Ainsi, lorsque, à Lyon, le baromètre descend de 740 à 732^{mm}, le corps éprouve une lassitude générale bien marquée. On traduit cette sensation en disant qu'on se sent lourd ; tout travail nécessitant de vigoureuses contractions musculaires devient pénible et détermine une sueur plus ou moins abondante et une congestion manifeste des vaisseaux sanguins superficiels, la tête est pesante, le cerveau fonctionne mal, le pouls est plein, fréquent, la respiration est accélérée, le corps éprouve un malaise général indéfinissable. C'est ordinairement à l'approche des orages, quo cette *action atmosphérique* se produit.

Quand, au contraire, la colonne mercurielle s'élève à 756 et 760^{mm}, la respiration est large, profonde, elle se développe avec une sensation de bien-être tout particulier, on dirait qu'on aspire la vie, on se sent disposé à la marche, une vigueur plus grande se montre dans le système musculaire ; tous les mouvements sont faciles, le cerveau est vivifié, l'imagination s'exalte ; les idées sont riantes, l'intelligence est plus nette ; le pouls normal est régulier. Chacun a pu constater sur soi ces effets, et dans nos hôpitaux surtout ils sont très-sensibles.

THERMOMÉTRIE.

ANNÉE 1855.

	MINIMA MOYENS.	MAXIMA MOYENS.	MINIMUM DU MOIS.	MAXIMUM DU MOIS.	MOYENNE A 9 HEURES DU MATIN.
Décembre 1854...........	2,2	6,2	— 1,5	10,8	3,9
Janvier 1855...........	—3,1	1,5	—15,0	3,8	—1,7
Février —	1,3	7,2	— 6,0	13,0	3,3
Moyenne de l'hiver					1,8
Mars —	3,6	10,2	— 3,0	16,5	5,6
Avril —	5,9	15,1	1,2	25,0	9,4
Mai —	8,1	18,0	5,0	25,5	13,2
Moyenne du printemps......					9,2
Juin —	11,9	22,9	7,2	31,3	17,1
Juillet —	14,6	25,1	10,5	31,6	19,9
Août —	15,1	26,7	12,0	33,5	20,4
Moyenne de l'été...........					19,1
Septembre —	12,2	22,3	6,6	26,5	16,2
Octobre —	9,9	17,1	1,8	21,6	12,9
Novembre —	2,6	6,7	— 5,0	13,0	4,4
Moyenne de l'automne......					11,1
Moyenne de l'année........	7,0	14,9			
Moyenne des max. et des min.,					10,9

ANNÉE 1856.

	MINIMA MOYENS.	MAXIMA MOYENS.	MINIMUM DU MOIS.	MAXIMUM DU MOIS.	MOYENNE A 9 HEURES DU MATIN.
Décembre 1855...........	—1,7	3,6	—10,5	13,0	—0,8
Janvier 1856...........	3,4	10,0	— 6,0	13,5	5,2
Février —	1,9	9,0	— 3,2	16,5	3,4
Moyenne de l'hiver.........					2,6
Mars —	4,5	12,7	— 1,2	19,2	6,3
Avril —	7,6	16,5	5,0	20,0	11,1
Mai —	9,6	16,9	4,0	24,5	12,6
Moyenne du printemps......					10,0
Juin —	14,5	24,5	10,0	32,6	18,6
Juillet —	16,0	25,9	11,6	32,5	19,2
Août —	16,8	27,2	10,6	34,8	21,0
Moyenne de l'été..					19,6
Septembre —	11,0	19,6	3,6	29,5	14,7
Octobre —	8,5	14,8	3,3	22,4	11,0
Novembre —	0,9	4,6	— 3,0	11,0	2,5
Moyenne de l'automne.......					9,4
Moyenne de l'année........	7,75	15,5			
Moyenne des max. et des min.,					11,5

ANNÉE 1857.

	MINIMA MOYENS.	MAXIMA MOYENS.	MINIMUM DU MOIS.	MAXIMUM DU MOIS.	MOYENNE A 9 HEURES DU MATIN.
Décembre 1856............	1,5	5,7	— 6,9	14,9	3,2
Janvier 1857............	—0,3	3,4	— 7,3	8,7	1,9
Février —	—0,5	6,9	—10,2	12,4	1,6
Moyenne de l'hiver.........					1,9
Mars —	3,1	11,8	—5,5	18,7	5,5
Avril —	5,3	14,2	1,2	23,2	9,9
Mai —	10,1	21,3	2,6	28,5	15,7
Moyenne du printemps......					10,4
Juin —	13,2	24,5	8,5	33,5	19,0
Juillet —	16,6	29,1	11,6	35,2	22,1
Août —	15,7	26,5	11,8	33,3	20,6
Moyenne de l'été.........					20,6
Septembre —	13,1	22,9	7,1	27,8	17,5
Octobre —	10,2	16,4	6,1	22,6	12,1
Novembre —	4,3	9,9	—2,4	18,5	6,3
Moyenne de l'automne........					11,9
Moyenne de l'année.........	7,7	16,1			
Moyenne des max. et des min.,					11,9

ANNÉE 1858.

	MINIMA MOYENS.	MAXIMA MOYENS.	MINIMUM DU MOIS.	MAXIMUM DU MOIS.	MOYENNE A 9 HEURES DU MATIN.
Décembre 1857............	1,1	4,9	—2,5	14,5	8,1
Janvier 1858............	—3,2	1,0	—8,6	7,4	—2,2
Février —	0,5	4,7	—2,5	11,2	2,3
Moyenne de l'hiver.........					1,1
Mars —	2,1	10,7	—2,4	19,2	5,0
Avril —	8,5	19,7	3,0	27,5	13,3
Mai —	8,7	19,6	2,0	31,2	13,6
Moyenne du printemps......					10,6
Juin —	15,7	30,8	12,0	35,0	22,7
Juillet —	14,8	28,6	10,9	34,9	20,3
Août —	14,4	25,4	9,5	33,1	19,8
Moyenne de l'été.........					20,9
Septembre —	14,1	24,2	10,8	30,0	18,9
Octobre —	9,0	16,3	0,0	24,0	11,9
Novembre —	1,7	7,6	—6,9	16,2	4,6
Moyenne de l'automne......					11,8
Moyenne de l'année.........	7,3	16,3			
Moyenne des max. et des min.,					11,8

ANNÉE 1859.

	MINIMA MOYENS.	MAXIMA MOYENS.	MINIMUM DU MOIS.	MAXIMUM DU MOIS.	MOYENNE A 9 HEURES DU MATIN.
Décembre 1858............	1,1	5,3	—3,5	13,8	3,3
Janvier 1859.............	—0,8	5,8	—6,5	13,1	1,1
Février —	2,1	8,8	—1,3	15,8	4,5
Moyenne de l'hiver.........					2,9
Mars —	4,5	13,9	0,0	22,0	8,2
Avril —	3,6	18,4	—0,5	26,9	12,6
Mai —	11,0	21,4	6,0	2C,0	16,1
Moyenne du printemps.....					12,3
Juin —	13,2	25,8	9,6	34,0	19,6
Juillet —	18,7	31,8	13,0	35,0	25,2
Août —	17,3	29,3	12,0	36,0	22,5
Moyenne de l'été					22,4
Septembre —	11,8	23,2	9,0	30,0	17,3
Octobre —	9,2	18,9	2,0	27,5	13,9
Novembre —	3,3	10,2	—3,6	20,0	6,2
Moyenne de l'automne......					12,4
Moyenne de l'année........	7,9	17,7			
Moyenne des max. et des min., 12,8					

ANNÉE 1860.

	MINIMA MOYENS.	MAXIMA MOYENS.	MINIMUM DU MOIS.	MAXIMUM DU MOIS.	MOYENNE A 9 HEURES DU MATIN.
Décembre 1859............	—2,2	3,1	—20,2	13,8	—0,2
Janvier 1860.............	2,5	8,5	—2,0	13,8	5,2
Février —	—2,8	3,1	—6,7	15,0	—0,8
Moyenne de l'hiver.........					1,4
Mars —	1,6	9,6	—6,7	18,0	4,9
Avril —	5,0	13,2	0,0	19,8	9,0
Mai —	19,9	22,0	7,8	28,0	16,8
Moyenne du printemps......					10,2
Juin —	12,7	23,8	8,4	33,8	19,0
Juillet —	13,4	24,7	10,5	33,9	18,8
Août —	13,2	25,2	9,5	31,2	19,3
Moyenne de l'été..........					19,0
Septembre —	11,1	20,2	8,2	27,3	5,8
Octobre —	7,4	16,1	1,8	21,0	11,3
Novembre —	3,2	9,2	—2,4	16,8	5,9
Moyenne de l'automne......					11,0
Moyenne de l'année........	6,7	14,9			
Moyenne des max. et des min., 10,8.					

ANNÉE 1861.

	MINIMA MOYENS.	MAXIMA MOYENS.	MINIMUM DU MOIS.	MAXIMUM DU MOIS.	MOYENNE A 9 HEURES DU MATIN.
Décembre 1860............	1,6	6,8	—8,0	13,8	4,2
Janvier 1861............	—3,6	1,9	—8,4	12,0	—1,9
Février —	3,2	10,1	—2,3	16,8	5,9
Moyenne de l'hiver........					2,7
Mars —	4,3	12,1	0,5	18,8	7,6
Avril —	5,9	17,0	2,2	21,5	11,0
Mai —	9,9	20,5	1,2	31,5	15,4
Moyenne du printemps......					11,3
Juin —	14,6	27,2	9,5	33,5	20,6
Juillet —	14,2	25,1	10,5	29,0	19,7
Août —	16,5	28,7	11,5	36,0	21,9
Moyenne de l'été............					20,7
Septembre —	12,1	22,1	7,1	32,5	17,3
Octobre —	10,7	18,2	1,2	23,5	13,9
Novembre —	4,7	9,7	—3,5	18,0	7,9
Moyenne de l'automne.......					12,7
Moyenne de l'année........	7,8	16,6			
Moyenne des max. et des min., 12,2					

ANNÉE 1862.

	MINIMA MOYENS.	MAXIMA MOYENS.	MINIMUM DU MOIS.	MAXIMUM DU MOIS.	MOYENNE A 9 HEURES DU MATIN.
Décembre 1861............	0,3	5,0	—6,6	13,5	1,8
Janvier 1862............	—0,5	4,7	—8,5	13,2	1,7
Février —	1,5	7,4	—8,5	13,5	3,6
Moyenne de l'hiver........					2,4
Mars —	6,7	13,4	13,2	20,4	9,5
Avril —	9,2	18,9	1,2	27,6	13,5
Mai —	13,2	21,8	8,6	28,5	17,6
Moyenne du printemps......					13,5
Juin —	14,2	21,3	9,6	31,5	17,8
Juillet —	16,5	26,4	12,5	34,8	21,3
Août —	15,2	24,9	12,0	35,7	19,3
Moyenne de l'été............					19,4
Septembre —	13,6	20,6	10,5	24,0	16,7
Octobre —	9,7	17,7	6,0	25,5	12,5
Novembre —	4,6	8,0	—3,6	17,0	6,1
Moyenne de l'automne.......					11,7
Moyenne de l'année........	8,7	15,8			
Moyenne des max. et des min., 12,2					

THERMOMÉTRIE.

ANNÉE 1863.

	MINIMA MOYENS.	MAXIMA MOYENS.	MINIMUM DU MOIS.	MAXIMUM DU MOIS.	MOYENNE A 9 HEURES DU MATIN.
Décembre 1862..........	—2,3	6,5	—1,8	11,0	4,3
Janvier 1863............	1,1	7,0	—2,4	13,5	3,8
Février — ...:......	0,0	8,5	—2,6	12,2	2,1
Moyenne de l'hiver....					3,4
Mars —	3,6	10,9	—1,2	15,5	6,1
Avril —	8,6	17,7	3,6	23,8	12,6
Mai . —	12,2	21,8	7,2	28,8	16,3
Moyenne du printemps					11,6
Juin —	14,7	25,4	9,3	33,7	19,0
Juillet —	17,1	28,4	13,0	33,8	20,7
Août —	17,3	28,2	11,5	33,5	21,3
Moyenne de l'été..........					21,3
Septembre —	11,9	19,9	7,2	25,5	14,7
Octobre —	10,3	17,5	7,0	25,0	12,4
Novembre —	5,2	9,3	0,0	13,6	6,7
Moyenne de l'automne......					11,2
Moyenne de l'année........	8,7	16,7			
Moyenne des max. et des min.,					12,7

ANNÉE 1864.

	MINIMA MOYENS.	MAXIMA MOYENS.	MINIMUM DU MOIS.	MAXIMUM DU MOIS.	MOYENNE A 9 HEURES DU MATIN.
Décembre 1863............	1,8	5,7	— 2,3	12,5	3,5
Janvier 1864............	—3,7	2,4	—10,2	9,5	—1,7
Février —	—1,2	4,8	— 9,0	13,7	0,7
Moyenne de l'hiver					1,4
Mars —	5,8	13,3	1,3	17,5	8,4
Avril —	7,3	17,8	1,0	25,3	11,0
Mai —	12,3	22,0	7,2	29,3	16,6
Moyenne du printemps......					14,0
Juin —	14,4	23,5	9,6	27,7	19,9
Juillet —	17,3	28,7	12,3	34,3	21,3
Août —	15,4	27,9	8,4	34,0	19,6
Moyenne de l'été..........					20,2
Septembre —	13,5	22,1	8,5	30,0	15,4
Octobre —	8,2	14,9	3,6	20,6	10,3
Novembre —	3,5	9,3	1,6	18,7	6,0
Moyenne de l'automne......					10,9
Moyenne de l'année........	7,8	16,0			
Moyenne des max. et des min.,					11,9

MOYENNE DES SAISONS PENDANT UNE PÉRIODE DE DIX ANNÉES.					MOYENNES ANNUELLES	
ANNÉES.	HIVER.	PRINTEMPS.	ÉTÉ.	AUTOMNE.	ANNÉES.	MOYENNES.
1855	1,8	9,4	19,1	11,1	1855	10,9
1856	2,6	10,0	19,6	9,4	1856	11,5
1857	1,9	10,4	20,6	11,9	1857	11,9
1858	1,1	10,6	20,7	11,8	1858	11,8
1859	2,9	12,3	22,4	12,4	1859	12,8
1860	1,4	10,2	19,0	11,0	1860	10,8
1861	2,7	11,3	20,7	12,7	1861	12,2
1862	2,4	13,5	19,4	11,7	1862	12,2
1863	3,4	11,6	21,3	11,2	1863	12,7
1864	1,4	12,0	20,2	10,9	1864	11,9
Moyenne des saisons...	2,1	11,1	20,3	11,4	Moyenne de 10 ans....	11,87

DIFFÉRENCE ENTRE LES TEMPÉRATURES EXTRÊMES DE DIX ANNÉES.

1855.
Le 2 Août... ...... 33°5 } Différence....... 48°5
Le 21 Janvier........... —15°»

1856.
Le 13 Août.......... 34°8 } Différence....... 45°3
Le 17 Décembre 1855. —10°5

1857.
Le 3 Août. .... 35°3 } Différence....... 45°5
Le 7 Février... ..... —10°2

1858.
Le 11 Juin.......... 35°0 } Différence....... 43°6
Le 30 Janvier........ — 8°6

1859.
Le 9 Août.......... 36°0 } Différence....... 42°5
Le 11 Janvier... .. — 6°5

1860.
Le 17 Juillet........ 33°9 } Différence....... 54°1
Le 21 Décembre 1859.. —20°2

1861.
Le 12 Août........... 36°0 } Différence. ..... 44°4
Le 17 Janvier........ — 8°4

1862.
Le 2 Août........... 35°7 } Différence....... 44°2
Le 20 Janvier........ — 8°5

1863.
Le 10 Août .... 35°5 } Différence....... 38°1
Le 19 Février....... — 2°6

1864.
Le 28 Juillet........ 34°3 } Différence........ 44°5
Le 4 Janvier. ..... —10°2

TEMPÉRATURE MOYENNE DU MOIS LE PLUS CHAUD
ET DU MOIS LE PLUS FROID.

1855.		1860.	
Août	+ 20° 4	Février	— 0° 8
Janvier 1855	— 1° 7	Août	+ 19° 3
1856.		**1861.**	
Décembre 1855	— 0° 8	Janvier	— 1° 9
Août	+ 21° 0	Août	21° 9
1857.		**1862.**	
Janvier	+ 1° 0	Janvier	+ 1° 7
Juillet	+ 22° 1	Juillet	+ 21° 3
1858.		**1863.**	
Janvier	— 2° 2	Février	+ 2° 1
Juin	+ 22° 7	Août	+ 21° 3
1859.		**1864.**	
Janvier	+ 1° 1	Janvier	— 1° 7
Juillet	+ 25° 2	Juillet	+ 21° 3

Le mois le plus froid a été :	*Le mois le plus chaud a été :*
7 fois en Janvier.	5 fois en Août.
2 fois en Février.	4 fois en Juillet.
1 fois en Décembre.	1 fois en Juin.

La température moyenne de dix années, de 1855 à 1864, a été de 11°, 8.

M. Drian, pour les années de 1852 à 1855, a trouvé une moyenne de 11°, 1.

Si on tient compte que le thermomètre de l'Observatoire de Lyon est placé à 195 mètres de hauteur absolue, on trouve, en ramenant cette température à ce qu'elle serait au niveau de la mer, d'après les lois de décroissance de la chaleur, lorsqu'on s'élève dans l'atmosphère, un peu plus de 12°.

En comparant cette température moyenne à celles de dix villes supposées au niveau de la mer, nous trouvons :

DÉSIGNATION DES VILLES.	DÉSIGNATION DES VILLES.	NOMS DES OBSERVATEURS.
Pau ....14°7	Genève ....11°8	MM. Martins (1).
Toulouse ......13°4	Strasbourg .....10°5	Ramond.
Marseille.......14°3	Paris ....11°0	Kaemtz.
Orange.........13°3	Metz...........10°7	Schouw.
Montpellier. ...13°6	Bruxelles.......10°3	Guérin.

(1) *France ancienne et moderne*, p. 182, MARTINS.

Bravais donne pour Lyon 12°7. Nos observations des dix annnées de 1855 à 1860 s'accordent avec le chiffre de Bravais.

TEMPÉRATURE MOYENNE DE L'HIVER ET DE L'ÉTÉ A LYON PENDANT NOS DIX ANNÉES.

Hiver...... 2°1 | Été...... 20°3 | Différence des moyennes de
Printemps.. 11°1 | Automne. 11°4 | l'été à l'hiver.......... 18°2

Comme termes de comparaison nous donnons la température moyenne dans différentes villes de France et autres.

	ALTITUDE AU DESSUS DU NIVEAU DE LA MER.	MOYENNES ANNUELLES.	HIVER.	PRINTEMPS.	ÉTÉ.	AUTOMNE.	DIFFÉRENCE ENTRE LES MOYENNES DE L'ÉTÉ ET DE L'HIVER.
	Mètres						
Paris	64 »	10 8	3 3	10 3	18 1	11 2	14 8
Strasbourg..	146 »	9 8	1 1	10 0	18 1	10 0	17 0
Marseille	45 »	14 8	7 42	12 8	21 11	14 36	113 69
Hyères.............	»	15 0	»	»	»	»	»
Toulon	»	15 1	8 6	13 3	22 3	16 3	13 7
Nice	»	15 6	9 3	13 3	22 5	17 2	13 2
Genève.............	396 »	9 7	1 2	9 5	15 8	10 1	14 6
Vienne (Autriche).....	156 »	10 1	0 2	10 5	20 3	10 5	20 1
Turin (Italie)........	279 »	11 7	0 8	11 7	22 0	12 1	21 2
Constantinople (Turquie)	»	13 7	4 8	11 0	23 0	15 8	18 2
Naples (Italie).......	55 »	16 4	9 8	15 2	23 8	16 8	14 0
Florence —	64 »	15 3	6 8	14 7	24 0	15 7	17 2
Rome —	53 »	15 4	8 1	14 1	22 9	16 5	14 8
Alger...............	»	17 8	12 4	17 2	23 6	21 4	11 2
Mexico.............	2271 »	16 6	13 »	18 1	19 1	16 2	5 1

Le chiffre exprimant la différence entre les moyennes de l'hiver et de l'été à Lyon et à Constantinople est semblable. Déjà, durant notre séjour dans cette dernière ville, nous avons remarqué l'analogie qui existait entre sa température et celle de Lyon, bien que la moyenne générale soit plus élevée à Constantinople qu'à Lyon.

Le tableau précédent offre des indications précieuses aux malades qui recherchent de faibles variations dans la température ; à ce point de vue les bords de la Méditerranée offrent quelques endroits privilégiés. Du reste, la température du voisinage de la mer est, en général, moins sujette à de grandes variations que celle de l'intérieur des terres. Dans tous les cas, il y a toujours une étude particulière à faire des lieux, à cause des particularités qui peuvent provenir de la configuration du sol, de son exposition, de sa culture et des contrées avoisinantes.

En général, à Lyon, la température de l'automne diffère peu de celle du printemps, l'hiver y est plus froid qu'à Paris, et l'été offre deux degrés de plus environ. Comparé à Marseille et à Toulon, Lyon a une température hivernale et estivale beaucoup plus basse. A Lyon, les variations de température sont extrêmes et très-brusques ; ce qui explique la fréquence de certaines affections.

Il nous a paru intéressant de faire un tableau indiquant pour chaque année le jour le plus froid et le plus chaud. Dans notre période décennale, le jour le plus froid s'est présenté : six fois dans le mois de janvier, deux fois en décembre, deux fois en février. L'hiver, à Lyon, se scinde assez souvent en deux parties dont l'une règne en décembre et l'autre en février, tandis que le mois de janvier offre une température relativement élevée. Quand le mois de janvier est froid il résume en général la période hivernale.

Les jours les plus chauds se sont présentés sept fois en août, deux fois en juillet et une fois en juin. Les mois de juillet et d'août sont ceux où la température se maintient au chiffre le plus élevé. Mais il n'est pas rare de voir dans la même journée des oscillations de 15° et même 20°; on comprend combien de telles variations agissent d'une manière funeste sur les fonctions de la peau. En dix années, le mois de janvier a offert 7 fois la température moyenne la plus basse, le mois de décembre 1 fois, et le mois de février 2 fois. La température la plus élevée s'est présentée 5 fois en août, 4 fois en juillet, 1 fois en juin.

A Lyon, les températures extrêmes au-dessus et au-dessous de zéro durent peu ; c'est la raison qui nous empêche de classer cette ville parmi celles qui appartiennent aux pays chauds ou aux pays froids, cette classification ne pouvant se déterminer que par la persistance de la température moyenne. En Algérie, par exemple, on trouve une température moyenne de 23°, 5 pendant l'été ; mais durant les mois de juillet et d'août, la température atteint chaque jour de 26° à 32°, et ces mois sont suivis par un automne dont la température moyenne reste à 21°,4.

C'est aux changements brusques et fréquents de température à Lyon que l'on attribue généralement la production d'un grand nombre de maladies, telles que : rhumatismes, névralgies, diarrhées, dyssenteries, affections catarrhales des voies respiratoires ; mais, ces diverses formes pathologiques ne sont pas produites uniquement par les variations de température, et nous verrons plus loin que l'état hygrométrique de l'air intervient aussi d'une manière fâcheuse.

Nos tableaux météorologiques établissent qu'à Lyon la température moyenne de l'été est, en général, très-élevée par rapport à la température du printemps et de l'automne.

Il en résulte pour les habitants une influence morbide saisonnière qui, du mois de juillet au 15 septembre, se traduit par un nombre plus ou moins considérable de diarrhées et de dyssenteries. C'est, selon nous, bien à tort que l'on attribue exclusivement ces accidents à l'usage ou à l'abus des fruits incomplètement mûrs, à l'eau prise en trop grande quantité. L'excès de la chaleur, les transpirations cutanées exagérées, leur suppression brusque par un abaissement de température nous paraissent une cause bien plus puissante de ces accidents. Ainsi, en 1859, la température moyenne de l'été s'éleva exceptionnellement à 22°, 4, et dans cette année nous voyons apparaître des diarrhées et des dyssenteries, à l'état épidémique, aussi bien dans la population civile que parmi les militaires de la garnison.

Ces affections de l'été ont, à Lyon, beaucoup d'analogie avec celles que l'on observe dans la même saison en Algérie, et elles réclament le même traitement, qui éloigne presque généralement les émissions sanguines et s'adresse surtout aux purgatifs salins, au calomel, à l'ipécacuanha seul ou mêlé à l'opium. C'est aussi la pratique des médecins anglais à Malte, aux Indes, dans des circonstances analogues.

Les variations brusques de température à Lyon nous font un devoir de conseiller, durant les chaleurs de l'été, l'usage habituel d'une ceinture de flanelle sur l'abdomen ; cette ceinture doit être en contact immédiat avec la peau. Nous ne saurions dire tous les services que cette ceinture a rendus aux soldats de l'armée d'Afrique.

Tous les points de la ville de Lyon n'offrent pas la même température. Ainsi, les bords de la Saône, les quais St-Antoine, St-Vincent, de Serin, le quai d'Orléans, etc.., donnent constamment 1 degré à 1 degré et demi au-dessus de celle que l'on observe sur les quais du Rhône ou d'autres points de la

ville, à la Croix-Rousse, sur les hauteurs de Fourvière ou
même à Perrache. De ce fait qu'à Lyon, la température estivale est très-élevée relativement à la moyenne annuelle, que
les variations de cette température sont brusques et fréquentes, il résulte, au point de vue hygiénique, une indication positive : on doit, pendant l'été, chercher à se rapprocher des
habitudes des populations des pays chauds, où la laine est
surtout en usage pour les vêtements.

TEMPÉRATURE DU CORPS HUMAIN.

La température du corps varie de 37° à 39°; elle peut être
évaluée, suivant Liébig, à 38°, 5 chez l'adulte et à 39 chez les
enfants, dont la respiration est plus active. La race n'exerce
pas, sur ce point, des différences sensibles.

La principale source de la chaleur du corps humain est la
respiration pulmonaire. M. Depretz y ajoute les fonctions d'as-
similation, le mouvement du sang dans nos vaisseaux. Dans
nos climats, la chaleur extérieure ne saurait augmenter d'une
manière notable la température intérieure du corps humain.
Toutes les parties du corps n'offrent pas la même température; celle-ci décroît à mesure qu'on s'éloigne des cavités
pectorales et abdominales; la température des membres est
inférieure à celle du tronc, la peau est moins chaude que les
parties profondes, le sang artériel est plus chaud que le sang
veineux. C'est dans les cavités du cœur que se trouve
le maximum de température du corps. On trouve encore
cette température assez élevée dans le creux de l'aisselle, dans
la bouche, etc.

Le corps humain a, en lui-même, ses sources de chaleur.
Par sa surface extérieure, il tend à se mettre en équilibre avec
la température ambiante; plongé dans un milieu à température très-élevé, il peut encore vivre; on cite des exemples

d'individus qui, dans des étuves, ont supporté pendant quelques minutes des températures de 80° et même 100° centigrades (1). Duhamel et Tillet ont cité le fait d'un boulanger qui pendant 12 minutes pouvait séjourner dans son four chauffé au degré nécessaire à la cuisson du pain. La vaporisation de la transpiration à la surface du corps et la respiration pulmonaire se chargent alors de maintenir, dans le corps, l'équilibre de température.

Ces faits prouvent tout au plus que le corps humain peut résister pendant un certain temps à de puissants agents de destruction; ils ne sont à signaler qu'à ce titre.

Cependant des contrées où le thermomètre donne, pendant l'été, des moyennes supérieures à la tempérrture du corps humain, sont habitées sans qu'il en résulte pour les habitants de détérioration notable; la race, l'habitude les préserve. Mais, en général, un air sec et chaud produit, chez les habitants des régions tempérées, des manifestations qui se traduisent par des caractères qui ne varient que d'intensité selon les aptitudes individuelles; ainsi la peau est rouge, la sueur est sécrétée et s'évapore à mesure; si elle est abondante ou si l'air est saturé d'humidité, le corps est ruisselant; la respiration s'accélère, parce que, sous un volume donné, l'air apporte dans les poumons moins d'oxigène. La salive s'épaissit, l'appétit diminue; la bouche contient des humeurs visqueuses. L'abondance des sueurs rend la soif excessive, et dès que l'on a bu le corps se couvre de sueurs plus abondantes encore. Le cerveau est lourd, la nutrition se fait mal; le système musculaire n'a aucune énergie; on n'aspire qu'au repos. Les cas de mort subite pendant les chaleurs intenses de l'été ne sont pas rares; ils sont dus à l'insolation, aux congestions cérébrales. En Afrique, dans les fortes chaleurs

(1) *Mémoires de l'Académie des sciences*, 1764.

nous avons vu souvent pendant les marches des hommes pris de délire, succomber rapidement aux effets de l'insolation ou se brûler la cervelle.

Si, plongé dans une atmosphère torride, le corps humain conserve sa température normale par le mécanisme que nous avons indiqué, nous voyons ce même corps résister aussi dans des limites étendues à l'action du froid. Dans les expéditions aux régions polaires, les capitaines Ross et Parry ont enduré des froids de 42° et 47° au-dessous de zéro. Le mouvement est indispensable, dans ces conditions, pour l'entretien de la vie ; si l'homme restait inerte il ne tarderait pas à s'endormir et à mourir. C'est ce que l'on a observé fréquemment dans la retraite de Russie, et plus récemment, pendant la campagne de Crimée.

En hiver et dans les climats froids, la consommation d'oxigène s'accroît ; il en résulte que le pouvoir calorigène du corps est augmenté. On remarque aussi que la sécrétion cutanée est à peu près nulle. Toutes choses égales d'ailleurs, l'enfant résiste moins au froid que la femme, et la femme y résiste moins que l'homme. On conçoit que, sans des vêtements mauvais conducteurs du calorique, l'homme ne pourrait vivre dans de pareilles conditions atmosphériques. Il en serait de même à Lyon, où la température moyenne ambiante en hiver est de 35° à 36° au-dessous de la température du corps humain.

Nous avons une sensation de froid quand nous sommes placés dans un milieu moins chaud que notre corps et que l'équilibre de température se fait à ses dépens ; mais cette sensation varie suivant la force de résistance de chaque individu. En général elle n'est pas perçue lorsque le thermomètre marque 10 et 12° au-dessus de zéro, si ce n'est durant les chaleurs de l'été. On dit qu'il fait froid lorsque la température descend au-dessous de + 7° ; nous avons vu qu'à

Lyon cette température, dans l'hiver de 1860, était descendue à —20°, degré insolite, qui n'a eu qu'une courte durée.

Comme la chaleur, le froid agit sur nous puissamment, mais son action varie suivant la constitution, le tempérament, le sexe, l'âge, l'état moral, le régime et le mouvement. Les constitutions fortes, chez lesquelles le tempérament sanguin prédomine, résistent admirablement au froid, tandis que les constitutions faibles, les tempéraments lymphatiques ne réagissent que dans des limites très-restreintes. L'exercice, le régime alimentaire modifient puissamment les effets du froid. En général, dans les pays froids, l'alimentation animale prédomine, les boissons alcooliques sont mieux supportées, à la condition cependant de ne pas arriver à des excès, parce que dans ce cas, la période de dépression qui fait suite à l'excitation alcoolique vient en aide aux accidents de congélation.

Un froid très-intense, — 20° par exemple, est assez bien supporté si le ciel est pur et calme, parce que le pouvoir calorique du corps devient plus considérable et qu'il se forme autour de nous une atmosphère relativement chaude qui nous suit dans nos mouvements; mais que le vent vienne à s'élever et que le corps soit en contact avec des couches d'air constamment renouvelées, il en résultera pour notre corps une perte de calorique énorme et la sensation de froid deviendra plus violente, quand même la température se serait élevée de plusieurs degrés.

L'intensité du froid sur les montagnes amène quelquefois des hémorrhagies nasales; dans ces effets de froid intense il y a une action tout à la fois physique et vitale; il y a stase du sang à l'extérieur et congestion des vaisseaux des organes internes : poumons, cerveau; l'action de ce dernier subit une dépression particulière, l'intelligence se trouble, la marche devient difficile; si dans cet état on s'arrête, le sommeil survient et bientôt la mort.

Tels sont les effets de l'action d'un froid exagéré, auquel nous arrivons rarement dans notre climat, mais le froid de nos contrées donne lieu à une série d'accidents physiologico-pathologiques qui varient suivant les individus : à la face, aux mains et aux pieds, il survient des engelures, des érysipèles qui sont dus à la réaction des parties contre l'action directe du froid ; le sang refoulé des capillaires de la surface du corps peut venir congestionner un viscère important comme le poumon ou le cerveau ; un froid sec peut supprimer les fonctions d'un organe sécréteur, de la peau par exemple, et déterminer directement des affections rhumatismales.

	HUMIDITÉ RELATIVE (moyenne).										MOYENNE DE 10 ANS.	
	1855	1856	1857	1858	1859	1860	1861	1862	1863	1864	ANNÉES.	MOYENNES.
Hiver.....	0,79	0,85	0,85	0,84	0,83	0,79	0,80	0,85	0,84	0,84	1855	0,72
											1856	0,76
Printemps.	0,67	0,76	0,70	0,67	0,64	0,64	0,61	0,66	0,68	0,63	1857	0,74
											1858	0,70
Été	0,68	0,63	0,59	0,53	0,55	0,60	0,59	0,61	0,61	0,59	1859	0,60
											1860	0,70
Automne.	0,77	0,81	0,82	0,76	0,74	0,78	0,74	0,83	0,81	0,79	1861	0,68
											1862	0,74
											1863	0,73
Moyenne de l'année..	0,72	0,76	0,74	0,70	0,69	0,70	0,68,5	0,74	0,73	0,71	1864	0,71
								Moyenne de 10 ans......				0,71,7

Le degré d'humidité de l'atmosphère s'obtient au moyen d'instruments plus ou moins parfaits. Le meilleur est l'hygromètre de condensation de M. Régnault, modifié par M. Drian. C'est avec son aide que nous avons pu établir le tableau qui est en tête de ce chapitre. Toutefois, cet instrument n'a pas la précision d'un thermomètre, et il exige toujours une opération d'arithmétique pour permettre d'évaluer, en centièmes, le degré d'humidité de l'air.

Une moyenne prise pour notre période de dix ans nous donne le chiffre de 0,717.

Les saisons où l'humidité relative a été la plus considérable sont dans l'ordre suivant : l'hiver, l'automne, le printemps et l'été.

La nature des vents régnants a la plus grande influence sur les conditions hygrométriques de l'atmosphère.

A Lyon, en général, le vent le plus sec souffle du sud-est, tandis que les vents d'ouest et nord nous arrivent chargés d'humidité.

Nous manquons d'observations précises pour comparer le degré d'humidité de Lyon avec celle d'autres pays; cependant on peut déjà établir qu'à cause du voisinage de deux grands fleuves, l'air à Lyon est généralement très-humide.

L'humidité est chaude ou froide, et, suivant sa température, elle exerce sur le corps des effets différents.

Nous avons vu que la chaleur, en dilatant l'air, rend déjà la respiration plus fréquente; lorsque l'humidité vient s'y joindre, elle est plus pénible encore; car l'air, introduit dans les voies aériennes, étant déjà saturé d'humidité, empêche le poumon de se débarrasser de la vapeur d'eau contenue dans l'exhalation pulmonaire. Par la même raison, la sueur qui se produit à la surface de la peau ne se vaporise pas, et elle se réunit en gouttelettes qui ruissellent.

L'humidité chaude débilite le système musculaire et rend l'appétit presque nul sous son action; les fonctions intellectuelles s'exécutent mal; on sent un malaise particulier qu'on attribue à l'air, et qu'on définit, en langage vulgaire, en disant : Que l'air est lourd!

La chaleur humide produit sur tous les corps une action altérante très-prononcée; elle favorise la fermentation putride des débris animaux et végétaux.

L'humidité froide a aussi son action particulière. L'eau en vapeur est un excellent conducteur du calorique; il résulte de cette propriété que l'air humide soustrait à notre corps une plus grande somme de chaleur que l'air froid et sec; de là, la sensation de froid extrême que l'on éprouve quand par une température basse on est enveloppé de brouillards. C'est un fait que l'on peut vérifier souvent à Lyon.

L'action de l'humidité froide peut être de courte durée ou continue. Si elle dure peu, comme il arrive quand on est surpris par la pluie, elle ne produira aucun accident, si on prend immédiatement les précautions nécessaires pour la combattre ; mais si on néglige ces précautions, surtout si on a été mouillé le corps étant en sueur, il peut en résulter des affections des voies aériennes ou du tube digestif ; dans cette circonstance, le refroidissement s'opère par la déperdition considérable de calorique qui se produit par la vaporisation de l'eau, aux dépens de la chaleur du corps ; de là une rupture brusque d'équilibre de température, qui sera d'autant plus grande que le corps était plus chaud. — On ne se prémunit généralement pas assez contre l'influence de l'humidité froide ; beaucoup de maladies sérieuses naissent de cette négligence.

L'action de l'humidité froide continue altère profondément l'organisme ; elle déprime les forces, fait éprouver à nos organes des modifications fâcheuses, et, indépendamment des maladies qui naissent particulièrement sous l'influence de cette action, comme les rhumatismes, les affections constitutionnelles y trouvent l'élément essentiel de leur développement, les scrofules, la phthisie pulmonaire naissent dans les lieux froids et humides, et s'y entretiennent, jusqu'à ce qu'une cause occasionnelle les fasse éclater avec leur terrible cortége.

PLUVIOMÉTRIE.

QUANTITÉS DE PLUIE TOMBÉES PAR SAISON EN

	1855	1856	1857	1858	1859	1860	1861	1862	1863	1864
Hiver.........	172 20	98 70	151 40	73 05	119 50	108 55	129 95	66 50	169 65	114 25
Printemps...	120 30	440 95	166 55	181 60	216 10	169 75	117 20	187 55	90 60	79 60
Été...........	173 00	171 35	193 35	141 60	122 00	135 55	236 50	179 55	245 30	154 70
Automne.....	281 90	170 75	216 30	253 55	234 25	265 75	250 30	178 20	200 35	303 75
TOTAUX.....	747 40	881 75	727 60	649 80	691 85	729 60	733 95	611 60	705 90	652 30

QUANTITÉS DE PLUIE TOMBÉES PAR ANNÉES.

MOYENNES DES 10 ANS.

ANNÉES.	QUANTITÉS.	
1855	747 40	
1856	881 75	
1857	727 60	
1858	649 80	
1859	691 85	
1860	729 60	
1861	733 95	713 17
1862	611 60	
1863	705 90	
1864	652 30	
Total des 10 ans..	7151 75	

MOYENNE DES SAISONS PENDANT LA PÉRIODE CI-DESSUS.

Hiver...........	120 37	
Printemps.....	177 00	713 17
Été.............	180 29	
Automne......	235 51	

15

INDICATION DU NOMBRE DE JOURS DE PLUIE

PENDANT LES QUATRE SAISONS DES ANNÉES PRÉCÉDENTES.

ANNÉES.	HIVER.	PRINTEMPS.	ÉTÉ.	AUTOMNE.	TOTAL DE L'ANNÉE.
1855	37	38	28	36	139
1856	25	49	37	38	149
1857	38	37	28	32	135
1858	33	48	30	38	149
1859	38	41	34	41	154
1860	43	50	43	49	185
1861	27	35	38	27	127
1862	27	37	40	49	153
1863	37	39	34	40	150
1864	35	31	30	48	144
	340	405	342	398	1485

JOURS DE NEIGE.

Année 1855 3
— 1856 7
— 1857 2
— 1858 3
— 1859 2

Année 1860 5
— 1861 8
— 1862 1
— 1863 2
— 1864 3

Le tableau précédent donne en millimètres les quantités de pluie tombées à Lyon pendant dix années, de 1855 à 1864.

Bien qu'il y ait de grandes différences d'une année à l'autre, nos dix anuées nous donnent une moyenne annuelle de 713^{mm}. Bravais indique le chiffre de 776^{mm} pour la moyenne annuelle en 1838, 1839 (1).

Le chiffre moyen pour nos 10 hivers est de 120^{mm} 37
— pour nos 10 printemps. . . . 177 »
— pour nos 10 étés. 180 29
— pour nos 10 automnes 235 51

713^{mm} 17

(1) La France ancienne et moderne, 1er volume, page 262.

La moyenne des jours de pluie, durant les mêmes années est :

Pour l'hiver . . .	34 »
le printemps	40 5
l'été	34 2
l'automne. .	39 8

Moyenne annuelle, 148 5

A Strasbourg, de 1806 à 1834, la moyenne annuelle des jours de pluie a été de 115. (HERRENSCHNEIDER, *Annuaire du département du Bas-Rhin*).

Jours de pluies par saison :

Hiver. . .	23 3
Printemps.	29 3
Été. . . .	33 3
Automne .	30 3

Quantité moyenne annuelle, 115 7

A Paris, la moyenne de 95 ans donne une quantité annuelle de 471^{mm}, (Eseinlehr).

1819 à 1840 donne pour Paris la quantité moyenne de pluie suivante : 511^{mm} 2.

Le nombre des jours de pluie à Paris donne le chiffre moyen de 144 5, de 1773 à 1841.

A Marseille : pluie, quantité annuelle, moyenne 512^{mm}, observations de 1772 à 1815. (*Statistique des Bouches-du-Rhône*, M. de Villeneuve).

Nombre annuel moyen des jours de pluies 59 :

En Hiver. . .
Printemps $17 \times 3 = 51$
Automne .
Été. 8

A Nice. — Nombre moyen des jours de pluie : 52 (Schouw, *Climat d'Italie*).

Parmi les dix années de notre période, l'année 1856 mérite une attention particulière. L'hiver de 1856, à Lyon, a été

sec, mais au mois de mai il est tombé une masse d'eau considérable, non-seulement à Lyon mais dans le haut Valais ; cette
eau de pluie et l'élévation de la température ont aidé à la
fonte des neiges dans les Alpes ; de là une crue considérable
du Rhône. Tandis que ces faits se passaient dans la vallée du
Rhône, une quantité d'eau prodigieuse tombait dans tout le
bassin supérieur et inférieur de la Saône et dans le bassin du
Doubs ; cette réunion exceptionnelle de causes, dans la ligne
du Rhône et de la Saône, a amené des désordres dans les
contrées que ces cours d'eau traversent jusqu'à la Méditerranée.

Les eaux de pluie renferment des gaz de diverse nature,
contenus dans l'atmosphère en dehors de la composition de
ce fluide. M. Bineau, qui a analysé les eaux pluviales de Lyon
en 1852 et 1853, y a trouvé de l'ammoniaque et de l'acide
azotique, dans les proportions suivantes :

EAU TOMBÉE SUR UN DÉCIMÈTRE CARRÉ.	MILLIGRAMME D'AMMONIAQUE.		MILLIGRAMME D'ACIDE-AZOTIQUE.	
	par litre.	sur un décimètre carré.	par litre.	sur un décimètre carré.
1851.				
Hiver........ 0ᵏ252	2, 2	6, 2	Non sensible	Non sensible
Printemps... 0,822	9, 7	8, 0	Sensible.	Non évaluée
Été......... 4,709	»	»	»	»
Automne.... 2,511	4, 1	10, 4	0, 1	0, 3
Total..... 8,294 (1)	16, 2	24, 4	0, 1	0, 3
1852.				
Hiver........ 0ᵏ808	16, 3	13, 1	0, 3	0, 2
Printemps... 1, 108	12, 1	13, 4	0, 2	0, 9
Été......... 1,878	3, 1	6, 7	0, 4	3, 6
Automne.... 2,740	4, 0	11, 2	0, 1	2, 3
Total..... 6,534	35, 5	44, 4	1, 0	7, 0

(1) *Année météorologique*, 1851-1852.

M. Bineau fait observer qu'en 1853, il y aurait eu 44 ou 45 kilogrammes d'ammoniaque, et 7 kilogrammes d'acide azotique dans les eaux pluviales tombées sur un hectare de surface, dans la partie de Lyon où est situé l'Observatoire.

Les eaux pluviales durant les orages, l'eau de la grêle mériteraient d'être analysées avec l'air ; sans doute ces études amèneraient des notions très-intéressantes à plusieurs points de vue. Les brouillards auraient aussi besoin d'être l'objet d'un pareil travail, à Lyon surtout, où ils sont souvent très-épais et offrent quelquefois une odeur très-désagréable. L'analyse chimique pourrait nous mettre sur la voie de découvertes très-intéressantes pour la salubrité publique.

PHÉNOMÈNES MÉTÉOROLOGIQUES DIVERS.

ANNÉE 1854-55.

Décembre 1854. Brouillards le 2, 4, 5, 15, 20, 30, 31.
Gelées à glace le 13, 20, 29, 30 et 31.
Halo lunaire le 5, 31.

Janvier 1855.. Brouillards le 1, 3, 5, 6, 8, 9, 12, 24, 26, 29, 31.
Gelées à glace le 8.

Février....... Brouillards le 1, 2, 3, 5, 7, 8, 9, 10, 23.
Gelée le 15.
Neige le 15, 16 la nuit.

Mars........ Brouillards le 2, 5, 7, 17.
Gelées le 9, neige le 9 au soir, le 12.

Avril........ Brouillards le 3.
Mai......... Halo solaire le 28, 30.
Juin........ Brouillards le 3.
Éclairs le soir le 13.
Tonnerre le 15.
Halo solaire le 26.

Juillet........ Légers brouillards le 5.
Août........ «   «
Septembre .... Tonnerre le 19.
Octobre ...... Brouillards le 13, 23, 31.
Novembre...... Brouillards le 5, 8, 10, 11, 16, 18, 20, 22, 23, 24.

ANNÉE 1855-56.

Décembre 1855. Brouillards le 5, 16, 17, 18, 22, 23 tout le jour, 25, 26,
Gelées le 1, 4, du 8 au 27.
Neige le 7 (1 cent.), le 8, le 15 (11 cent.)

Janvier 1856.. Brouillards le 1, 9, 11, 15, 16, 21, 29.
Gelée du 13 au 17, 31.

Février....... Brouillards le 4, 5, 6, 8, 9, 10, 12, 20, 26.
Gelées du 1er au 6, 23. — Gelée blanche le 2.

Mars........ Gelées le 6, 8.
Avril........ Brouillards le 24.
Tonnerre le 6.

Mai......... »
Juin........ Brouillard léger le 9.
Tonnerre et grêle le 16.
Halo solaire le 4.

Juillet........ Tonnerre le 4 au soir, le 24 de 7 à 11 h. du soir.
Août........ Tonnerre et éclairs le 3, 13, 17, 18, 21.
Septembre .... Tonnerre le 1, 7.
Brouillards le 9 10, 30.
Violente rafale du sud dans la nuit du 23 au 24.

Octobre ...... Brouillards le 3, 13, 15, du 20 au 23, 26, 27 29, 30 31.
Novembre..... Brouillards le 6, 9, 10, 12, 15, 16, 17, 18, 20, 23, 24,
25, 27, 28.
Neige le 9, 13, 16.

ANNÉE 1856-57.

Décembre 1856. Tempête le 9 et le 10.
Brouillards le 3, 5, 19, 22, 24, 31.
Gelées le 1, 2, 3, 5, 22 au 31.
Neige le 3, (10 c.) le 30.

Janvier 1857.. Brouillards, 2, 3, 4, 10, 11, 13, 16, 19, 20, 21, 24, 25, 27, 28, 31.
Gelées le 8, 9, 10, 15, 16, 18, 19, 20, du 27 au 31.
Neige le 6, 24, 25, 29.

Février...... Brouillards le 1, 2, 3, 7, 8, 14, 22 au 26.
Gelées du 1er au 9, le 15.
Neige le 4 (4 c.).

Mars........ Brouillards le 1, 2, 3, 14, 23, 25 et 26.
Gelées les 10, 11, 12, 13.
Giboulée le 10.

Avril........ Brouillards le 18.
Halo lunaire le 4, halo solaire le 26.

Mai......... Tonnerre dans le lointain, le 16.
Légers brouillards le 3, 27.

Juin........ Tonnerre le 10.

Juillet....... Tempête le 6.
Tonnerre le 6, 21, 26, 30.
Brouillards à (100) le 1er.

Août........ (Aucune particularité).

Septembre...· Brouillards le 14, 17, 18.
Tonnerre le 1er, 10.

Octobre...... Brouillards 1, 3, 14, 15, 16, 24, 25, 26, 27, 29, 31.

Novembre..... Brouillards le 4, 6, 7, 10, 15, 16, 18, 19, 20, 21, 22, 23, 26, 30.

ANNÉE 1857-58.

Décembre 1857. Brouillards le 1, 2, 7, du 10 au 18, 21, 24, 30, 31.
Gelées le 1er, 12, 18, 30.
Gelée blanche le 14.

Janvier 1858.. Brouillards le 1, 2, du 7 au 12, 14, 15, 20, 26, 30. —
Gelée du 1er au 16. Gelée du 22 au 31.

Février...... Brouillards, 3, 5 au 11, 13, 20, 24, 27, 28.
Neige le 19 (5 c.), 26 (10 c.). Gelées du 2 au 6, 18, 25.

Mars........ Brouillards, 1, 4, 11, 14, 17, 22, 24, 29.
Neige le 7, 13. Gelée 7, 12, 13.

Avril........ Brouillards le 10.

Mai......... Tonnerre, 13, 25.

Juin........ Tonnerre, 8, 17. Grands éclairs le 8.

Juillet....... Tonnerre le 21 à 2 h. m.

Août........ Tonnerre et éclairs, du S.-O. le 10, 17, 26.
Forte rafale du N. le 8.

Septembre .... Brouillards le 27, 28.

Octobre...... Tonnerre le 5, 30.
Brouillards le 15, 24.

Novembre..... Brouillards le 6, 11, 12, 13, 17, 19, 23, 24, 30.
Tonnerre le 16.
Gelées à glace le 1er, du 4 au 12.
Gelées blanches le 2, 11.
Neige le 6, 7.

ANNÉE 1858-59.

Décembre 1858. Rafales assez fortes le 23, 24.
Brouillards le 7, 8, 10, 11, 13, 14, 15, 17, 21, 23, 27, 30 et 31.
Gelées à glace, le 10 jusqu'au 18.
Gelée blanche le 18.
Neige le 5.

Janvier 1859... Brouillards le 7, 11, 16, du 18 au 22 et du 23 au 28.
Gelées à glaces du 1er au 5, du 6 au 13, 14, 15, 16.
Gelées blanches le 7, 9, 11, 22.
Neige le 12.

Février...... Brouillards le 1er, 2, 7, 8, 9, 11, 14, 17, 22, 25.
Gelées à glaces le 4, 21, 22, 23.
Giboulées le 4, 19.

Mars........ Brouillards le 3, 7, 11.
Gelée blanche le 11. Grésil le 30.

Avril........ Brouillards le 3.
Tonnerre le 10.
Gelée blanche le 2. Grésil le 17.

Mai......... Tonnerre le 24, 25.
Grésil le 28.
Halo solaire, le 31 vers midi.

Juin........ Tonnerre le 14, 16.
Halo solaire le 4, 8, 11, 25.

Juillet....... Epais brouillards, à 5 h. mat., le 1er.
Tonnerre, à 4 h. mat., le 24. Eclairs le soir.

Août........ Tonnerre le 4, 10, 14, 27.
Belle aurore boréale dans la nuit du 28.
Halo solaire le 17.

Septembre .... Tonnerre le 29.
Brouillards le 30. Halo lunaire, à 9 h. du soir, le 12.

Octobre ...... Aurore boréale le 1er.
Brouillards le 2, 13, 18, 28.
Tonnerre le 14.

Novembre..... Brouillards le 3, 8, 13, 14, 15, 17, 19, 23, 24, 26, 28.
Gelée blanche le 13. Giboulée le 9.
Gelées à glace du 11 au 16, le 19, 20 et 21.

ANNÉE 1859-60.

Décembre 1859. Brouillards le 10, 11, 20, 23, 27, 28, 29 et 31.
Gelées le 2, 3, 4, 5, du 9 au 22.
Neige le 1, 14, 17, 18, 19.
Halo lunaire le 7.

Janvier 1860... Brouillards le 1er, du 9 au 18, 22 et 30.
Gelée blanche le 9, 10.

Février...... Brouillards le 9, 19, 26. 28.
Gelées le 2, 3, 4, 5, 6, du 7 au 27.
Neige le 6, 16, 20.

Mars........ Brouillards le 2, 7, 15, 23.
Gelées le 7, 8, 9, 10.
Halo solaire et parélie, le 31.

Avril........ Gelée le 20.
Giboulées le 19.

Mai......... Brouillards le 2.
Halo solaire le 7, 11, 15, 27, 23.
Forte rafale soulevant la poussière, le 18, 26.

Juin........ Tonnerre le 3, 4, 17.
Grêle le 3, 4, 17.
Halo solaire le 9, 12, 22 et 24.

Juillet........ Tonnerre et éclairs le 9, 18.
Halo solaire le 7.

Août........ Tonnerre le 31 vers le soir.
Halos solaires le 1er, 24.

Septembre .... Bourrasque le 14, 23.
Brouillards le 17.

Octobre ..1860 Brouillards le 8, 15, 19, 29.
Novembre..... Brouillards le 1er, 3, 4, 5, 10, 13, 15, 20, 21, 23, 24,
    27 et 29.
    Gelée à glace le 7, 8, 9, 10.
    Gelée blanche le 10 (sur les murs).

ANNÉE 1860-61.

Décembre 1860. Brouillards le 1er, 4, 7, 28, 31.
    Gelées le 16, 17, 18, 19, 21, 22, 23, 24, 29. Neige le 17,
    18, 22, 23, 24.
Janvier 1861 .. Brouillards le 1er, 2, 5, 14, 21, 22, 23, 24, 27, 23, 29,
    30 et 31.
    Gelées du 4 au 27, 30, 31.
    Gelées blanches les 12, 15, 19, 20, 25.
    Verglas le 24, 30, 31.
Février....... Brouillards le 1er, 2, 4, 7, 9, 10, 13, 14, 16, 17, 18.
    Gelées le 1er, 2, 12.
    Tempête le 23, forte rafale.
Mars......... »   »
Avril......... Brouillard le 6.
Mai.......... Tempête le 10.
    Tonnerre dans le lointain le 29.
Juin......... Tonnerre le 9, 17, 23, 28.
    Grêle le 9.
Juillet........ Tonnerre le 6, 8, 26.
    Grêle le 6, 8. Tourbillon de vent le 6.
    Halo solaire le 14, 22.
Août........ Eclairs à l'ouest le 2. Tonnerre le 17.
Septembre .... Brouillards le 29.
    Tonnerre, éclairs le 10, trombe d'eau.
Octobre ..... Brouillards le 5, 14, 15, 16, 17, 19, 22, 27, 28.
Novembre..... Brouillards le 3, 5, 20, 21, 27, 28, 29.

ANNÉE 1861-62.

Décembre 1861. Brouillards le 3, 4, 5, 7, 8, 9, 12, 15, 18, 24, 25, 28, 29,
    30 et 31.
    Gelées du 21 au 31. Gelée blanche le 28, 31.
Janvier 1862.. Brouillards le 1er, 2, 3, 4, 5, 8, 9, 10, 11, 14, 15, 23,
    28 et 29.
    Gelées le 1er, 2, 3, 4, 5, 7, 8, 17, 18, 19, 20, 21. Gelée
    blanche le 2, 3, 21.
Février...... Tempête le 8, 9.
    Brouillards le 1er, 5, 6, 12, 13, 14, 15, 16, 19, 21.
    Gelées du 8 au 16. Gelées blanches le 15, 16.
Mars........ Brouillards le 14, 15, 27.
    Tonnerre et éclairs le 20. Neige le 6.
Avril. .... Légers brouillards le 16, 20. Giboulées le 15 et 16.
    Halos solaires le 7, 17.
Mai, ... Tonnerre le 24, 25.
    Grêle le 24.
    Halo lunaire le 11.
Juin,........ Tonnerre le 1er, 5, 8, 28. Halo solaire le 7.
    Grêle le 17. Halo lunaire le 11.
Juillet........ Tonnerre le 15, 27, 28. Halo solaire le 12.
Août........ Tonnerre le 3, 5. Légers brouillards le 18.
Septembre. ... Brouillards le 2, 26.
    Tonnerre et éclairs à l'O., le 24.

Octobre .... Brouillards le 5, 6, 9, 28.
Novembre..... Brouillards le 7, 23, 25, 26, 27, 28, 29, 30.
Neige le 24.

ANNÉE 1862-63.

Décembre 1862. Tempête le 30.
Gelée blanche le 29, gelées à glace le 23 et 24.
Brouillards du 1er au 11, du 15 au 18, du 25 au 29, 31.
Janvier 1863.. Tempêtes le 7 et 31.
Gelées blanches, 27 30, gelées à glace 29 et 30.
Brouillards les 3, 8, 9, du 11 au 19, les 24, 27, 29.
Février....... Gelées blanches les 11, 12, 13, 19, 20, 21, 25, 26, 27.
Gelées à glace les 11, 12 et du 15 au 22. Halo lunaire, 27.
Brouil. du 2 au 8, du 11 au 14, du 18 au 23, 26, 27, 28.
Mars......... Tempêtes les 17 et 27, giboulées 17 et 19.
Gelées blanches les 1re et 2, gelée à glace le 19.
Brouillards 1, 2, 3, 24, 25.
Avril........ Tonnerre le 7, le 12, temp. le 6, brouil. le 1, 3, 10 13.
Mai......... Tonnerre le 10, éclairs seulement le 18, tempête le 17.
Halo solaire le 22, brouillards le 13.
Juin..... ... Tonnerre le 16, 17, 18, 28.
Juillet........ Tonnerre 3, 23.
Août......... Eclairs le 25, 28.
Septembre..... Brouillards 7, 6, 16, 28, 29.
Octobre....... Tonnerre 9.
Tempête 13.
Brouillards 5, du 18 au 22, les 25, 26, 27.
Novembre..... Brouillards 3, 4, 6, 8, 10, 14, 18, 19, 20, du 23 au 30.

ANNÉE 1864-64.

Décembre 1863. Brouillards les 1, 6, 9, 10, 11, 12, 15, 16, 21, 22, 25,
26, 27, 29, 30, 31.
Gelées le 21, 24, 29, 30, 31, gelée blanche 9.
Janvier 1864.. Tempête le 2, gelées blanches 6, 7, 9, 11, 12, 13, 14,
15, 17, 21, 22, 31.
Brouillards du 1er au 16, 18, 20 au 29, gelées à glace
du 2 au 24, 30, 31.
Février....... Gelées blanches 1, 2, 3, verglas 23, gelées à glace du 1er
au 14, du 18 au 25.
Brouillards du 1er au 4, 9, 10, du 12 au 16, 20, du
23 au 26, 29.
Mars......... Tempêtes 7, 8, 18, 19.
Tonnerre, éclairs, le 23, 28, grésil. 9.
Brouillards 1, 2, 11, 14, 15.
Avril........ Tonnerre 27, brouillards 13, 19 et 20.
Mai......... Eclairs le 16, tempête 31, halo sol. 24.
Juin........ Tonnerre le 6, 7, 14, 23, halo sol. le 1er.
Averses le 9, 14.
Juillet........ Tonnerre le 11, 17, éclairs 21, 22, 28, averse le 22.
Brouillards 3, 15, 25.
Août......... Tonnerre le 19 de 1 à 10 heures soir, éclairs le 31.
Septembre.... Tonnerre le 1, 10, 11, éclairs 17, averse le 11.
Tempêtes 15, 16, 17.
Brouillards 14, 21, 22, 29.
Octobre....... Brouillards 5, 6, 17.
Novembre..... Tempêtes 6, 13, 14.
Brouil. 1, 3, 4, 12, 13, 17, 18, 21, 22, 23, 25, 28, 29.

En 1855, le nombre de jours où les brouillards ont régné avec une intensité variable a été de 47 ; c'est en janvier, février et octobre qu'ils ont été le plus fréquents.

On apprécie leur intensité en disant brouillards à 10, 20, 30, 50, 100, 200, 500 mètres. Ces locutions signifient qu'on ne peut distinguer un objet du volume approximatif d'un homme qu'à 10, à 50, à 200, à 500 mètres.

En 1856, le nombre des jours de brouillards a été de 57, leur plus grande fréquence a été en octobre et en novembre.

En 1857, 70 jours de brouillards ; fréquence plus grande en janvier, octobre et novembre.

1858, 61 jours de brouillards ; fréquence plus grande en janvier et février.

1859, 54 jours de brouillards ; fréquence plus grande en décembre, janvier et novembre.

1860, 47 jours de brouillards ; fréquence plus grande en décembre, janvier et novembre.

1861, 47 jours de brouillards ; fréquence plus grande en janvier, février et octobre.

1862, 53 jours de brouillards ; fréquence plus grande en décembre, janvier et février.

1865, 84 jours de brouillards ; fréquence plus grande en décembre, janvier et novembre.

1864, 89 jours de brouillards ; fréquence plus grande en décembre, janvier et février.

Les brouillards durent pendant toute la journée ou se dissipent vers 11 heures ou midi. C'est surtout en ville qu'ils ont leur maximum d'intensité ; souvent même sur la colline on jouit du soleil, quand la ville est plongée dans la brume et il n'est pas rare d'arriver près de Lyon, en chemin de fer, par un ciel pur, un soleil splendide, et d'entrer subitement dans une atmosphère grise qui fait éprouver une sensation de froid humide très-désagréable. La fréquence des brouillards à Lyon et leur persistance doivent être attribuées à la réunion de plusieurs causes : à la position de la ville entre deux cours d'eau considérables, aux collines de Fourvières et du plateau de la Croix-Rousse, qui s'opposent à la libre circulation de l'air, aux circonvolutions de la Saône, encaissée entre des rochers à son entrée dans Lyon; enfin à la hauteur des maisons et au peu de largeur des rues, dont une grande partie ont une direction de l'est à l'ouest, par conséquent suivant une ligne perpendiculaire à la direction des vents dominants. Tous les jours, la largeur de nos rues tend à augmenter, par les travaux de tout genre qui s'exécutent dans la plupart des quartiers de la ville. Nous ne savons si c'est aux améliorations déjà effectuées que doit être attribuée la moindre durée des brouillards dans Lyon, ou si ce n'est là qu'une variation atmosphérique accidentelle. Quoi qu'il en soit, nous avons constaté souvent et beaucoup d'autres ont constaté avec nous que depuis quelques années l'intensité des brouillards, à Lyon, était moins grande et que leur durée était moins persistante que par le passé.

NEIGE.

En général, la neige tombe en petite quantité à Lyon, elle séjourne peu de temps dans les rues, grâce à la température et aux soins de l'administration de la ville, qui fait enlever la neige au moment où elle tombe, faisant ainsi disparaître une partie des inconvénients qui en résulteraient pour la circulation.

ANÉMOGRAPHIE.

TABLEAU DES VENTS QUI ONT RÉGNÉ
PENDANT LA PÉRIODE DE 1855 A 1864 INCLUSIVEMENT.

ANNÉE 1855.

DÉSIGNATION DES VENTS.	DÉCEMBRE 1854.	JANVIER 1855.	FÉVRIER.	MARS.	AVRIL.	MAI.	JUIN.	JUILLET.	AOUT.	SEPTEMBRE.	OCTOBRE.	NOVEMBRE.	TOTAL DE L'ANNÉE.
N.	10	10	2	8	8	4	8	3	14	5	5	12	89
N.-E.	»	2	4	2	6	2	2	7	2	5	»	3	33
N.-O.	2	4	1	4	3	3	5	»	3	4	5	»	32
S.	5	1	1	6	4	14	5	3	»	5	10	»	54
S.-E.	»	»	3	»	»	»	»	3	13	2	»	2	1
S.-O.	»	»	3	2	»	»	6	3	8	7	2	3	23
E.	8	11	10	6	7	6	4	13	11	»	7	4	90
O.	3	»	1	3	»	2	»	»	»	»	»	5	18
Calme	3	3	6	»	2	»	1	1	»	1	4	4	25

ANNÉE 1856.

DÉSIGNATION DES VENTS.	DÉCEMBRE 1855.	JANVIER 1856.	FÉVRIER.	MARS.	AVRIL.	MAI.	JUIN.	JUILLET.	AOUT.	SEPTEMBRE.	OCTOBRE.	NOVEMBRE.	TOTAL DE L'ANNÉE.
N.	11	5	10	15	3	6	10	12	4	8	1	5	90
N.-E.	3	1	1	»	3	2	1	3	3	2	1	4	23
N.-O.	2	2	6	3	4	4	3	3	3	6	1	4	32
S.	1	6	»	3	10	»	4	2	5	»	6	»	48
S.-E.	»	»	»	1	2	3	4	»	»	4	4	»	4
S.-O.	»	1	9	1	2	3	5	2	12	6	10	12	26
E.	7	9	4	9	8	2	6	»	6	3	7	1	93
O.	1	4	2	2	»	1	»	1	1	»	»	4	19
Calme	6	3	3	3	»	1	»	»	1	3	7	»	31

ANNÉE 1857.

DÉSIGNATION DES VENTS.	DÉCEMBRE 1856.	JANVIER 1857.	FÉVRIER.	MARS.	AVRIL.	MAI.	JUIN.	JUILLET.	AOUT.	SEPTEMBRE.	OCTOBRE.	NOVEMBRE.	TOTAL DE L'ANNÉE.
N.	7	11	7	8	9	7	8	8	6	6	5	6	88
N.-E.	7	4	6	5	2	1	2	1	4	2	»	3	28
N.-O.	14	2	2	4	3	5	6	9	3	6	11	7	30
S.	»	2	1	1	»	8	1	6	»	»	7	»	77
S.-E.	»	1	1	»	»	»	»	»	»	1	1	»	6
S.-O.	1	»	1	1	3	4	5	6	3	2	6	9	27
E.	4	8	7	8	8	9	»	5	3	6	3	14	72
O.	4	2	»	1	1	»	»	»	»	»	2	»	11
Calme	2	1	2	1	1	2	»	1	4	2	7	4	26

ANNÉE 1858.

DÉSIGNATION DES VENTS.	DÉCEMBRE 1857.	JANVIER 1858.	FÉVRIER.	MARS.	AVRIL.	MAI.	JUIN.	JUILLET.	AOUT.	SEPTEMBRE.	OCTOBRE.	NOVEMBRE.	TOTAL DE L'ANNÉE.
N.	7	16	6	7	8	9	12	11	11	3	8	7	105
N.-E.	4	»	3	»	2	1	»	1	»	»	2	2	15
N.-O.	»	1	»	5	1	5	»	4	3	2	2	6	29
S.	6	»	4	2	8	5	8	4	2	10	11	4	64
S.-E.	»	»	»	»	»	»	»	»	»	1	»	»	1
S.-O.	»	1	1	2	4	8	6	3	5	2	2	2	36
E.	9	8	9	9	6	3	3	7	6	8	4	9	81
O.	1	1	2	2	1	»	1	1	4	4	2	»	19
Calme.	4	4	3	4	»	»	»	»	»	»	»	»	15

ANNÉE 1859.

DÉSIGNATION DES VENTS.	DÉCEMBRE 1857.	JANVIER 1858.	FÉVRIER.	MARS.	AVRIL.	MAI.	JUIN.	JUILLET.	AOUT.	SEPTEMBRE.	OCTOBRE.	NOVEMBRE.	TOTAL DE L'ANNÉE.
N.	10	11	13	15	6	11	9	15	12	7	14	3	126
N.-E.	»	»	1	»	»	»	»	1	»	1	»	»	3
N.-O.	4	2	3	3	1	1	2	2	3	2	4	8	35
S.	7	2	7	6	9	3	10	6	6	8	4	»	68
S.-E.	»	»	»	»	6	»	»	»	»	»	»	1	7
S.-O.	1	2	1	3	5	4	3	4	8	2	5	4	42
E.	5	7	1	4	3	6	4	3	2	7	2	8	52
O.	»	»	1	»	»	6	1	»	»	2	»	4	14
Calme.	4	7	1	»	»	»	1	»	»	1	2	2	18

ANNÉE 1860.

DÉSIGNATION DES VENTS.	DÉCEMBRE 1857.	JANVIER 1858.	FÉVRIER.	MARS.	AVRIL.	MAI.	JUIN.	JUILLET.	AOUT.	SEPTEMBRE.	OCTOBRE.	NOVEMBRE.	TOTAL DE L'ANNÉE.
N.	8	1	10	6	11	10	9	14	6	6	4	4	89
N.-E.	1	»	1	»	1	1	»	»	1	1	»	4	9
N.-O.	6	5	8	11	7	5	2	5	5	4	7	2	67
S.	7	4	2	4	3	9	10	1	4	4	7	1	56
S.-E.	»	»	»	»	»	»	»	»	1	8	3	3	7
S.-O.	1	9	1	5	1	2	4	1	9	1	1	5	47
E.	6	8	5	3	4	4	3	10	6	8	1	9	70
O.	»	2	1	1	3	»	2	»	1	1	1	»	12
Calme.	2	2	1	1	»	»	»	»	»	»	1	2	9

ANNÉE 1861.

DÉSIGNATION DES VENTS.	DÉCEMBRE 1857.	JANVIER 1858.	FÉVRIER.	MARS.	AVRIL.	MAI.	JUIN.	JUILLET.	AOUT.	SEPTEMBRE.	OCTOBRE.	NOVEMBRE.	TOTAL DE L'ANNÉE.
N.	5	2	6	4	15	14	1	10	8	7	4	6	82
N.-E.	»	8	»	4	2	5	»	»	5	5	1	»	30
N.-O.	4	2	12	3	3	8	4	5	5	»	2		59
S.	11	3	9	6	5	10	5	4	2	1	6		75
S.-E.	»	»	»	2	»	»	5	1	1	5	»		5
S.-O.	3	»	5	1	»	2	4	4	1	5	3	12	40
E.	5	10	4	2	4	2	7	6	1	4	12	2	65
O.	1	1	2	1	»	»	»	»	1	1	1	2	11
Calme.	2	3	»	»	»	»	»	»	»	»	»	»	5

Année 1862.

DÉSIGNATION DES VENTS.	DÉCEMBRE 1861.	JANVIER 1862.	FÉVRIER.	MARS.	AVRIL.	MAI.	JUIN.	JUILLET.	AOUT.	SEPTEMBRE.	OCTOBRE.	NOVEMBRE.	TOTAL DE L'ANNÉE.
N.	7	7	9	4	15	6	7	8	5	7	5	6	86
N.-E.	4	3	6	»	»	6	6	»	4	2	3	4	38
N.-O.	4	1	2	2	2	1	4	9	4	1	1	10	41
S.	3	2	4	12	4	8	6	3	8	5	6	2	63
S.-E.	»	»	»	»	»	»	»	»	»	1	3	1	6
S.-O.	1	4	2	2	7	4	3	5	3	6	1	»	38
E.	1	9	3	7	4	2	1	4	6	8	8	6	65
O.	4	1	1	5	4	7	2	2	1	»	3	»	13
Calme.	6	4	1	1	1	»	»	1	»	»	1	1	15

Année 1863.

DÉSIGNATION DES VENTS.	DÉCEMBRE 1862.	JANVIER 1863.	FÉVRIER.	MARS.	AVRIL.	MAI.	JUIN.	JUILLET.	AOUT.	SEPTEMBRE.	OCTOBRE.	NOVEMBRE.	TOTAL DE L'ANNÉE.
N.	3	4	6	9	9	11	8	6	6	2	3	2	69
N.-E.	2	»	9	3	7	6	1	10	5	7	2	3	44
N.-O.	5	5	2	7	10	6	11	1	12	3	10	6	55
S.	9	4	2	7	»	»	»	»	»	1	1	1	81
S.-E.	1	»	»	»	»	»	1	»	»	3	3	»	5
S.-O.	»	7	3	1	1	»	4	1	1	6	5	7	27
E.	8	7	5	4	2	5	4	6	7	5	1	2	65
O.	2	2	»	»	»	1	»	»	»	»	3	2	9
Calme.	1	2	1	»	»	»	»	»	»	1	»	»	10

Année 1864.

DÉSIGNATION DES VENTS.	DÉCEMBRE 1863.	JANVIER 1864.	FÉVRIER.	MARS.	AVRIL.	MAI.	JUIN.	JUILLET.	AOUT.	SEPTEMBRE.	OCTOBRE.	NOVEMBRE.	TOTAL DE L'ANNÉE.
N.	10	5	6	6	8	8	10	13	9	7	3	8	93
N.-E.	»	4	1	3	»	1	3	1	1	1	5	2	22
N.-O.	5	3	4	2	8	8	7	5	5	2	5	5	58
S.	3	6	7	8	7	2	7	2	2	2	7	1	58
S.-E.	»	»	»	»	»	»	»	»	»	»	»	»	1
S.-O.	2	2	2	5	5	6	1	2	5	6	2	8	36
E.	10	8	5	5	6	5	1	2	8	8	8	»	83
O.	1	2	1	2	»	»	»	»	1	»	»	»	8
Calme.	1	1	2	»	1	»	»	»	»	»	»	1	6

En apparence, beaucoup de causes peuvent produire une rupture dans l'équilibre de l'état de l'atmosphère. Cependant, en analysant bien les faits, on arrive à voir que : « Toutes ces causes se réduisent à des différences de température entre des pays voisins. » (KÆMTZ, *Météorologie*, page 30.)

« Si deux régions voisines sont inégalement échauffées,
« elles produisent dans les couches supérieures un vent
« allant de la région chaude à la région froide, et à la surface
« du sol un courant contraire. » (KÆMTZ, *id.*)

Les études suivies sur la direction et la vitesse des vents
dans les couches supérieures de l'atmosphère offrent assurément un grand intérêt scientifique, surtout quand on songe à
la liaison intime de ces phénomènes avec les questions de
température et d'humidité atmosphériques. Toutefois, dans
nos travaux d'hygiène publique, il nous semble préférable
d'étudier les vents dans les couches inférieures de l'atmosphère, demandant au baromètre, à l'hygromètre et au thermomètre les autres indications dont nous avons besoin.

Suivant M. Fournet (1), le vent du Nord prédomine dans
le bassin du Rhône; nos tableaux sont d'accord avec cette
assertion.

Dans la période de dix années à Lyon, au point de vue de
la direction des vents, nous obtenons les résultats suivants :

N. — N-E. — E. — S-E. — S. — S-O. — O. — N-O
917 — 245 — 736 — 44 — 644 — 332 — 134 — 431

Pendant les jours complémentaires on n'a pu noter aucune
direction du vent.

Si de l'Est à l'Ouest nous tirons une ligne droite, nous
obtenons pour le vent du Nord et ses dérivés, N-E. N-O,
1593.

pour le vent du Sud et ses dérivés, S-E. S-O. 1010.

Le vent d'Est à Lyon nous arrive toujours par un ciel
pur, c'est un vent éminemment bienfaisant, mais, en général,
il est de très-courte durée; on l'observe le plus souvent le
matin. C'est un vent de transition, et la plupart du temps il

---

(1) *Recherches sur la distribution des vents dominants en France.* — FOURNET.

résulte de la réflexion du vent du Nord contre les escarpe-
ment des Alpes.

Les vents du N. et N-E., à Lyon, sont toniques, ils
coïncident souvent avec une forte pression atmosphérique.
Quand ils soufflent par un ciel bleu, leur influence sur la
santé publique est très-salutaire, la poitrine l'aspire avec
délice, les mouvements du corps sont plus faciles, plus
légers, l'intelligence elle-même participe à ce bien-être, elle
est plus nette, plus active. Quand les pluies ou les neiges
surviennent avec les vents du Nord, elles persistent assez
longtemps, il en résulte une humidité froide, qui est un des
inconvénients de la résidence à Lyon. Il existe certains vents
du Nord pendant lesquels on éprouve une lassitude aussi
grande que par les vents du Sud; il est probable que dans
ces circonstances, la couche atmosphérique inférieure placée sous cette influence est très-mince et que déjà le corps
ressent l'action des vents du Sud, qui règnent dans la couche
atmosphérique supérieure.

Le vent N-E., à certaines époques de l'année, peut exercer
une fâcheuse influence sur la ville de Lyon, pendant l'automne et à la fin de l'été, alors que ce vent nous arrive
après avoir balayé les émanations paludéennes du plateau
des Dombes, ce qui expliquerait la fréquence des fièvres
intermittentes à Lyon, si cette ville ne trouvait pas de plus,
dans sa partie Sud-Est, des causes suffisantes d'infection
palustre. Le plateau de la Croix-Rousse et le camp de Sathonay subissent en automne l'influence du voisinage autrefois
si insalubre des Dombes; chaque jour la situation de ce côté
tend à s'améliorer.

De tous les vents, celui qui fait sentir, à Lyon, l'action la
plus fâcheuse sur la santé publique, est sans contredit le
vent du Sud, soit qu'il souffle d'une manière continue, soit
qu'il nous arrive par rafales. Dans ce dernier cas, le vent

n'est qu'une sorte de prolongement du siroco d'Afrique : il nous vient, à travers la Méditerranée, par bouffées chaudes, et tous ceux qui, en Algérie, ont senti les effets du vent du désert, retrouvent dans certains vents du Sud, à Lyon, une réminiscence atténuée des fatigues qu'il nous cause. Le corps éprouve une lassitude générale très-prononcée, tout mouvement est pénible, les narines sont sèches, la salive devient épaisse ; la tête est lourde, on est tourmenté par la soif ; la peau est sèche et brûlante ; l'organisme tout entier semble sous l'influence d'une tension électrique très-désagréable. En Algérie, durant le siroco, malgré la chaleur, le baromètre descend comme à l'approche des tempêtes. Le vent du Sud, à ondées régulières, ne produit pas sur l'organisme les effets que nous venons de décrire ; ce vent, qui est généralement débilitant, produit des effets salutaires chez les individus atteints de rhumastismes ; il détermine des sueurs qui viennent apporter momentanément des modifications heureuses, mais malheur aux rhumatisans qui, dans ces circonstances, ne se mettent pas à l'abri des variations atmosphériques si fréquentes à Lyon.

Dans ces cas, la laine, appliquée immédiatement sur la peau, forme un véritable rempart contre les effets des changements brusques de température. Aussi voyons-nous dans les pays chauds les étoffes de laine former presque exclusivement la base de tout vêtement. Les Arabes sont complètement vêtus de laine, ils ont la tête couverte du même tissu, et dans ces conditions ils bravent impunément en plein air les variations atmosphériques.

C'est, en général, sous l'influence des vents du Sud-Ouest et de l'Ouest que la pluie et les orages surviennent à Lyon.

Quand on consulte l'histoire des grandes épidémies, à Lyon ou ailleurs, on trouve presque toujours les vents du Sud au début du fléau et pendant sa période d'acuité. A Constantinople, en Crimée, le choléra présentait des périodes d'augment chaque fois que le vent soufflait du Sud; au contraire, son influence diminuait dès que le vent du Nord se faisait sentir. Nous avons vu les mêmes faits se reproduire durant l'invasion du choléra en Algérie en 1849 et 1850 à Alger et à Ténès. — La prédominance des vents du Nord à Lyon ne serait-elle pas une des causes qui empêchent le choléra de ce développer dans cette ville?

Sous l'influence des vents du Sud, les dyssenteries s'aggravent; nous avons constaté maintes fois ce fait à Lyon même, surtout en 1859, où l'affection régnait épidémiquement, non seulement dans la population civile, mais encore dans la garnison.

DE LA VIOLENCE DES VENTS A LYON.

Nous ne pouvons entrer dans de grands détails au sujet de la force d'impulsion des vents à Lyon, nous manquons de données précises. D'après M. Drian, la violence la plus grande des vents, à Lyon, n'aurait offert qu'une vitesse de 20 à 30 mètres par seconde. M. Bravais aurait constaté à l'Observatoire de Lyon une vitesse de 30 mètres par seconde, en étudiant la marche des nuages chassés par le vent. Tout ce que nous avons pu voir nous-mêmes pendant notre période de dix années, se réduit à des appréciations très-infidèles. Toutefois, il est à la connaissance de tous, que plusieurs fois par an, le vent du Nord, ou celui du Sud, règnent avec une violence extrême pendant quelques jours; ordinairement la pluie vient en modérer la violence. Dans la ville, ces vents impétueux occasionnent de nombreux accidents par suite de la fracture des vitres, du renversement des cheminées. Dans les campagnes avoisinantes, les arbres sont déracinés; de là, pour l'agriculture, de grands dommages. Mais à côté de ces inconvénients, il y a des avantages très-marqués; d'abord ces grands déplacements d'air ont pour effet de purifier l'atmosphère, en la renouvelant. Ils modifient toujours avantageusement les grandes épidémies qui surgissent sans cause bien déterminée, ou plutôt sous l'empire d'une série de causes insaisissables, comme le typhus, le choléra. Dans les pays du Nord, les vents du Sud viennent adoucir la température habituelle. Au point de vue de l'agriculture, les vents impétueux ont aussi leurs avantages, ils transportent à de grandes distances le pollen des fleurs et amènent ainsi la fécondation.

DE LA LUMIÈRE.

Le soleil, non seulement nous donne de la chaleur, mais il est, de plus, un corps lumineux. Sa lumière nous arrive à travers la transparence de l'atmosphère. Quand les molécules de l'eau en vapeur saturent l'atmosphère, la réfraction des rayons lumineux rapproche les objets et les rend plus distincts. C'est ainsi qu'à Lyon, lorsque la chaîne des Alpes se découvre parfaitement, lorsque le Mont-Blanc montre d'une manière distincte sa cime blanche, on dit qu'il pleuvra à une époque très-rapprochée. Cette croyance populaire est souvent vérifiée par l'événement, si elle ne l'est pas toujours.

La lumière nous arrive du soleil avec une rapidité surprenante, évaluée à 70,948 lieues par seconde, d'après les dernières observations de M. Fizeau. La distance du soleil à la terre étant de 38,000,000 de lieues, la lumière met 8 minutes 13 secondes pour nous arriver. Nous laissons à dessein de côté toutes les questions de physique et de chimie que soulève ce sujet, pour ne nous occuper que de la question hygiénique.

La lumière a une action marquée sur les fonctions de l'économie en général ; elle agit d'une manière spéciale sur l'organe de la vision et sur la peau, qu'elle colore de diverses manières.

L'action de la lumière sur les végétaux a pour effet de fixer le carbone dans les plantes. Sous l'influence de cet agent, l'acide carbonique de l'atmosphère se décompose, l'oxigène se dégage et le carbone est absorbé. Pendant la nuit l'acide carbonique, que les plantes puisent dans le sol et dans l'air, n'est pas décomposé, il traverse les tissus des végétaux comme s'ils étaient de simples filtres et se répand dans l'atmosphère. Nous aurons plus tard à utiliser ces données de l'observation.

Privés de lumière, les végétaux s'étiolent et perdent leur matière colorante.

L'action de la lumière sur la peau de l'homme se confond avec son action générale sur l'organisme. Le séjour prolongé dans les ténèbres amène une décoloration de la peau, le réseau capillaire [sous-muqueux pâlit. Nulle part mieux qu'à Lyon, surtout dans l'ancien Lyon, on a pu constater les effets de la privation de la lumière. Ce triste spectacle des effets de la privation habituelle de la lumière est encore assez commun, dans quelques rues de Lyon, pour qu'on puisse le constater. Qui n'a pas vu, dans certains magasins, ces figures pâles, étiolées, souffreteuses comme une plante renfermée dans une cave obscure? Que les mêmes personnes aillent habiter la campagne, restent toute la journée exposées à la lumière solaire, bientôt on verra la peau reprendre une couleur plus foncée, plus vive. Sous l'influence des rayons solaires, le visage des habitants des villes se hâle promptement. Chez certaines personnes, se produisent des taches de rousseur (éphélides) ; la matière colorante de la peau se développe sous l'influence des rayons solaires : il n'y a point de nègres en dehors de la zone torride, en dehors des limites d'une température de 35° à 37° centigrades. A partir de ce point, le teint noir perd sa couleur foncée et par gradations passe au brun, puis au blanc. La constitution est affaiblie par la privation de l'insolation; les individus qui passent une grande partie de leur vie dans des lieux obscurs ou mal éclairés ne se distinguent pas seulement par les nuances de la peau, mais chez eux les fonctions respiratoires sont en souffrance; tous les tissus deviennent atones; il suffit de voir, dans les quartiers pauvres des villes, ces malheureux que la misère relègue dans des espèces de caves; les prisonniers dans des cachots sombres et mal aérés. Des profondeurs de la misère, si nous remontons dans les classes élevées de la société, nous constaterons des effets analogues chez les personnes qui pendant plusieurs mois de l'année font de la nuit le jour : les bals, les spectacles, les soirées absorbent une partie, sinon la totalité de leurs nuits; elles vivent à la lumière artificielle qui répand ses émanations délétères dans l'air respiré, et la plus grande partie de la journée est consacrée au repos, dans un appartement rendu sombre pour éviter les inconvénients de la lumière et du bruit. Aussi arrive-t-il bientôt une série de manifestations maladives, sous l'influence desquelles il ne serait pas bon de rester longtemps. Les chairs deviennent pâles, molles, l'appétit se perd et la vigueur corporelle aussi. On agit, mais par soubresaut, par une sorte d'excitation fébrile qui use l'influence nerveuse dont on dispose, et puis on retombe dans une sorte d'anéantissement. C'est alors que la lumière intense d'un soleil bienfaisant, l'air pur et vif de la campagne deviennent nécessaires, et sous leur influence on renaît peu à peu.

Si l'action de la lumière, dans certaines limites et dans certaines conditions de santé, est bienfaisante, elle a aussi ses inconvénients : elle détermine quelquefois des érythèmes,

des érysipèles du cuir chevelu, des méningites, des apoplexies, des aliénations mentales. Il est essentiel de se tenir en
garde contre l'insolation directe.

L'action trop grande de la lumière sur l'œil détermine la
contraction de l'iris, puis une irritation de l'organe, quelquefois la perte de la vue ; elle peut amener des inflammations
des organes cérébraux.Son action, trop faible, force la pupille
à se dilater outre mesure, surtout si l'organe est actif. A
Lyon, il existe, à l'état endémique, une maladie caractérisée
par la perte complète de la vision ; dès que le soleil est au-
dessous de l'horizon, la fonction se rétablit avec le lever
du soleil, c'est l'héméralopie. Toutes les années, au mois de
juin, quelquefois à la fin d'août, cette épidémie se produit
dans la garnison de Lyon ; elle sévit surtout dans les casernes de la Croix-Rousse. Cette maladie survient au printemps
ou en été, alors que la lumière solaire est très-vive, mais
l'intensité de la lumière ne paraît pas être la seule cause
de cette maladie, puisque dans la population civile elle est
très-rare.

Une lumière trop vive amène souvent des ophthalmies.
Certaines couleurs reposent agréablement la vue ; la couleur
des végétaux est celle qui plaît davantage ; le blanc, le noir,
le jaune, le rouge fatiguent les yeux ; les couleurs contraires
associées noir et blanc, rouge et jaune, font éprouver des
sensations désagréables. — On admet en médecine que la
lumière, frappant les yeux, stimule les centres nerveux ; de
là, le précepte dans les affections cérébrales, dans les méningites, de placer les individus dans l'obscurité.

ELECTRICITÉ ATMOSPHÉRIQUE.

Nous n'avons que très-peu de données sur l'électricité atmosphérique de Lyon; les études météorologiques à ce sujet sont encore très-imparfaites. En attendant, nous nous contenterons d'indiquer le peu de faits que nous avons pu recueillir sur Lyon, pendant la période de 1855 à 1864.

1854 à 1855 : Orages, tonnerre le 15 juin.

Eclairs, le 13.   id.

Orage, tonnerre le 10 septembre.

Halos lunaires les 5 et 31 décembre.

Halos solaires les 28 et 30 mai, le 26 juin.

1855 à 1856 : Tonnerre le 6 avril, les 4 et 24 juillet, les 3, 13, 17, 18, 21 août et les 1er et 7 septembre.

Tonnerre et grêle le 16 juin.

Halo solaire le 4 juin.

Violente rafale du sud dans la nuit du 23 au 24 octobre.

1856 à 1857 : Tempêtes les 9 et 10 décembre, le 6 juillet.

Tonnerre lointain le 16 mai.

Tonnerre les 6, 21, 26, 30 juillet et le 1er septembre.

Halo lunaire le 4 avril.

Halo solaire le 26 avril.

1857 à 1858 : Tonnerre les 13 et 25 mai, les 8 et 17 juin, 21 juillet, les 10, 17, 26 août, les 5 et 30 octobre, le 16 novembre.

Forte rafale du nord le 8 août.

1858 à 1859 : Rafale assez forte les 23 et 24 décembre.

                Tonnerre le 10 avril, les 23 et 24 mai, les 14 et 16 juin, le 23 juillet, les 4, 10, 14, 27 août, le 29 septembre, le 14 octobre.

                Grésil le 28 mai.

                Halo solaire le 31 mai à midi, les 4, 8, 11, 25 juin, le 17 août.

                Halo lunaire le 12 septembre.

                Aurore boréale dans la nuit du 28 août, le 1er octobre.

1859 à 1860 : Tonnerre les 3, 4, 17 juin, les 9 et 18 juillet, le 31 août.

                Grêle les 3, 4, 17 juin.

                Halo lunaire le 7 décembre.

                Halo solaire et parélie le 31 mars.

                Halo solaire les 7, 11, 15, 23, 27 mai, les 9, 12, 22, 24 juin, le 7 juillet, les 1er et 24 août.

                Fortes rafales les 18 et 26 mai.

                Bourrasque le 17 septembre.

1860 à 1861 : Tonnerre lointain le 29 mai.

                Tonnerre les 9, 17, 23, 28 juin, les 6, 8, 26 juillet, 17 août, 10 septembre.

                Halo solaire les 14, 22 juillet.

                Grêle le 9 juin, les 6 et 8 juillet.

                Tempête le 23 février, le 10 mai.

                Tourbillon de vent le 6 juillet.

                Trombe d'eau le 10 septembre.

1861 à 1862 : Tonnerre le 20 mars, les 24 et 25 mai, le 1er, 5, 8, 28 juin, les 15, 27, 28 juillet, les 3 et 5 août, le 24 septembre.

Halo lunaire le 11 mai.

Halo solaire les 7, 17 avril, le 7 juin, le 12 juillet.

Tempêtes les 8 et 9 février.

Grêle le 24 mai, le 17 juin.

1862 à 1863 : Tonnerre les 7, 12 avril, 10 mai, 10, 17, 18 28 juin, 3 et 23 juillet, 9 septembre.

Éclairs les 18 mai, 25 et 28 août.

Tempêtes le 30 décembre 1862, les 7 et 31 janvier 1863, les 17, 27 mars, 6 avril, 17 mai, 13 septembre.

Halo lunaire le 27 février.

Halo solaire le 22 mai.

1863 à 1864 : Tonnerre les 23, 28 mars, 27 avril, 6. 7, 14, 23 juin, 11, 17 juillet, 19 août, les 1er, 10, 11 septembre.

Éclairs les 21, 22, 28 juillet, le 31 août, le 17 septembre.

Tempêtes les 2 janvier, 7, 8, 18, 19 mars, 31 mai, 15, 16, 17 septembre, les 6, 13, 14 novembre.

Halo solaire le 1er juin.

Il est des points de la ville de Lyon qui semblent les lieux de prédilection de la foudre. Ce sont les hauteurs de la Croix-Rousse, puis la presqu'île de Perrache, les quais du Rhône et les lieux voisins, les hauteurs du fort de la Duchère.

Nous n'avons pas à nous occuper des effets physiologiques de la tension électrique sur le corps humain, c'est un fait général qui se reproduit dans tous les pays, aux approches des orages ; le corps devient lourd, il se complaît dans l'inertie musculaire, il éprouve un malaise général indéfinissable. Ce malaise est-il dû à l'action électrique, ou bien à celle de l'abaissement de la pression atmosphérique? il est difficile de faire la part de l'un ou de l'autre. Quoi qu'il en soit, dès que la pluie tombe en abondance, le malaise cesse.

ACCIDENTS PAR LA FOUDRE.

Dans un travail récent (1), M. Boudin, contrairement aux assertions de Kaenitz, le savant météorologiste, constate que les accidents par la foudre sont assez communs, pour mériter l'attention sérieuse des savants. D'après les dernières recherches de l'année 1835 à l'année 1863, dans cette période de 29 années, 2,238 personnes ont été tuées raides, en France. En évaluant au double le nombre des personnes qui ont été seulement blessées par la foudre, on arriverait au chiffre de 6,714 victimes, un peu plus de 230 par an.

Il résulte de la statistique de France et d'Angleterre, que le sexe féminin a le privilége d'une immunité relative. En France, de 1854 à 1863, sur 880 individus tués par la foudre, le contingent féminin est représenté par 243, et les hommes par 637. En Angleterre, de 1828 à 1856, la proportion des femmes est de 21,6 pour 100 hommes.

D'après quelques documents, certaines personnes jouiraient du triste privilége d'attirer la foudre; il en est de même de certains édifices qui ont été frappés plusieurs fois.

De 1835 à 1863, en France, le maximum annuel des décès par la foudre s'est élevé à 111, et le minimum à 48.

_____

(1) *Mémoires de médecine, de chirurgie et de pharmacie militaires*, tome xiii, 6e fascicule.

La répartition de 150 décès constatés en France, de 1841 à 1853, suivant les mois, donne les résultats suivants :

Mars	—	4
Avril	—	7
Mai	—	10
Juin	—	33
Juillet	—	24
Août	—	37
Septembre		19
Octobre	—	16
		150

En Angleterre, de 1852 à 1856, le maximum des décès se présente en juillet.

Au point de vue des heures, c'est de midi à huit heures du soir que les accidents se sont montrés le plus fréquents. Les heures privilégiées sont de 3 à 4 heures, et de 5 à 6 heures du soir. Le nombre des fulgurations est plus grand le jour que la nuit, dans la proportion de 7 à 46.

Les animaux en présence d'un orage courent de plus grands dangers que l'homme.

M. Boudin a étudié le nombre des victimes de la foudre dans chaque département de la France ; les accidents ne se groupent pas au hasard, mais ils semblent obéir à des lois dans lesquelles il est facile d'entrevoir l'influence des hauteurs. C'est dans les Alpes, les Pyrénées, que se produit le maximum des accidents. Le minimum est au littoral de la Manche et dans la portion nord de la France. Le département du Rhône occupe le n° 27 parmi les départements privilégiés, tandis que le département de l'Ain occupe le n° 67, le Jura 74, et l'Ardèche 75. De 1835 à 1863, le département du Rhône a eu

27 personnes tuées, ce qui donne un accident par 24,536 habitants.

Les fulgurations sont-elles plus fréquentes dans les villes que dans les campagnes ? Il n'y a qu'un exemple de décès par la foudre dans un chef-lieu d'arrondissement, c'est à Nantua (Ain). Aucun décès par la foudre, ni à Paris, ni à Londres, ni dans aucun des chefs-lieux de département. Court-on plus de danger dans une maison que dans les champs ? Sur 53 individus tués en 1853 et 1854, dont la position était précise, 10 seulement étaient dans l'intérieur d'une maison, 43, plus des 4/5e étaient dans les champs; on est donc plus en sûreté dans une maison.

Dans les champs, le danger le plus grand est sous les arbres et au milieu d'une plaine découverte; sur 34 individus foudroyés, en 1853, dans les champs, 14 ont été frappés sous les arbres. Le Dr Wintorf conclut de cette double remarque que pour échapper aux atteintes du météore, lorsqu'on est surpris en rase campagne, ce que l'on a de mieux à faire est de se placer à une petite distance de grands arbres ; par petite distance, il entend de 5 à 12 mètres. Une station plus favorable encore serait celle qui satisferait aux mêmes conditions de distance entre deux arbres voisins : Franklin approuvait ces préceptes.

Sur 28 cas observés, divers arbres ont été frappés dans l'ordre suivant :

Chêne.	9 fois.
Peuplier	7 —
Érable	4 —
Saule.	3 —
Marronnier d'inde . . .	1 —
Marronnier	1 —
Noyer	1 —
Aubépine	1 —
Ormes	1 —

A Manchester, M. Sidebotam a insisté sur l'immunité du hêtre.

Quelques personnes ont été frappées par la foudre plusieurs fois pendant leur vie.

Dans la 2e partie de son mémoire, M. le docteur Boudin s'occupe de la fulguration par le sol, par les métaux et par l'homme foudroyé; il résume ainsi les faits qu'il a exposés :

1° Indépendamment de l'action normale de la foudre, l'homme peut être foudroyé par le sol ainsi que par des métaux fortement électrisés et notamment par les fils électriques, sans éclair, ni tonnerre, et même sans que la foudre soit tombée sur le sol ou sur les corps métalliques à une distance plus ou moins considérable du lieu où se produit l'accident.

2° Que l'homme peut subir tous les degrés de la fulguration, par le contact d'un homme mort ou vivant et récemment foudroyé;

3° Que l'on doit éviter avec soin de toucher les fils électriques pendant un temps d'orage;

4° Que les personnes appelées à se mettre en contact avec les individus récemment foudroyés doivent préalablement s'assurer de l'état électrique de ces derniers, les mettre en contact avec un corps bon conducteur du fluide électrique.

Les accidents par la foudre se présentent quelquefois à Lyon. Nous pouvons citer un fait récent, survenu à la Duchère. Deux militaires étant à une croisée de la caserne ont été renversés dans leur chambre; l'un d'eux a éprouvé des brûlures légères aux jambes, le second a été amené à l'hôpital militaire des Colinettes; il avait perdu la vue, et les conjonctives oculaires, très-rouges, semblaient avoir été brûlées superficiellement. Cet état s'est bientôt amélioré sous l'influence du traitement, mais la photophobie a duré très-longtemps. La rétine avait acquis un degré de sensibilité si grand, que ce militaire a dû habiter une chambre obscure, pendant plus d'un mois, avant de pouvoir supporter la lumière du jour.

Le danger de la fulguration existe donc à Lyon assez menaçant pour attirer l'attention; il y a lieu de s'en préoccuper : 1° pour ce qui regarde les individus; 2° pour ce qui regarde les habitations.

« Franklin recommande à ceux qui redoutent la foudre :
« 1° de s'éloigner des cheminées, la suie, comme les métaux,
« ayant la propriété d'attirer la foudre; 2° d'éviter le voisinage
« ou le contact des métaux, des glaces, des dorures, des
« cloches et de leur son, d'ôter les ornements métalliques
« qu'on a sur soi; 3° de ne point se placer sous un lustre,
« ou un objet quelconque de métal, sous un arbre,
« sous un objet élevé; 5° de diminuer autant que possible
« les points de contact avec le sol et les murs : un hamac
« de soie dans un vaste local est probablement le plus sûr
« refuge contre les risques de la fulguration.

« Le paratonnerre, trop peu appliqué aux habitants pri-
« vés et même aux édifices publics, dispense de toutes les
« précautions personnelles, il résume la prophylaxie
« contre l'électricité atmosphérique. » (M. Levy, *Traité d'hygiène publique et privée*. Tome 1er, page 367).

A Lyon, plus que dans aucune autre ville de France, il y a lieu de constater la rareté des paratonnerres. Beaucoup de maisons, par leur élévation et leurs autres dimensions, sont des édifices de premier ordre et se montrent dénuées de tout moyen préservatif contre la foudre. C'est à bon droit qu'on s'étonne du petit nombre d'accidents relativement à la fréquence des orages à Lyon. Cet effet est-il dû au mode de construction, à la nature des matériaux ? Nous ne savons à quoi attribuer ce résultat, mais nous ne pensons pas moins qu'un excès de prudence serait préférable au défaut de prévoyance.

OZONOMÉTRIE.

On désigne sous le nom d'ozone, l'oxygène amené à un état particulier soit par l'influence de décharges électriques, soit par l'influence de certains agents pondérables, tels que le phosphore. (*Schoenbein, de Bâle*).

Cet état particulier de l'oxygène atmosphérique est décelé au moyen de papier ozonométrique, qui, sous l'influence des diverses proportions d'ozone, prend des nuances variant depuis le 0 jusqu'à la teinte noir-brun foncé que M. James indique par le n° 21. Primitivement, chaque observateur construisait lui-même son échelle ozonométrique et la divisait soit en 10, soit en 15 ou 20 degrés. Pour donner plus d'uniformité aux observations, un consentement tacite a amené les observateurs à adopter l'échelle et le papier ozonométrique de M. James, de Sédan.

On a constaté que l'ozone existait dans l'air en certaines circonstances encore incomplètement étudiées, et que dans d'autres cet agent faisait absolument défaut. La présence en plus ou en moins, ou l'absence de l'ozone dans l'air atmosphérique paraîtrait se lier à la présence ou à l'absence de certains états morbides généraux et peut-être à leur production. L'ozone a été étudié en France, surtout par MM. Bœckel de Strasbourg, Bérigny de Versailles, Scoutteten de Metz. Voici les résultats des observations de M. Bœckel.

« 1° L'ozone en quantité normale ne donne lieu à aucun « phénomène pathologique chez les individus en santé; il « agit sur eux comme la lumière, par la stimulation de la « vie. 2° S'il est en excès, il impressionne d'abord les voies « respiratoires, et les bronchites se multiplient jusqu'à former « une véritable épidémie. Que cette excitation continue,

« qu'elle soit renforcée par d'autres circonstances météoro-
« logiques, telles que le vent du nord, nord-ouest, chute de
« neige, il s'établit une constitution médicale inflammatoire,
« avec le cortège de ses maladies caractéristiques. En faisant
« respirer à des animaux un air fortement ozonisé, M. Bœckel
« fils a déterminé chez eux des pneumonies lobulaires.
« 3° L'ozone faisant défaut dans l'air, ce sont les maladies
« gastriques qui prédominent. Sur ce point, les relevés statis-
« tiques de M. Bœckel, d'accord avec les observations de
« M. Schœnlein (de Berlin), ne laissent aucun doute. Si des
« miasmes viennent à se développer, l'ozone n'est plus là
« pour les détruire, et voilà sans doute ce qui se passe, lors
« de l'apparition du choléra. L'observation prouve, dit
« M. Bœckel, que dans l'air chargé d'émanations paludéen-
« nes, l'ozone ne se produit pas. Or, des expériences ont
« démontré le pouvoir désinfectant de l'ozone; des chairs
« putréfiées perdent leur odeur et se purifient complètement
« dans une atmosphère ozonisée. La décroissance du choléra
« a toujours coïncidé avec le retour de l'ozone. (1). »

Sur la plateforme de la cathédrale de Strasbourg, la proportion d'ozone était au-dessus de la moyenne, tandis qu'en
ville, où régnait le choléra, l'ozone faisait défaut. Suivant
M. Bœckel, les miasmes qui s'opposent à la production de
l'ozone ont une limite d'action à 60 ou 70 mètres au-dessus
du lieu de leur production. On comprend de quelle utilité
il serait de pouvoir produire de l'ozone en abondance dans
les lieux où le choléra régnerait. Jusqu'ici toutes les tentatives faites n'ont pas été suivies de résultat.

Le 24 novembre 1857, M. Bineau, professeur de chimie à
la Faculté des sciences de Lyon, a communiqué à l'Académie

(1) Extrait du *Traité d'hygiène* de M. Michel Lévy, tome 1er, page 428.

des sciences de cette ville une série d'observations ozonomé-
triques du mois de juin 1855 au mois de février 1857. Les
observations de M. Bineau ont été faites au fort Lamotte.
Dans cette localité, il a toujours signalé la présence de l'ozone
en plus ou en moins. C'est pendant les pluies d'orage, alors
que le tonnerre se faisait entendre, que la plus haute nuance
ozonométrique s'est montrée. L'ozone a été en plus grande
quantité au printemps, en été et en automne qu'en hiver.

Dans les mois de juin, de juillet et d'août 1856, le réactif
ozonométrique est resté constamment au-dessous du n° 5 en
juin, du n° 4 en juillet, du n° 3 en août. Pendant cette période
de trois mois, il y eut des orages. C'est là une anomalie semblable à celle de 1854, qui était remarquable par sa conco-
mittance avec l'existence du choléra (1).

En 1854, M. Bœckel signala, à Strasbourg, l'absence de
l'ozone dans l'atmosphère au moment de l'apparition du
choléra. Bineau constata le même fait à Lyon, en 1856, sans
invasion d'aucune épidémie, et durant une longue période
propice à une forte ozonisation atmosphérique. Pendant une
saison où l'ozonoscope se teint habituellement des nuances les
plus foncées, à peine obtint-on une faible réaction.

La cause des faits signalés par Bineau pourrait être attribuée aux émanations paludéennes si fréquentes et si intenses
autour du fort Lamotte. Le choléra aussi bien que les émanations paludéennes s'opposeraient à la production de l'ozone.

M. Bineau dit que dans la ville de Lyon, l'ozonoscope ne
démontre jamais que de très-faibles proportions d'ozone; cela
tient aux émanations si diverses qui se développent au milieu
d'une cité populeuse.

En 1864 et 1865, nous avons installé deux observatoires

(1) Compte-rendu des séances de l'Académie des sciences de Lyon, novembre
1857.

ozonoscopiques à Lyon, sur la terrasse de l'hôpital militaire des Colinettes et un autre sur les balmes de Margnoles, près le fort Montessuy.

Voici les résultats de nos observations :

A l'hôpital des Colinettes, durant l'hiver, l'ozonoscope n'a décelé que de très-faibles proportions d'ozone. Quand la neige tombait, le plus souvent l'ozonomètre restait intact; deux fois il nous a donné une réaction très-marquée, n° 12 de l'échelle James. Dès que la végétation des arbres s'est montrée, l'ozone a commencé à apparaître et n'a presque jamais fait défaut en plus ou en moins. Durant les orages, tonnerre, éclairs, pluie, l'ozonoscope n'a décelé souvent que de petites proportions d'ozone, d'autrefois ces proportions sont allées au n° 18 de l'échelle James, de Sedan. Pour les orages, comme pour la neige, y aurait-il une électricité spéciale à la production de l'ozone? Serait-ce l'électricité vitrée ou l'électricité résineuse? Vers le mois d'octobre l'ozone est devenu de plus en plus rare. Notre appareil ozonoscopique était placé à deux mètres au-dessus du sol de la terrasse. Nous savons que d'autres observations ont été faites dans quelques rues du centre de Lyon, on n'a obtenu aucun résultat sur ces points.

Sur les balmes de Margnoles, nous avons vu constamment l'ozonomètre déceler la présence de l'ozone, souvent en très-grande quantité, surtout pendant les grands vents, soit du sud, soit du nord; fréquemment nous avons obtenu le n° 20 de l'ozonomètre James. Au sujet des orages, nous avons noté aussi que certains orages n'influençaient que très-peu le papier ozonométrique, tandis que d'autres amenaient des teintes extrêmement foncées.

Cette question de l'ozone est devenue plus que jamais incertaine. Dernièrement encore un observateur a annoncé avoir obtenu les teintes foncées de l'ozonomètre au milieu des miasmes marécageux. Le fait de la destruction de l'ozone par

les miasmes cholériques et paludéens demande donc de nouvelles études. Nous ne pouvons encore accepter complètement les données de M. Bœckel, touchant la fréquence des
maladies de poitrine, quand l'ozonisation atmosphérique est
à son maximum. Ces points, pour être acquis à la science,
ont besoin de nouvelles recherches. On voit à l'avance tout
l'avantage qui résulterait pour la thérapeutique si, en augmentant ou en diminuant la production de l'ozone, on pouvait
modifier certains états pathologiques généraux.

Les premières notions au sujet de l'ozone ne remontent
pas à un temps éloigné. De tous côtés, l'attention des savants
est appelée à l'étude de ce modificateur météorologique de
l'organisme; le temps et l'expérience diront ce que l'on doit
accepter ou refuser. Dans tous les cas, les différents travaux
entrepris concourront assurément à faire mieux connaître les
influences atmosphériques sur notre organisme.

DES EAUX DANS LYON.

Avant 1856, Lyon, quoique situé sur les bords d'un grand fleuve et d'une grande rivière, était bien loin d'avoir la quantité d'eau nécessaire aux besoins de sa population. Les eaux de beaucoup de fontaines ou puits étaient insuffisantes à la consommation ou tarissaient dans les grandes chaleurs, quand le Rhône et la Saône atteignaient leur niveau le plus bas. Beaucoup de ces eaux offraient, de plus, de mauvaises conditions de salubrité.

Il n'est pas hors de propos de jeter un coup d'œil rétrospectif sur le service des eaux, dans Lyon ancien et moderne. On rencontre encore, dans les environs de cette antique cité, des vestiges de travaux gigantesques qui, du temps des Romains, ont servi à amener à Lyon les eaux du Mont-d'Or, du Gier et de la Brevenne. On sait qu'à cette époque la ville occupait surtout les hauteurs qui avoisinent Fourvière, Saint-Just, Saint-Irénée, etc.

Durant les siècles suivants, le développement commercial amena les habitants sur les rives des fleuves. Les sources assez nombreuses des collines occidentales de la Saône, l'établissement de puits nombreux sur les bords de cette rivière et sur ceux du Rhône suffirent aux besoins de la population ; mais la pureté de ces eaux s'altérait à mesure que la population augmentait aux environs et quand par suite d'infiltrations insalubres, elles cessaient d'être potables, on creusait d'autres puits, qui eux-mêmes étaient bientôt hors de service, pour la même cause.

Les archives de Lyon témoignent des nombreuses études faites dans le but d'amener dans la ville une quantité d'eau suffisante aux besoins d'une population toujours croissante. Après 1830, l'Administration parvint, à grands frais, à élever, à la hauteur des Colinettes, 500,000 litres d'eau puisée directement dans le Rhône, pour les besoins du quartier de la Côte-Saint-Sébastien et des rues avoisinantes.

L'inondation de 1840, en détrempant le sol à de grandes profondeurs, altéra tellement les eaux des puits de la ville, que l'Administration supérieure fut obligée de se préoccuper de nouveau du soin de doter Lyon d'une eau salubre, en quantité suffisante pour les besoins de sa population et pour l'entretien de la propreté des voies publiques.

Nous avons suivi toutes les savantes et laborieuses études qui ont été faites, au sein du Conseil municipal et en dehors de l'attache officielle, sur cette question si importante de la distribution de l'eau dans l'intérieur de la ville. Les noms de Terme, de Prunelle, de Dupasquier, de Bineau, de M. Fournet, etc., se placent à la tête des sommités scientifiques et administratives qui ont étudié cette question de 1840 à 1850.

Bien que le choix de l'eau du Rhône pour l'alimentation de Lyon soit un fait accompli, il ne nous paraît pas hors de propos d'indiquer sommairement les différents projets qui ont été étudiés ou qui sont encore à l'étude. L'exemple de Paris qui est allé demander aux sources de la Dhuis une eau potable, pourrait bien, dans l'avenir, entraîner Lyon dans la même voie.

Dupasquier, dans une œuvre remarquable, a cherché à établir l'avantage des eaux de source comparées aux eaux de rivière, sous le double rapport de l'hygiène et de l'industrie. Les conclusions de Dupasquier étaient : que Lyon devait demander son approvisionnement d'eau aux sources réunies de Roye, de Ronzier, de Fontaine et de Neuville. Au point de vue de la salubrité, ces eaux sont parfaites, mais leur quantité peut être insuffisante et de grands travaux seraient nécessaires pour les amener à Lyon.

Les eaux de la rivière d'Ain ont aussi fixé l'attention pendant quelque temps.

De nos jours, on poursuit des études qui, en dotant le quartier de la Guillotière d'eaux de sources excellentes, contribueraient à l'assainissement du troisième arrondissement de Lyon, par le dessèchement projeté de tous les marais qui, depuis Jonage jusqu'à Villeurbanne, couvrent au loin toute la plaine du Rhône. La captation de toutes les sources qui naissent au pied des balmes viennoises et leur distribution facile dans les quartiers des Brotteaux et de la Guillotière, l'établissement de canaux pour le dessèchement des marais de la Sourdière, de l'Epée, des marais, des balmes, etc., nous paraissent former une série de travaux éminemment utiles à la salubrité de Lyon. Il est probable que l'avenir en amènera la réalisation au moins partielle.

Parmi les projets de distribution des eaux à Lyon, celui qui demandait au Rhône le soin de remplir toutes les conditions du programme, l'emporta et trouva un chaleureux défenseur en la personne de Prunelle; ce projet est passé à l'état de fait accompli depuis 1856; aussi nous n'énumérerons pas les différentes raisons qui ont déterminé le choix de l'administration en faveur de l'eau du Rhône. Deux questions seulement nous intéressent, la quantité et la qualité de ces eaux. A ce double point de vue, nous pensons que le choix de l'administration a été heureux ; toutefois, nous croyons devoir faire quelques réserves en ce qui regarde leur température et leur limpidité. Nos observations trouveront leur place dans le cours de ce travail.

Une compagnie est chargée d'amener, dans tous les quartiers de la ville, de l'eau du Rhône filtrée, en quantité suffisante aux besoins de la population ; c'est donc cette eau qui est le plus généralement employée. Nous trouvons, à côté de l'eau de la Compagnie, dans plusieurs quartiers de la ville, des puits dont l'eau est élevée au moyen de pompes et un certain nombre de sources. Pour apprécier la qualité des eaux de cette deuxième catégorie, nous aurons recours à l'excellent mémoire de M. Séeligmann sur les eaux potables de la ville de Lyon (1).

Dans une autre partie de notre travail, nous avons donné l'analyse chimique de l'eau du Rhône prise dans le fleuve même ; nous avons maintenant à nous occuper de cette eau, telle qu'elle est livrée à la consommation publique, c'est-à-dire après qu'elle a été filtrée, élevée dans plusieurs réservoirs et dirigée, par de nombreux canaux, dans les divers quartiers de la ville.

La prise d'eau, dans le Rhône, est établie sur la rive droite, en amont de la ville, à l'extrémité du faubourg de Bresse, en aval de l'ancienne gare du chemin de fer de Genève. Aucun établissement insalubre n'existe dans les environs. L'eau de la Compagnie est obtenue par filtration naturelle, à travers les bancs de gravier, dans des bassins et galeries forés à 3ᵐ00 en contre-bas de l'étiage.

Ces puisards sont construits en maçonnerie, parfaitement

(1) *Essai chimique sur les eaux potables de la ville de Lyon*, 1ᵉʳ mémoire, 1860, Séeligmann.

étanches jusqu'à 3ᵐ00 en contre-bas de l'étiage et recouverts d'une couche de terre d'un mètre d'épaisseur.

La superficie filtrante de ces bassins et galeries est de 4,426ᵐ 49. L'expérience a démontré que la puissance d'infiltration était, à l'étiage, de 5 mètres cubes par 1 mètre carré de bassin et par 24 heures, soit pour la surface de 4,426ᵐ 49, environ 22,000 mètres cubes.

Ce mode de filtration, le seul à peu près possible pour les grandes masses d'eau, a été aussi employé à Toulouse pour les eaux de la Garonne, bien que les conditions géologiques des rives et du fond de ce fleuve soient moins favorables que pour le Rhône. En effet, dans quelques points de son cours et entre autres aux petits Brotteaux, près de la prise d'eau, le Rhône coule dans un lit dont les rives et le fond sont formés par un *diluvium* composé de couches profondes d'un gravier lavé depuis des siècles et au travers duquel le fleuve a creusé sa voie. La composition géologique du lit du Rhône explique la formation de ce que l'on a appelé le Rhône souterrain. L'observation de ces faits de filtration souterraine a permis à M. Fournet d'émettre son ingénieuse théorie de la température propre aux eaux du Rhône dont nous parlerons plus loin.

Trois machines du système Cornouailles, d'une force de 170 chevaux, envoient l'eau dans le réservoir, dit du bas service, c'est-à-dire celui qui dessert la partie plane de la ville. Sa capacité est de 10,000 mètres, son radier est à 46ᵐ00 au-dessus de l'étiage du Rhône, au pont Lafayette ; ce réservoir est placé sur le versant de la colline de Montessuy.

Deux autres machines, de la force de 135 chevaux, desservent le réservoir du haut service, lequel alimente le plateau de la Croix-Rousse, le versant de ce plateau et les parties des versants du quartier ouest qui ne sont pas à des niveaux supérieurs. Ce réservoir est situé à Montessuy, à côté du chemin de Margnolles ; sa capacité est de 6,000 mètres, son radier est à 92 mètres au-dessus de l'étiage du Rhône.

Il existe un troisième service pour l'alimentation du quartier Saint-Just, dont le relief est supérieur à ceux des réservoirs désignés ci-dessus.

Une colonne ou château-d'eau a été établie à côté du réservoir du haut service, et une machine, à mouvement direct, de la force de 30 chevaux, envoie l'eau de ce réservoir à la cuvette du château-d'eau, dont le radier est à $151^m 11$ au-dessus de l'étiage du pont Lafayette ; de là, l'eau traverse, en siphon, la vallée de la Saône et se rend dans un réservoir, établi au lieu dit *la Sara*, de $780^m 00$ de capacité et dont le radier est à $134^m 77$ au-dessus de l'étiage du Rhône. En cas de réparation, un service de refoulement direct prend l'eau au Rhône et la porte au réservoir de la Sara, au moyen d'une machine de la force de 27 chevaux, établie place de la Boucle.

Le volume d'eau affecté au service public, non compris les établissements communaux, est, en moyenne, par jour, de $12,075^m 00$, qui sont ainsi répartis :

Service d'hiver. 9,325 00
Service d'été. 14,825 00

La consommation particulière et industrielle s'est élevée ces dernières années à environ $10,000^m 00$ en moyenne par jour.

219 bornes-fontaines en fonte, à distribution intermittente, sont établies sur les quais, dans les rues et places de la ville. Il faut y ajouter 14 fontaines alimentées par des sources et 47 pompes posées sur des puits. Ainsi, le nombre total des orifices d'alimentation est de 280. Les conduits des 219 bornes-fontaines donnent 30 litres par minute.

Outre ces bornes-fontaines, on a encore 1,364 bouches
d'arrosage :

En ville. 1,076
Au parc.   288
                ————
             1,364

Ces bouches d'arrosage peuvent fournir de l'eau en cas
d'incendie, elles ne donnent pas d'eau pour l'alimentation.

Il existe 13 fontaines monumentales dans la ville, la force
ascensionnelle pour les jets d'eau est de dix mètres au-dessus
du sol. La compagnie doit fournir les volumes d'eau suivants :

Pour la place des Terreaux. . . .   432^m 00
Pour la place de Bellecour 1,444 00

Cette eau sert à l'arrosage des rues, il est défendu aux particuliers de puiser l'eau dans les bassins.

Les radiers des aqueducs ont une pente uniforme, ils vont
s'aboucher dans le Rhône ou la Saône à une profondeur assez
considérable. La Compagnie a, à sa charge, le curage des
conduits ; elle donne de l'eau aux particuliers, moyennant un
abonnement à des prix restreints ; elle est obligée de satisfaire à toute demande d'eau d'un volume de 1,000 litres par
jour et par an.

La force ascensionnelle de l'eau permet de la conduire dans
les étages les plus élevés des maisons de Lyon. Presque toutes
les maisons neuves sont dotées d'appareils, pour cette distribution d'eau appliquée à tous les besoins domestiques, dans
les différents logements. Quand cette mesure sera plus généralement répandue, l'hygiène aura fait un progrès appréciable,
parce qu'un des grands obstacles aux divers soins de propreté est la difficulté de se procurer de l'eau, en quantité
suffisante, dans les étages supérieurs.

De l'arrosage public. — Nous avons dit que dans les principales rues de la ville, la Compagnie avait disposé des bouches d'arrosage, sur lesquelles se vissent des tuyaux conducteurs, au moyen desquels des agents spéciaux inondent le pavé de la ville, à certaines heures de la journée, pendant l'été surtout. Cette manière de faire est très-bonne pour laver le pavé des rues, mais non pour les arroser. Il serait possible, sans grand frais, de modifier avantageusement cette pratique. Il ne s'agirait que de rendre permanent l'écoulement d'une certaine quantité d'eau dans les rigoles qui existent le long de la chaussée; il ne faudrait même pas un grand volume d'eau pour avoir tous les avantages de l'arrosage, sans les inconvénients d'une boue abondante, comme après une forte pluie. L'installation des bouches d'arrosage actuelles servirait à laver les rues deux ou trois fois par semaine, ou chaque jour, suivant les besoins; mais on devrait choisir une heure où cette opération gênerait le moins la circulation. Il est certain que l'expérience amènera à modifier l'état actuel des choses à cet égard. Une eau limpide circulant à ciel ouvert de chaque côté des rues permet, en effet, tous les soins de propreté désirables sur la voie publique et y entretient une fraîcheur permanente durant les chaleurs de l'été. Quelques villes de France, Colmar entre autres, présentent cet avantage sur la plus grande échelle, les rues y sont d'une propreté et d'une fraîcheur remarquable, sans offrir les inconvénients du mode d'arrosage employé à Lyon.

Les tonneaux à arrosage, traînés à mains d'homme ou par des chevaux, sont un moyen très-convenable pour remplir le but qu'on se propose, soit pour les rues très-larges, soit pour les promenades ou places publiques.

Pendant que nous nous occupons de l'arrosage de la voie publique, il ne nous paraît pas hors de propos de signaler, en ce qui regarde les plantations d'arbres, un procédé que l'on peut voir employé journellement pendant l'été et qui nous paraît désavantageux. On arrose le pied des arbres, c'est une bonne pratique, on jette une large pluie d'eau sur les feuilles, dans le but d'enlever la poussière qui, en s'accumulant à leur surface, s'oppose au fonctionnement de leurs organes respiratoires, c'est encore très-bien ; mais on ne comprend pas qu'en plein midi, par un soleil qui élève la température à l'ombre à 34° ou 35°, on inonde d'eau fraîche les feuilles des arbres, cette eau, échauffée par les rayons directs du soleil, grille les feuilles. Les arrosages des plantes doivent être faits le matin, avant le lever du soleil, ou le soir après son coucher, c'est là un précepte élémentaire en arboriculture. Nous avons vu et tous ont pu voir les résultats funestes de ces procédés employés journellement. Les végétaux ont aussi leur hygiène, à laquelle on ne doit pas porter atteinte, sous peine de les voir souffrir et périr. Dans l'entretien, si bien entendu de nos places et de nos promenades, ce fait nous a frappés (1).

DE L'EAU DE LA COMPAGNIE AU POINT DE VUE DE LA QUALITÉ.

L'eau est une boisson salubre, quand elle est bien aérée, limpide, inodore, fraîche en été, tempérée en hiver, d'une saveur agréable, ni fade, ni piquante, ni salée, ni douceâtre, ni acerbe. Amenée à l'ébullition, cette eau ne doit pas se troubler, ni former de dépôt ; elle doit cuire les légumes secs et les viandes sans les durcir, dissoudre parfaitement le savon, sans former de grumeaux. Telles sont les qualités que de tout temps on a assignées aux eaux potables. Nous allons

(1) En 1865, nous n'avons plus vu mettre en usage ce mode d'arrosage des arbres.

voir si nous les retrouvons dans les eaux que la Compagnie fournit à la ville de Lyon.

M. Sééligmann, résumant diverses considérations sur la question de l'aération des eaux potables, établit : qu'en principe général, une eau, pour être potable, doit contenir, au maximum, 20 centimètres cubes par litre d'un mélange composé d'acide carbonique, d'oxygène et d'azote ; que la quantité d'oxygène doit être supérieure à celle qui est contenue dans l'air atmosphérique, et qu'enfin le gaz acide carbonique doit s'y trouver en proportion notable, quoique non définie.

Les eaux du Rhône proviennent, en partie, de la fonte des neiges, mais le long parcours du fleuve a déjà modifié la composition de ces eaux ; quand elles arrivent à Lyon, elles ont perdu le léger inconvénient de leur provenance. Un litre d'eau de la Compagnie générale, analysé par M. Sééligmann, le 5 octobre 1859, a donné le mélange suivant :

6ᶜ 90 d'oxygène.
15ᶜ 89 d'azote.

Quant à la quantité d'acide carbonique que ces eaux peuvent contenir, elle varie suivant les saisons. Au mois de février 1839, Dupasquier trouvait pour un litre d'eau du Rhône, 18ᶜ 20 acide carbonique ; au mois de juillet 1835, M. Boussingault trouvait, pour un litre de la même eau, 6ᶜ 53 acide carbonique. Le 5 octobre 1859, M. Sééligmann n'a plus trouvé pour un litre que 3ᶜ 76 acide carbonique.

Quoi qu'il en soit de ces variations, soumises aux influences de la température, de la lumière, l'eau de la Compagnie, telle qu'elle se présente, offre un degré d'aération qui la range au nombre des eaux potables.

Limpidité. — Différentes causes viennent souvent troubler la limpidité d'un fleuve aussi considérable que le Rhône. Habituellement, pendant l'hiver, cette limpidité est parfaite; au printemps, dès que la fonte des neiges commence, l'eau prend une teinte légèrement jaunâtre; elle la conserve pendant une grande partie de l'été et même en automne. Cela provient des schistes ardoisés calcaires, sur lesquels l'eau passe en descendant des Alpes. De plus, la rivière d'Ain, le Chéran, le Fier, l'Albarine, torrents subalpins ou jurassiques, entraînent, à la suite des orages d'été ou d'automne, les marnes et l'argile des terrains du Bugey et de la Bresse et viennent aussi troubler la limpidité du fleuve. La nature des éléments qui viennent se mêler aux eaux du Rhône n'a rien qui puisse en altérer la salubrité. La filtration à travers les bancs de gravier doit enlever ces matières à l'eau qui arrive limpide dans les réservoirs.

Avant d'adopter le système de distribution actuel des eaux, la question de la limpidité avait été parfaitement étudiée. Quelle épaisseur devait-on donner aux masses de gravier au travers desquelles la filtration devait s'opérer? M. Fournet avait constaté que les 30 mètres d'épaisseur de la digue de la Vitriolerie, à sa base, suffisaient pour donner, du côté opposé au fleuve, une eau parfaitement limpide. Les masses filtrantes qui desservaient les puits du quai du Rhône ont quelquefois une moindre épaisseur et cependant l'eau y arrive limpide. Le puits de l'Hôtel-Dieu est à 45 mètres du Rhône et l'eau y est toujours d'une limpidité parfaite. En 1840, les puits dont la maçonnerie put résister à la pression des eaux de l'inondation continuèrent à filtrer de l'eau limpide, toutes les fois que l'eau de l'inondation ne pénétra pas par les ouvertures supérieures.

Le mode de filtration doit s'opérer dans la galerie par le

18

même mécanisme que celui d'un siphon renversé ; l'eau filtrée ne peut arriver dans les galeries que par le radier, qui est à 3 mètres au-dessous de l'étiage.

Quand l'eau filtrée n'est pas distribuée parfaitement limpide, il doit s'être produit un de ces accidents de rupture qui deviendront chaque jour plus rares, ou bien on a pris de l'eau directement dans le fleuve, ce qui est contraire aux obligations de la Compagnie. La limpidité doit être distinguée de la pureté.

Pureté. — Nous avons déjà vu que les eaux potables doivent contenir des gaz en dissolution : oxygène, azote et acide carbonique ; elles renferment encore différentes matières organiques ou inorganiques qui, dans certaines limites, ne nuisent nullement à la qualité de l'eau ; mais qui, en dehors de ces limites, constituent des eaux impropres aux usages internes et même externes, ce sont *des eaux insalubres.*

Matières minérales. — Dans son traité d'hygiène, M. Lévy donne, d'après M. H. Deville, la composition et la proportion des matières minérales, dans l'eau des principaux cours d'eau de la France.

100 LITRES D'EAU.	GARONNE.	SEINE.	RHIN.	LOIRE.	RHÔNE.	DOUBS.	MARNE.
Silice................	4,01	2,44	4,88	4,50 [1]	2,38	1,59	3,00
Alumine..............	0,00	0,05	0,25	0,71	0,39	0,21	
Oxyde de fer	0,31	0,25	0,58	0,55	» »	0,30	» »
Carbonate de chaux......	0,45	16,55	13,56	4,81	7,89	19,10	30,10
Carbonate de magnésie...	0,64 [2]	0,27	0,50	0,61	0,49	0,28 [3]	13,20
Sulfate de chaux........	» »	2,69	1,47	» »	4,66	» »	2,20
Sulfate de magnésie.....	» »	» »	» »	» »	0,63	» »	1,80
Chlorure de sodium.....	0,32	1,23	0,20	0,48	0,17	0,23	2,00
Carbonate de soude.....	0,65	» »	» »	1,46	» »	» »	» »
Sulfate de soude........	0,53	» »	1,35	0,34	0,74	0,51	» »
Sulfate de potasse......	0,76	0,50	» »	» »	» »	» »	» »
Azotate de potasse......	» »	» »	0,38	» »	0,40	0,41	» »
Azotate de soude........	» »	0,94	» »	» »	0,45	0,39	» »
Azotate de magnésie....	» »	0,52	» »	» »	» »	» »	» »
Poids total en grammes.	13,67	25,44	23,17	13,40	18,20	23,20	51,10

Il résulte de ce tableau que la Loire présente les eaux les plus pures, puis la Garonne; le Rhône ne viendrait qu'en troisième ligne, et après lui le Doubs, le Rhin, la Seine. Les eaux de la Marne pourraient être regardées comme n'offrant pas toutes les bonnes qualités désirables.

Les eaux très-chargées de carbonate et de sulfate de chaux dissolvent mal le savon et cuisent mal les légumes secs et les viandes; elles se digèrent difficilement et sont, en général,

(1) Y compris 0,44 de silicate de potasse.
(2) Dans 0,64 se trouvent 0,30 de carbonate de magnésie.
(3) Ces 0,28 comprennent 0,05 de chlorure de magnésium.

impropres aux usages domestiques et industriels. Il est donc important de déterminer la quantité de ces sels que l'eau peut contenir sans inconvénient pour la santé. L'hydrotimètre de Boutron et Boudet donne ces indications. Toute eau marquant plus de 30° sur cet hydrotimètre doit être rejetée comme boisson. Il y a cependant une distinction à faire entre le carbonate et le sulfate de chaux. Une eau ne contenant de la chaux qu'à l'état de carbonate, pourrait à la rigueur, sans trop d'inconvénient, marquer 50° hydrotimétriques. Quant au sulfate de chaux, un tel degré donnerait 0^g 70 par litre, et la classerait parmi les eaux peu salubres. Au-delà de 50° hydrotimétriques, quel que soit l'état de la chaux, carbonate ou sulfate, l'eau doit être regardée comme étant de mauvaise qualité ; à 80° elle est insalubre et doit être rejetée pour tous les usages domestiques, si ce n'est l'arrosage.

Les eaux du Rhône marquent 13° à 14° à l'hydrotimètre et la Saône 15°, les eaux de la Compagnie 16° à 17°. La proportion dans laquelle se trouvent les autres sels est si minime, qu'elle ne nuit en rien à l'action salutaire de ces eaux employées comme boisson. On peut même dire que si ces eaux étaient privées de ces sels, elles seraient d'une digestion moins facile. Les divers aliments que nous absorbons fournissent les mêmes sels, dans des proportions bien plus considérables, sans inconvénients pour la santé. On retrouve ces sels, à l'état normal, dans beaucoup de points de notre organisme.

Les matières organiques produites par la décomposition dans l'eau, des végétaux et des animaux, peuvent être tenues en dissolution ou en suspension dans ce liquide et lui imprimer des qualités malfaisantes.

M. Sééligmann divise en trois catégories ces matières organiques : 1° matière organique azotée soluble ; 2° matière organique azotée insoluble ; 3° matière organisée, conserves, infusoires.

Les eaux du Rhône, prises en haut ou en bas de la ville, ont toujours offert une très-petite quantité de matière organique, fait qui ne s'accorde pas avec les expériences de MM. Boutron et O. Henri, qui ont trouvé que la Seine avait plus de matière organique soluble en aval qu'en amont de la ville de Paris. Comme tout porte à penser que ces savants ont démontré un fait exact, on ne saurait expliquer la différence des résultats pour Lyon que par la rapidité plus grande du cours du Rhône.

. La matière azotée insoluble se révèle par l'enduit onctueux et glaireux qui recouvre le gravier, le sable et les pierres du fond des cours d'eau. Cette substance est à peu près nulle dans le Rhône, tandis qu'elle existe d'une manière très-notable dans la Saône.

Matière organisée. — Bien que les matières organisées, conserves et infusoires, n'aient été, en général, observées que dans les eaux stagnantes, M. Donné aurait constaté leur présence dans l'eau du Rhône aussi bien que dans la Saône. Si cette observation est exacte, la quantité de ces infusoires est si minime dans le Rhône qu'elle ne nuit en rien à la salubrité de ses eaux. Il résulte des analyses faites au laboratoire de la voirie municipale que l'eau de la Compagnie ne contient que 0,005 par litre de matière organisée. Dans les eaux du Rhône, au mois de mars, M. Bineau n'a trouvé que 0^{gr},013 de ces mêmes matières par litre ; M. Boussingault, au mois de juillet, a trouvé 0^{gr},008. En présence de ces résultats, il nous est permis d'affirmer que les matières organisées, dans les eaux du Rhône et dans les eaux de la Compagnie, n'existent pas en quantité suffisante pour en altérer la pureté.

Température. — Les eaux du Rhône, coulant pendant longtemps au milieu d'une vaste plaine, exposées à l'action
directe des rayons solaires, doivent nécessairement, pendant
l'été, tendre à se mettre en équilibre de température avec l'atmosphère, de même que pendant l'hiver, la température venant à baisser, celle des eaux, à quelques degrés près, suit
la même gradation. Il résulte de ces faits constatés par l'observation directe, qu'en hiver l'eau du Rhône est très-froide,
et qu'en été sa température se rapproche assez de celle de
l'air. C'est en se basant sur ces faits que Dupasquier, dans
un travail très-étendu, demandait le rejet de l'eau du Rhône,
comme eau potable, pour les besoins de la ville de Lyon. Mais
ce qui est vrai pour l'eau du Rhône ne doit plus exister pour
l'eau de la Compagnie.

Cette question de la température des eaux doit être prise
en grande considération ; c'est l'argument principal que l'on
fait valoir pour accorder la préférence aux eaux de source
sur les eaux de rivière. En effet, durant les chaleurs de l'été,
une eau à 20° n'apaise nullement la soif ; il en résulte que
l'on absorbe une grande quantité de liquide ; l'estomac, n'é-
tant pas suffisamment stimulé, ne réagit pas, les digestions
sont lentes, pénibles et bientôt deviennent le point de départ
d'accidents graves du côté du tube digestif. L'usage alimentaire d'eau à 20° et 22°, durant les chaleurs de l'été, n'est
probablement pas étranger à la production des diarrhées et
des dyssenteries que l'on remarque à ce moment de l'année.
L'eau fraîche, en été, n'est pas seulement un objet d'agrément, c'est aussi le complément d'une bonne hygiène. Ici,
comme en beaucoup de lieux, il suffit de consulter les habitudes des populations qui habitent les climats chauds : en
Algérie, en Espagne, en Turquie, l'usage des boissons froides
ou glacées est commun ; les classes inférieures jouissent de
l'avantage de pouvoir se procurer partout une eau fraîche.

Les eaux de source conservent ordinairement pendant toute l'année une température uniforme de 12° à 13°, en rapport avec la température moyenne de la terre dans nos pays, température qui est 12° 50. Les variations de température des eaux de source sont en général insignifiantes, quelques fractions de degrés en plus ou en moins.

Dans les études qui ont été faites par M. Fournet sur la température du Rhône souterrain, ce savant géologue est arrivé à prouver que l'eau filtrée du Rhône, dans certaines conditions, pouvait être assimilée, sous le rapport de la température, aux eaux de source (1).

« Sur le banc de gravier formé par le courant même du « Rhône, au point où il reçoit les eaux de la Saône, la tem- « pérature de l'atmosphère étant à 0,4 et la température « des eaux du Rhône à 4, 8, en amont de ce même banc de « gravier, les eaux filtrées au travers du banc, dans une « étendue tantôt de 60, tantôt de 160 mètres, s'élevaient à « une température de 7° dans le premier cas, et de 9, 8, « dans le second; on obtenait toujours une élévation en plus, « en plongeant le thermomètre plus avant. Ces observations, « faites dans le courant même du fleuve, ne laissent aucun « doute sur l'action qu'exercent les dimensions du filtre, « dans l'accroissement de la température des eaux, lors- « que cette température est au-dessous de la température « moyenne de la terre.

« Dans les limites connues, la propagation de la chaleur « marche de même, dans le décroissement et l'accroissement « de la température de l'eau; M. Fournet ne s'en est pas « tenu à la théorie; il a poursuivi ses observations.

« A la digue de la Vitriolerie, qui est construite en blocs

(1) Conseil municipal de Lyon. — Rapport présenté par M. Prunelle, 1846.

« de granit entremêlés de gravier, sur une longueur de
« 30 mètres, à la base des talus et à une hauteur de 5 mètres,
« le 2 août 1844, le thermomètre marquant 22° 3 à l'ombre
« et 17° 9 dans l'eau du lit du fleuve, 25° 8 dans l'eau des
« flaques du port qui avoisine la digue, l'eau du Rhône,
« après la filtration au travers de cette épaisseur de 30 mè-
« tres, était descendue à 13°. »

EXPÉRIENCES.

DATES.	AIR A 3 HEURES DU SOIR.	EAU DU COURANT	EAU DE FILTRATION.	OBSERVATIONS.
20 Août 1844	23,3	17,9	13,2	
21 —	23,9	18,8	13,2	Décroissance du Rhône.
22 —	23,8	19,2	13,8	Après la crue du 10 Août.
23 —	26,0	18,7	13,8	Beau temps.
27 —	21,2	18,9	14,0	
7 Septembre	25,6	21,1	13,1	
8 —	26,0	21,0	13,2	
12 —	20,5	17,8	13,2	Forte pluie, le Rhône continue à croître.
14 —	20,7	18,0	14,3	Maximum de la crue.
16 —	22,9	19,1	13,9	Décroissance du Rhône.
20 —	20,8	18,3	14,0	
25 —	19,3	17,6	13,8	Rhône trouble, jaune, limpidité des eaux filtrées.

« On voit par ce tableau que la température de l'eau
« filtrée s'est toujours tenue entre 12 et 14°. Il a suffi d'un
« filtre d'une épaisseur de 30 mètres sur 5 mètres de profon-
« deur pour ramener la température des eaux du fleuve à
« celle de la température moyenne de la terre, à un ou deux
« degrés près. »

Voici le résultat d'observations nombreuses faites en diverses années sur la température des eaux du Rhône, comparée à celles des eaux de la Compagnie, dans les galeries et les bassins,

N° 1.

ANNÉES.	RHÔNE.	GALERIES FILTRANTES.	RÉSERVOIRS.
1857. Avril, 7............	12,50	13,00	13,00
— — 21............	13,00	12,00	12,00
— Mai, 1er....	9,25	11,00	11,00
— — 18............	18,00	13,00	13,00
— Juillet, 3............	17,00	15,50	15,25

N° 2.

ANNÉES.	RHÔNE.	RÉSERVOIRS.	BASSIN DU BAS SERVICE
1859. Juillet, 8............	25,50	14,00	17,50
— — 9............	25,00	13,50	19,00
— — 10............	24,50	13,50	17,75
— — 11............	24,75	13,50	17,75
— — 12............	25,75	15,50	18,00
— — 13............	25,75	13,75	18,25
— — 14............	25,50	14,00	18,50
— — 18............	24,25	14,00	18,25
— — 19............	24,25	14,00	18,25

N° 3.

ANNÉES.	RHÔNE.	RÉSERVOIRS.
1859. Novembre, 2.............	10,60	14,40
— — 3.............	9,60	13,85
— — 4.............	9,40	14,60
— — 5.............	9,60	13,80
— — 7.............	10,80	14,00
— — 15.............	4,00	10,00
— — 16.............	5,20	11,80

Dans le deuxième tableau des températures, on voit une différence plus sensible entre la température du Rhône et celle des réservoirs, qu'entre la température du Rhône et celle du bassin. Cela provient de ce que, pendant l'été, les galeries de filtration n'ayant pu suffire à la consommation journalière de la ville, la Compagnie a été obligée de mêler, à l'eau filtrée, de l'eau provénant directement du Rhône ; la Compagnie doit prendre des mesures pour parer à cet inconvénient; la température maximum, en été, ne doit pas dépasser 15° et en hiver ne doit pas descendre au-dessous de 9°. Toutes les expériences que nous avons citées prouvent que ces limites peuvent être obtenues. La Compagnie, du reste, y est intéressée, si elle ne veut pas voir se produire des réclamations incessantes dont l'effet, plus ou moins retardé, sera, en définitive, de faire amener à Lyon de l'eau de source pour l'usage alimentaire.

L'eau de la Compagnie nous paraît excellente à tous points

de vue, mais à la condition d'arriver fraîche, en été, aux bornes-fontaines. Les exigences ne pourraient être poussées plus loin, car il est impossible de maintenir un tel abaissement de température dans les tuyaux de distribution qui sillonnent les maisons de la base au sommet.

Ici se présente la question des boissons froides ou chaudes. Que doit-on entendre par eau froide en été? Evidemment c'est là une question de sensation et non une question de thermomètre. Par une température de 29 à 30° à l'ombre, de l'eau à 15° est de l'eau froide ou plutôt fraîche. De même qu'en hiver, par une température de — 10°, de l'eau à 9° paraît tiède.

De l'eau glacée prise en certaine quantité, quand le corps est en sueur, est nuisible, et c'est surtout pendant les chaleurs de l'été, après son travail, quand le moment du repos est arrivé, que l'homme recherche une boisson froide; dans ces conditions, l'ingurgitation de boissons glacées est pernicieuse. Au milieu d'une marche, pendant un travail pénible, prendre un peu d'eau glacée et continuer sa tâche n'a rien de dangereux; mais, généralement, l'eau glacée ne se trouve pas dans ces circonstances. Nous pensons donc qu'une eau est suffisamment froide quand elle présente, en été, 15 à 16° de différence avec la température ambiante et, en hiver, 8 à 10°. De l'eau glacée, mise à la disposition des masses inintelligentes, offrirait, pendant les chaleurs de l'été, plus d'inconvénient que d'avantage.

Observons ce qui se passe dans les pays chauds, où l'on prend beaucoup de glace ou d'eau glacée. Dans ces pays on a toute fatigue en horreur, chacun fuit le travail qui demande une certaine dépense de mouvement. A l'homme, dans ces conditions, l'usage de la glace ne saurait être nuisible; au contraire, le froid stimule l'estomac et lui permet de digérer les aliments, donc, il est en général fort sobre. En Afrique, les Arabes ne mangent jamais pendant l'ardeur du jour, ils dorment sous un arbre ou dans leurs gourbis; quand ils sont en marche et que le besoin de boire se fait sentir, arrivés près d'une fontaine, avant tout ils puisent de l'eau dans le creux de leur main, se lavent les mains, les bras, les jambes, la figure, et terminent la séance en avalant une gorgée ou deux d'eau au plus, puis reprennent leur route. Je sais bien que, dans cette manière de faire, il y a l'exécution d'une prescription de la religion de Mahomet; mais la religion ici, comme dans beaucoup d'endroits, impose des pratiques qui sont d'une excellente hygiène. Somme toute, nous pensons que pour les masses, l'usage d'une eau qui présente en été 12 à 15° et en hiver 9°, offre les meilleures conditions de salubrité et que les eaux de la Compagnie générale de Lyon peuvent remplir ces conditions.

A Lyon, les citernes manquent pour recevoir et conserver les eaux pluviales, nous n'avons pu en découvrir; s'il en existe, elles sont très-rares; ce qui nous dispense d'en parler.

DES EAUX DE SOURCES OU DE PUITS DE LA VILLE DE LYON.

Outre les eaux filtrées du Rhône, distribuées si largement dans la ville de Lyon, nous trouvons, en grand nombre, des puits dont les eaux sont employées par la population. Parmi ces puits, quelques-uns contiennent des eaux très-salubres, d'autres, au contraire, peuvent être regardés comme fournissant des eaux que la science classe parmi les eaux insalubres. Dans ce dernier cas, ne serait-ce pas un devoir de faire combler ces puits?

M. Sééligmann (1) range en trois catégories, d'après leur degré hydrotimétrique, les 250 eaux analysées jusqu'à ce jour.

La première catégorie comprend les eaux salubres, bonnes à tous les usages domestiques; la deuxième catégorie, de 30 à 60 degrés hydrotimétriques, comprend les eaux qui, sans être insalubres, cuisent mal les légumes secs et les viandes et ne conviennent pas au lessivage économique. Dans la troisième catégorie, commençant par le 60ᵐᵉ degré hydrotimétrique, se trouvent rangées les eaux manifestement insalubres et impropres à tout autre usage que l'arrosage.

La question de la qualité des eaux nous paraît si importante, dans ses rapports avec la santé publique, que, dans l'intérêt général, l'Autorité ferait acte méritoire en prohibant l'usage des eaux insalubres. Les résultats des travaux entrepris au laboratoire que la ville a créé pour le service municipal, pourraient être affichés partout, afin de mettre la population en garde contre l'usage de certaines eaux, auxquelles souvent on attribue, à tort, des vertus salutaires.

1ʳᵉ CATÉGORIE.

Ruisseau du Rossand, près Montromand. . . .	0 75
» de la Barge »	0 75
» du Geai »	1 00
» de l'Orgeolle à Duerne.	2 »
» de Soltizon.	2 »
» de Valfrey.	2 »
Rivière du Gier.	2 »

(1) *Loco citato.*

Lac de Genève. . . . . 11 »

L'Arve. . . . . 11 »

Pompe, impasse de la Verrererie. . . . . . 13 »

Rhône, à Lyon. 13 50

Saône, à Lyon. 15 00

Eau de la Compagnie, à Lyon. 16 75

Puits, Grande-Rue de la Croix-Rousse, 101. . . 17 00

Pompe publique de la place de la Bourse. . . . 17 50

Puits, quai Saint-Vincent, 18. . . . . . . 18 00

  » rue Pizay, 4. . . . . 18 »

  » rue Neuve, 11. . . . . 18 »

  » rue Claudia, 14. . . . . 18 »

  » rue Sainte-Catherine, 42. . . . . . 18 »

Sources du moulin de Plantacul. . . . . . 18 »

Eau de la distribution de Marseille. 18 75

Pompe, rue Pizay, 5. . . . . 19 00

  » rue Mulet, 11. . . . . 19 »

  » rue Mulet, 12. . . . . 19 »

  » rue Grolée, 6. . . . . 19 »

Puits, Grande-Rue-Longue, 3. . . . . . . 19 »

Ruisseau du Faytan (rives de la Saône). . . . 19 25

Pompe, rue Puits-Gaillot, 11. . . . . . . 20 00

  » rue Pizay, 9. . . . . 20 »

  » rue Mulet, 1. . . . . 20 »

  » rue de Condé, 18. . . . . . . 20 »

  » rue Boissac, 1. . . . . 20 »

  » rue de la Charité, 74. . . . . . 20 »

Source du Moulin de Cheissein. . . . . . 20 »

     » de Jonage. . . . . . . 20 »

     » de Massieux. . . . . . . 20 »

     » de Reyrieux. 20 75

Pompe, rue Mulet, 4. . . . . 21 »

  » quai de l'Archevêché, 27. . . . . 22 »

  » quai Tilsitt, 14. . . . . . . 22 »

Source de la Vosne. 22 75

Pompe de la rue Puits-Gaillot, 31.	22	50
» » 33.	23	00
» » 4.	23	»
Pompe, place des Terreaux, 7.	23	»
» quai de l'Hôpital, 2.	23	»
» rue Grolée, 31.	23	»
» rue d'Egypte, 2.	23	»
Ruisseau du Janon, affluent du Gier.	23	»
Pompe, rue Grolée, 20.	23	»
» rue de Sully, 39.	23	»
» rue Lanterne, 13.	24	»
» place des Terreaux, 8.	24	»
Source des Caillous.	24	»
Puits, rue Puits-Gaillot, 2.	24	25
» rue de l'Arbre-Sec, 13.	25	00
» quai d'Albret, 1.	25	»
» rue Neuve, 8.	25	»
» rue du Port-du-Temple, 16.	25	»
» rue Louis-le-Grand, 3.	25	»
» rue de Savoie, 4.	25	»
» rue des Bouchers, 15.	25	»
» rue du Pérat, 1.	25	»
Pompe publique, quai d'Orléans.	25	»
Source de Ronzier.	25	»
Pompe, rue Lanterne, 17.	26	»
» place de la Platière, 16.	26	»
» place des Terreaux, 6.	26	»
» rue Gentil, 12.	26	»
» rue Neuve, 12.	26	»
» place Bellecour, 10.	26	»
» rue d'Amboise, 1.	26	»
» rue d'Amboise, 12.	26	»
» rue des Bouchers, 7.	26	»
place de la Miséricorde, 2.	26	»
» rue de Marseille, 20.	26	»

Pompe, place Napoléon, 9. . . . . 27 »

  »   rue Monsieur, 14. . . . . 27 »

  »   rue Grolée, 34. . . . . 27 »

  »   Grande-Rue de la Guillotière, 10. . . . 27 »

  »   rue Bourbon, 15. . . . . 27 »

Source de Roye. . . . . 27 »

Pompe, place Bellecour, 5. . . . . 28 »

  »   rue Neuve, 1. . . . . 28 »

  »   cours de Brosses, 17. . . . . . . 28 »

  »   cours Bourbon, 5. . . . . 28 »

  »   rue de Bourbon, 34. . . . . 29 »

  »   rue de Bourbon, 31. . . . . 29 »

DEUXIÈME CATÉGORIE.

Pompe, cours Morand, 2 . . . . 30 00

  »   quai Castellane, 1. . . . . 30 »

  »   quai Castellane, 4. . . . . 30 »

  »   rue d'Algérie, 9. . . . . 30 »

  »   rue d'Algérie, 15 et 17. . . . . . 30 »

  »   rue d'Algérie, 19. . . . . 30 »

  »   rue des Bouchers, 13. . . . . . . 30 »

  »   rue Montebello, 16. . . . . 30 »

  »   rue du Port-du-Temple, 18. . . . . 30 «

  »   rue de Bourbon, 5. . . . . 30 »

  »   cours de Brosses, 15. . . . . . . 30 »

  »   place Napoléon, 5. . . . . 30 »

  »   rue Cuvier, 1. . . . . 30 »

  »   rue d'Algérie, 11. . . . . 31 »

  »   rue Tête-d'Or, 40. . . . . 31 »

  »   quai d'Aibret, 38. . . . . 31 50

  »   quai Saint-Vincent, 60. . . . . . 32 00

  »   grande place de la Croix-Rousse, 8. . . 32 »

  »   rue Monsieur, 2. . . . . 32 »

  »   rue Monsieur, 4. . . . . 32 75

Pompe,	rue Tête-d'Or, 41.	32 75
»	cours Morand, 36.	33 00
»	rue Turenne, 9.	34 »
»	cours Bourbon, 37.	34 »
»	publique, rue Sainte-Catherine.	35 »
»	rue Cuvier, 4.	35 »
»	rue Cuvier, 28.	35 »
»	rue Saint-Côme, 2.	35 »
»	place du Petit-Change, 1.	35 »
»	Grande-Rue de la Guillotière, 53.	35 »
»	rue de Marseille, 16.	36 »
»	rue des Bouchers, 7.	36 »
»	place du Change, 1.	36 »
»	rue Monsieur, 1.	37 »
»	rue Tête-d'Or, 44.	37 »
»	rue Tête-d'Or, 46.	37 »
»	rue Monsieur, 6.	37 »
»	rue Madame, 4.	37 »
»	place du Pont, 1.	37 »
»	rue Monsieur, 10.	37 »
»	quai d'Albret, 35.	38 »
»	cours Morand, 11.	38 »
»	rue Monsieur, 16.	38 »
»	quai de Serin, 5 et 6.	39 »
»	rue Romain, 31.	39 »
»	quai d'Albret, 36.	40 »
»	rue Madame, 47 et 49.	40 »
»	rue Bugeaud, 16.	40 »
»	rue de Vendôme, 124.	40 »
»	rue Tête-d'Or, 42.	40 »
»	rue de la Monnaie, 40.	40 »
»	rue de Marseille, 18.	41 »
»	rue Madame, 165.	42 »
»	rue Tronchet, 28.	42 »
»	rue Tronchet, 40.	42 »

Pompe, cours Morand, 5. . . . . 59 »

TROISIÈME CATÉGORIE.

Eaux insalubres.

Pompe,	rue Madame, 167.	60 »
»	rue Monsieur, 21 et 23.	60 »
»	rue Villeroi, 5.	60 »
»	quai d'Albret, 29.	60 »
»	rue Sainte-Marie des Terreaux, 24.	64 »
»	rue des Trois-Maries, 7.	64 »
»	quai d'Albret, 30.	66 »
»	quai d'Albret, 31.	67 »
»	eau du Jardin des plantes.	68 »
»	rue de Vendôme, 124.	69 »
»	quai d'Albret, 32.	69 »
»	rue Imbert-Colomès, 27.	70 »
»	rue Tronchet, 53.	73 »
Infiltration du bassin du parc des Chartreux.		77 »
Pompe,	rue Monsieur, 5.	80 »
»	route du Bourbonnais, 2.	80 »
»	Grande-Place de la Croix-Rousse, 17.	81 »
»	rue Saint-Jean, 54.	82 »
»	place de la Pyramide, 5.	83 »
»	rue Puits-Gaillot, 25.	83 »
Fontaine publique du Temple des Protestants		85 »
Pompe,	rue Bouteille, 65.	85 »
»	rue Villeroi, 7.	85 »
»	rue des Capucins, 27.	85 »
»	rue de Vendôme, 129.	85 »
»	rue Romarin, 29.	88 »
»	rue Vieille-Monnaie, 43.	90 »
»	nouvelle route du Bourbonnais, 8.	90 »
»	nouvelle route du Bourbonnais, 15.	90 »
»	rue Moncey, 34.	105 »

Ce travail sur les différentes eaux de Lyon n'est pas encore complet, mais les résultats obtenus jusqu'à ce jour nous ont paru assez intéressants pour que nous les indiquions en détail tels que M. Sééligmann les a publiés. Le degré hydrométrique n'est, il est vrai, qu'un point de vue de la composition de l'eau, mais ce mode d'analyse, tout incomplet qu'il soit, offre cependant déjà des indications positives, dont l'utilité pratique est incontestable.

Nulle ville, en France, n'est mieux placée que Lyon, sous le rapport de la facilité des bains d'eau douce. La Saône et le Rhône sillonnent la ville dans toute sa longueur. La population préfère beaucoup les bains du Rhône à ceux de la Saône. Ce que nous avons dit de ces deux cours d'eau, nous dispense d'énumérer ici les raisons qui nous font partager la manière de voir du public.

Les nombreux établissements de bains qui s'élèvent sur les rives du Rhône sont, pendant les chaleurs de l'été, fréquentés par une foule compacte; ils ne laissent rien à désirer, sous le rapport de la sécurité des baigneurs. La tonicité des bains du Rhône est très-appréciée: Nous ne voulons pas nous faire l'écho de toutes les vertus qu'on attribue à ses eaux, nous nous contentons de dire que l'hygiène trace des règles générales dans l'emploi des bains, règles qui peuvent varier suivant les individualités, mais dont trop souvent on ne tient pas assez compte. Au point de vue de l'hygiène, la première action des bains est d'entretenir la surface du corps dans un état de propreté convenable; mais les bains de rivière supposent l'immersion du corps dans une eau dont la température est au-dessous de la température ambiante; il en résulte des effets physiologiques, qui ont été surtout bien étudiés depuis que l'hydrothérapie est devenue une science sérieuse. A quelle heure convient-il le mieux de prendre les bains de rivière? Peut-on les prendre impunément après les repas? Quelle durée doit-on donner à ces bains? Ces questions ne peuvent être résolues d'une manière générale, autant d'individus, autant de réponses différentes, la température de l'eau doit être prise en considération. Quoique le Rhône n'ait jamais une température bien inférieure à celle de l'atmosphère, la rapidité du courant fait éprouver une sensation de froid très-manifeste, et le froid vient du fond.

Nous nous abstiendrons de parler de l'action des bains froids et des règles hygiéniques qui y président. Tout ce qui touche aux ressources thérapeutiques que les bains du Rhône peuvent offrir, ne saurait entrer dans le cadre de notre travail. Nous nous contenterons de constater que la population afflue, en été, vers les nombreux établissements de bains qui bordent les rives du Rhône et même de la Saône; c'est une habitude de la population de Lyon qu'il est bon de signaler et d'encourager.

Les baigneurs ne vont pas tous dans les établissements de bains, beaucoup d'imprudences se commettent, il en résulte chaque année de nombreux accidents, soit dans la population civile, soit parmi les militaires. Les décès par submersion sont fréquents à Lyon; c'est en vain que l'autorité civile et militaire prend les précautions les plus minutieuses, qu'elle indique les endroits dangereux, qu'elle défend de s'y baigner; chaque année de trop nombreuses victimes viennent attester l'insuffisance de ces moyens. Dans l'armée, des mesures de police très-rigoureuses règlementent l'usage des bains où les militaires doivent se rendre en troupe, dirigés par des officiers, des sous-officiers et accompagnés par un médecin. Malgré toutes ces précautions, tous les accidents ne peuvent être évités.

A côté de ces bains de rivière qui ne sont suivis qu'en été, nous trouvons à Lyon un très-grand nombre de maisons de bains où règne un confort remarquable. En aucune ville, il n'existe une organisation plus complète et moins coûteuse. En général, c'est l'eau du Rhône qui est employée pour la préparation de ces bains. Moyennant un franc et même moins, quand on se procure des cachets, on a un bain avec fond de bain, quatre ou cinq serviettes chaudes, un peignoir, de la pâte d'amandes, de la pierre ponce, du savon, etc.,. Quand on a fréquenté les établissements de bains de Paris, de Londres, etc., on est tout étonné de voir le confort des bains de Lyon et leur prix si modique. Ce fait dénote un usage très-fréquent des bains parmi la population. Toutefois le prix des bains tièdes est encore trop élevé pour les mettre à la portée de toutes les bourses; nous appelons, de tous nos vœux, l'établissement de bains à bas prix permettant, en toute saison, aux classes inférieures, l'usage fréquent de cet excellent moyen hygiénique.

Dernièrement encore, Lyon possédait deux établissements hydrothérapiques, l'un à Longchêne, l'autre près de l'Île-Barbe.

L'établissement de Longchêne n'existe plus. L'institut hydrothérapique de Serin s'élève sur la rive gauche de la Saône, dans une situation très-favorable.

DE L'ALIMENTATION DANS LYON.

Un lien naturel unit l'homme au sol qui lui fournit sa nourriture. Avant l'emploi de la vapeur pour la navigation et les chemins de fer, ce lien était plus étroit qu'aujourd'hui; la plupart des habitants ne se nourrissaient que des produits du pays, des animaux qui y naissaient et s'y élevaient. Les frais de transport augmentant considérablement le prix des denrées, empruntées aux contrées voisines, ces denrées ne pouvaient servir à la consommation de la généralité des habitants; elles étaient réservées, à quelques rares exceptions, à l'homme assez riche pour les payer. Nous ne parlons même pas des temps plus ou moins éloignés, où des lois très-rigides sur les importations et exportations des produits alimentaires, gênaient la liberté du commerce. De cet ordre de choses, il résultait que les habitants d'un pays très-fertile jouissaient d'une nourriture abondante à côté d'une contrée pauvre où la disette se faisait sentir. C'est dans ces conditions que la liaison entre la constitution physique des habitants et la nature ou l'abondance des produits de la terre se traduisait d'une manière évidente. Aujourd'hui d'une extrémité à l'autre du monde, la rapidité des voies de communication a établi un

mouvement d'échange de produits aussi profitable aux consommateurs qu'aux producteurs. On voit se diriger sur les
principales villes tous les produits qu'autrefois on était obligé
de consommer sur place et que l'on ne peut plus obtenir qu'à
grands frais. Mais en face des avantages acquis, on ne saurait se plaindre de cet état de choses, à cause du bien-être qui
en résulte pour les masses. Toutefois, si les blés, si les viandes et diverses matières alimentaires peuvent être empruntées
à des contrées assez éloignées, la plupart des denrées employées journellement pour l'alimentation, tels que les légumes et les fruits des jardins, sont consommées ordinairement
sur place et maintiennent la liaison entre l'habitant et le sol
qui le nourrit.

A mesure qu'on s'éloigne des pôles pour arriver vers l'équa-
teur, on voit la puissance végétative s'accroître. Chez les
habitants des pays chauds, une nourriture végétale forme la
base de l'alimentation ; puis on arrive par degrés de la nourriture exclusivement végétale à une nourriture mixte et à
une nourriture presque exclusivement animale ; comme dans
le Groenland, l'Islande, la Norwège, etc...., à ces peuples le
sol refuse les mille fruits dont ailleurs il couvre la terre.

Si nous nous bornons à examiner ce qui se passe en Europe,
nous voyons les Anglais au milieu de leurs froides brumes,
les Russes au milieu de leurs neiges, les Allemands du nord,
manger des quantités considérables de viande et une quantité très-minime de pain ; la viande et les liqueurs alcooliques
sont la base de l'alimentation de ces peuples. En France, la
gradation de l'alimentation est parfaitement observée : quelle
différence entre les habitudes bromatologiques de Lille et celles
de Marseille ! Quand du nord on va au midi, les fruits deviennent à chaque pas plus savoureux, plus variés, la chaleur
des rayons solaires y développe un arome particulier, des

propriétés excitantes que l'on demanderait en vain aux produits des terres du nord. Les habitants du midi sont aussi
plus tempérants que ceux du nord ; les excitations naturelles
de leur climat leur suffisent, ils ne demandent pas à l'alcool
une chaleur artificielle, dont ils n'ont pas besoin. Nous ne faisons pas ici aux habitants du midi une vertu de leur tempé-
rance, c'est un instinct, c'est une nécessité que le climat développe dans les masses ; s'il agissaient différemment, la punition ne se ferait pas attendre aussi longtemps que pour les
peuples du nord. Dans les qualités ou les défauts des populations, le climat doit être pris en grande considération.

Lyon, placé à distance à peu près égale entre Paris et Marseille, trouve dans la contrée qui l'entoure des productions
appartenant à la zone du nord et à la zone du midi. Nous
avons déjà eu l'occasion de dire que l'étendue des terres du
département du Rhône n'était pas en rapport avec le développement de sa population, que, par conséquent, celle-ci em-
pruntait au dehors une grande partie de son alimentation.
Néanmoins nous aurons à nous occuper des différents produits de la terre, qui sont assez remarquables pour être signalés.

Du pain à Lyon. — La question des céréales a une si grande
importance qu'elle a dû être étudiée par les économistes de
tous les pays, et de leurs travaux sont résultées des lois qui
partout ont amélioré la position des populations. Il faut espérer qu'aujourd'hui, grâce à la rapidité des communications
et aux mesures prises par les différents gouvernements, les
temps de disette, qui dans l'histoire ont marqué comme
malheurs publics, ne se reproduiront plus. Le prix du blé
peut subir certaine hausse, mais pas au-delà des limites com-
patibles avec l'assurance de la satisfaction des besoins du
pays. M. Mélier, dans ses recherches statistiques sur les

subsistances, a prouvé qu'anciennement le chiffre de la mortalité était en harmonie constante avec la hausse ou la baisse des prix du blé.

L'Anglais John Burton, par des observations prises de 1801 à 1810, en Angleterre, est arrivé aux mêmes résultats.

L'introduction de la culture de la pomme de terre en France, les progrès incessants de l'agriculture, enfin la facilité des approvisionnements dans les pays les plus éloignés garantissent désormais la subsistance.

Il est à remarquer que si, dans un pays, certaines récoltes font défaut, sur d'autres points, les mêmes récoltes se présentent en abondance. La facilité des transports, l'attention vigilante des gouvernements interviennent sans cesse pour atténuer les conséquences des malheurs partiels.

La liberté de la boulangerie a été établie à Lyon comme dans tout l'Empire, il n'est résulté de cette mesure aucun inconvénient, au point de vue de la qualité, et le prix est resté à peu près dans les mêmes limites qu'auparavant.

Le prix du pain de ménage, deuxième qualité, varie de 34 à 37 centimes le kilogramme pris chez le boulanger. Vendu sur les marchés, ce même pain subit un abaissement de prix de 2 centimes par kilogramme.

Le pain de troisième qualité est vendu chez les boulangers de 27 à 32 centimes le kilogramme. Le même pain vendu sur les marchés baisse de 2 centimes.

Le pain de première qualité se vend ordinairement 3 centimes au-dessus du prix du pain de deuxième qualité.

Le pain de luxe se vend le même prix que le pain blanc; mais en fait, il revient à un prix supérieur, parce que le poids rigoureux ne peut être exigé.

Des inspecteurs sont chargés de vérifier la qualité des farines et du pain fabriqué.

L'intérêt des consommateurs dicte leur choix entre les boulangers, dont le nombre est illimité. Généralement on peut dire que le pain, à Lyon, est de très-bonne qualité. On se plaint quelquefois du défaut de blancheur du pain, mais ce défaut, si c'en est un, ne nuit pas à la qualité, car il résulte des travaux de M. Millon, que le blutage de la farine, à 10 et à 15 pour 0/0, enlève des matières parfaitement assimilables, que pour les farines de blé tendre, le ligneux se réduit à 2,38 pour 0/0 et à 1,25 pour le blé dur. Le son qui est rejeté contiendrait donc, outre le ligneux, une grande quantité de matières pouvant servir à la nutrition. C'est une perte très-considérable à laquelle on pourrait parer, en modifiant les procédés de mouture employés. Il est certain que dans la campagne on trouve du pain fabriqué avec de la farine dont le son moulu très-fin n'a pas été extrait, ce pain est en réalité plus savoureux, plus agréable que le pain blanc ordinaire et il a l'avantage de conserver sa fraîcheur plus longtemps. Cette question de la proportion du ligneux dans le son n'est pas encore parfaitement tranchée; mais elle nous paraît assez importante pour mériter une étude approfondie.

Les différentes espèces de pain dont nous venons de parler se fabriquent avec de la farine de froment; on a encore le pain fait avec un mélange de farine de seigle et de farine de froment, puis la farine d'orge mêlée avec la farine de froment. Ces différentes fabrications qui se font dans les campagnes des environs de Lyon, n'entrent pas dans la consommation ordinaire des habitants de la ville.

Il n'est pas venu à notre connaissance que l'on emploie à Lyon les mêmes moyens de falsification qu'à Paris, pour augmenter la blancheur du pain, sulfate de cuivre, etc...

A côté du pain pétri par la main des hommes, il s'est élevé à Lyon une manutention civile, qui fabrique le pain à l'aide de machines. Les débuts de cette industrie n'ont pas été heureux; mais cela paraît tenir à une mauvaise administration. Cette institution nous amène naturellement à parler de la fabrication du pain à l'aide de machines.

Il résulte d'expériences nombreuses et concluantes que ce pain ne le cède en rien au pain préparé par la main des hommes (1). Il présente une grande égalité dans sa fabrication; il y a économie de temps et de frais; le pain n'est pas souillé par les sécrétions des hommes chargés de pétrir, etc... Ces hommes peuvent être atteints de maladies repoussantes; où sont les garanties contre un tel état de choses? Nulle part. Il serait donc désirable de voir adopter ces manutentions d'une manière générale. Quand on a suivi toute la fabrication du pain exécutée par un homme, lorsqu'on a entendu ses cris, vu ses efforts, la sueur ruisselant de son corps nu jusqu'à la ceinture tomber dans la pâte, il faut oublier ce que l'on a vu pour consentir à avaler du pain fabriqué par la main des hommes.

Tout cela a été dit, tout cela se sait, et l'opinion publique semble encore se prononcer en faveur du pain fabriqué à la main.

Le pain de la manutention civile, fabriqué à l'aide de machines, se vend moins cher que l'autre, il est plus blanc, parfaitement cuit et cependant son usage ne se généralise pas. Nos hôpitaux militaires, à Lyon, recevaient ce pain pour le service des malades, nous étions appelés tous les jours à en vérifier la qualité. Nous avons donc pu l'apprécier. En général, la cuisson ne laisse rien à désirer, la croûte est ferme et cassante, bien dorée, la mie blanche est criblée de trous, la saveur et l'odeur sont appétissantes tant que le pain est frais. Si l'on presse entre les mains un de ces pains coupé par le mi-

_____

(1) *Annales d'hygiène.* — Gaultier de Claubry, 1839.

lieu, de manière à rapprocher les deux croûtes opposées, il revient parfaitement sur lui-même dès que la pression cesse. Ce pain conserve ces qualités pendant un jour ou un jour et demi; alors il prend une odeur légèrement aigre, la mie devient pulvérulente, et dans ces conditions, les consommateurs donnent la préférence au pain ordinaire de la boulangerie.

Le pain est un des aliments le plus précieux pour l'homme, mais pour être facilement digéré il faut qu'il réunisse certaines conditions. Le pain à mie trop compacte, trop épaisse est essentiellement indigeste, comme le pain frais quand il est encore chaud. Le pain a besoin, pour être facilement digéré, d'être imbibé de salive, pour que la fécule commence à se convertir en dextrine; s'il arrive intact dans l'estomac, il agit comme corps étranger et nuit à la digestion des autres substances qui y ont été introduites avec lui. Le pain trop cuit et le pain dit rassis ne sont pas indigestes et ils doivent probablement cette qualité à la nécessité où l'on se trouve de les mâcher plus longtemps et de les imbiber d'une plus grande quantité de salive.

L'idée généralement répandue que l'usage d'une trop grande quantité de pain est nuisible, parce que « le pain fait le sang » est exagérée. La consommation du pain doit varier selon l'habitude, la faim, la quantité d'aliments autres que le pain dont on peut disposer. Il est difficile d'établir à cet égard quelque chose de précis.

De la viande. — La viande est le plus puissant réparateur de l'économie, « la chair fait la chair », suivant un dicton populaire. L'usage de la viande contribue à développer la vigueur du corps et la résistance aux fatigues d'un travail musculaire violent (Michel Lévy). Si l'usage de la viande était plus répandu parmi les classes ouvrières de la population lyonnaise, il est certain qu'elles en éprouveraient des modi-

fications heureuses, sa tendance à la prédominence du système lymphatique diminuerait. Malheureusement l'élévation du
prix de cette denrée la rend d'un usage difficile pour beaucoup de personnes.

Nous avons cherché à connaître dans quelle proportion la
viande entre dans l'alimentation, tant dans les campagnes
qu'à Lyon, et nous sommes arrivés aux résultats suivants.

Dans les campagnes il a été consommé :

	NOMBRE.	POIDS BRUT PAR TÊTE.	POIDS NET PAR TÊTE.	TOTAL DU POIDS NET.
Espèce bovine, adultes.....	10213	484 k.	246 k.	2512398 k.
Veaux.................	26060	74	55	1433300
Moutons ou brebis.........	16973	33	18	305494
Agneaux................	7855	14	7	54985
Chevreaux..............	21992	4	2	43984
Porcs.................	15494	143	128	1983192
				6333353

La population du département du Rhône, Lyon excepté,
étant de 342,690, nous trouvons que chaque individu a consommé 18 k. 42 de viande par an ou environ 50 grammes par
jour, quantité extrêmement minime si on tient compte des
fatigues souvent grandes auxquelles sont soumis les gens des
campagnes

Il est donc vrai de dire que dans la population rurale, la
nourriture est plutôt végétale qu'animale, et que cette composition ne tarderait pas à influer désavantageusement sur la

santé, si la compensation ne s'établissait par l'action bienfaisante d'un air vif et pur, par un exercice musculaire toujours vivifiant, quand il n'est pas exagéré.

Les éléments de ce tableau nous ont été fournis par les pièces officielles du dernier recensement, qui comprend la production et la consommation annuelle par canton. Pour la ville de Lyon, nous avons trouvé dans les statistiques de l'octroi les chiffres qui nous permettent d'indiquer exactement la quantité et la nature de viande consommée dans l'intérieur de la ville, nous avons relevé une année (1862); il n'y a que des différences minimes d'une année à l'autre.

	NOMBRE DE TÊTES.	POIDS BRUT PAR TÊTE.	POIDS NET PAR TÊTE.	TOTAL DU POIDS NET.
Bœufs et taureaux	17931	569 k.	312 k.	5504472 k.
Vaches	12627	400	180	2272860
Génisses, veaux gras et de lait.	69075	74	55	3799125
Moutons et brebis.	202728	33	18	3649104
Agneaux	390	14	7	2730
Chevreaux	41321	4	2	82642
Porcs gras	26629	143	128	3410512
Viandes dépecées.	»	»	»	»
Animaux de boucherie	»	»	»	960836
Porcs	»	»	»	132037
Viande fumée, salée.	»	»	»	17945
Charcuterie, jambons.	»	»	»	43357
				19875620

La population de la ville de Lyon étant de 318,803, nous avons pour chaque individu 62 kil. de viande par année, ou 170 grammes par jour; deux fois plus que pour l'habitant des campagnes.

Mais ces moyennes, exactes en théorie, se trouvent fort modifiées dans la pratique; en effet, dans la population nous comprenons les enfants, les femmes, les vieillards, dont le chiffre est élevé et dont la consommation en viande est fort minime; aussi la moyenne pour l'adulte est-elle sensiblement augmentée. Comparée à la consommation en viande de beaucoup d'autres grandes villes, celle de Lyon offre des proportions satisfaisantes ; ainsi nous trouvons pour :

Paris, moyenne 94^k 414 par personne.
Vienne, — 78 » —
Londres, — 82 » —
Berlin, — 48 » —
Lille, — 42 252 —
Rouen, — 45 670 — (1)

M. Boudin, dans un travail publié dans les *Annales d'hygiène*, a cherché à apprécier la quantité de viande consommée chaque année en France par chaque individu; il a trouvé qu'on consommerait annuellement en France 673 millions 587,681 kilogrammes de viande, ou 20 kil. par habitant, soit environ 50 grammes par jour et par individu.

Si nous comparons la moyenne journalière de viande consommée par chaque habitant de Lyon, avec la quantité qui entre par jour dans l'alimentation du soldat, nous trouvons que l'avantage est tout pour celui-ci. Dans sa ration journalière, la viande entre pour 250 grammes, quatre fois plus que

(1) MICHEL LÉVY. — *Loco citato*, 2e volume, page 619.

pour l'habitant des campagnes et un tiers de plus que pour l'habitant de la ville.

Mais il n'est pas absolument exact de dire que chaque habitant consomme par jour 170 grammes de viande. Les classes aisées dépassent de beaucoup cette quantité ; en revanche, les ouvriers font usage le plus ordinairement d'une nourriture végétale ou de charcuterie, et cette nourriture peu réparatrice contribue à entretenir chez la plupart d'entre eux ce teint maladif, ces chairs molles et cette débilité qui est le résultat d'une mauvaise hygiène. C'est aussi la classe ouvrière qui consomme la presque totalité des chevreaux vendus au printemps.

Les bestiaux abattus à Lyon sont d'excellente qualité. Les bœufs nous viennent de la Suisse, du Charolais, de la Bresse, de l'Auvergne et du Dauphiné.

La charcuterie de Lyon a une renommée qui la place à côté de la charcuterie de Mayence. Les saucissons crus de Lyon sont exportés dans le monde entier.

Les viandes comestibles des divers animaux, offrant la plus grande analogie avec nos tissus, sont très-propres à servir au développement et à la réparation de nos organes. La viande renferme la fibre musculaire ou fibrine de l'albumine, du tissu tendineux qui se transforme en gélatine par la coction, de l'acide lactique, des sels de chaux (phosphates et carbonates), plus d'autres substances auxquelles chaque animal doit son arome particulier.

Les qualités des viandes varient beaucoup suivant l'espèce, la nourriture et l'âge des animaux abattus. Les unes sont légères et de facile digestion, les autres sont lourdes et de digestion difficile. Le mode de cuisson exerce aussi son influence sur leurs qualités nutritives ; ainsi, la viande à demi rôtie et saignante, pour laquelle la cuisson a été poussée seulement au point de développer les principes sapides et aromatiques, est infiniment plus agréable au goût et plus nourrissante que la viande bouillie. Mais chaque pays a ses usages, et à Lyon on donne généralement dans les ménages la préférence à la viande bouillie, et puisqu'il faut parler un peu de tout, pénétrons un moment dans les secrets de l'art culinaire.

Le pot-au-feu traditionnel n'est pas chose qui puisse se traiter avec indifférence, car, suivant son mode de préparation, il est plus ou moins savoureux, plus ou moins nourrissant. Il n'est pas égal que la viande soit plongée dans l'eau bouillante ou dans l'eau froide, car, suivant le mode d'opérer, on obtient du bon bouillon et du mauvais bouilli ou du bon bouilli et du mauvais bouillon. Si on plonge, par exemple, la viande dans l'eau bouillante, l'albumine qui existe à la surface de la viande se coagulera et fournira une enveloppe à travers laquelle les parties sapides et odoriférantes ne pourront pas s'échapper; elles resteront à l'intérieur de la chair et on aura ainsi un mauvais bouillon et un bouilli savoureux qui se rapprochera des viandes rôties par ses qualités. Si au contraire on plonge la viande dans l'eau froide et qu'on porte celle-ci par degrés jusqu'à l'ébullition et qu'on entretienne une température élevée, les parties sapides et aromatiques de la viande passent dans l'eau qu'elles saturent, et on a ainsi un bouillon stimulant, agréable au goût, mais le bouilli est insipide et peu nourrissant; car la chair musculaire qui a été longtemps soumise à l'ébullition se transforme en gélatine et perd beaucoup de ses propriétés nutritives.

Un procédé fort expéditif pour obtenir un excellent bouillon consiste à introduire 500 grammes de viande de bœuf réduite en hachis, dans un même poids d'eau froide, et ajouter sel, légumes, etc...; on porte lentement le liquide à l'ébullition; 40 à 45 minutes suffisent pour obtenir un bon bouillon, chargé de tous les sucs de la viande solubles à froid et à chaud.

Ce que nous avons dit des viandes bouillies nous fait donner la préférence, dans l'alimentation, aux viandes rôties. Celles-ci ont conservé tous leurs sucs nutritifs, tout leur arome et tous les éléments réparateurs et fortifiants d'une digestion facile.

Les viandes rôties au four sont moins digestibles que les viandes grillées ou rôties à la broche ; il se développe presque toujours dans leur préparation une huile empyreumatique qui provient de l'absence de ventilation dans les fours.

Les viandes en fricassée ou à l'étuvée sont moins facilement digérées que les viandes rôties : la graisse qui est presque toujours ajoutée à la viande imprègne la fibre musculaire et la rend indigeste.

Il ne faut donc pas abuser des sauces. A Lyon, cependant, elles sont préférées généralement, et plus on avance dans le midi de la France, plus on constate cette erreur culinaire qui tient peut-être à une question de climat. Les sauces peuvent être montées en goût et stimuler davantage les estomacs rendus paresseux par l'influence de la chaleur.

De la viande de cheval. — L'usage culinaire de la viande de cheval a été à la mode un instant. On doit savoir gré aux hippophages des tentatives qu'ils ont faites pour vulgariser cet aliment. Leurs intentions étaient bonnes, ils voulaient augmenter nos ressources alimentaires, à une époque où cette question a eu une grande importance. Lyon s'est montré à la tête du mouvement. On pourrait encore retrouver dans la *Gazette médicale de Lyon*, le récit d'un banquet dont la viande de cheval faisait la base. Les convives ont été unanimes pour chanter les louanges de cette excellente chair. Mais, soit préjugé, soit dégoût, bien ou mal justifié, les expériences ont cessé et l'hippophagie est rentrée dans la catégorie des questions historiques. En Crimée, il nous est arrivé de manger de la viande de cheval; comme notre cuisine était en général peu délicate, nous n'avons pas trouvé le mets trop détestable. Quoi qu'il en soit, nous donnons la préférence à la viande de bœuf, sans crainte de trouver beaucoup de contradicteurs. Mais en temps de disette, rien ne paraît s'opposer à l'emploi de la viande de cheval, comme substance alimentaire. En Allemagne, cet usage est sinon répandu, au moins accepté, et durant la campagne de Crimée, pendant l'hiver de 1855 à 1856, des distributions de viande de cheval ont été faites, régulièrement, aux troupes qui occupaient Eupatoria. Il est vrai que la viande de bœuf manquait.

A Lyon, les viandes de veaux, de moutons, de porcs sont en général de très-bonne qualité.

Volaille. — Lyon est si près de la Bresse qu'on peut dire qu'il a le monopole des belles et bonnes volailles de la Bresse. Nous ne ferons pas l'éloge de ce produit, de sa délicatesse, de sa saveur, sa réputation est universelle. Les volailles de la Bresse doivent être mangées rôties le plus ordinairement; cependant nous avons rencontré de savants appréciateurs qui soutiennent que bouillies, elles offrent au goût une saveur plus délicate. Comme exception et parce que nous avons entendu plusieurs fois soutenir cette thèse, nous admettons que les volailles de la Bresse ont deux modes de préparation: volaille rôtie et volaille bouillie.

Le Dauphiné fournit à Lyon des dindes remarquables par leur volume et par la délicatesse de leur chair. A côté de ces produits tout à fait hors ligne, se groupent les oies de Bresse, les canards, les pigeons, etc..., qui abondent sur les marchés de Lyon. Il entre en moyenne annuellement, à Lyon,

1,501,136 kil. d'animaux de basse-cour pour la consommation des habitants. Nous ne chercherons pas la part qu'il en revient à chacun ; ces mets délicats sont toujours destinés à la table des classes aisées. La chair de ces animaux est en général d'une digestion facile et convient aux estomacs malades.

Du gibier. — On trouve à Lyon une grande variété de gibier ; parmi le gibier à plumes, la perdrix, grise et rouge, les bécasses, les cailles, les grives, les merles, les alouettes, les becfigues, etc. La proximité des étangs des Dombes donne une grande quantité d'oiseaux aquatiques : la morelle, les canards sauvages, les oies sauvages, les poules d'eau, sarcelles, etc. Les vanneaux, qui sont loin d'être à la hauteur de leur vieille réputation, les étourneaux, hôtes ordinaires des lieux marécageux, les bécassines, les râles d'eau, nous viennent des mêmes points. Les sangliers, les lièvres, les chevreuils, les cerfs, les chamois des Alpes contribuent aussi, dans certaines proportions, à l'approvisionnement de nos marchés. Nous nous abstenons de parler du faisan, gibier de luxe très-rare dans les environs de Lyon. Les lièvres de pays, de moindre taille que ceux des bords du Rhin, sont bien préférables sous le rapport de la finesse, du goût et de la délicatesse de la viande. Nous avons par les registres de l'octroi une idée de la consommation annuelle du gibier à Lyon. Il y entre 4,666 kil. de gibier à poils et 28,293 kil. de gibier à plumes.

La chair du gibier est très-nourrissante et d'une digestion difficile pour les estomacs médiocres. Lorsqu'on fait usage de venaison à un repas, le travail de la digestion s'accompagne quelquefois de chaleur à la peau et d'une sorte de mouvement de fièvre.

Poissons. — Avant l'établissement des chemins de fer, Lyon ne pouvait se procurer de la marée qu'à des prix élevés, et trop souvent le défaut de fraîcheur enlevait à cet aliment presque toute sa valeur. A cette époque, Lyon tirait des étangs de la Bresse, les poissons qui servaient généralement à la consommation de la'cité : brochets, carpes, perches, tanches, poissons blancs. Ces poissons ne passaient pas directement des étangs aux étals des marchands, on les conservait dans des réservoirs en bois plongeant dans le Rhône ou la Saône. Il fallait un mois au moins pour faire perdre à ce poisson une partie du goût de vase qu'il devait à son séjour dans les marais ou les étangs. Ce genre de commerce était très-considérable. Aujourd'hui ses proportions sont bien réduites, et si, comme tout le fait présumer, le dessèchement complet des étangs des Dombes est obtenu, on verra, sans trop de peine, tarir une source d'alimentation d'une qualité au moins douteuse. La rivière d'Ain, le lac de Genève, de Nantua, de Silan fournissent d'excellentes truites qui, aujourd'hui, grâce aux chemins de fer, arrivent vivantes jusqu'à Lyon.

Maintenant les marchés de Lyon sont abondamment pourvus de marée; elle nous arrive de Paris, par conséquent de l'Océan, en plus grande quantité que de la Méditerranée. La vente de la marée se fait à la criée, au marché de la place des Cordeliers; la surveillance de l'Administration devient ainsi plus facile. Le bas prix de ces denrées, à certaines époques, permet d'en généraliser l'usage parmi la population. Les registres de l'octroi portent, pour l'année 1864, 808,000 kil. de poisson de mer et d'eau douce entrés dans Lyon.

Du lait et de ses préparations — L'usage alimentaire du lait à Lyon est très-répandu. Dans tous les ménages, le matin, le lait intervient pur ou mélangé soit avec du café, soit avec des farines, il constitue, dans ce dernier cas, ce que l'on appelle des bouillies.

Le lait à Lyon est de très-bonne qualité, sa falsification la plus commune se fait au moyen de l'eau ajoutée en plus ou moins grande quantité. Souvent les journaux de la localité publient les condamnations prononcées contre tel ou tel marchand de lait qui a additionné ce liquide de 30 à 40 pour 0/0 d'eau.

On doit, certainement, réprimer ces altérations d'un liquide éminemment nutritif, ces tromperies sur la qualité du produit vendu ; mais quand on sait les différents modes de falsifications du lait employés ailleurs, on est tenté de se féliciter de n'avoir à subir que des falsifications de cette nature.

Le beurre des environs de Lyon est très-bon, très-agréable au goût, il pourrait soutenir parfaitement la comparaison avec le beurre de Bretagne. Il est généralement employé dans les ménages et les hôtels, pour les différentes préparations culinaires. En cela nous sommes plus rapprochés des contrées du nord de la France que de celles du midi, où les huiles d'olives ont toutes la préférence.

Près de Lyon, sur les hauteurs du Mont-d'Or, on fabrique des fromages d'une délicatesse remarquable. Ils sont connus sous le nom de fromage du Mont-d'Or et se font en grande partie avec du lait de chèvre.

On fait à Lyon une grande consommation de fromages de toutes espèces, mais surtout du Gruyère. les ouvriers font souvent un des repas du jour avec du pain et du fromage seulement ; aussi cette denrée figure-t-elle sur les registres de l'octroi pour un chiffre considérable. Il entre annuellement à Lyon 830,209 kil. de fromage de Gruyère ou du Mont-d'Or, sans compter les fromages blancs, qui viennent aussi d'être récemment soumis à la taxe d'entrée.

Productions végétales. — Les légumes sont en général de très-bonne qualité et très-variés. En tête, nous plaçons la pomme de terre qui nous vient du Lyonnais, de l'Auvergne, du Dauphiné, etc. Les pommes de terre du Lyonnais sont les plus estimées ; cuites, elles sont très-farineuses et d'un goût agréable.

La culture de la pomme de terre réclame un sol sablonneux, peu riche ; à ce titre, beaucoup de points du département offrent de bonnes conditions.

A Lyon, on fait un grand usage de la pomme de terre, elle a pris à, juste titre, une large place dans l'alimentation publique. M. Payen a trouvé dans ce précieux tubercule : azote 0,24, carbone 10, graisse 0,10, eau 74, pour 100 parties. La pomme de terre se place donc, en tant que substance azotée, peu après le pain.

Parmi les aliments azotés, la chataigne est d'un usage répandu à Lyon. Le marron, dit de Lyon, jouit d'une réputation européenne que Lyon exploite à son profit sans reporter cette gloire sur le Piémont, l'Ardèche, l'Auvergne, la Savoie, qui sont les véritables producteurs du marron de Lyon. La châtaigne se mange bouillie ou rôtie. La première préparation nous paraît la meilleure. La châtaigne bouillie est mangée aussi émiettée dans le lait, on l'introduit dans la préparation de divers ragoûts de viande ou de volaille. La châtaigne est un très-bon aliment, très-salubre, qui forme la base de l'alimentation de nos voisins du Piémont et de la Savoie.

Quoiqu'on récolte le maïs dans le département du Rhône, la Franche-Comté et le Bugey envoient à Lyon une assez grande quantité de farine de maïs qui entre, pour une grande partie, dans l'alimentation lyonnaise. Cette farine, bouillie dans l'eau forme un aliment très-simple, peu coûteux et très-salubre, qu'on appelle *gaudes* en Franche-Comté. La farine de maïs offre une proportion d'azote de 1,70 pour 0/0.

Bien que l'usage de la bouillie de farine de maïs soit très-commun dans les départements de l'Ain, du Jura, du Rhône, la pellagre ne s'est pas encore manifestée d'une manière évidente dans ces diverses contrées.

Les cultures maraichères des environs de Lyon sont l'objet de soins particuliers; tous les légumes possibles sont en abondance selon le temps et les saisons; la proximité du midi de la France nous permet d'avoir des produits exceptionnels dans les temps de disette locale. Les marchés de Lyon sont toujours abondamment pourvus d'excellents légumes qui ne sont pas inférieurs à ceux de Paris où la culture est si perfectionnée.

Des fruits. — Les fruits du Lyonnais ou des environs sont aussi abondants et variés que remarquables par leurs diverses qualités. Les prunes, les abricots sont délicieux; les abricots d'Ampuis ont une réputation bien méritée. On a toutes les espèces de cerises. Ampuis, Villeurbanne, etc., fournissent des melons succulents dont on fait un usage souvent immodéré. Toutes les variétés de poires ornent nos marchés. Les pommes, les pêches, les raisins, même les figues se récoltent en abondance dans le Lyonnais et y sont d'une excellente qualité. On pourrait seulement reprocher aux producteurs de mettre quelquefois en vente des fruits non parvenus à leur complète maturité; il faudrait à cet égard plus de sévérité. Il est certain que pendant les chaleurs une certaine acidité des fruits les rend plus agréables au goût, mais à côté de cette satisfaction il y a un danger qui se traduit par des dérangements intestinaux, souvent sérieux, que l'on observe pendant les chaleurs estivales. Autant les fruits arrivés à complète maturité sont des adjuvants salutaires de l'alimentation, autant les fruits verts doivent être considérés comme insalubres. Les fruits ne forment pas à eux seuls une base d'alimentation, ils contiennent peu de principes nutritifs et beaucoup de sucre, d'acide malique, etc., ils servent à apporter de la variété dans le régime alimentaire, ce qui est le complément d'une alimentation salubre, c'est-à-dire que les excès de fruits doivent être évités. On peut faire une légère exception en faveur des raisins bien mûrs. Tout le monde a entendu parler de cures par le raisin, une purgation ou deux par les raisins, après les chaleurs estivales, peuvent avoir une influence salutaire sur la santé de quelques personnes. Dans tous les cas, cette médication si vantée dans certains pays, ne nous paraît pas amener, en général, des conséquences nuisibles chez la plupart des personnes qui en font usage. Dès lors, nous ne saurions la proscrire complètement.

Cet aperçu bromatologique donne une idée de la variété des aliments que les environs de Lyon fournissent à cette grande cité. Une police bien ordonnée contrôle et surveille la vente des différentes denrées. Un grand marché couvert pour la vente des légumes, des fruits, du poisson, du gibier, a été installé au centre de la ville, sur la place des Cordeliers; construction admirable et parfaitement appropriée à son usage. Cette concentration des marchandises sur un seul point en rend la surveillance plus facile, mais à côté de cet avantage se trouve l'inconvénient d'un centre très-éloigné pour les habitants des faubourgs et des quartiers extrêmes.

Un deuxième marché couvert, moins élégant que le premier, est installé sur la place de la Martinière. C'est là surtout un marché de volaille, de chevreaux, etc.

Un marché d'approvisionnement pour les légumes et les fruits auprès des producteurs se tient tous les matins, jusqu'à 9 heures en été et 10 heures en hiver, sur l'esplanade du quai Saint-Antoine.

La surveillance de la police sur ce point devrait, comme nous l'avons dit, être très-sévère, en ce qui regarde la vente des fruits non arrivés à leur maturité.

Différents petits marchés de même nature et de moindre importance servent à l'approvisionnement de la Guillotière, de la Croix-Rousse, de Saint-Just, du quartier Saint-Clair, etc., et sont installés sur ces divers points.

Boissons usuelles à Lyon. — L'usage du vin à Lyon est généralement répandu ; le Bugey, le Valroméy, quelques coteaux de la Bresse, du Lyonnais même offrent des vins de qualité inférieure, par conséquent vendus à bas prix, qui suffisent aux besoins de la population. A côté de ces vins communs dont le degré d'alcoolisation est faible, nous trouvons des vins de qualité supérieure. Sur la rive droite du Rhône, à Ampuis, à 34 kilomètres de Lyon, on récolte le célèbre vin de Côte-Rotie. Ces vins sont plus stimulants que les vins de Bourgogne, et cependant ne contiennent pas une aussi forte proportion d'alcool, la proportion des vins de Bourgogne étant de 14, celle des vins de Côte-Rotie est de 12.

Les vins de Beaujolais sont très-recherchés et à juste titre. Parmi ces vins, les plus remarquables sont ceux de Juliénas, de Fleurie, de Morgon, de Chirouble, Brouilly et Chenas. Ensuite viennent les vins de Mâcon, qui forment une ligne de transition entre les vins du Beaujolais et les vins de Bourgogne. L'expérience a prouvé que ces différents vins, surtout les derniers, ne convenaient nullement aux personnes disposées aux attaques de goutte.

On comprend qu'au milieu de ces richesses alcooliques, la population ne conserve pas toujours toute la sobriété désirable ; mais déjà on peut constater un fait, c'est que les habitudes d'ivrognerie sont moins générales et moins sordides à Lyon que dans le nord de la France. Les conséquences de l'ivrognerie pour la santé sont aussi moins funestes. La falsification des vins à Lyon ne consiste en général qu'en addition d'eau. Je ne pense pas que la police ait découvert des provisions de vin fabriqué de toutes pièces avec l'eau, le bois de campêche et l'alcool ; outre les dangers encourus par les débitants, le bénéfice ne serait pas énorme ; le temps n'est pas éloigné de nous où les vins du Bugey se vendaient 30 à 35 fr.

la pièce de 210 litres. Les manœuvres des marchands de vin se bornent donc soit à ajouter de l'eau, soit à mélanger différents vins de coloration et de forces diverses pour obtenir ce qu'ils débitent sous le nom de vins fins, surfins, etc. Maintenant le prix des vins ordinaires augmentant, il est possible que les falsifications ne demeureront pas toujours aussi inoffensives.

Les habitants de Lyon, sans avoir la sobriété des habitants du midi, sont plus tempérants que dans le nord, et l'ivresse par le vin est moins funeste que par d'autres préparations alcooliques.

Les bonnes eaux-de-vie débitées à Lyon viennent des lieux de production; mais généralement celles qui servent à la consommation des ouvriers sont des eaux-de-vie fabriquées avec des alcools de provenances diverses étendues d'eau. L'eau-de-vie, à dose modérée, est une boisson salutaire qui ranime, stimule et augmente la force de l'estomac, qu'une nourriture substantielle n'excite généralement pas assez, chez l'ouvrier; elle fournit le calorique nécessaire pour résister aux intempéries de l'atmosphère et supplée, en quelque sorte, aux vêtements qui ne couvrent pas assez le pauvre. Mais il est rare que l'on s'en tienne à l'usage; l'abus ne tarde pas à venir et alors il engendre de graves conséquences. Toutes les maladies peuvent naître ou s'aggraver sous l'influence de l'abus des alcooliques. Autrefois les ouvriers lyonnais avaient la fâcheuse habitude d'abuser de l'eau-de-vie; d'heureuses modifications se sont produites à cet égard. Il est plus ordinaire aujourd'hui de voir les ouvriers préférer, le matin, une tasse de café noir ou de café au lait, qu'ils trouvent chez les petits marchands établis sur les quais ou sur les places.

La stimulation produite par le café n'est pas aussi complète que celle d'une petite quantité d'eau-de-vie; mais le café additionné de pain constitue une nourriture. Nos armées en campagne n'en ont pas d'autre pour le repas du matin, et les soldats se montrent si enchantés de ce régime qu'il ne le changeraient pas volontiers. A cet égard, l'expérience est faite et les armées étrangères ont adopté pour elles cette coutume qui a pris naissance en Afrique. D'après M. Payen, le café au lait représente six fois plus de substances solides et trois fois plus de substance azotée que le bouillon de viande de bœuf. Nous trouvons, du reste, dans le café une stimulation analogue à celle de l'eau-de-vie. La température de l'eau employée donne à l'infusion de café des qualités plus stimulantes en même temps qu'elle lui donne la faculté de communiquer à l'économie une quantité surabondante de calorique. Le sucre facilite souvent la digestion, en déterminant une sécrétion plus abondante des sucs gastriques. Le café ne produit ni chaleur, ni stimulation locale épigastrique, son action est générale; il accélère la circulation, augmente la caloricité, favorise les sécrétions et les excrétions, réchauffe et vivifie l'organisme. Il est nourrissant et il est rare qu'il soit indigeste, quand il n'existe ni affection nerveuse, ni débilité de l'estomac. M. Gasparin, dans un travail intéressant lu a l'Académie des sciences (mars 1850), a présenté des documents curieux pour éclairer le rôle que le café peut être appelé à jouer dans la nutrition. En réunissant les principes azotés contenus dans les aliments des ouvriers des mines de Charleroi, il a trouvé que leur somme était inférieure à celle que représente l'alimentation des corps religieux les plus austères : ceux de la Trappe, par exemple; et il n'hésite pas à attribuer la suffisance de nourriture des mineurs de Charleroi au café qu'ils prennent plusieurs fois dans la journée. Nous le répétons, ce qui se passe dans nos armées en campagne donne raison à cette supposition.

Nous n'insistons sur ces détails relatifs au café, que pour persuader les personnes placées de manière à convaincre les

ouvriers, que l'usage du café est à tous les points de vue préférable à l'eau-de-vie ou autres boissons alcooliques, surtout
à l'absinthe, qu'il faudrait absolument proscrire.

On peut dire du thé ce que nous venons de dire du café.
L'infusion de thé est nourrissante, mais moins que celle de
café; elle active la circulation, facilite les sécrétions et stimule
doucement les facultés. Les estomacs faibles, délicats, le
supportent mieux que le café; mais le thé est encore en
France une boisson de luxe. Dans les régions du Nord, en
Angleterre, en Russie, elle est plus généralement répandue,
des marchands débitent le thé en pleine rue, et dans les
camps russes, sous Sébastopol, nous avons vu des buvettes
de thé établies comme chez nous des débits d'eau-de-vie.

Le commerce de la bière à Lyon a acquis, depuis quelques
années, un grand développement. On a vu beaucoup de brasseries s'élever sur des plans gigantesques. Cependant la bière
n'est pas consommée, à Lyon, à titre de boisson ordinaire
durant le repas, mais à titre de boisson de luxe. Le dimanche
et les jours de fête, les Lyonnais partagent leurs plaisirs entre
les promenades et les brasseries. Les habitudes de l'Allemagne semblent avoir un peu envahi notre cité. Plus légère que
la bière de Strasbourg, la bière de Lyon est un peu piquante;
conservée dans des cruches, elle devient très-mousseuse et
forme une boisson fort agréable et salubre; elle a, du reste,
une renommée parfaitement établie. On a essayé d'introduire
dans les habitudes de la population l'usage de certaines boissons dites : vins artificiels, sombrico mousseux, etc... Le
succès n'a pas répondu à ces tentatives qu'encourageait
l'augmentation du prix des vins; on le conçoit, ces boissons
ne possèdent aucune des propriétés réparatrices du vin : un
mélange d'eau au vin, même dans de grandes proportions,
est encore un breuvage plus agréable et plus salutaire.

A l'époque des vendanges, les ménages peu aisés ont l'habi-

tude d'entasser dans des tonneaux des grappes de raisins légèrement foulés et d'y introduire une quantité suffisante d'eau
pour remplir le tonneau, dès qu'un commencement de fermentation s'est opérée. Cette préparation constitue ce que l'on
appelle la piquette. Quand on tire un litre de cette piquette,
on le remplace par un litre d'eau, jusqu'à épuisement du suc
du raisin et des grappes. Cette boisson est assez agréable,
surtout pendant les chaleurs de l'été; elle est d'un prix peu
élevé. Quelquefois cette piquette devient acide, alors l'usage
doit en être cessé; elle est, du reste, bien loin de valoir le vin
additionné d'eau. On fait des piquettes soit avec des raisins
frais ou secs, soit avec des fruits tels que prunes sauvages,
prunes cultivées, baies de myrtiles, pommes écrasées, baies
de genièvre. L'usage du sorgho, dans le même but, commence
à s'introduire. Tous ces succédanés du vin peuvent être employés sans inconvénients, mais ne sauraient offrir aucun des
avantages du vin dans des limites convenables.

Il est consommé en moyenne annuellement à Lyon 588,845
hectolitres de vin, 9,185 hectolitres d'eau-de-vie, 43,236
hectolitres de bière. Nous trouvons donc assez convenable la
proportion de 184 litres de vin par personne et par an ou
50 centilitres par personne et par jour.

HABITATIONS.

Les grandes agglomérations d'individus, dans des espaces rétrécis, altèrent toujours la pureté de l'air; les villes sont particulièrement le foyer de ces viciations atmosphériques, et plus elles sont étendues, plus elles renferment de germes d'altération. C'est donc surtout dans les grandes villes qu'il importe de suivre les préceptes de l'hygiène, tant au dehors que dans l'intérieur des habitations.

La première condition de salubrité pour une ville est sa situation; à cet égard, Lyon a peu à désirer. Sa partie élevée est admirablement ventilée; quelques quartiers seulement, sur la rive droite de la Saône, sont trop rapprochés de la montagne pour échapper à l'humidité qui en résulte.

Instinctivement, les peuples ont toujours choisi le voisinage des cours d'eau navigables, pour fonder les villes; tout s'y trouve réuni : salubrité, fertilité et facilité des communications. Mais, à côté de ces avantages, il y a un inconvénient, c'est la saturation de l'air par l'humidité, et, à Lyon, nous éprouvons fort sensiblement cet inconvénient, auquel il faut en ajouter quelques autres plus particuliers à la Saône, et qui

21

résident dans les détritus organiques que cette rivière laisse
à nu dans ses basses eaux.

La distribution générale des villes, surtout des villes anciennes, n'a jamais été faite en vue de la salubrité. Des considérations de tous ordres y ont présidé, excepté la salubrité.
Mais pour tout ce qui est à faire aujourd'hui, on compte heureusement plus avec les préceptes de l'hygiène. Déjà les
foyers de pestilence, qui de l'Orient rayonnaient autrefois
jusque dans nos contrées, ont disparu, sous les prescriptions de
l'hygiène, et les populations n'ont plus à redouter ces fléaux
destructeurs qui les accablaient périodiquement. Tous les
grands centres, créés par une civilisation moins avancée, se
transforment; Lyon a déjà vu sa surface bouleversée, assai-
nie, aérée, et les améliorations se poursuivront encore, jusqu'à
ce qu'on ait fait disparaître tout ce qu'il est donné à l'homme
d'annihiler d'influence nuisible dans un grand centre de population. Pour cela, des observations scientifiques posent des préceptes. La manière dont sont disposées entre elles les habitations qui composent les cités; la disposition des places publiques, des rues, influent beaucoup sur la salubrité. Cette disposition doit être telle, que l'air et la lumière aient toujours un
accès facile jusqu'aux parties basses des maisons. Si les
rues sont étroites, la lumière ne pénètre pas suffisamment;
si elles sont trop larges, l'air est stagnant parce que les cou-
rants ne s'établissent pas facilement.

A Lyon, nous trouvons des quartiers anciens, à rues étroites, humides, et des quartiers neufs, où tout a été modifié con-
formément aux prescriptions de l'hygiène. Dans la vieille
ville, surtout sur la rive droite de la Saône, il n'est pas une
rue qui ait une largeur convenable; aussi, dès qu'on y péné-
tre, on est saisi par un froid humide, par une odeur désagréable, qui se dégage des ruisseaux et des bourbiers formés

entre les pavés mal joints. La ventilation y est impossible et le soleil ne sèche jamais les murs humides. On retrouve la même disposition dans le premier arrondissement, sur la côte qui descend de la Croix-Rousse aux Terreaux. Les inconvénients qui en résultent pour la santé publique sont nombreux; c'est là surtout que l'on rencontre ces figures pâles, cet aspect maladif, qui est le caractère des gens qui ne sont pas suffisamment vivifiés par un soleil bienfaisant et un air pur.

Ces quartiers sont couverts de maisons anciennes, dans lesquelles l'espace n'a pas été ménagé pour les appartements; c'est un avantage qu'elles offrent sur les maisons nouvelles; mais, à cause de l'étroitesse des rues, il y règne une obscurité constante et une humidité fâcheuse. Le sol des appartements est presque toujours carrelé en briques rouges que l'on enduit quelquefois d'un vernis. Il est rare de rencontrer dans ces maisons une cour intérieure; un espace de quelques mètres de côté, à ciel ouvert, donne la lumière aux chambres qui ne prennent pas jour sur la rue; l'escalier, dépourvu de cage fermée, se trouve généralement dans ce petit espace mal éclairé.

Une allée étroite, bordée d'un côté par une rigole, donne accès dans chaque maison; l'humidité suinte des murs, même en été, et l'odeur y est souvent repoussante, car une fâcheuse habitude se perpétue à Lyon, celle de transformer ces allées en dépôt d'immondices dont le premier passant vient augmenter le volume.

La voie est largement ouverte aux améliorations, et quand des rues spacieuses auront remplacé les ruelles que nous traversons aujourd'hui, dans les anciens quartiers, l'air et la lumière feront disparaître tous les inconvénients que nous signalons pour les anciennes habitations; elles deviendront même préférables aux constructions récentes, parce qu'elles offrent plus que celles-ci l'espace intérieur nécessaire pour les appartements.

Les quartiers neufs sont dans les conditions les plus favorables de ventilation et de lumière. Sur l'ancien emplacement des ruelles étroites, sont percées aujourd'hui de larges et belles rues avec des places, des squares; partout l'air circule et avec lui la vie active. Les grandes artères principales : rue Impériale, rue de l'Impératrice, rue Centrale, rue de Bourbon, sont ouvertes du nord au sud, dans la direction des vents dominants, la plus favorable de toutes; d'autres petites rues intermédiaires laissent encore à désirer, mais elles sont peu étendues et s'ouvrent aux deux bouts sur des places ou des quais qui rendent la ventilation plus facile.

Les rues nouvelles sont bordées de maisons neuves, d'une architecture élégante, mais malheureusement la disposition intérieure des appartements se ressent de la cherté des constructions et du grand prix des loyers; on a beaucoup ménagé l'espace, pour tirer de l'immeuble le plus grand prix possible.

Ces maisons sont bien éclairées, bien aérées; mais les appartements sont beaucoup trop étroits; les plafonds sont peu élevés et les chambres à coucher ne sont souvent que des cabinets, qui n'offrent pas même les conditions suffisantes de salubrité. Ceci surtout est d'autant plus regrettable, que le défaut d'espace dans les chambres à coucher est, d'après Piorry, une des causes les plus actives du développement de la fièvre typhoïde. Un usage, que l'on peut dire général à Lyon, est de disposer des alcôves dans chacune des pièces d'un appartement. On constitue ainsi deux et trois chambres à coucher, en transformant à cet usage, pendant la nuit, le salons et salle à manger; c'est une habitude fâcheuse et mauvaise à la santé. Dans un espace rétréci comme une alcôve fût-elle même largement ouverte, l'air ne se renouvelle qu'imparfaitement; le produit des exhalations pulmonaire et cutanée se concentre dans un espace resserré et vicie l'air qui est respiré immédiatement par la personne couchée. Ces inconvénients sont plus grands encore quand il s'agit de malades, et il n'est pas rare de voir des maladies s'aggraver par le défaut de renouvellement d'un air vicié.

Il est des préceptes scientifiques dont il serait bon de ne pas se départir dans les constructions et la disposition des appartements; mais il est difficile d'associer l'intérêt matériel avec les exigences de l'hygiène. Cet avantage ne peut être réservé que pour quelques privilégiés. Il n'est cependant pas inutile de savoir dans quelles conditions doivent se trouver les habitations, surtout les chambres à coucher. M. Lévy les détermine ainsi. « La capacité est proportionnée aux moyens de ventilation naturelle ou artificielle; il y aura à calculer le nombre des habitants, la durée de leur résidence journalière, les dimensions de l'appartement et la quantité du renouvellement de son atmosphère, de telle sorte qu'à chaque individu, soit dispensé, par heure, un cube d'air de six mètres. Les chambres à coucher, qui n'admettent pas de ventilation efficace, doivent être cubées d'après la durée moyenne du séjour au lit. Celle-ci est en général de 7 à 8 heures; elles exigent donc une capacité de 45 mètres cubes d'air par individu. »

La raison de cette nécessité se trouve développée par M. Dumas, qui dit : « L'acte de la respiration chez l'homme, dans l'espace d'une heure, transforme en acide carbonique tout l'oxygène contenu dans 90 litres d'air, et le volume d'air expiré, qui est de 333 litres, renferme, à peu près, 0,04 d'acide carbonique. En raison de ce nombre, il faudrait, à peu près, un tiers de mètre cube d'air, par individu et par heure, pour que le même air ne passât qu'une seule fois dans les poumons.

Dans les maisons neuves, les latrines sont généralement bien disposées ; elles préservent, par leur forme, des odeurs repoussantes qui, par certains vents surtout, emplissent les anciennes maisons ; les escaliers sont larges. Autrefois on n'avait pas le luxe des escaliers de service, et l'eau que l'on cherchait aux pompes ou aux bornes-fontaines pour la monter aux étages supérieurs, se répandait dans l'escalier et lui donnait une humidité constante ; aujourd'hui, dans presque toutes les maisons nouvellement construites, l'eau de la Compagnie arrive jusqu'aux derniers étages, il y a ainsi plus de propreté et de salubrité.

C'est surtout dans les habitations des ouvriers que l'on constate l'absence absolue de toute condition de salubrité, outre que les maisons sont agglomérées dans les quartiers aux rues étroites, obscures et mal ventilées, comme à la Croix-Rousse ; dans le 1ᵉʳ et le 5ᵉ arrondissement, l'intérieur des habitations est si encombré de meubles, de métiers et des accessoires de travail, qu'il est impossible que les ouvriers, quelquefois nombreux dans ces pièces, aient tout l'air qui leur est nécessaire. Aussi reconnaît-on, à son cachet de débilité, la population ouvrière de ces quartiers et compte-t-on dans le nécrologe de ces arrondissements un plus grand nombres de victimes.

Des latrines. — Les latrines méritent une attention particulière. Outre qu'elles sont souvent désagréables par leur odeur dans les habitations, elles peuvent quelquefois devenir la cause d'accidents produits par les émanations de miasmes organiques. A Lyon, on ne paraît pas s'occuper suffisamment du soin que réclament les latrines. Dans les anciennes maisons, elles sont généralement constituées par des fosses ouvertes, placées dans des cours ou dans des réduits étroits, le long de l'escalier. Aucune précaution n'est prise contre les odeurs, pas même celle de la désinfection. De plus, partout où il y a d'anciennes maisons, les rues sont étroites, la ventilation difficile ; aussi l'atmosphère des rues, comme celle des maisons, est-elle saturée de miasmes. Dans les quartiers neufs, les latrines ont été, il est vrai, plus soignées, mais elles ne répondent pas encore aux exigences de l'hygiène ; elles sont étroites, mal aérées, prenant souvent jour sur l'escalier par une simple lucarne ; les cuvettes à l'anglaise, si propres à intercepter toute communication des tuyaux avec l'atmosphère, sont presque inconnues, et souvent même on n'emploie pour les tuyaux de chute que des conduits en poterie ; c'est un vice de construction regrettable, auquel une réglementation devrait remédier ; des dimensions précises, une construction déterminée devraient être imposées aux latrines dans toute nouvelle maison pour prévenir dans cette partie délicate des appartements, au moins, les incommodités qui s'attachent à une organisation défectueuse. Quant aux fosses, elles sont soumises aux ordonnances de la loi de 1790 pour leur construction, et l'intérêt du propriétaire les engage à s'y conformer ; c'est une garantie. Mais quelque précaution que l'on prenne, il est rare que l'on soit absolument à l'abri des fuites, des infiltrations qui peuvent altérer l'eau des puits. Le meilleur système serait celui des fosses mobiles, déjà répandu dans beaucoup de villes, mais il est encore inusité à Lyon.

De l'habitation des maisons neuves. — L'humidité étant une des causes les plus puissantes des maladies, on ne saurait être trop prudent dans le choix du moment qu'il convient d'habiter les constructions nouvelles ; car c'est particulièrement l'humidité dont elles sont pénétrées qui les rend nuisibles. Quand, dans une ville, on ne construit que quelques maisons isolées, l'infraction aux règles de la prudence, à cet égard, n'entraîne que de faibles conséquences ; mais quand on transforme une ville, quand on bâtit des quartiers, quand on élève de nombreuses maisons déjà louées sur plan et qui n'attendent que la dernière tuile de leur couverture pour être habitées, les conséquences peuvent être plus sérieuses et plus générales, et il importe d'être mis en garde contre tout ce qui peut se produire. C'est surtout dans ces circonstances que naissent les rhumatismes musculaires ou articulaires, les névralgies, les ganglionites cervicales, les diverses affections catarrhales. Le Conseil de salubrité de Lyon, en présence du grand nombre de ces maladies, à une certaine époque, a cru devoir présenter ses observations à l'autorité; mais, comme il n'est jamais possible d'entraver la liberté individuelle, on ne put que conseiller la prudence.

Il n'est pas possible d'assigner l'époque à laquelle une maison peut être habitée, après sa construction. Elle varie suivant les matériaux employés, l'épaisseur des murailles, la position du bâtiment, la saison et le climat. On a vanté certains moyens pour détruire ou au moins diminuer l'influence de l'humidité; mais tous les corps avides d'eau qui ont été vantés, tels que chaux vive, sel marin, ne sont tout au plus bon qu'à indiquer qu'il y a de l'humidité et non à la faire disparaître. A Lyon, la dessiccation des nouvelles constructions est lente à l'intérieur des maisons, parce qu'il n'y a généralement que des cours extrêmement petites, dans lesquelles la ventilation est presque impossible aux étages inférieurs, si l'on considère surtout la hauteur des constructions.

A Lyon, on bâtit fort bien, les matériaux sont abondants et de bonne qualité. Les façades de toutes les maisons neuves sont construites en pierres, taillées avec un certain luxe d'ornementation, et les murs principaux sont en bonne maçonnerie, pour laquelle on n'emploie que le calcaire. Dans les quartiers pauvres, et surtout dans la campagne qui avoisine Lyon, à la Guillotère, on voyait autrefois un très-grand nombre de maisons bâties en pisé. Ce genre de construction, recouvert d'un crépissage, offre encore beaucoup de solidité et de durée, mais à la condition que l'eau ne détrempera pas la base de l'édifice. L'inondation de 1856 a porté un coup fatal aux constructions de ce genre. Toutes ces maisons, détrempées au niveau du sol, se sont affaissées sur elles-mêmes, produisant de véritables désastres. Depuis cette époque, les constructions en pisé ne sont plus autorisées qu'à partir d'un mètre au-dessus du sol.

De tout temps, Lyon a été signalé à cause de l'élévation de ses maisons. A l'époque où toutes les rues étaient étroites, les maisons élevées avaient plus d'un inconvénient, mais aujourd'hui que la transformation s'opère, les rues sont élargies et les maisons élevées sont plus en harmonie avec les dimensions des rues ; elles répondent mieux aussi aux prescriptions de l'hygiène. Cette dernière considération a donné lieu, en 1849, à une ordonnance municipale qui fixe la limite en hauteur que doivent avoir les maisons, suivant la largeur des rues. Cette ordonnance rappelle la loi de 1792, qui assigne aux constructions une hauteur de 54 pieds (18 mètres) dans les rues larges de 30 pieds (10 mètres), et 45 pieds de hauteur seulement dans les rues qui ont moins de 10 mètres de largeur. L'ordonnance municipale de Lyon comporte les articles suivants.

Art. II. — Sur les places publiques de 50 mètres et sur les quais. — Hauteur accordée : 22 mètres.

Art. III. — Sur les places au-dessous de 30 mètres de largeur et dans les rues de 14 mètres. — Hauteur accordée : 20 mètres 50.

Art. IV. — Sur les petites places et les rues de 10 mètres de largeur jusqu'à 14 mètres. — Hauteur des maisons :
20 mètres.

Art. V. — Pour les rues de 8 à 10 mètres de largeur, la
hauteur des maisons sera de 19 mètres.

Art. VI. — Les rues les plus étroites devant avoir à
l'avenir au moins 7 à 8 mètres de largeur, la hauteur des
maisons sera de 18 mètres.

Art. VII. — En sus de la hauteur qui aura été fixée par
la permission, chaque maison pourra être surmontée d'un
comble qui n'aura pas plus de 4 mètres d'élévation.

Ces hauteurs accordées sont encore au-dessus de celles
qu'il conviendrait ; la salubrité gagne toujours à une ventilation facile, et, dans une ville qui se transforme, il serait bon
de profiter des leçons de l'expérience. A Paris, dans chaque
apparition d'épidémie, on a pu constater que les quartiers
mal aérés étaient les plus frappés.

Les quais tiennent une si grande place dans Lyon, qu'ils
doivent nous occuper un moment, au point de vue des avantages et des inconvénients qu'offre leur habitation. Notons
d'abord qu'ils seront tous désormais à l'abri des inondations,
à moins de crues tout à fait exceptionnelles, auxquelles nul
travail ne pourrait s'opposer. Tous les quais, tant ceux du
Rhône que ceux de la Saône, offrent un bas-port élevé de deux
mètres environ au-dessus du niveau ordinaire de l'eau. C'est
là que s'opèrent les embarquements et débarquements des
marchandises. Des rampes, bien ménagées, permettent aux
voitures chargées de gravir les quais, élevés de trois à quatre
mètres au-dessus du bas-port. En amont de Lyon, la basse
plaine qui borde la rive gauche du fleuve, a été pourvue

d'une digue élevée qui doit s'opposer aux débordements, rendus si faciles, en ce point, par la disposition même du terrain. C'est par là que le Rhône avait autrefois un bras dans le thalweg que l'on suit au milieu de la plaine de Villeurbanne. La nouvelle construction des quais, cette entreprise si colossale, est à peu près terminée. D'un bout à l'autre de Lyon, sur les bords du Rhône et de la Saône, on peut suivre les trottoirs bitumés, ornés de plantations d'arbres, partout où l'espace l'a permis. Les quais du Rhône surtout sont remarquables. Depuis la Mulâtière jusqu'au faubourg Saint-Clair, sur une longueur de quatre à cinq kilomètres, on suit la rive droite du fleuve sur une véritable allée sablée, plantée d'une double rangée de platanes. Les promeneurs trouvent là l'air, l'espace, la lumière qui manquent dans la plupart des rues adjacentes. La rive gauche du Rhône jouit aussi des mêmes avantages.

Au point de vue de l'habitation, nous n'hésitons pas à donner la préférence aux quais du Rhône sur ceux de la Saône. Ceux du Rhône sont admirablement ventilés ; sur la rive droite, la vue s'étend jusqu'aux Alpes, et on a le bénéfice du soleil levant, sans avoir, en été, l'incommodité de la chaleur durant toute la journée. La rive gauche du Rhône jouit de la vue des collines élevées de Fourvière. Elle est moins agréable que la rive droite, à cause de la chaleur accablante que l'on y éprouve pendant l'été. La présence du fleuve ne peut avoir aucune action fâcheuse. Son courant rapide ne laisse aucun dépôt, et le déplacement incessant de l'air entraîne toutes les impuretés dont l'atmosphère pourrait être chargée.

Mais il n'en est pas de même des quais de la Saône. Ceux-ci sont exposés aux exhalaisons qui se dégagent de cette rivière, surtout dans les mois d'été, où les eaux, ordinairement très-basses, laissent à nu les résidus des égouts et des

teintureries ; la ventilation est moins active que sur le Rhône,
la Saône étant resserrée entre les collines de sa rive droite et
les hautes maisons de sa rive gauche. Mais deux inconvénients sont surtout à signaler : sur la rive droite les maisons,
abritées par ses hauteurs aux pentes abruptes de Fourvière,
sont dans un état permanent d'humidité ; elles regardent le
levant et n'ont, par conséquent, le soleil que pendant la première moitié de la journée. Sur la rive gauche, au contraire,
la lumière est à profusion, mais la chaleur reste accablante
jusqu'au coucher du soleil. Aux rhumatisans, aux personnes
délicates, nous conseillerions plutôt l'habitation de la rive
gauche que celle de la rive droite de la Saône. D'une manière générale nous préférons, à Lyon, l'habitation sur les
quais à celle sur les rues transversales, bien que l'on émette
quelquefois la pensée que le voisinage immédiat d'un fleuve,
d'une rivière, puisse avoir des inconvénients pour la santé
des riverains. A cet égard, M. Villermé, dans ses recherches
statistiques, a établi que ce voisinage n'a aucune action sensible sur la mortalité, à moins qu'il n'y ait une cause permanente d'insalubrité, par la stagnation des eaux, et ce n'est pas
le cas pour Lyon.

Entretien de la voirie. — Mieux qu'aucune autre ville,
Lyon possède tous les éléments nécessaires pour maintenir ses
rues dans un bon état de propreté. Elle a de l'eau en abondance et elle en profite. Des arrêtés préfectoraux du 12 août
1854 et du 14 septembre 1858 ont réglementé le nettoiement
des rues, ainsi que la propreté extérieure et intérieure des
maisons. Chaque matin, des voitures spéciales enlèvent les
débris des cuisines et toutes les matières susceptibles de se
putréfier ; les rues sont balayées par les soins de cantonniers
surveillés et les arrosages de la voie peuvent se faire à grande
eau, au moyen de longs conduits qui se vissent sur des

tuyaux souterrains chargés de porter l'eau dans tous les points de la ville neuve. Ces moyens faciles d'assainissement n'ont pas encore pu être appliqués partout; les quartiers populeux en sont encore malheureusement privés, pour la plupart. Mais tout ne peut pas se faire à la fois; c'est déjà beaucoup que les travaux se poursuivent.

Dans l'intérieur des maisons, quoique la propreté soit réglementée, l'exécution devient beaucoup plus difficile. Nous l'avons dit, un usage, particulier à Lyon, consiste à transformer les allées étroites des anciennes maisons en une sorte de latrines publiques; l'absence presque générale de concierges, la disposition même de l'entrée des maisons rendent difficile la surveillance à cet égard. Le meilleur moyen de remédier à cet outrage aux convenances et à la salubrité, serait de multiplier les urinoirs; il en existe sur les quais, au voisinage de tous les lieux fréquentés, comme les théâtres; mais ils ne sont pas assez multipliés dans les rues pour empêcher de souiller les trottoirs et surtout l'intérieur des maisons. Il est remarquable que malgré cette habitude, si ancienne et si générale, à Lyon, de vicier l'atmosphère des habitations par des dépôts d'immondices, les épidémies cholériques ou autres fassent si peu de victimes. Les fièvres typhoïdes seules se montrent, quelquefois, en grand nombre; elles peuvent être influencées par les raisons que nous signalons.

Du pavage à Lyon. — L'ancien pavé de Lyon, fait avec les cailloux roulés du Rhône, tend chaque jour à disparaître; il subsiste encore dans les petites rues étroites, dans celles de la côte de la Croix-Rousse et partout où une transformation radicale n'a pas encore été opérée. Les inconvénients de ce mode de pavage sont nombreux. Outre les dangers qu'il offre aux piétons et aux chevaux, il fatigue extrêmement; mais son principal défaut est de permettre l'infiltration dans le sol

de toutes les eaux ménagères ou pluviales. Le sous-sol est
ainsi noyé et marécageux, et il dégage sans cesse des exhalaisons repoussantes et nuisibles à la salubrité. Quelquefois
on brise une portion des cailloux roulés de manière à obtenir
une surface plane ; on obtient ainsi un pavage plus uniforme,
moins rugueux, et s'il n'a pas tous les inconvénients du premier, il en a cependant encore, parce que la disjonction entre
les pavés s'opère facilement et qu'il en résulte les infiltrations
dont nous signalons la nocuité. Le meilleur mode de pavage
est celui que l'on a mis en usage sur les quais, dans les nouvelles rues, et que l'on continue partout où on ouvre des voies.
Il est constitué par des cubes en pierre dure reposant sur un
lit de gravier fin. La surface extérieure est large, un peu
bombée, et les angles coupés carrément, de manière à obtenir
une juxta-position complète entre les pavés. Partout où ce
pavage a été employé, la chaussée a une voussure qui permet
aux eaux pluviales de s'écouler rapidement dans les rigoles
destinées à les recevoir. Placées de chaque côté de la chaussée, ces rigoles sont masquées à la vue par le rebord du
trottoir. C'est bien là le dernier mot du perfectionnement
pour le pavage ; il satisfait la vue et remplit les indications
d'une bonne hygiène.

Eclairage public à Lyon. — Ce n'est que depuis 1833 que
Lyon s'éclaire par le gaz. A cette époque, quelques parties
seulement de la ville jouissaient de ce bénéfice. Mais, en
1840, un premier traité concéda à une Compagnie l'éclairage
au gaz de toute la ville. Deux Compagnies se partagent aujourd'hui toute la superficie de la ville. L'une a la rive droite
du Rhône et les rives de la Saône, l'autre la Guillotière et les
Brotteaux.

Le gazomètre, pour la rive droite du Rhône, est situé près
de l'arsenal, dans la presqu'île de Perrache. C'est de là que

partent les énormes tuyaux qui vont se ramifier dans tous les quartiers de la ville, fournissant la lumière, non seulement au service public, mais à presque toutes les maisons.

Le gaz de Lyon donne une lumière très-pure et très-brillante ; il alimente plus de 2,000 becs sur la voie publique et un nombre extrêmement considérable dans les habitations.

Le gazomètre de la Guillotière est établi dans un point de ce quartier qui pouvait se croire pour un long temps à l'abri de l'invasion des constructions ; mais il est aujourd'hui à peu près entouré et il est probable qu'avant peu il devra être reporté en dehors des limites, pour se conformer aux règlements sur les établissements insalubres.

Tout le monde connaît l'odeur du gaz échappé de ses conduits, les dangers qu'il offre, quand il s'enflamme en grande quantité. Ce sont des inconvénients auxquels on remédie par quelques précautions. Mais il est plus difficile de prévenir la mort des arbres qui bordent nos quais et nos places, quand ils se trouvent dans le voisinage d'une fuite souterraine de gaz. C'est un des grands ennemis des végétaux dans les villes.

L'éclairage au gaz est généralement adopté, non seulement dans les magasins, mais même dans beaucoup d'habitations. Il donne une lumière vive, éclatante, qui fatigue la vue dans les longues veillées. Pour les appartements, nous lui préférons l'éclairage à l'huile au moyen de lampes munies d'abat-jour pour ne pas influencer directement le globe de l'œil.

Le chauffage. — Chaque pays a, pour son mode de chauffage, des habitudes qu'il puise surtout dans les ressources de la localité. A Lyon on a peu de bois, celui qu'on se procure est apporté à grands frais ; il est consommé par les classes aisées et seulement pour les appartements. Le chauffage le plus général consiste dans la houille, que l'on trouve presque sur place, et dans le coke.

La houille a un pouvoir calorifique considérable ; mais elle a le désagrément de répandre une mauvaise odeur qui se produit surtout quand, par certains vents fréquents à Lyon, celui du sud par exemple, le tirage ne s'opère pas facilement ; il se répand alors dans les appartements des molécules impalpables de carbone qui sont absorbées par les voies respiratoires, et souvent, le matin, il n'est pas rare de rendre des crachats noircis, qui font l'effroi des personnes qui ne savent à quelle cause attribuer cette coloration. Hygiéniquement, le bois vaut mieux que la houille pour le chauffage. Mais son usage est peu répandu à Lyon.

Le coke est dépourvu des inconvénients de la houille, mais il chauffe peu ; la facilité de s'en procurer, son bas prix, le rendent d'un usage fréquent à Lyon pour tous les besoins des ménages.

Des égouts. — La construction des égouts, leur forme, leur disposition, leur inclinaison, leur parcours, leur lieu d'émersion, sont des questions qui intéressent au plus haut point l'hygiène des grandes villes. Un grand nombre de systèmes ont été vantés ; tous ont des défectuosités, et, quel que soit celui qu'on adopte, il est toujours nécessaire de le modifier pour l'appliquer à la disposition générale du terrain auquel on le destine.

A Lyon, la nécessité de remuer le sol pour les nouvelles constructions a permis d'entreprendre un système nouveau de drainage dans les quartiers transformés, et déjà les égouts se développent sur un parcours considérable, avec les avantages que procure l'expérience acquise par les travaux dans les villes plus avancées.

On n'évalue pas à moins de 70,000 mètres le développement que doivent atteindre les égouts de Lyon. En ce moment, 58,000 mètres de canaux sont construits dans d'excellentes conditions; on a mis à profit les tranchées ouvertes pour les canaux de distribution des eaux, afin de construire parallèlement les canaux d'égouts, auxquels on a donné les meilleures conditions de forme, de solidité et d'imperméabilité.

Dans leur parcours à travers Lyon, le Rhône et la Saône reçoivent les déversoirs des égouts, par des ouvertures pratiquées au niveau des eaux moyennes. Si cette disposition offre, à la rigueur, peu de désavantage pour le Rhône, il n'en est pas de même pour la Saône. Les déversoirs y sont plus nombreux que dans le Rhône, et la rapidité moins grande du courant amène l'accumulation de matières putrescibles, dont les exhalaisons peuvent devenir un danger.

La traversée des villes par une rivière, un fleuve, n'est un bienfait qu'à la condition que la pureté des eaux ne sera pas trop altérée et que les rives ne deviendront pas des dépôts d'immondices qui attendent le caprice des eaux pour être entraînées. Ce n'est pas cependant que les eaux des rivières soient sensiblement influencées dans leur composition par le mélange des matières provenant des égouts; les analyses des eaux de la Seine, au-dessus et au-dessous de Paris, n'ont pas donné de différence sensible, mais ce qui est le plus à redouter, c'est la stagnation du limon gras, odorant, souvent fétide, qui s'amasse au débouché dans les rivières et la diffusion, dans l'atmosphère des villes, des gaz qui se produisent dans les canaux voûtés des égouts et se répandent par les déversoirs. Aussi, pour ces raisons, donne-t-on généralement la préférence à un grand canal collecteur, prolongé autant que possible, et à un déversoir unique qui répand les produits et les émanat'ons tout à fait en dehors de leur sphère d'action sur les lieux habités.

A Lyon, nous nous trouvons admirablement placés pour obtenir ce résultat. La pente générale du terrain permet la création de canaux collecteurs dans lesquels les eaux pluviales, ménagères et les résidus des usines pourraient être rapidement conduites jusque dans le Rhône, au-dessous du confluent. Nous aurions ainsi l'analogue de l'égout collecteur de Paris, qui a son déversoir près d'Asnières.

Une question, secondaire pour Lyon, puisque le système auquel elle s'applique n'y a pas été complètement adopté, est relative au déversement dans les égouts du produit total des fosses d'aisance. Jusqu'ici, à Lyon, on ne conduit dans les égouts que la partie liquide des vidanges, celle qui est considérée comme sans valeur pour l'engrais. Il est démontré que cette manière de procéder n'a aucune action nuisible; mais en serait-il de même si les matières solides étaient dirigées dans les égouts au moyen de conduits provenant de chaque habitation? La solution est difficile pour ce qui concerne Lyon, et nous devons nous en rapporter à ce qui se produit dans les villes où ce système est déjà depuis longtemps mis en pratique, comme à Londres. Dans cette grande cité, les fosses d'aisance communiquent par des conduits en grès, en fonte, ou simplement par des canaux en briques, avec les égouts publics qui vont déboucher, par des canaux de grandes dimensions, dans la Tamise. M. Gaultier de Claubry a étudié d'une manière particulière ce système d'entraînement de toutes les matières solides et liquides, et il est arrivé à cette conclusion : qu'il est presque impossible d'obtenir une harmonie assez parfaite dans tous les détails du système pour arriver au résultat désiré. En effet, ce système se lie surtout à une distribution d'eau, dans les maisons, susceptible d'entraîner toutes les matières solides ; faute de quoi des encombrements se produisent sur certains points; ils augmentent successivement, et l'action de l'ensemble se trouve détruite. Il faut, de plus, que les canaux soient construits dans des conditions de régularité et de pente parfaites, et quand on a affaire à une masse d'intérêts privés, il est difficile d'obtenir un résultat satisfaisant; on arrive donc bientôt à se trouver aux prises avec des difficultés très-grandes, qui consistent dans le curage des égouts encombrés, comme cela se présente souvent à Londres. Une considération, bien importante encore, est celle de la perte, pour l'agriculture, d'une grande quantité d'excellents engrais; il est vrai que par le moyen de machines on pourrait obtenir la séparation de toute la masse solide susceptible d'être employée; mais surgiraient des difficultés de transport, des encombrements pendant les mois les plus chauds de l'année, car ce n'est qu'à certaines époques que l'on utilise les engrais. Aussi pensons-nous que, dans l'état actuel des expériences faites pour délivrer les villes de tous les produits des déjections, il n'est pas encore de solution favorable, et que pour Lyon nous ne pouvons former d'autre vœu que le déversement dans le Rhône, en aval de la ville, de toutes les eaux transportées par les égouts qui s'ouvrent aujourd'hui dans le Rhône et la Saône; on peut dire, d'une manière absolue, que la Saône ne doit recevoir ni les eaux des égouts, ni celles qui proviennent des abattoirs.

Admettant la construction d'un ou de plusieurs grands égouts collecteurs, qui s'ouvriraient au-dessous de la ville, il serait possible, en combinant l'emploi des fosses mobiles avec l'abouchement des conduits de fosses d'aisance dans les égouts, il serait possible, disons-nous, d'arriver ainsi à sauvegarder les intérêts de l'agriculture et ceux de l'hygiène publique. Tous les transports de matières fécales se feraient par les voies souterraines jusqu'à l'embouchure de l'égout collecteur du Rhône.

On se plaint avec raison, à Lyon, de la mauvaise odeur que laissent dégager dans l'atmosphère les gueulards ouverts le long des trottoirs. A la Société de médecine de Lyon, une Commission, dont M. le docteur Chappet était le rapporteur, a fait connaître des conclusions à l'égard desquelles il ne peut y avoir aucun dissentiment. L'eau, si abondante à Lyon, pourrait être employée à profusion pour entraîner toutes les matières solides putrescibles. De plus, il est indispensable de satisfaire à deux indications formelles. D'une part, il faut fermer tous les gueulards qui, maintenant, s'ouvrent sur la voie publique et y répandent trop souvent une odeur infecte qui n'est pas sans danger. D'autre part, il est également nécessaire que les égouts soient largement aérés. Les appareils de Roger-Mothes, en France, et de Paterson, en Angleterre, ou la trappe hydraulique de John Philipps, peuvent remplir la première indication, et on arrivera à satisfaire à la deuxième en créant de hautes cheminées d'appel, munies à leur base de fourneaux convenablement disposés, qui brûleront les produits de la fermentation putride et aideront à entretenir sans cesse un courant d'air pur au milieu des égouts.

Des vidanges. — A Lyon, des Compagnies sont chargées du soin de curer les fosses d'aisance, sous la surveillance de l'autorité, et après désinfection complète. Il suffit de se trouver pendant la nuit, dans le voisinage des lieux où cette opération se pratique, pour reconnaître que la désinfection n'est pas toujours aussi complète qu'elle devrait l'être. On emploie généralement pour cet usage les sels de fer. Les parties liquides sont conduites dans les égouts au moyen de longs tuyaux en cuir qui communiquent avec une pompe aspirante et foulante, et les matières solides sont portées par des conduits dans de grands tonneaux placés sur des camions particuliers. Certaines rues, les quais surtout, sont spécialement désignés pour le passage de ces trains de nuit, et le roulement retentissant de ces lourds chariots fait regretter qu'il soit si difficile de priver complètement les villes du soin de se débarrasser de tous les produits impurs. Dans ce but, le meilleur moyen, le seul vraiment praticable, consiste dans les fosses mobiles qu'on enlève, une fois remplies, pour les remplacer par d'autres. Elles réunissent tous les avantages; elles ne dégagent aucune odeur, évitent les frais de construction, d'entretien et de curage de la fosse; les frais auxquels elles entraînent sont beaucoup moins élevés que ceux de ces trois opérations. Enfin elles laissent à l'agriculture tous les produits utiles, dont elle a besoin. C'est un système à recommander, surtout dans une ville comme Lyon, où tout se transforme.

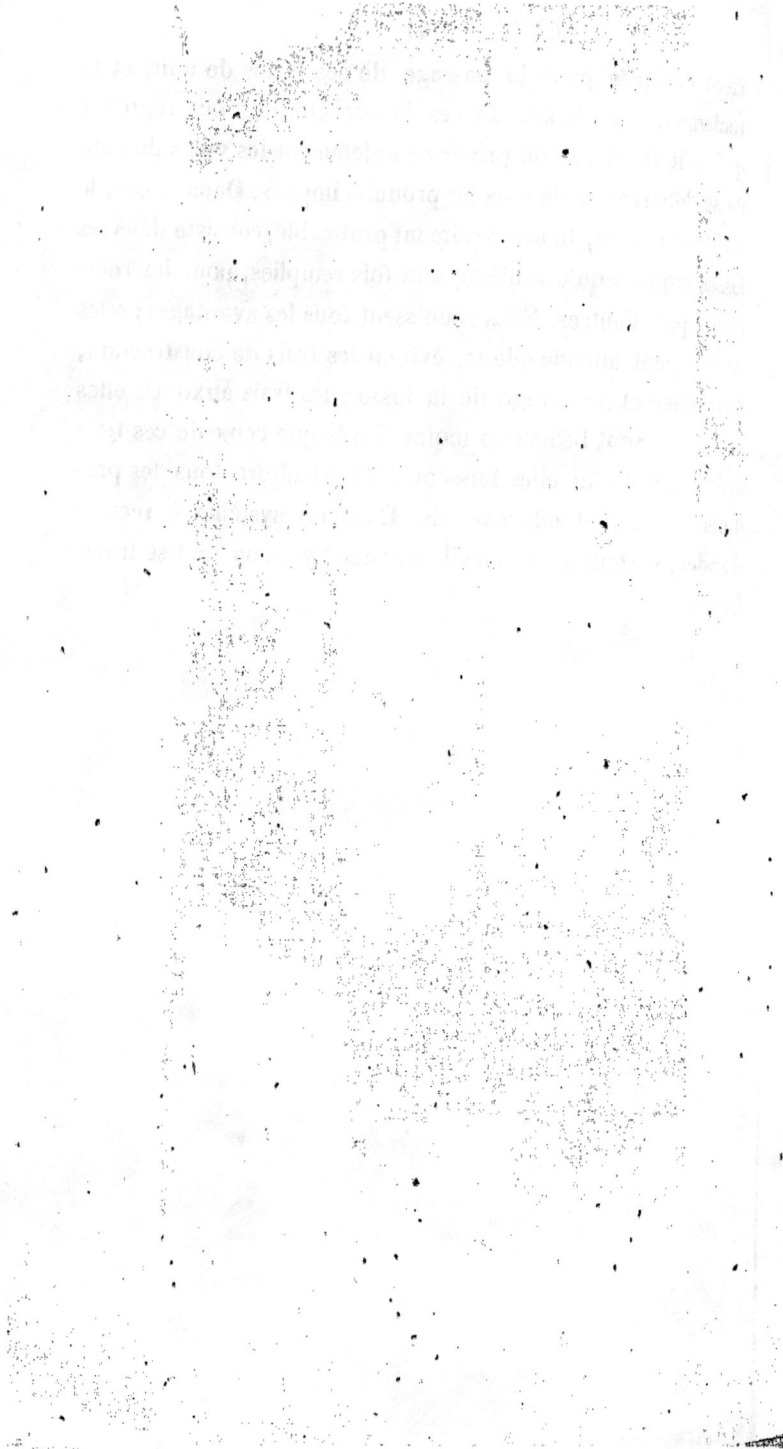

DE LA PROSTITUTION (1).

La prostitution est le nom donné à l'acte par lequel une femme fait publiquement ou clandestinement marchandise de son corps, pour l'accomplissement des fonctions de l'appareil génital.

Nous ne parlerons pas de la prostitution chez les anciens, dans Athènes, dans Rome païenne, à Babylone, à Tyr, à Sidon, à Carthage, dans tout l'Orient. Ce que la tradition et l'histoire nous apprennent sur les mœurs anciennes des peuples, dans ces contrées, passe toute croyance. Nous ne dirons pas comment, sous l'empire du paganisme, les Romains, exaltant les actes d'un dévergondage inouï, créèrent des divinités dont le culte était la prostitution la plus effrénée. — Assurément cette démoralisation des masses n'a pas été étrangère à la chute de l'empire.

La religion chrétienne, renversant les idoles païennes, a aussi réformé les mœurs; et, tout en déplorant encore les

(1) Dérivé du latin *pro*, en avant; *stare*, être debout; ou *pro*, en avant; *statuere*, étaler, placer en avant. En allemand, *hurerei*; en anglais, *prostitution*; en italien, *prostitazione*; en espagnol, *prostitucion*.

faits d'immoralité qui se produisent de nos jours, on ne peut s'empêcher de constater que de grands progrès se sont accomplis et que ces progrès vers le bien sont incessants, sous l'influence des idées religieuses et des institutions sociales.

Cette question de la prostitution est très-complexe. Elle se rattache à de hautes considérations de morale et d'organisation sociale, et, à ce double titre, elle nous intéresse au plus haut point, par ses causes et ses effets. Ses causes sont toujours et partout les mêmes. Parent-Duchâtelet, à Paris, n'a pas reculé devant les investigations les plus difficiles et les plus rebutantes pour arriver à les faire connaître. Misère, séduction et ses conséquences; misère et abnégation au profit des parents sans ressources; misère, orgueil ou vanité; telles sont en général les causes qui signalent toujours les premiers pas dans le chemin du vice. Certaines professions les favorisent aussi; par l'exemple, par les encouragements, par les mauvais conseils, la corruption se glisse dans les masses, et les ateliers deviennent souvent de véritables écoles de mauvaises mœurs.

Lyon était une trop grande ville pour ne pas trouver dans son sein la même plaie que Paris. Comme Paris aussi, Lyon a eu son Parent-Duchâtelet, M. le docteur Potton, qui, en 1842, a publié un excellent ouvrage sur la *Prostitution, ses conséquences dans les grandes villes et dans Lyon en particulier*. Cet ouvrage, couronné en 1842 par la Société de médecine de Lyon, met parfaitement en lumière tous les côtés de la question.

La prostitution, à Lyon, trouve ses principales causes dans le mélange des sexes au milieu des ateliers et dans la misère de quelques ouvrières, par suite de la modicité du salaire des femmes. M. le docteur Potton peint d'une manière bien triste la position des ouvrières, en citant les paroles d'un très-honorable négociant. « Il me paraît bien

» difficile qu'une jeune fille puisse obtenir, dans la fabrique,
» une occupation régulière, être assurée d'un travail sou-
» tenu, si elle ne se soumet pas aux exigences d'un ou de
» deux protecteurs qui alors sont intéressés à l'employer. »

M. Potton écrivait ceci en 1842. 1842 c'était hier, et déjà
la situation s'est améliorée ; on cite aujourd'hui, comme exception, les faits qui naguère se produisaient communément.

Bien des moralistes, des philanthropes, des hygiénistes se
sont occupés de la prostitution ; nous ne les suivrons pas dans
l'analyse des causes qui la font naître. Leur exposé est na-
vrant et nous montre toujours la richesse à côté de la pauvreté ; la séduction, sous toutes ses formes, cherchant à triom-
pher des résistances ; les instincts honnêtes luttant contre les
plus pressants besoins de la misère, criant si haut qu'elle
étouffe la voix de la conscience. Alors vient la chute ; plus
tard il est impossible de s'arrêter sur cette pente rapide, et la
dégradation s'accomplit chaque jour. Il faut en convenir, le
rôle de la fortune n'est pas toujours le plus beau. Mais, laissant à d'autres le soin d'étudier ces questions de morale publique et privée, nous nous bornerons à constater : 1° l'état
de la prostitution à Lyon ; 2° la possibilité d'atténuer les
conséquences du mal, dans ce qu'il a de plus funeste à la
constitution physique de la population.

La prostitution est-elle un mal nécessaire en vue d'empêcher des désordres très-graves dans la société ? Beaucoup le
pensent, même saint Augustin, et nous ne serions pas éloignés
de le croire, en voyant la prostitution s'établir dans tous les
pays, sous toutes les latitudes. Parent-Duchâtelet dit (1) que
les prostituées sont aussi nécessaires dans une agglomération
d'hommes, que les égouts, les voiries, etc.

La prostitution assure la sécurité des femmes honnêtes et

(1) *De la prostitution dans la ville de Paris*, tome II, page 526.

empêche bien des crimes. Quoi qu'il en soit, le mal existe, et s'il n'est pas possible de le faire disparaître, la société a le droit de sauvegarder ses intérêts, par les moyens qui sont en son pouvoir.

Une des causes qui portent la plus vive atteinte à la santé publique est sans contredit la syphilis. La prostitution est la voie par laquelle la syphilis se propage le plus généralement, en sorte que, dire prostitution, c'est sous-entendre syphilis.

En présence d'une maladie dont les atteintes altèrent la santé de plusieurs générations, maladie éminemment conta-gieuse, l'Administration supérieure a non-seulement le droit d'intervenir, mais c'est encore pour elle un devoir; tutrice naturelle des agglomérations d'hommes, elle doit, dans la mesure de ses moyens, sauvegarder la santé publique et pré-parer pour l'avenir des générations saines et vigoureuses.

De tout temps, la prostitution a été soumise à des mesures dont le but était d'en atténuer les inconvénients pour les bonnes mœurs publiques. Quant aux mesures sanitaires et prophylactiques, proprement dites, nous en trouvons peu de traces. Dans Rome païenne, il existait une série de soins hygiéniques, en vue seulement d'augmenter les charmes des filles publiques. Les *questuariæ*, *questuosæ* ou *meretrices*, comme on les appelait, ne savaient que s'embellir; on étudiait pour elles les moyens d'y parvenir, mais on ne se préoccu-pait guère de leur santé.

La police sanitaire est une création nouvelle ou du moins qui ne remonte pas à une époque bien éloignée, surtout en ce qui regarde la prostitution.

Il est du devoir de l'Administration supérieure de créer des institutions qui empêchent le mal physique, puisqu'elle pa-raît impuissante à entraver le mal moral.

Les causes de la prostitution ne peuvent être attaquées

que par des moyens d'un ordre supérieur : la religion, l'économie politique, la prospérité de la famille. Nous voyons la religion intervenir par ses préceptes, par ses conseils, par la charité publique, par l'institution de maisons de refuge, destinées aux filles repentantes ; par l'institution de sociétés dont le but est de faire légitimer les enfants, en légitimant des unions créées en dehors des lois civiles et religieuses. La famille intervient par l'éducation, les gouvernements interviennent par des lois plus ou moins favorables au bien-être général. Ces moyens tendent assurément à tarir ou à diminuer les sources du mal ; cependant le mal persiste, et l'Administration ne peut pas rester désarmée en sa présence. Nous voyons les mesures sanitaires les plus sévères surgir quand il s'agit du choléra, de la variole, du typhus, du scorbut ; dans ces circonstances, l'autorité supérieure obtient l'assentiment de tous pour les mesures prophylactiques qu'elle ordonne, d'après les inspirations de la science ; pourquoi la syphilis, seule, depuis des siècles, n'est-elle l'objet que de mesures sanitaires incomplètes ? Est-ce parce qu'elle ne fait pas mourir immédiatement ? Peut-être l'homme est-il ainsi fait qu'il ne redoute que le danger palpable, immédiat, évident ? Mais une Administration sage, prévoyante et savante veille aux intérêts des masses inintelligentes.

La gravité de la syphilis n'a plus besoin de démonstration. D'abord, en ce qui regarde les individus, ne voyons-nous pas cette maladie, véritable Protée pathologique, intéresser toutes les fonctions vitales, attaquer tous les tissus, déformer les os, affaiblir l'intelligence, déterminer des paralysies, quelquefois la folie ? Les cas de mort par la syphilis envahissant les sources de la vie sont-ils donc si rares qu'ils restent ignorés ?

Si, ensuite, de l'individu nous passons aux conséquences du mal sur les générations qui suivent, nous voyons tous les auteurs s'accorder pour reconnaître et proclamer, à ce point de vue, les dangers de la syphilis. Prenez l'enfant au sein de la mère, il y puise la mort au lieu d'y trouver une source de vie. La mort des nouveau-nés est la règle quand ils naissent d'une mère infectée, et s'ils survivent exceptionnellement, quel nom donner à cet organisme vicié dans le sein maternel et suçant une alimentation empoisonnée? Quand on voit le rachitisme sous toutes les formes, les scrofules, des organisations souffreteuses chez les adultes, la médecine ne dit-elle pas que, dans la plupart des cas, le vice syphilitique transmis de génération en génération, marque son passage par cette altération de l'organisme ? Aussi est-ce un devoir, pour l'autorité d'intervenir aussi activement qu'elle le peut, dans l'intérêt général de la société et dans l'intérêt des générations futures.

L'autorité administrative supérieure ordonne, il est vrai, les mesures nécessaires pour l'exécution de ses arrêtés; mais de l'ordre à l'exécution il y a une distance quelquefois infranchissable. Que de fois de hautes influences n'interviennent-elles pas pour empêcher des répressions utiles qui s'appliquent à des protégées, et devant elles, les agents d'exécution sont souvent arrêtés dans leur mission. La protection s'étend aussi bien au vice qu'à la vertu et paralyse d'utiles et bienfaisantes mesures. M. le docteur Potton, avant nous, signalait à Lyon cette regrettable intervention occulte; Parent-Duchâtelet la signale aussi à Paris; il en est probablement de même partout, tant il est vrai que la passion est toujours sourde à la voix de la raison.

Cependant, il faut le reconnaître, si pendant longtemps les mesures administratives n'ont pas eu tout l'effet désiré, depuis quelques années elles ont amené des résultats avantageux pour la santé publique à Lyon.

La prostitution se divise en prostitution publique et prostitution clandestine.

De la prostitution publique. — Ce genre de prostitution est toléré par l'Administration, à la condition pour les filles de se soumettre à certaines mesures sanitaires, dont le but est d'empêcher la propagation de la syphilis et des maladies contagieuses.

Cette classe de prostituées se divise elle-même en deux catégories : filles placées dans des maisons de tolérance, filles habitant isolément dans un logement garni ou un logement dont les meubles leur appartiennent.

La première catégorie est appelée filles en maison ; la deuxième, filles isolées. Les unes et les autres sont soumises au contrôle de la police des mœurs.

Les chiffres suivants, qui expriment le nombre des filles publiques inscrites à Lyon, nous ont été donnés dans les bureaux de la préfecture, il y a cinq ans.

ANNÉES.	FILLES INSCRITES.		ANNÉES.	FILLES INSCRITES.	
	EN MAISON.	ISOLÉES.		EN MAISON.	ISOLÉES.
1850	280	350	1855	511	305
1851	300	450	1856	300	300
1852	540	510	1857	260	350
1853	530	710	1858	300	380
1854	510	650	1859	350	310

Le dépouillement du registre de l'année 1855 a été fait par nous-même ; nous n'avons pas trouvé au registre tous les renseignements que nous aurions désirés, nous n'avons pu préciser que le nombre de filles, leur lieu de naissance, et leur état-civil. Les renseignements sur la profession, la conduite, etc., sont difficiles à coordonner.

Les filles inscrites, en 1855, se décomposent en :

Filles	801
Femmes mariées . .	12
Veuves	3

Il nous a paru inutile de rechercher année par année le nombre des filles inscrites à Lyon.

Nous nous bornerons ici à enregistrer les années 1860 et 1864 pour établir une comparaison.

Filles inscrites en 1860 et 1864 :

	1860	1864
En maison . .	236	382
Isolées . . .	89	105
Totaux.	325	487

On pourrait croire que l'augmentation du nombre des filles inscrites est un indice de démoralisation dans la population ; il n'en est rien : ce chiffre élevé témoigne au contraire de l'activité des agents dans la répression de la prostitution clandestine qui est véritablement la plaie qu'il importe de guérir.

Il est assez difficile de tirer des enseignements pratiques en comparant les chiffres des dernières années avec ceux que nous avons indiqués pour les années antérieures ; la suite de notre travail prouvera que les efforts actifs de l'Administration n'ont produit des résultats évidents que depuis un petit nombre d'années, deux ou trois ans à peine. Avant cette époque, la régularité de la tenue des registres d'inscription et l'exécution des mesures sanitaires laissaient beaucoup à désirer. Aujourd'hui le bureau des mœurs tient un registre matricule où tous les renseignements sur chaque fille inscrite sont mentionnés avec soin. Dans les bureaux de la préfecture, un deuxième registre matricule sert de contrôle au premier et sur ce registre figurent tous les renseignements qui peuvent être utiles à l'Administration. Aucune mesure sanitaire ou disciplinaire n'est prise à l'égard d'une fille sans qu'elle soit approuvée par le Préfet (1).

La nature même de notre travail, la position des personnes auxquelles il s'adresse, nous défendent d'entrer dans des détails trop circonstanciés, ces détails n'offrent de l'intérêt qu'à la spécialité médicale. Ainsi, en traitant des mesures prophylactiques à prendre contre la syphilis, nous n'envisageons que la société, sans indiquer les moyens préventifs que l'on pourrait dénommer *privés*, qu'ils s'adressent aux filles publiques ou à ceux qui les fréquentent. Dans son mémoire sur la prostitution publique, M. le Dr Jeannel consacre un chapitre entier à l'étude de ces moyens pophylactiques accessoires (2). Les conseils que donne notre savant collègue nous

(1) Il nous paraît indispensable, pour la régularité du service, de créer un second registre annuel, appelé *contrôle*, sur lequel seraient inscrites toutes les filles soumises à la surveillance de l'Administration ; ce registre ne porterait que le nom des filles et leurs diverses mutations durant l'année, et le nombre des visites sanitaires. Ce registre, tenu régulièrement, permettrait d'avoir, à tous les instants, une statistique exacte des filles soumises à Lyon, résultat très-difficile à obtenir dans l'état actuel des choses. Ces considérations nous amènent à nous expliquer sur la valeur des chiffres que nous avons donnés. M. l'Inspecteur du service des mœurs nous a affirmé que les chiffres que nous indiquons étaient l'expression approximative du nombre des filles soumises pour toutes les années. Les chiffres des années 1860 et 1864 n'expriment que le nombre des inscriptions, durant chacune de ces années. Il est inutile de démontrer les avantages de la modification que nous demandons.

(2) *Mémoire sur la prostitution publique*. Dr Jeannel. Paris, 1862, 3e chapitre, page 167.

paraissent excellents et trouvent parfaitement leur place dans un traité spécial, tel que celui qu'il a donné à la science.

Pour ce qui regarde les visites sanitaires, nous avons dû aussi rester dans des limites très-restreintes; le titre de notre ouvrage nous interdisait la discussion de manœuvres qui ne peuvent être bien appréciées que par des médecins.

Nous avons dû également laisser à l'écart les questions scientifiques pures qui, chaque jour, sont affirmées ou infirmées par des observations nouvelles. La syphiliographie, malgré ses progrès incontestables, ne fournit pas encore à l'hygiène des données assez précises pour arriver à des conclusions pratiques, touchant la police sanitaire.

Ces réserves étant faites, nous rentrons dans notre sujet en donnant, pour trois années, un tableau indicatif de la provenance des filles publiques à Lyon.

INDICATION DES CONTRÉES D'OU PROVIENNENT LES PROSTITUÉES EXERÇANT A LYON

DÉPARTEMENTS.	ANNÉES.			TOTAUX.
	1855	1860	1864	
Ain	31	15	20	66
Aisne.....................	3	2	3	8
Allier.....................	6	8	3	17
Alpes (Hautes-)...........	1	3	2	6
Alpes (Maritimes).........	»	»	1	1
Alpes (Basses-)...........	»	1	»	1
Ardèche	17	8	14	39
Ardennes	3	»	1	4
Arriège	1	»	1	2
Aveyron	3	»	1	4
Aube.....................	1	»	»	1
Aude	»	1	»	1
Algérie	1	1	2	4
Bouches-du-Rhône.........	2	»	»	2
Calvados	4	5	1	10
Cantal...................	1	2	2	5
Charente.................	5	1	2	8
Charente-Inférieure	2	1	2	5
Cher.....................	2	1	2	5
Corrèze..................	6	»	2	8
Corse....................	1	1	1	3
Côte-d'Or	14	6	7	27
Côtes-du-Nord	2	»	2	4
Creuse...................	1	3	3	7
Deux-Sèvres	»	1	»	1
Dordogne	4	»	1	5
Doubs....................	27	5	9	41
Drôme....................	11	3	10	24
Eure-et-Loire.............	»	1	1	2
Eure.....................	5	2	»	7
Finistère.................	5	3	2	10
Gard	6	1	3	10
Gers	4	»	1	5
Gironde..................	6	2	»	8
Hérault..................	»	1	»	1
Haute-Garonne	6	3	1	10
Ile-et-Vilaine	4	1	3	8
Indre-et-Loire	1	2	1	4
Indre....................	3	»	»	3
Isère....................	45	17	16	78
Jura	20	3	12	35
Landes	1	»	1	2
Lozère...................	»	1	»	1
Loir-et-Cher	»	»	1	1
Loire....................	37	19	21	77
Loire (Haute-)...........	11	4	6	21
Loire-Inférieure	2	»	1	3
TOTAUX A REPORTER.......	305	128	162	595

23

Suite du tableau précédent :

DÉPARTEMENTS.	ANNÉES.			TOTAUX.
	1855	1860	1864	
REPORT........	305	128	162	595
Lot........................	3	1	1	5
Loiret.....................	2	2	3	7
Lot-et-Garonne............	2	»	»	2
Maine-et-Loire............	»	2	2	4
Manche....................	4	1	»	5
Mayenne..................	2	»	1	3
Marne.....................	3	1	6	10
Marne (Haute-)............	2	2	3	7
Meurthe...................	17	5	9	31
Meuse.....................	9	1	2	12
Morbihan..................	4	»	2	6
Moselle...................	21	1	10	32
Nièvre....................	4	2	5	11
Nord......................	5	2	3	10
Oise......................	2	1	3	6
Orne......................	1	»	1	2
Pas-de-Calais.............	2	4	4	10
Puy-de-Dôme..............	13	13	15	41
Pyrénées (Basses-)........	5	1	3	9
Pyrénées (Hautes-)........	1	»	1	2
Pyrénées-Orientales.......	»	»	3	3
Rhin (Bas-)...............	31	9	15	55
Rhin (Haut-)..............	20	3	24	47
Rhône.....................	139	43	64	246
Saône (Haute-)............	12	7	6	25
Saône-et-Loire............	31	19	24	74
Seine-Inférieure..........	4	3	1	8
Seine.....................	18	7	15	40
Seine-et-Marne............	2	2	3	7
Seine-et-Oise.............	3	3	1	7
Somme....................	1	1	2	4
Savoie....................	35	11	14	60
Sarthe....................	2	»	»	2
Tarn......................	4	2	»	6
Tarn-et-Garonne...........	1	»	»	1
Vaucluse..................	2	1	»	3
Vendée....................	2	»	2	4
Vienne....................	1	2	2	5
Vienne (Haute-)...........	4	4	8	16
Var.......................	»	1	»	1
Vosges....................	12	4	3	19
Yonne.....................	»	»	3	3
Ile-de-la-Réunion.........	»	»	1	1
TOTAUX....	731	289	427	1447
		1447		

PAYS ÉTRANGERS.

CONTRÉES.	ANNÉES.			TOTAUX.
	1855	1860	1864	
Belgique	11	2	1	14
Amérique	1	»	»	1
Angleterre	1	8	»	9
Italie	8	9	6	23
Turquie	1	»	»	1
Bavière	4	1	3	8
Bade	9	1	3	13
Wurtemberg	5	1	1	7
Saxe	1	»	»	1
Prusse	3	»	3	6
Allemagne (autres points)	2	1	3	6
Hollande	1	»	»	1
Etats-Romains	»	»	1	1
Espagne	4	4	8	16
Suisse	34	9	30	73
Autriche	»	»	1	1
TOTAUX	85	36	60	181

181

RÉCAPITULATION.

ANNÉES.	FRANCE.	PAYS ÉTRANGERS	TOTAL.	TOTAL DES ANNÉES.
1855	731	85	816	
1860	289	36	325	1628
1864	427	60	487	

La provenance des filles publiques à Lyon nous donne en première ligne le département du Rhône. Il ne pouvait en être autrement, quand on considère que le département est surtout industriel et renferme une agglomération de population considérable, où l'organisation actuelle de l'industrie de la soie est peu favorable à la moralisation des masses. Nous trouvons ensuite, par ordre de prédominance, les départements de l'Isère, de Saône-et-Loire de l'Ain. Malgré leur éloignement, les départements du Haut-Rhin et du Bas-Rhin offrent un contingent assez élevé. Parmi les pays étrangers, la Suisse et l'Italie nous donnent encore le chiffre le plus haut; il y a sans doute là une raison de voisinage.

Du degré d'instruction des filles-publiques
en 1860 et 1864 :

1860 —	Filles sachant lire et écrire	. . .	117
»	» sachant lire	. . . .	24
»	» ne sachant ni lire ni écrire		184
		Total	325

1864 —	Filles sachant lire et écrire	. .	189
»	» sachant lire	. . .	34
»	» Ne sachant ni lire ni écrire		264
		Total	487

En général, les filles provenant de l'étranger savent lire et écrire.

Etat-civil.

1860 —	Filles légitimes	. . . . .	283
»	» naturelles	. . . .	31
»	Filles élevées dans les hospices de la charité	. . . . .	11
		Total	325

Sur ce nombre de 325, on trouve :

1° Femme mariée séparée volontairement de son
mari 1
2° Femmes mariées séparées judiciairement . 6
3° » mariées en puissance de mari. . . 4
4° » mariée et prostituée du consentement du mari 1
5° Veuve 1
                                    _____
                          Total   13

1864 — Filles légitimes 462
  »   »   naturelles 18
  »   »   des hospices de la charité . 7
                                    _____
                          Total · 487

Femmes mariées en puissance de mari . . 4
  »   mariées, séparées de leur mari . . 7
  »   veuves 4
                                    _____
                          Total   15

Une femme mariée se prostitue près du berceau de sa petite fille âgée d'un an ; elle a été fille publique avant son mariage.

En 1860, 2 filles publiques ont été accusées de vol   2
  »   1   »   a été condamnée pour vol   1
                                    _____
                          Total   3

En 1864, 4 filles publiques ont été condamnées

pour vol 4

» 1 » accusée de vol . 1

Vagabondage et mendicité 1

Détention pour coups et blessures . . . 1

Total 7

Les renseignements précédents, recueillis avec soin, prouvent que la proportion des filles naturelles adonnées à la prostitution est moins grande que celle des enfants légitimes. Les enfants naturels étant en France aux enfants légitimes dans la proportion de 1 à 13, la proportion des enfants élevés dans les hospices de la charité est relativement considérable.

Les condamnations pour vol et les accusations pour le même fait, indiquent que le niveau moral, à plusieurs points de vue, est singulièrement abaissé chez quelques prostituées. Parmi les vices des prostituées, l'ivrognerie, plus encore que le vol, est fréquente ; ces malheureuses cherchent dans l'abus des liqueurs fortes l'oubli de leur position morale infâme.

De l'âge des prostituées.

		ANNÉE 1860.	ANNÉE 1864.
De 17 ans	—	1	— 5
18 »	—	6	— 15
19 »	—	21	— 21
20 »	—	16	— 32
21 »	—	63	— 76
22 »	—	64	— 84
23 »	—	45	— 55
24 »	—	33	— 50
25 »	—	24	— 59

	Année 1860.	Année 1864.
26 ans	12	27
27 »	10	21
28 »	3	12
29 »	5	5
30 »	3	4
31 »	»	4
32 »	5	5
33 »	1	3
34 »	5	5
35 »	4	3
36 »	1	5
37 »	1	1
39 »	»	1
42 »	1	»
43 »	»	1
48 »	»	1
49 »	»	1
Totaux...	325	487

Avant 21 ans, les filles publiques ne sont plus reçues dans les maisons publiques. Si, avant cet âge, une fille est signalée comme se livrant habituellement à la prostitution, elle est réprimandée; ses parents ou ses maîtres sont informés du fait; si elle est incorrigible, elle n'est pas inscrite, mais reçoit ce qu'on appelle une carte blanche, qui oblige cette fille à se soumettre aux visites sanitaires tous les dix jours. L'inscription définitive sur les registres n'a lieu qu'à sa majorité.

Une fille inscrite comme prostituée peut-elle rentrer dans la vie ordinaire? On dit la chose très-difficile; cela n'est pas vrai. Il suffit qu'elle en fasse la déclaration au préfet, et qu'elle fasse connaître ses ressources et le genre de travail auquel elle va se livrer pour gagner sa vie. Pendant trois mois, après cette déclaration, elle est soumise encore aux visites sanitaires, et pendant ce temps sa conduite est surveillée avec soin; si, après trois mois, aucun fait ne s'est produit à sa charge, elle est dispensée des visites sanitaires, mais sa conduite est encore surveillée pendant neuf autres mois : à la fin de l'année elle rentre dans les conditions ordinaires de la vie, si sa conduite a continué à être bonne. Quelques filles ont pu ainsi renoncer à la prostitution; mais ces renonciations sont rares, moins à cause des précautions prises par l'Administration, que par le défaut de persévérance des filles dans la voie du bien. En 1863, le nombre des radiations a été de trois.

Les prostituées peuvent encore se retirer de leur triste position en entrant dans des maisons religieuses fondées pour les repenties. Les enseignements moraux, les soins de tout genre ne manquent pas à ces malheureuses égarées. Cependant, jusqu'ici, on n'a constaté qu'un très-petit nombre de guérisons morales; pour peu que les filles soient jeunes ou jolies, elles ne persistent pas dans la bonne pensée qui les avait momentanément éloignées du vice.

L'âge de 22 à 23 ans est l'âge moyen des filles publiques, à Lyon, au moment de l'inscription. Parent-Duchâtelet a donné le chiffre de 22 ans 8/10 pour l'âge moyen de 3,235 prostituées existant à Paris en 1831 (Tome Ier, page 84). A Bordeaux, M. le docteur Jeannel, d'après ses recherches et celles de M. Vivie, en 1860, et de M. de Moulins, en 1861, indique l'âge de 22 ans 4/10 au moment de l'inscription des filles.

L'âge moyen des 554 prostituées exerçant à Bordeaux, le 1er janvier 1860, était de 27 ans 6/10; les 625 prostituées qui ont exercé dans la même ville, en 1860, ont donné un âge moyen de 27 ans 9/10 (Mémoire sur la prostitution publique à Bordeaux, par le docteur Jeannel, page 133).

Nous n'avons pu, avec les registres du bureau des mœurs, établir les mêmes moyennes, nous avons été obligés de nous borner à indiquer les âges au moment de l'inscription.

Nous voyons, par les chiffres que nous avons donnés, que certaines filles sont inscrites à un âge déjà très-avancé.

Quant à la profession que les prostituées exerçaient avant leur inscription, tout est douteux ; on est obligé de s'en rapporter à la parole de filles pour lesquelles le mensonge est une habitude; néanmoins, nous pensons devoir enregistrer les faits que nous avons trouvés consignés dans les dossiers de chaque fille inscrite en 1860 et 1864.

	1860	1864	Total.
Domestiques.	19	30	49
Blanchisseuses ou repasseuses.	13	9	22
Cabaretières.	1	»	1
Tisseuses.	16	7	23
Couturières.	21	17	38
Devideuses	4	13	17
Fleuristes.	1	»	1
Cuisinières	2	»	2
Lingères.	29	6	35
Vermicellières	1	»	1
Tailleuses	8	7	15
Brodeuses	1	»	1
Epinceuses	1	»	1
Modistes	5	3	8
Ovalistes.	2	2	4
Marchandes de lunettes	1	»	1
Dentellières.	1	»	1
Femmes de ménage	1	»	1
Piqueuses de bottines.	2	1	3
Ouvrières en chapeaux de paille.	1	»	1

	1860	1864	Total.
Marchandes ambulantes de fleurs.	»	1	1
Filles de comptoir	»	1	1
Ouvrières en parapluie . . .	»	1	1
Ouvrières en aiguille	1	»	1
Corsetières	3	»	3
Culotières	2	2	4
Marchandes d'allumettes . . .	1	»	1
Garnisseuses de chapeaux . .	1	1	2
Artistes lyriques	»	1	1
Ourdisseuses	1	1	2
Apprêteuses.	»	1	1
Horlogères	1	»	1
Chanteuses ambulantes . . .	»	1	1
Doreuses.	»	1	1
Giletières	»	1	1

En 1860, 184 filles n'ont pu ou voulu indiquer aucune profession.

En 1864, 381 filles sont signalées sans profession.

Durée moyenne de la prostitution. — Bien que la durée de la prostitution varie beaucoup, suivant les individus et suivant les localités, ainsi que le témoigne nos statistiques, il résulte, cependant, des travaux de Parent-Duchâtelet et de M. le docteur Jeannel, que la durée moyenne peut être évaluée à 6 années.

Sur 100 prostituées, 10 quittent le métier pour se régénérer par le travail. Quelques-unes, en petit nombre, se marient; la mort prélève un tribut considérable; enfin, certaines filles, en vieillissant, quittent le métier de prostituée pour devenir proxénètes.

Des maisons de tolérance. — Ces habitations sont appelées maisons fermées, maisons publiques, maisons de prostitution ou de tolérance. Cette dernière appellation nous
paraît devoir être préférée parce qu'elle indique la position
réelle de cette institution, en présence de l'Administration, qui
tolère un mal qu'elle ne peut empêcher.

Les maisons de tolérance sont au nombre de 41 :

1er	Arrondissement	8	maisons de tolérance	
2e	—	9	—	
3e	—	16	—	
4e	—	4	—	
5e	—	4	—	
	Total. . .	41		

Dans ces maisons, les filles vivent en communauté sous la
direction d'une maîtresse ou matrone autorisée par l'Administration. Cette matrone est ordinairement une ancienne
prostituée. Il n'y a, aux yeux de l'Administration, aucune
catégorie établie entre ces divers établissements, la variété
des prix seule forme les catégories. Ces établissements sont
placés sous la surveillance immédiate de l'Administration, qui,
à juste titre, se montre exigeante, de manière à éviter tout
désordre et tout scandale. L'autorité absolue de l'Administration oblige les matrones à l'observation stricte des règlements.

Dans les villes, le lieu occupé par les maisons de tolérance
intéresse beaucoup la morale publique. Sous tous les rapports, il est nécessaire de placer ces maisons dans les quartiers peu fréquentés; de supprimer tout caractère extérieur
de leur destination, et de ne pas autoriser le voisinage de
plusieurs maisons du même genre, pour éviter le scandale
qui en résulte souvent.

Il est avantageux, dans l'état actuel de la société, que chaque arrondissement contienne un certain nombre de maisons; nous pourrions citer tel arrondissement où des crimes affreux sur des enfants ont été commis, à cause du manque de maisons de prostitution. Depuis que ces maisons y ont été installées, ces crimes ont cessé.

A côté des maisons de tolérance se placent les maisons dites de *passe*, où les prostituées isolées sont reçues avec des hommes, mais souvent ces maisons de rendez-vous servent d'abri à la prostitution clandestine. Il n'y a, à Lyon, qu'une seule de ces maisons autorisée; mais il en existe un assez grand nombre, et il est désirable, dans l'intérêt de la santé publique, que ces maisons soient, le plus tôt possible, placées sous la surveillance de la police.

Il existe encore, à Lyon, une grande quantité de restaurants, de cafés, qui ne sont en définitive que des maisons de passe où la prostitution clandestine trouve une pleine commodité. C'est là le véritable danger pour les bonnes mœurs, comme pour la santé publique.

Des filles isolées. — Les filles isolées inscrites logent chez elles et sont soumises aux mêmes règlements de police que les filles en maison; nous en avons indiqué le nombre relatif en parlant du chiffre des filles en général. Elles changent souvent de position et demandent à entrer dans des maisons de tolérance. Pour la plupart, ces filles ont une toilette un peu tapageuse, qui leur sert d'enseigne et attire l'attention sur elles.

Les filles isolées sont pourvues de cartes sur lesquelles les visites sanitaires sont notées.

Malgré la surveillance dont elles sont entourées, ces filles offrent moins de garanties de salubrité que les filles en maison, parce que, dans l'état actuel des choses, les matrones sont intéressées à visiter elles-mêmes leurs filles avec le plus grand soin, tandis que les isolées ne sont pas soumises à la même surveillance.

Les visites sanitaires auxquelles les filles sont assujetties ont pour but d'établir si elles sont affectées de maladies contagieuses, et, dans ce cas, elles sont envoyées en traitement à l'hospice de l'Antiquaille; leur nombre est considérable, ainsi que le prouvent les inscriptions des entrées :

En 1860 — 333 filles ont été envoyées à l'hôpital ;
    1861 — 505   —   —
    1862 — 439   —   —
    1863 — 482   —   —

ANNÉE 1864.

Filles présentes au 31 décembre 1863	533
Filles inscrites en 1864 : en maison	382
— — isolées	105
Total	1,020

Sur ces 1,020 filles :

Ont quitté Lyon	389
Ont disparu	110
Ont été rayées	3
Total	502

Il reste donc présentes, le 31 décembre 1864 : 518.

Entrées à l'Antiquaille en 1864 :

Filles en maison	212
Filles isolées	118
Clandestines	100
Total	430

Ce qui donne le rapport de 1 entrée à l'hôpital sur 2,37 des filles soumises à la surveillance.

En raison de leur conduite, 105 filles ont été inscrites d'office en 1864.

Les filles sortent de l'Antiquaille, après guérison, les lundi et mardi de chaque semaine.

Si nous cherchons un terme de comparaison avec les années antérieures à celles dont nous venons de donner les chiffres, nous trouvons que ces dernières offrent un plus grand nombre d'entrées aux hôpitaux, puisqu'elles sont, en 1864, de 1 entrée sur 2,37 des filles inscrites. Cette différence tient certainement à une plus grande sévérité dans les visites sanitaires.

En 1815, le chiffre des filles publiques infectées était dans le rapport de 1 à 7 ; en 1820, ce rapport se trouvait réduit de 1 à 11 1/2. Dans les onze années de 1830 à 1841, 1582 filles publiques ont été traitées à l'hospice de l'Antiquaille, et 3,970 autres femmes atteintes de maladies vénériennes. Dans les 10 premiers mois de 1841, 521 femmes vénériennes sont entrées dans le même hôpital par ordre et aux frais de la mairie de Lyon ; sur ce nombre, 228 sont inscrites sur les contrôles comme filles publiques, 293 comme ouvrières. Nous poursuivrions cette statistique si nous pensions qu'elle pût aider à élucider la question de la syphilis ; mais il est évident pour tous que le chiffre des vénériens ou vénériennes traités à l'Antiquaille ne saurait donner une idée des proportions de la syphilis.

Dans la population civile, une statistique de vénériens est impossible, à cause de l'intérêt que chacun a à cacher son mal ; mais si nos moyens d'investigation sont impuissants dans la population civile, ils sont efficaces dans l'armée, et c'est à elle que nous allons demander des renseignements qui nous manquent ailleurs ; car le soldat en garnison dans une ville peut être regardé comme la mesure vivante de la santé publique, au point de vue de la syphilis. C'est ce qu'ont fait MM. Wlmincks, en Belgique, Jeannel, à Bordeaux, pour rechercher l'état de la syphilis dans les villes dont ils se sont occupés.

MALADES VÉNÉRIENS ADMIS AUX HÔPITAUX MILITAIRES.

ANNÉES.	GRAND HÔPITAL.	HÔPITAL DES COLLINETTES.	TOTAUX.	PROPORTION POUR 100 HOMMES	OBSERVATIONS.
1855	2540	»	2540	11,27	Moyenne de la garnison, camp de Sathonay compris, pour les années 1855 à 1862: 22,522
1856	3213	»	3213	14,2	
1857	2223	»	2223	9,88	
1858	2041	»	2041	8,1	
1859	2034	349	2383	10,5	
1860	2148	957.	3105	13,7	
1861	1254	792	2046	9,08	
1862	1343	450	1793	7,9	Années 1863-64 : 21,669 (1).
1863	1142	250	1392	6,6	
1864	931	248	1179	5,3	

Il suffit de jeter un coup d'œil sur les chiffres proportionnels que nous venons de donner pour constater une grande amélioration dans l'état sanitaire de la ville ; cependant nous sommes encore fort au-dessus de la moyenne pour Paris, qui n'est que de 3,39 pour %.

Il est plus facile de prévenir l'extension de la syphilis chez les militaires que dans la population civile. L'armée est astreinte à des règles et on prend beaucoup de précautions pour

(1) Primitivement, nous avions donné 15,000 pour chiffre de la garnison de Lyon, c'est une erreur provenant de l'omission du chiffre de la garnison du camp de Sathonay, qui envoie ses malades aux hôpitaux de Lyon. L'effectif moyen de la garnison doit être porté à 22,522 jusqu'en 1862 et à 21,669 pour les années 1863 et 1864. Notre erreur a été reproduite par M. le Dr Jeannel dans son excellent et savant mémoire sur la prostitution ancienne et contemporaine comparées. *Paris,* 1862. Nous regrettons beaucoup d'avoir fourni à notre aimé collègue un renseignement erroné.

sauvegarder sa santé. Dans les régiments, les hommes sont soumis réglementairement à des visites sanitaires mensuelles, qui peuvent être plus multipliées si l'urgence est démontrée par une augmentation de maladie. Cette mesure a pour effet de faire connaître tous les malades qui ne se seraient pas déclarés, comme les règlements l'exigent, dans les 4 jours qui suivent l'apparition du mal; et, dans ce cas, ils encourent une punition pour infraction à une règle de discipline établie.

Dans la population civile rien de semblable ne peut exister, et l'on voit la négligence amener souvent de nombreuses complications que l'on éviterait, en partie, si, dans les établissements destinés à recevoir les syphilitiques on se départissait un peu de cette rigueur qui pèse sur des infortunes, que l'on a cherchées, il faut bien le dire, mais qui sont toujours les conséquences d'une situation sociale que l'on ne peut pas modifier. Il y va, du reste, de la salubrité publique, et il est important de tout faire pour la sauvegarder.

Pour cela, dans l'état actuel, l'Administration fait visiter tous les dix jours, par un médecin, les filles inscrites, qu'elles appartiennent aux maisons de tolérance ou qu'elles soient isolées. Sous l'ancienne Administration, il y a trois ans à peine, ces visites n'avaient lieu que tous les quinze jours, maintenant elles se font tous les dix jours, et notre statistique peut déjà signaler les heureux résultats de cette pratique.

Mais on pourrait faire plus encore, en répétant ces visites tous les quatre ou cinq jours. C'est l'opinion des spécialistes et des hygiénistes, de MM. Cullerier, Ratier, Lagneau, Ricord, Léry, et ils insistent pour que ces visites soient faites avec le plus grand soin, afin que rien n'échappe à la vue ni aux instruments. Cet intervalle entre les visites n'est pas arbitraire, il est fixé par la nature même du mal que l'on recherche; car, il est admis généralement que la période d'incubation d'une affection syphilitique est de 4 à 10 jours;

il faut donc se mettre en mesure de surveiller tout mal débutant et en arrêter la propagation. Aujourd'hui, une fille visitée et déclarée douteuse est séquestrée dans un local spécial de l'hôtel de la police, pendant un certain laps de temps, après lequel elle est visitée de nouveau. On pourrait introduire dans l'organisation actuelle une modification qui nous paraît avantageuse. Une infirmerie recevrait les filles chez qui le médecin a quelque raison de craindre l'explosion du mal ; trois ou quatre jours de surveillance suffiraient pour fixer l'opinion médicale, et les filles auraient une habitation convenable.

L'organisation du service médical sanitaire actuel est très-simple : les visites sanitaires sont faites à tour de rôle par dix médecins nommés par le Préfet ; le résultat des visites est consigné sur un registre. S'il nous était permis d'exprimer une opinion sur l'organisation d'un service médical spécial dans les grands centres, nous nous arrêterions à celle-ci.

Organisation médicale proposée. — Des médecins sanitaires auraient la surveillance d'un certain nombre de maisons de tolérance et d'un certain nombre de filles publiques isolées.

Les médecins sanitaires ne devraient, sous aucun prétexte et sous peine de destitution, traiter à domicile aucune fille publique isolée ou en maison.

En attendant l'organisation d'une infirmerie pour les filles douteuses, les médecins sanitaires pourraient exiger qu'une fille suspecte soit visitée par eux, en dehors des jours réglementaires.

Au-dessus des médecins sanitaires, il serait nécessaire d'instituer des médecins inspecteurs, chargés de diriger l'ensemble du service, et un inspecteur général centraliserait le travail ; il serait directement en rapport avec M. le Préfet. Les médecins

24

inspecteurs recevraient les rapports des médecins sanitaires, ils vérifieraient le service par eux-mêmes quand ils le jugeraient convenable, et le travail d'ensemble serait remis à l'inspecteur général, qui chaque semaine adresserait son rapport à l'autorité administrative supérieure.

En définitive, l'inspecteur général serait seul responsable, vis-à-vis de l'autorité supérieure, de l'exécution du service sanitaire, tous les autres médecins sanitaires seraient responsables vis-à-vis de lui; il pourrait conseiller, admonester, punir, s'il y a lieu, et au besoin demander la destitution des médecins sanitaires qui ne rempliraient pas convenablement leur mandat.

On comprend qu'en imposant au corps médical une grande responsabilité et une tâche difficile et désagréable, il serait du devoir de l'autorité d'entourer les médecins de toutes les précautions qui peuvent sauvegarder leur honorabilité et leur permettre d'accomplir leur mission.

De plus, il serait indispensable que ces médecins trouvassent dans leur position une rémunération pécuniaire convenable qui les indemnisât de la perte de leur temps, la clientèle ne devant être que l'accessoire de leurs fonctions publiques.

Des hôpitaux et dispensaires sanitaires à Lyon. — Si on examine l'ensemble des soins que l'Administration publique donne aux vénériens pauvres, on trouve que quelques grandes villes possèdent des hôpitaux spéciaux et que beaucoup en sont dépourvues; une sorte de réprobation générale frappe les individus atteints de syphilis; ils semblent mis en dehors de la société, ils n'ont droit à aucune pitié.

La société est injuste; elle doit supporter les conséquences de son organisation, elle doit ses soins aux syphilitiques, au même titre qu'à tous les malheureux. C'est à ce point de vue que l'Administration doit se placer dans les mesures à prendre pour assurer aux vénériens pauvres des moyens de trai-

tement. A Lyon, comme ailleurs, du reste, la sollicitude administrative ne se porte pas, sur ce genre de maladies, avec
autant de zèle que pour les autres ordres de malades, tradui-
sant ainsi un sentiment général. C'est un tort, on devrait ac-
cueillir avec autant d'empressement ces malades que les autres;
on les amènerait à ne pas chercher à cacher leur maladie,
pendant un temps plus ou moins long; le traitement serait plus
court, partant les frais moindres, et de grandes sources de
contagion seraient taries.

Pour le traitement des affections syphilitiques, Lyon possède un hôpital, l'*Antiquaille*, dont les médecins, grâce à l'institution des concours, se montrent les dignes émules de leurs
confrères des hôpitaux de Paris; citer les noms de Baumès, de
Diday, de Rollet, etc., c'est dire l'appui que l'Administration a
pu trouver dans la science. Sur ce point, Lyon n'a rien à envier à la capitale, mais l'établissement de l'hospice de l'Antiquaille demande plusieurs réformes indispensables.

Il serait convenable, tout d'abord, de faire cesser la
réunion des fous et des vénériens dans le même établissement.

A l'Antiquaille, le service des filles publiques, inscrites à la
police et atteintes de maladies vénériennes, occupent le premier étage du bâtiment des Chazeaux. Cet étage est divisé
en 7 salles de grandeur inégale et contient 100 lits. Un escalier particulier descend au rez-de-chaussée, où se trouvent les
bains et la chapelle. Le grand couloir sur lequel s'ouvrent ces
salles est pourvu de tables et de bancs, c'est là que les malades prennent leurs repas.

Au rez-de-chaussée, se trouve, au-devant de la façade, une
cour en forme de parallélogramme très-allongé, où les
malades se rendent aux heures des récréations, par l'escalier
qui conduit aux bains.

Cette disposition des locaux paraîtrait devoir s'opposer à
toute communication avec les autres catégories de vénériennes,

qui occupent les étages supérieurs du même bâtiment, mais en réalité, les malades du 1ᵉʳ étage se mettent en relation de paroles avec celles du 2ᵐᵉ étage, au moyen des conduits du calorifère. Les conversations s'établissent avec la plus grande facilité, les conduits du calorifères formant des espèces de cornets acoustiques. Il serait désirable que l'on fît cesser cet état de choses : les prostituées n'ont que des mauvais conseils à donner et par leur conversation ordurière peuvent blesser les oreilles de personnes souvent plus à plaindre qu'à blâmer.

Les prostituées clandestines vénériennes, envoyées par la police, occupent les mêmes salles que les prostituées inscrites. On peut supposer que, chez elles, le mal moral n'est pas encore bien enraciné, et le contact des filles inscrites est à redouter.

Le service des femmes vénériennes libres comprend les ouvrières, les domestiques séduites et infectées, les femmes mariées infectées quelquefois par leur mari, les nourrices infectées par leurs nourrissons, etc. Ce service occupe le 2ᵉ étage du bâtiment dont nous avons parlé précédemment. Les malades passent par le grand escalier pour aller aux bains ; elles ont plus de liberté que les filles inscrites pour circuler dans la maison ; elles se rendent dans la cour qui est à l'arrière du bâtiment, le long de la montée Saint-Barthélemy ; cette cour leur est commune avec les femmes atteintes de dartres, qui sont traitées au 3ᵉ étage du même bâtiment, et avec les enfants de la Crèche. Personne n'ignore la facilité de communication de certaines maladies parasitaires de la peau ; il y a dans la réunion de ces différents malades, pendant les récréations, un danger qu'il importe de faire cesser.

L'hôpital devrait être largement ouvert à ceux qui ont besoin de soins. La constatation de la maladie devrait suffire pour y être admis, sans obliger ces malheureux à une série de démarches plus ou moins humiliantes.

La question de dépense peut être posée, mais pour quiconque étudiera, à ce point de vue, les misères actuelles, les secours insuffisants qu'elles reçoivent, l'aggravation du mal par défaut de soins en temps convenable, il sera facile de voir que la charité publique dépense davantage aujourd'hui, sans produire des résultats avantageux pour l'extinction de la syphilis. Quand même des dépenses plus grandes seraient imposées à la ville, ne trouverait-on pas dans les résultats obtenus la justification complète de ces dépenses ? Il ne faut pas croire qu'en facilitant le moyen de traitement de la syphilis, dans les classes pauvres, on donne une sorte d'encouragement à la propagation du mal ; l'expérience est là pour prouver le contraire. Londres, Paris, Vienne, Berlin prouvent, par leur exemple, qu'en mettant à la disposition du public un plus grand nombre de secours, la gravité du mal diminue de nombre et d'intensité.

Comme annexe de l'hospice de l'Antiquaille, se trouve un Dispensaire spécial pour le traitement des affections syphilitiques, dans les classes pauvres. Créé d'après l'impulsion de M. le docteur Munaret, en 1841, cette institution n'a pas encore obtenu tout le développement qu'elle comporte. La ville de Lyon, à l'instar de Paris, devrait donner une forte organisation à l'établissement du Dispensaire spécial, qui est entretenu par la charité des membres souscripteurs. L'idée mère de cette institution trace parfaitement la voie dans laquelle il serait bon de marcher : secours gratuits de la médecine, de la chirurgie, de la pharmacie aux vénériens indigents de la ville de Lyon ; distribution cellulaire de l'établissement permettant à chaque malade de se rendre aux consultations, d'attendre son tour et de se retirer sans être vu ; admission des femmes à ces consultations. Il ne manque à cette institution, pour produire tous ses fruits, que l'appui efficace de l'Administration; elle seule peut lui donner l'extension qui lui manque par son abandon aux fluctuations de la charité publique. Les locaux du service des mœurs sont insuffisants, et si on ne peut mieux les installer, il serait possible de faire servir le Dispensaire aux visites sanitaires des filles publiques. Cet établissement ayant une attache plus officielle, pourrait comprendre dans ses attributions, comme le Dispensaire général, le traitement gratuit des pauvres à domicile, au même titre que les autres malades indigents.

Ces modifications nécessitent l'organisation d'un service médical convenablement rétribué. Tout le monde fait un appel aux sentiments d'abnégation médicale dont le zèle et le désintéressement, à Lyon, sont inépuisables; mais en définitive, les médecins demandent à leur travail le pain de chaque jour, et l'organisation de tous les établissements de bienfaisance n'alloue aux médecins que des honoraires illusoires; il arrive souvent qu'ils se trouvent placés entre leur intérêt et les devoirs que leur imposent leurs fonctions si peu rémunérées. C'est injuste; les occasions de faire la charité ne manquent pas aux médecins; chacun connaît leur libéralité à cet égard. Ce qui est injuste encore, c'est que la bienfaisance publique ait la prétention d'être généreuse envers les pauvres, tandis qu'elle laisse presque tout ce soin aux médecins. La conclusion de ces réflexions est que le médecin fonctionnant sous la direction de l'Administration ou de la bienfaisance publique, reçoive des honoraires qui lui permettent de remplir son ministère complétement, sans diminuer ses propres ressources. La bonne exécution du service ne peut être obtenue qu'à ce prix.

Beaucoup de malades vénériens pauvres des villes voisines et même des départements voisins, sont obligés de venir demander des soins à la charité publique de Lyon. L'autorité supérieure ne pourrait-elle pas imposer, aux hôpitaux civils des villes qui n'ont pas d'hôpitaux spéciaux, l'obligation de mettre à la disposition des pauvres un certain nombre de lits affectés au service des vénériens?

La ville de Bourg (Ain), par exemple, possède une magnifique installation hospitalière, aucune raison valable ne saurait être invoquée pour repousser de cet hôpital le traitement des vénériens pauvres. Il est temps de mettre un terme aux vieilles traditions qui infligeaient des peines corporelles aux vénériens et regardaient cette maladie comme indigne de pitié et de soins.

Les hôpitaux militaires reçoivent les diverses catégories de malades: blessés, fiévreux, vénériens, galeux, et ces différents services se font sans inconvénients.

De la prostitution clandestine. — Jusqu'ici nous ne nous sommes occupés que de la prostitution tolérée et surveillée par l'Administration. La bonne exécution des mesures de surveillance donne évidemment d'excellents résultats pour l'extinction de la syphilis; mais à côté de cette prostitution nous voyons s'étaler la prostitution clandestine; c'est là véritablement le danger le plus grand. On donne le nom de fille publique clandestine à celle qui en dehors de l'inscription sur les registres de la police, par conséquent en dehors de la surveillance et des visites sanitaires obligatoires, se livre à la prostitution.

Nous ne comprenons pas dans le cadre des prostituées clandestines les filles dites entretenues, quand elles se bornent à un ou deux et même trois protecteurs, avec lesquels elles vivent en connaissance intime. Les prostituées clandestines sont celles qui vont chercher ou envoient chercher sur la voie publique ou dans les lieux publics des hommes à elles inconnus, afin de se livrer à eux moyennant rétribution.

L'Administration a droit d'intervenir, tant parce qu'elle a mission de protéger la santé publique contre la propagation de la syphilis, que pour faire cesser le scandale et l'outrage à la morale.

Mais elle doit aussi protéger la liberté individuelle ; aussi, en face de ces deux situations, la prostitution clandestine offre-t-elle de grandes difficultés dans l'exécution des mesures répressives.

Cependant il nous paraît que le doute n'est plus permis : 1° quand une fille est surprise dans des lieux publics ou dans la rue provoquant à la débauche des hommes qu'elle ne connaît pas et qui déclarent ne pas la connaître ; 2° quand une fille introduit dans son domicile un homme qu'elle a rencontré par hasard et qui déclare ne pas la connaître ; 3° lorsque, dans les mêmes conditions, elle conduit cet homme dans les maisons de passe.

Il reste peu de doute sur le métier de la fille, quand on la voit, à des moments plus ou moins rapprochés, dans les lieux publics et dans les rues, tantôt avec un homme, tantôt avec un autre.

Les filles qui fréquentent les maisons de passe avec des hommes différents peuvent être considérées comme se livrant à la prostitution clandestine. Il en est de même de celles qui fréquentent les filles publiques ou les maîtresses de maison.

Dans toutes ces circonstances, il ne serait pas arbitraire de faire conduire la délinquante au Bureau des mœurs et de la soumettre à la visite.

Ici l'Administration a une mission très-délicate à remplir. S'il s'agit d'une jeune fille ayant ses parents, ceux-ci doivent être prévenus de la conduite de leur enfant, qui peut leur être remise, s'ils acceptent le soin de la surveiller ; il en est de même si la femme est mariée et si le mari prend l'engagement de la surveiller et de pourvoir à ses besoins. On peut encore, dans le cas où la fille a été reconnue non infectée, se contenter de lui adresser une admonestation et lui recommander une vie régulière.

Quoi qu'on en dise, il est difficile pour la police d'avoir des renseignements positifs sur les habitudes des personnes, mais quand on ne connaît aucune ressource, aucun travail honnête chez une jeune fille, quand elle est surprise dans une des diverses positions que nous avons indiquées, quand elle est sourde à toutes les admonestations, il ne reste plus qu'une ressource à la société, c'est de se protéger elle-même. La fille doit être envoyée à l'hôpital si elle est malade, dans le cas contraire, elle doit être inscrite sur les registres de la police et soumise aux visites sanitaires.

Nous avons parlé des femmes entretenues; elles fournissent un contingent considérable à la prostitution clandestine. Nous ne voudrions pas pousser le rigorisme trop loin et nous serions disposés à ne pas blâmer trop vivement les femmes qui vivent publiquement avec un homme en dehors des liens du mariage, mais il faut un concours de circonstances bien heureuses pour qu'une femme placée dans ces conditions reste dans le chemin d'une vertu relative. On en voit de très-rares exemples, mais l'expérience est là pour prouver que, par la faute de l'homme ou de la femme, cette catégorie de femmes est presque fatalement amenée d'abord à la prostitution clandestine, puis à la prostitution inscrite.

Des ouvrières, trouvant leur salaire insuffisant, cherchent à se procurer du bien-être ou de la toilette, etc., en vendant leurs faveurs le soir, après une journée de travail. C'est ici que l'on rencontre parfois, comme mobile d'action, une pensée généreuse: une ouvrière se prostituant pour donner du pain à toute une famille dans la misère; étrange alliance du bien et du mal ! La société ne trouvera-t-elle donc aucun moyen pour venir au secours de pareilles infortunes ?

Un autre ordre de prostitution se trouve encore à Lyon. Une habitation convenablement disposée, portant l'enseigne d'une industrie honnête : lingerie, modes, etc., n'est en définitive qu'un lupanar déguisé ; un personnel souvent renouvelé est mis à la disposition des affidés, une certaine discrétion est imposée par crainte de la police. Les jeunes filles qui se rendent dans ces maisons, habitent ordinairement chez leurs parents ; quand elles deviennent malades, elles cachent leur mal le plus possible et ne cessent pas leur triste métier. Ces établissements sont un danger extrême pour la santé publique et un outrage à la morale.

Au-dessous de toutes ces filles et dans une dernière catégorie se groupent des malheureuses abandonnées, en haillons, sans habitation fixe, qui vont autour des casernes, dans les chemins détournés, s'offrir, en échange d'un morceau de pain ou de quelques sous, à ceux qui ont le courage d'affronter de pareils dangers.

Organisation du service des mœurs. — Pour un service si important, la ville de Lyon n'a, en ce moment, qu'un seul inspecteur et six agents. Il est évident que, malgré le secours de la police ordinaire et malgré le zèle de tous, ce nombre d'agents spéciaux est insuffisant. Nous pensons que la mission du service des mœurs est assez relevée et assez importante pour que l'Administration rehausse le niveau de cette institution et crée des moyens de surveillance plus efficaces en augmentant le nombre des agents qui, nécessairement, doivent être des sujets d'élite, d'une grande moralité et d'une aptitude spéciale.

DES ÉTABLISSEMENTS INSALUBRES A LYON.

Le Conseil d'hygiène publique de Lyon a rendu des services signalés depuis longtemps, en intervenant, au nom de la science, dans toutes les questions d'hygiène et de salubrité qui lui ont été soumises. C'est surtout pour la question des établissements insalubres que son intervention s'est rendue efficace; la reconnaissance de la population doit se partager entre les administrateurs qui s'éclairent des conseils de la science et les savants qui ne reculent devant aucun travail, devant aucune considération pour formuler, d'une manière pratique et intègre, les arrêts de la science.

Les abattoirs se placent en tête des établissements insalubres. Lyon possède deux abattoirs publics, l'un à Perrache et l'autre à Vaise.

Abattoir de Perrache. — Le choix de l'emplacement est des plus heureux ; il réunit toutes les conditions désirables. En effet, cet abattoir est en dehors de l'agglomération lyonnaise, dans un point où rien ne vient entraver la ventilation la plus large. On y arrive par un vaste quai, et, condition essentielle, cet établissement s'élève sur les bords du Rhône, au courant rapide, dont les eaux abondantes permettent les soins de propreté les plus minutieux.

L'agencement intérieur ne laisse rien à désirer; tous les engins ou machines nécessaires aux différents travaux de la boucherie : grues, échaudoirs, écuries, bergeries, parcs, cellules dallées sont parfaitement disposés, partout on rencontre l'eau en abondance et une surveillance active sur l'exécution stricte des soins de propreté.

Si nous ne trouvons que des éloges à donner au choix de l'emplacement de l'abattoir de Perrache, nous ne saurions en dire autant de l'abattoir de Vaise. Il est vrai que les grandes questions administratives sont toujours très-complexes, que l'autorité est obligée de tenir compte d'une foule de circonstances qui souvent sont opposées les unes aux autres; mais ici, nous n'avons à envisager le choix de l'emplacement de l'abattoir de Vaise qu'au point de vue de l'hygiène, sans nous préoccuper des raisons plus ou moins importantes qui en ont amené l'adoption.

L'isolement de l'établissement est à peu près complet, mais sa ventilation est difficile. L'abattoir s'élève dans une plaine humide, fermée par des collines aux vents du midi, de l'est et de l'ouest. Les vents du nord seuls y ont accès, on peut amener sur ce point des eaux en quantité suffisante pour les divers besoins de l'abattoir. Mais la plus grande difficulté était de se débarrasser des eaux qui avaient servi aux différentes opérations de la boucherie. La Saône est à 1,000 ou 1,200 mètres de l'abattoir. C'est dans ce cours d'eau qu'un conduit, parfaitement construit, du reste, amène, en dehors de toute communication avec les égouts de la ville, les eaux plus ou moins souillées qui ont été utilisées à l'abattoir. En parlant des égouts de Lyon, nous avons dit que la lenteur du cours de la Saône devait s'opposer à l'ouverture de ces conduits dans cette rivière, si l'on ne veut pas créer, au centre de Lyon, un vrai foyer d'infection.

Ce que nous avons dit des égouts est de tout point applicable au conduit de l'abattoir de Gorge-de-Loup. Aujourd'hui l'expérience est faite, il suffit d'aller aux environs du pont Mouton, et en voyant la Saône, lorsque ses eaux sont basses, on comprendra toute la gravité de la situation. Un égout collecteur de la rive droite de la Saône devrait recevoir les eaux de l'abattoir et les conduire jusque dans le Rhône, qui seul offre des conditions convenables pour sauvegarder les intérêts de l'hygiène.

A part l'écoulement des eaux ayant servi aux usages de l'abattoir de Vaise, son agencement intérieur est aussi bien ordonné que celui de Perrache. Les fonderies de suif, les séchoirs ont été, avec raison, éloignés des abattoirs, les odeurs qui s'en exhalent causant au moins une grande incommodité dans le voisinage.

C'est près de l'abattoir de Vaise que l'on a élevé le nouveau marché aux bestiaux. Cette construction, toute récente, appartient aussi à la Compagnie des abattoirs ; elle est parfaitement appropriée à son usage.

Pour faire juger de l'importance des abattoirs de Lyon, nous empruntons au compte-rendu des travaux du Conseil d'hygiène le tableau suivant :

ÉTAT DES ANIMAUX ABATTUS, EN UNE ANNÉE, DANS LES DEUX ABATTOIRS DE VAISE ET DE PERRACHE

DÉSIGNATION DES ABATTOIRS.	QUANTITÉS DE				OBSERVATIONS.
	BŒUFS ET VACHES.	VEAUX.	MOUTONS	PORCS.	
Vaise	17099	39221	116624	25545	L'abattage des porcs a lieu exclusivement à Vaise.
Perrache	15395	33163	80571	»	
Totaux....	32494	72384	197195	25545	

On voit par le tableau ci-dessus que la tuerie des porcs est spéciale à l'abattoir de Vaise. La surveillance de cette partie du service va acquérir une plus grande importance, en raison de la maladie des trichines qui, en Allemagne, à nos portes, exercent déjà des ravages assez multipliés pour attirer de toutes parts l'attention des administrations supérieures. Les terribles exemples de trichinoses, décrits de nos jours dans tous les journaux, ont peut-être déjà existé dans l'antiquité; alors on ne serait pas étonné de voir la loi de Moïse proscrire d'une manière absolue l'usage de la viande de porc, et Mahomet, à son tour, déclarer immonde cet animal. Cette proscription peut encore être parfaitement légitimée, si l'on réfléchit à l'action prolifique des climats chauds sur certains entozoaires.

L'insistance du Conseil d'hygiène à demander la suppression des tueries particulières dans les points extrêmes de la ville de Lyon a produit son effet, et aujourd'hui cette cause d'insalubrité a complètement disparu de toute la ville.

Règlement de police pour les abattoirs. — La provenance des bestiaux doit être certifiée. Un inspecteur constate, avant l'abattage, que l'animal est sain et qu'il peut être livré à la consommation.

Art. 9. — Tout animal mal sain sera séquestré et restera sous la garde de l'inspecteur jusqu'à ce qu'il soit abattu.

Art. 10. — L'inspection sera renouvelée après que chaque animal aura été abattu et dépouillé. Elle ne pourra avoir lieu que de jour.

Art. 11. — Dans le cas où les chairs d'un animal seraient reconnues gâtées, corrompues ou nuisibles, elles seront, ainsi que les issues en provenant, enfouies ou livrées à l'entrepreneur de l'équarrissage.

Art. 12. — Les inspecteurs pourront faire retrancher d'un

animal telles parties de viande qui leur paraîtrait impropre à la consommation.

Art. 13. — Ne pourront être abattus et livrés à la consommation que les veaux pesant 45 à 46 kilogrammes au moins, les agneaux 12 kilogrammes, et les chevreaux 6 kilogrammes.

Art. 14. — Tous les animaux trouvés à l'intérieur des bêtes abattues, soit veaux, agneaux, cochons de lait, chevreaux, etc., alors même qu'ils seraient à terme, seront immédiatement enfouis, etc.

Art. 15. — Aucun animal mort naturellement ne pourra être livré à la consommation.

Suivent différents articles réglementant les détails qui accompagnent ou suivent l'abattage.

Art. 35. — Les viandes, abats et issues qui sortiront des abattoirs pour être transportés en ville et servir à l'alimentation publique, devront être placés dans des voitures entièrement closes, etc.

(*Arrêté préfectoral du 19 juin 1858*).

Ce règlement est conçu dans un excellent esprit, au point de vue de l'hygiène; il laisse cependant à désirer sur divers points. La viande dépecée est divisée par quartiers et visitée par les inspecteurs, qui marquent de leur cachet la viande reconnue de bonne nature. Ne serait-il pas possible, à ce moment, de classer cette viande dans une des trois catégories suivantes : 1re, 2e, 3e qualité? Assurément, les agents chargés des inspections sont plus aptes que les consommateurs à juger de la qualité de la viande. Cette pratique obligerait les bouchers à une plus grande sincérité dans leur commerce. Un cachet particulier devrait aussi signaler la viande de vache, qui ne peut jamais être regardée comme viande de 1ʳᵉ qualité. Tous les bouchers ont la prétention de ne jamais abattre de vaches, cependant le nombre de ces animaux livrés à la consommation est assez grand.

Les établissements insalubres de la 1ʳᵉ classe sont généralement installés aux extrémités de la Guillotière. Cette grande plaine, qui s'étend au loin, sur la rive gauche du Rhône, offrait naturellement les conditions les plus favorables à ces établissements; quelques-uns cependant sont parvenus à s'élever à Vaise près de l'abattoir. Cette partie de la ville se prête peu au développement d'un grand nombre d'établissements insalubres, auxquels il faut une large aération, un volume d'eau courante assez considérable, en même temps qu'un certain éloignement des habitations de la ville. Toutes ces conditions peuvent se rencontrer sur la rive gauche du Rhône. Un canal dérivé du fleuve fournirait tout le volume d'eau désirable, il n'y aurait pas à craindre, vu la rapidité du Rhône, l'infection des eaux dans les communes en aval. Ces avantages ne se retrouvent pas sur la Saône, dont le cours est très-lent et qui, après avoir reçu tous les résidus des établissements insalubres, du côté de Vaise, vient traverser une grande partie de la ville. Par toutes ces raisons, nous pensons qu'on devrait réserver à la plaine des Charpennes, de Vénissieux, de Saint-Fons, tous les établissements insalubres de 1ʳᵉ classe.

Parmi les établissements insalubres de première classe, les uns n'offrent de danger que pour la sécurité publique, sans toucher à la salubrité, tandis que d'autres laissent échapper des gaz pernicieux ou à odeur repoussante.

Nous nous contentons de signaler ici les établissements in-

salubres de première classe, en indiquant leurs inconvénients
et la position topographique de ces établissements :

1° Rue Sainte-Elisabeth,
2° Rue Vendôme,

     2 ateliers d'artificier.

Danger d'incendie et d'explosion.

1° Rue de Marseille,
2° Chemin des Culattes,

     2 cristalleries.

Fumée et danger du feu.

1° Aux Rivières, à Vénissieux,
2° Rue de Marseille,

     2½ fabriq. sulfate de fer
     et acide sulfurique.

Odeur désagréable, insalubre et nuisible à la végétation.

1° Chemin de Baraban,
2° Rue Saint-Jacques,

     2 fabriques d'allumettes
     phosphoriques.

Danger d'incendie et d'explosion.

Rue Vaudrey. — 1 fabrique de cendres gravelées.

Fumée très-épaisse et très-désagréable par sa puanteur.

1° Place Saint-Georges,
2° Chemin de la Scaronne,
3° Chemin des Culattes,
4° Chemin de Gorge-de-Loup,

     Fabriques de cordes
     harmoniques.

Sans odeur, si les eaux du lavage ont un écoulement convenable, ce qui n'arrive pas toujours.

1° Chemin de Gerland,
2° Quartier des Rivières,
3° Chemin de Gerland,
4° Quartier des Rivières,

     4 fabriques de suif
     fondu à feu nu.

Odeur très-désagréable, danger du feu.

1° Rue Mont-Brillant,

2° Aux Sables,

3° Chemin des Quatre-Maisons,

4° Rue des Pins,

5° Chemin de Baraban,

} 5 fabriques de toiles cirées, de toiles imperméables, toiles peintes, etc.

Mauvaise odeur, danger d'incendie.

Rue Montesquieu, — fabrique d'amidon.

Odeur très-désagréable.

1° Chemin de Gerland,

2° —

3° Chemin de Baraban,

4° Cours Vitton,

5° Chemin de Gerland,

} 5 distilleries de goudron et d'essence de térébenthine.

Odeur désagréable, insalubre, danger du feu.

1° Grande rue de la Guillotière,

2° Grande rue des Charpennes,

3° Monplaisir, Chemin-des-Sables,

4° Chemin de Gerland,

5° Place de Vaise,

} 5 triperies.

Mauvaise odeur, nécessité d'écoulement des eaux.

1° Chemin des Culattes,

2° Chemin des Grandes-Iles,

} fabriques de noir animal, d'engrais de sang, de colle, de suif, d'os.

Odeur très-désagréable, insalubre.

Chemin des Culattes, — équarrissage.

Odeur très-désagréable.

Rue Neuve-des-Charpennes, — fab. d'acide nitrique.

Odeur très-désagréable et incommode, quand les appareils perdent, ce qui a lieu assez souvent.

Chemin de Saint-Just, — porcherie.

Très-mauvaise odeur, cris désagréables.

Dans ces derniers temps, les journaux se sont beaucoup occupé de l'installation d'une gare de chemin de fer sur l'emplacement du jardin de l'ancien Grand-Séminaire. Hygiéniquement, nous regretterions la réalisation de ce projet. Les gares de chemin de fer, si elles ne sont pas insalubres, sont au moins fort incommodes et amènent toujours des perturbations dans les habitudes de repos des habitants du voisinage. Autant que possible, ces établissements doivent être isolés des centres populeux.

Les établissements insalubres de deuxième classe, à Lyon, sont trop nombreux pour que nous puissions indiquer leurs emplacements. En général, comme les établissements insalubres de première classe, ceux qui appartiennent à la deuxième sont situés, en grande partie, aux Brotteaux, à la Guillotière, à Vaise, aux Charpennes. Tout ce que nous avons dit des établissements insalubres de première classe est applicable à la deuxième, au sujet de la nécessité de leur éloignement des quartiers habités, et de l'avantage qu'il y aurait à les placer sur le bord d'un cours d'eau à courant rapide ; il serait bon que les propriétaires de ces usines profitassent de toutes découvertes mécaniques ou chimiques sanctionnées par l'expérience, qui enlèvent tout ou partie des inconvénients.

La troisième classe d'établissements insalubres renferme un grand nombre d'industries très-variées, très-intéressantes, généralement inoffensives, dépourvues d'inconvénients graves et présentant seulement des causes d'incommodité : fabriques d'alun, dépôts de bois à brûler, brasseries, buanderies, briqueteries flamandes, fabriques de carmin, d'indigo, de cierges, de fonte de cire au bain-marie, étamage de glace, etc.

Cependant, à cause de l'incertitude qui règne souvent, au point de vue de l'hygiène publique, sur la catégorie dans laquelle on doit classer telle ou telle industrie nouvelle, il est indispensable que toutes les demandes d'autorisation soient préalablement soumises au Conseil d'hygiène. C'est, du reste, ce qui se fait à Lyon.

DES CIMETIÈRES.

La ville de Lyon possède un cimetière principal, celui de Loyasse, que l'on a récemment agrandi. Ce cimetière, placé sur les hauteurs de Fourvière, est parfaitement situé. L'exposition, la situation, par rapport à la ville, la nature du terrain, tout s'accorde pour faire reconnaître à cet établissement les meilleures conditions d'installation. Nous croyons, cependant, qu'il y a lieu de se préoccuper ici d'une question accessoire, il est vrai, mais qui a encore une certaine importance; nous voulons parler de la difficulté des abords de ce cimetière. La route de Choulans, nouvellement construite, la montée du Chemin-Neuf, le Chemin-de-l'Observance sont ouverts aux voitures et permettraient à des corbillards de transporter les restes mortels à leur dernière demeure. Ce serait un acte d'humanité d'empêcher le transport des cercueils par des hommes; ce métier de porteur n'est obligatoire pour personne, mais l'appât du gain est un puissant levier. Mettant à part la peine de ces hommes, il y a danger pour eux à être exposés à l'air froid qui règne sur le plateau de Fourvière, quand, épuisés de fatigue et couverts de sueur, ils ont accompli leur rude tâche. Une organisation meilleure du service des pompes-funèbres permettrait de remédier à cet inconvénient.

Puisque nous sommes à parler des hauteurs de Fourvière, où une foi fervente attire chaque jour un grand concours de monde, nous ne pouvons nous empêcher de signaler, au nom de l'hygiène, les dangers que la différence de température, sur ces hauteurs, fait courir aux personnes qui, après une ascension pénible, se rendent, soit à l'église de Fourvière, soit au cimetière de Loyasse, pour accomplir de pieux pèlerinages. L'influence d'un air vif sur un corps fatigué et baigné de sueur devient la cause d'un grand nombre de maladies. De là, le conseil de faire cette ascension très-lentement et de se vêtir convenablement pour être à l'abri d'un changement de température.

Le cimetière de la Croix-Rousse, placé au sommet du versant ouest du plateau, est aussi très-bien situé et la nature du terrain très-propre aux inhumations.

Nous ne saurions donner les mêmes éloges au choix que l'on a fait pour l'emplacement du cimetière de la Guillotière. Ce lieu est trop bas, trop humide, et le sol graveleux ne convient pas aux inhumations. En s'éloignant un peu vers le sud, on aurait pu trouver une éminence plus convenable pour le cimetière.

L'accroissement permanent de la population de Lyon fait supposer que bientôt ces cimetières deviendront insuffisants et qu'il y aura lieu d'agrandir ceux qui existent et même d'en créer de nouveaux.

L'histoire rapporte un assez grand nombre d'inhumations précipitées qui ont jeté la terreur dans beaucoup d'esprits.

La possibilité du fait a amené, en Allemagne, l'autorité à prendre des mesures pour empêcher la reproduction d'une pareille erreur; à Mayence, notamment, on trouve des maisons mortuaires où les cadavres sont laissés en dépôt jusqu'à ce qu'un commencement de putréfaction vienne indiquer formellement la nécessité de l'inhumation. Cette institution ne s'est pas propagée ; elle demanderait, pour réaliser toutes les espérances qu'elle avait fait naître, une surveillance de tous les instants, que l'on ne saurait obtenir des employés dont la vigilance est bien vite usée par une longue série de morts réelles. On a proposé, pour s'assurer de la mort, différents moyens, tels que les incisions pratiquées à la plante des pieds, l'électricité, la caulérisation par le fer rouge. Ces expériences peuvent fournir des indications assez précises, mais aujourd'hui, dans la pratique, tout cela est mis à l'écart. Lés inhumations se font 24 heures après le décès, qui doit être constaté par un officier de l'état-civil. A Tours, les 24 heures ne sont comptées qu'à partir de la constatation du décès. On voit que l'exécution de la loi offre très-peu de garanties contre les inhumations précipitées. A Lyon, les décès doivent être constatés par un certificat du médecin.

Cette partie du service municipal aurait besoin d'être mieux réglementée. A Paris, il existe des médecins vérificateurs des décès; les indications qu'ils sont obligés de fournir démontrent au moins qu'ils ont visité le décédé. Nous ne dirons pas ici quels sont les signes certains de la mort, nous nous contenterons de dire qu'un médecin seul est capable de fournir les renseignements dont la sécurité publique a besoin, à moins d'attendre un commencement de putréfaction.

Il est certaines maladies, à la suite desquelles la mort survenant, l'inhumation doit être retardée de 48 heures au moins, telles sont toutes les affections nerveuses : hystérie, catalepsie, épilepsie, tétanos, syncope, etc. Pour ces circonstances qui peuvent se produire souvent, il serait nécessaire que l'autorité créât à Lyon, comme à Paris, comme à Strasbourg, des médecins chargés spécialement de constater les décès.

DIVISION DE LA VILLE DE LYON EN CINQ
ARRONDISSEMENTS.

La ville de Lyon est divisée en cinq arrrondissements, ainsi déterminés :

1er Arrondissement. — Il s'étend depuis les limites de la Croix-Rousse, jusques et y compris le côté nord de la place d'Albon, des rues et de la place Saint-Nizier, des rues et de la place de la Fromagerie, de la rue Neuve et le côté nord de la rue du Pas-Étroit.

2e Arrondissement. — Il comprend la partie méridionale de la ville, depuis la place d'Albon jusqu'au confluent du Rhône et de la Saône. Ces deux cours d'eau forment ses limites latérales.

3e Arrondissement. — Il comprend toute l'ancienne commune de la Guillotière.

4e Arrondissement. — Il a pour circonscription toute l'ancienne commune de la Croix-Rousse.

5e Arrondissement. — Il comprend dans sa circonscription

toute l'ancienne commune de Vaise et toute la partie ouest de la ville de Lyon, située sur la rive droite de la Saône.

1er *Arrondissement.* — Etabli sur le versant sud des hauteurs de la Croix-Rousse, cet arrondissement s'étend jusqu'au niveau du pont de Nemours, où il est resserré entre la Saône et le Rhône ; il présente donc à étudier deux parties distinctes : l'une, bâtie sur le versant de la montagne, l'autre dans la partie basse de la ville, à partir de la place des Terreaux, lieu où anciennement un bras du Rhône passait pour aller se déverser dans la Saône.

Partie haute. — La montée des Carmélites, de la Grande-Côte et de Saint-Sébastien, sont les trois anciennes voies qui sillonnent la montagne de haut en bas et mettent la Croix-Rousse en rapport avec Lyon. Des rues transversales, sous divers angles, viennent aboutir à ces trois lignes de communication, auxquelles on a ajouté, dans ces derniers temps, la rue de l'Annonciade, dont la pente, convenablement disposée, forme une promenade délicieuse, facilement accessible aux voitures et aux piétons. La création de cette rue de l'Annonciade se rattache à d'autres travaux d'amélioration qui vont changer complètement la physionomie du quartier avoisinant l'ancien Jardin-des-Plantes, où se trouve la gare du chemin de fer de la Croix-Rousse.

En général, les maisons de cet arrondissement sont très-élevées et peu en rapport avec la largeur des rues. Les premiers étages de ces maisons ne reçoivent pas assez de lumière, et la ventilation des rues est incomplète. C'est dans cet arrondissement surtout que l'on trouve ces énormes masses de pierres à 6 et même 7 étages, circonscrivant des cours intérieures où l'air est presque confiné et où la lumière fait défaut. Faut-il citer la rue Désirée, la rue Terraille, la rue du Griffon, la rue Vieille-Monnaie? toute cette partie inférieure de la côte offre une agglomération de maisons très-élevées qui témoignent de la préoccupation des intérêts matériels aux dépens des intérêts hygiéniques. Ce quartier est le centre du commerce de la soierie en gros : magasins, fabriques, entrepôts de soies, etc. A mesure qu'on s'élève sur la montagne, les magasins diminuent pour faire place aux ouvriers et ouvrières occupés aux différents travaux de la soierie.

Les rues Imbert-Colomès, place Colbert, etc., sur la partie élevée du versant de la montagne, sont presque toutes habitées par des ouvriers en soie dont les métiers en mouvement font entendre, de toutes parts, un bruit saccadé très-connu à Lyon. Bien que le prix des terrains ne soit pas très-élevé dans cette partie de la ville, le plus grand nombre des maisons a cependant 4 et 5 étages, divisés en une infinité de petits logements, préparés pour recevoir un ou deux métiers. Ces maisons, si élevées, ont plus d'un inconvénient ; sans parler de la fatigue que l'on éprouve pour atteindre les étages supérieurs, les soins de propreté y laissent beaucoup à désirer ; l'eau, portée à bras à une si grande hauteur, devient très-précieuse et n'est plus employée assez largement, ni pour les habitants ni pour les habitations. Aussi, le reproche de malpropreté que l'on adresse aux ouvriers qui habitent les derniers étages ne se fonde probablement que sur la difficulté d'avoir de l'eau en quantité suffisante ; il s'ensuit un défaut de soins pour la famille et les enfants. On pourrait remédier à cela en engageant les propriétaires à faire conduire les eaux de la Compagnie au sommet de leurs maisons. Un autre inconvénient de ces immenses bâtiments, c'est de réunir sous un même toit un trop grand nombre d'habitants ; il est impossible que dans une si grande réunion d'individus, il ne se glisse pas des gens d'une moralité douteuse, dont le voisinage devient un danger pour l'honnêteté de la vie de famille. Nous ne parlerons pas de l'organisation des ateliers, où le mélange des deux sexes est une cause puissante de démoralisation. Toutes ces questions, d'un haut intérêt, ont été traitées dans des travaux d'une grande portée scientifique et morale (1).

Somme toute, nous reprochons à ce quartier de Lyon un grand défaut de propreté dans ses immenses maisons; les règles d'hygiène n'y sont pas appliquées. L'autorité assure la propreté des grandes communications et elle est désarmée contre les foyers d'infection qui subsistent autour. Le réseau des égouts de la ville n'a pas encore été poursuivi dans toutes ces rues; les eaux des bornes-fontaines, les eaux ménagères, les eaux pluviales roulent des immondices de tout genre, à ciel ouvert, sur la pente de la côte Saint-Sébastien, c'est là une cause d'infection pour tout le quartier. Le pavé de toutes les rues est très-redoutable pour les voitures et les piétons. C'est l'ancien pavé de Lyon, formé de cailloux étroits, pointus, enfoncés dans un lit de gravier; il faut joindre à cet inconvénient la rapidité des rampes qui augmente les dangers de la circulation.

En présence des réformes utiles, pratiquées de toutes parts, il est à présumer que cette partie de la ville sera aussi, dans un avenir prochain, admise à participer aux améliorations prodiguées ailleurs.

Ces réserves étant faites, on peut dire que la position de cette partie de la ville est rendue très-salubre par son altitude. Le versant Est, surtout, jouit d'une position admirable; les vents du nord-est y arrivent librement, le vent du nord,

(1) 1° Organisation du travail. Louis Blanc. — 2° De l'état des ouvriers et de son amélioration par l'organisation du travail. Boyer Adolphe, Paris, 1841. — 3° Tableau physique et moral de l'état des ouvriers. Villermé. — 4° De la misère des classes laborieuses en France et en Angleterre. Eugène Buret.

lui même, contourne ces hauteurs et en renouvelle sans cesse l'atmosphère. Le vent du sud vient directement frapper la colline. Depuis longtemps la salubrité de la partie supérieure de ce quartier de la ville a été remarquée. Durant la terrible peste qui a ravagé Lyon, à diverses époques, le fléau s'est toujours arrêté vers le milieu du versant de la montagne et a épargné complètement la partie supérieure.

La 2e partie de cet arrondissement s'étend depuis le pied de la montagne jusqu'au milieu d'une ligne transversale qui du pont de Nemours se porte vers le Rhône par la rue du *Pas - Étroit*. On sait tous les reproches que l'on peut adresser aux rues Sainte-Catherine, Saint-Marcel, Romarin et rues avoisinantes, c'est là surtout que la privation d'air et de lumière se fait sentir. Toute cette partie, jusqu'aux quais de la Saône, demande une révolution complète dans le tracé des rues et dans la construction des maisons. Il faut l'exemple des miracles que l'édilité lyonnaise a accomplis sur d'autres points pour espérer qu'un jour ces quartiers offriront des habitations salubres. Les quais Saint-Vincent, d'Orléans, les quais de Retz, Saint-Clair, les rues Impériale, Saint-Pierre, la rue Impératrice, dans cet arrondissement, offrent des conditions hygiéniques, sinon parfaites, du moins acceptables. Quand on se reporte vers le passé, l'esprit reste frappé d'admiration devant les améliorations opérées sur ces divers points. La largeur de la rue Impériale, qui est de 22 mètres, comporte parfaitement la hauteur des maisons qui la bordent; on ne saurait en dire autant de la rue de l'Impératrice et des rues transversales, même de celles qui offrent toute la largeur réglée par la municipalité. Mais, en présence des travaux qui ont embelli ce quartier et enlevé de grands foyers d'insalubrité, la critique doit se taire, parce qu'on comprend que le principal est fait, et que l'avenir complètera cet œuvre. Dans vingt ans, déjà, la population lyonnaise pourra appré-

cıer les effets des modifications dont la cité a été l'objet de
nos jours.

Là place des Terreaux est évidemment d'une dimension
trop petite dans ses rapports avec les monuments qui l'environnent. Nous mettons de côté toutes les questions d'art ou
de perspective. L'étendue des places, dans une grande ville,
est une condition de salubrité aussi bien que la largeur des
rues. Toutes les places, comme les rues de cet arrondissement, offrent le même inconvénient : partout les habitations
ont été serrées les unes contre les autres, et se sont élevées à
des hauteurs considérables. Le marché de la Martinière réclame aussi des constructions nouvelles, de meilleures dispositions pour l'entretien de la propreté. Dans tous les points
où se rassemble un grand concours de population, où diverses denrées servant à l'alimentation publique sont groupées,
l'air, la lumière et l'eau en abondance sont indispensables.
Les rues avoisinantes sont étroites, noires, mal pavées; on
voit circuler, dans les ruisseaux, les eaux qui ont servi aux
teinturiers, les eaux ménagères, etc. Toute cette partie de
la ville doit être modifiée.

Les statistiques qui vont suivre, concernant la ville de
Lyon, ont déjà été comprises dans nos statistiques générales
sur le département. Nous en avons extrait ce qui est relatif
à la ville, pour démontrer comment s'y comportent les grandes questions qui intéressent la démographie; naissances,
décès, etc.

TABLEAUX STATISTIQUES DE LA POPULATION, NAISSANCES, DÉCÈS,
DANS LE 1er ARRONDISSEMENT, DE 1855 A 1859.

NAISSANCES.

ANNÉES.	POPULATION.	GARÇONS.	FILLES.	TOTAUX.	RAPPORT A LA POPULATION.		RAPPORT A 1000 HABITANTS.
1855		695	641	1336	1 nais. sur	44,84	22,30
1856		708	650	1358	—	44,11	22,66
1857	59910	677	680	1357	—	44,14	22,65
1858		687	655	1342	—	44,64	22,40
1859		739	665	1402	—	42,67	23,43
		3506	3291	6747	—	44,07	22,69
Rapport à 1000 h.		11,70	10,98	22,69			

DÉCÈS.

ANNÉES.	POPULATION.	MASCULIN.	FÉMININ.	TOTAUX.	RAPPORT A LA POPULATION.		RAPPORT A 1000 HABITANTS.
1855		510	570	1080	1 sur	55,47	18,02
1856		434	468	902	—	66,41	15,05
1857	59910	382	500	882	—	67,92	14,72
1858		377	504	881	—	68,00	14,70
1859		570	630	1200	—	49,92	20,03
		2273	2672	4945	—	60,57	16,50
Rapport à 1000 h.		7,58	8,92	16,50			

DE 1860 A 1864 INCLUS (NAISSANCES)

ANNÉES.	POPULATION.	GARÇONS.			FILLES.			DEUX SEXES.			RAPPORT A LA POPULATION.	RAPPORT A 1000 HABITANTS.
		LÉGITIMES.	NATURELS.	TOTAUX.	LÉGITIMES.	NATURELLES.	TOTAUX.	LÉGITIMES.	NATURELS.	TOTAUX.		
1860		592	83	675	537	82	619	1129	165	1294	1 nais. sur 49.29	20,28
1861		611	99	710	548	96	644	1159	188	1347	47,34	21,11
1862	63784	538	113	651	512	88	600	1050	201	1251	50,98	19,61
1863		524	98	622	514	86	600	1038	184	1222	52,19	19,15
1864		547	100	647	500	78	578	1047	178	1225	52,06	19,20
		2812	493	3305	2611	430	3041	5423	916	6339	50,31	19,87
Rapport à 1000 h.		8,81	1,54	10,36	8,18	1,34	9,53	17,00	2,87	19,87	—	19,87

MARIAGES.

ANNÉES.	POPULATION.	NOMBRE.	RAPPORT A LA POPULATION.	RAPPORT A 1000 HABITANTS.
1860		609	1 sur 104,73	9,54
1861		663	— 96,20	10,39
1862	63784	650	— 98,12	10,19
1863		569	— 112,09	8,92
1864		566	— 112,69	8,87
Totaux.........		3057	1 sur 104,32	9,58

DÉCÈS D'ENFANTS MORT-NÉS.

ANNÉES.	GARÇONS.		FILLES.		TOTAUX.	RAPPORT AUX NAISSANCES VIVANTES.
	LÉGITIMES.	NATURELS.	LÉGITIMES.	NATURELLES.		
1860	58	11	38	16	123	10,52
1861	43	13	26	14	96	14,03
1862	35	9	39	10	93	13,45
1863	45	6	35	10	96	12,70
1864	53	13	25	6	97	12,62
						1 mort-né sur ( ) nais. vivantes.
Totaux.	234	52	163	56	505	12,55
Rapport aux naissances vivantes.	1 mort-né sur 12,01 nais. viv.	1 mort-né sur 9,48 nais. viv.	1 mort-né sur 16,01 nais. viv.	1 mort-né sur 7,32 nais. viv.		

ANNÉES.	POPULATION.	SEXE MASCULIN.				SEXE FÉMININ.				DEUX SEXES.	RAPPORT A LA POPULATION.	RAPPORT A 1000 HABITANTS.
		GARÇONS.	HOMMES MARIÉS.	VEUFS.	TOTAUX.	FILLES.	FEMMES MARIÉES.	VEUVES.	TOTAUX.			
1860		292	163	46	501	205	165	110	480	981	1 décès sur 65,01	15,38
1861	63784	261	167	43	471	260	126	102	488	959	— 66,55	15,03
1862		161	130	31	322	233	137	122	492	814	— 78,35	12,76
1863		188	152	35	375	244	124	100	468	843	— 75,66	13,21
1864		238	213	53	504	270	171	120	561	1065	— 59,89	16,69
TOTAUX.		1140	825	208	2173	1212	723	554	2489	4662	1 décès sur 68,40	14,59
Rapport à 1000 h.					6,82				7,80			

La mortalité dans le sexe féminin l'emporte très-sensiblement sur la mortalité parmi les hommes. Ce résultat, que
nous verrons se reproduire dans d'autres arrondissements,
n'est pas en accord avec les données de la statistique générale en France. Nous trouvons, dans le premier arrondissement, une différence sensible. Le chiffre de la mortalité des
hommes, en dix ans, est de 4,385, et celui des femmes de
5,161, — différence 776. On ne peut trouver l'explication de
ce fait, à Lyon, que dans les travaux spéciaux des femmes
employées en si grand nombre aux diverses opérations de la
fabrique des tissus de soie. Pour avoir une idée de cette vie
de labeur, il faut voir la jeune fille ou la femme dans les
chambres insalubres, où l'air est vicié par la respiration des
nombreux habitants, où le corps contraint, pendant longtemps, dans une position déterminée, ne peut se permettre
les mouvements nécessaires à son développement. Les opérations de l'ourdissage, du dévidage, du lissage, du tissage, etc., nécessitent toutes une immobilité relative du
corps. Ce travail ne se borne pas à quelques heures, la con-
currence effrénée exige une main-d'œuvre à bas prix; on y
arrive en augmentant encore les heures de travail. Quand
l'homme a terminé sa tâche, il va au dehors, se promène,
prend un peu d'exercice, se procure quelque distraction; il
n'en est pas de même pour la femme, qui, après le travail de
la journée, trouve encore les soins du ménage; il n'est donc
pas étonnant qu'elle paie un plus large tribut à la mort.
Qu'elle soit dans les ateliers ou dans son ménage, partout la
femme trouve insuffisance d'air salubre, et souvent une
nourriture peu fortifiante; toutes les privations sont pour elle.
Autre raison, c'est que les femmes sont employées en bien
plus grand nombre aux opérations des fabriques de soieries.
Les hommes qui embrassent ce métier arrivent aussi bien
plus vite à des rétributions pécuniaires, qui leur permettent

de vivre convenablement. L'excédant du chiffre de la mortalité, chez la femme, nous paraît donc devoir être attribué à la profession. Nous verrons ce fait se reproduire dans les arrondissements où le travail de la soierie occupe de nombreuses ouvrières.

Quant au rapport de la mortalité générale, pendant dix ans, avec le chiffre de la population, nous obtenons une moyenne annuelle de 960 décès, qui donne un rapport de 1 décès sur 64 habitants. Ce chiffre serait très-satisfaisant s'il exprimait une réalité; mais il n'en est rien, parce qu'il ne comprend pas les malades de l'arrondissement qui vont mourir à l'Hôtel-Dieu, à la Charité, à l'hôpital de la Croix-Rousse ou à l'Antiquaille. Cependant, ce chiffre conserve une valeur relative et pourra servir de terme de comparaison avec d'autres arrondissements. Le nombre total des décès, dans Lyon, pourra seul nous donner un rapport exact pour ce qui regarde la mortalité proportionnelle dans cette ville.

Si, en présence du chiffre général des naissances, 13,136, nous plaçons celui de la mortalité, 9,607, les naissances offriront sur les décès un excédant de 3,529. Le chiffre des naissances masculines, 6,811, l'emporte sur celui des décès masculins, 4,446, d'un excédant de 2,365.

Le chiffre des naissances féminines, étant de 6,332, est supérieur à celui des décès féminins, 5,161, d'un excédant de 1,171 seulement.

Les enfants naturels sont aux enfants légitimes dans la proportion de 1 sur 5. Les morts-nés sont plus nombreux parmi les enfants naturels, ils sont de 1 sur 13,40 des naissances légitimes, et de 1 sur 8,50 des naissances naturelles.

2° *Arrondissement.* — Cet arrondissement comprend toute la partie méridionale de la ville de Lyon, depuis une ligne transversale allant de la Saône au Rhône au niveau de l'église Saint-Nizier. De toutes les parties de la ville, le deuxième arrondissement est certainement le plus favorisé au point de vue de la disposition des rues, des habitations et de la population.

Les grandes voies de communication : rue Impériale, rue de l'Impératrice, rue Centrale, rue Saint-Dominique, rue Bourbon, rue de la Charité, rue Vaubecour, ont été largement ouvertes au milieu de Lyon. Les vents dominants balaient ces rues dans toute leur longueur.

Les quais du Rhône et de la Saône offrent de délicieuses habitations. La rue Saint-Joseph et quelques rues transversales, encore inachevées, offriraient seules des imperfections, si l'on ne comprenait que l'avenir doit nécessairement amener les améliorations indiquées. Au milieu de ces rues se trouvent une série de places publiques, embellies par des plantations d'arbres, par des groupes d'arbustes et de fleurs, par des pièces d'eau, des fontaines monumentales, etc.

En première ligne, nous trouvons la place Bellecour, une des plus belles places de l'Europe, puis la place et le cours Napoléon, la place des Célestins, la place des Cordeliers, etc.

Les quais offrent aussi des promenades très-salubres où, pendant l'été, la population entière peut trouver un abri contre l'ardeur du soleil, en même temps qu'un air sans cesse renouvelé.

On aurait beaucoup à louer, peut-être aussi à blâmer, au point de vue artistique, mais l'hygiène ne trouve que des éloges à donner à l'Administration qui a su doter la population d'air pur, de lumière, de jardins, de plantations d'arbres, et, au milieu de tout cela, d'eaux jaillissantes.

Le pavage des nouvelles rues est parfaitement exécuté; il est si fort apprécié par ceux qui sont appelés à marcher dans d'autres quartiers, qu'on a bien le droit d'espérer qu'une semblable amélioration sera donnée partout.

La population de ce quartier est toute différente de celle des autres arrondissements de Lyon ; elle est plus généralement aisée ; les hauts fonctionnaires de l'armée, de la magistrature, des différentes administrations, l'aristocratie nobiliaire, etc., habitent presque tous le quartier de Bellecour. Là, le commerce fait moins sentir sa prépondérance, si grande sur d'autres points de la ville. Tout cet arrondissement est bâti sur des terrains rapportés ; on trouve encore, à l'extrémité de Perrache, des portions de terrain déprimées où l'eau séjourne, ce qui produit de petits marécages, d'où naissent des accès de fièvre intermittente. A partir de l'embarcadère du chemin de fer de Paris à Marseille, jusqu'au confluent des deux fleuves, les rues sont à peine indiquées et les habitations encore peu nombreuses.

En parlant des hôpitaux de Lyon, presque tous situés dans le 2e arrondissement, nous aurons à apprécier si la présence de ces établissements influe d'une manière défavorable sur la santé de la population avoisinante.

STATISTIQUE DE LA POPULATION DES NAISSANCES, MARIAGES, DÉCÈS DANS LE 2ᵉ ARRONDISSEMENT, DE 1855 A 1859 INCLUS.

Population : 74,756.

NAISSANCES.

ANNÉES.	GARÇONS.	FILLES.	TOTAUX.	RAPPORT A LA POPULATION.	RAPPORT A 1,000 HABITANTS.
1855	1604	1475	3079	1 sur 24,27	41,18
1856	1680	1616	3220	— 23,21	43,07
1857	1593	1547	3140	— 23,80	40,66
1858	1586	1560	3146	— 23,76	42,08
1859	1670	1463	3133	— 23,86	41,90
Totaux....	8133	7661	15718	— 23,77	42,05
Rap. à 1,000 h.	21,76	20,49	42,05		

DÉCÈS (Population : 74,756).

ANNÉES.	MASCULINS.	FÉMININS.	TOTAUX.	RAPPORT A LA POPULATION.	RAPPORT A 1,000 HABITANTS.
1855	2832	1942	4774	1 décès sur 15,65	63,86
1856	2226	1794	4020	— 18,59	53,77
1857	2136	1861	3997	— 18,70	53,46
1858	1972	1719	3691	— 20,25	49,37
1859	2320	1817	4137	— 18,07	55,34
Totaux....	11486	9133	20619	1 décès sur 18,25	55,16
Rap. à 1000 h.	30,72	24,42	55,16		

DE 1860 A 1864 INCLUS (Population : 735,637).

NAISSANCES.

ANNÉES.	GARÇONS.			FILLES.			DEUX SEXES.			RAPPORT A LA POPULATION.	RAPPORT A 1000 HABITANTS.
	LÉGITIMES.	NATURELS.	TOTAUX.	LÉGITIMES.	NATURELLES.	TOTAUX.	LÉGITIMES.	NATURELS.	TOTAUX.		
1860	982	547	1529	956	601	1557	1938	1148	3086	1 naiss. sur 23,83	41,95
1861	1047	676	1723	967	630	1597	2009	1300	3309	22,23	44,98
1862	1045	603	1648	940	608	1548	1985	1211	3196	23,00	43,44
1863	977	683	1660	955	633	1588	1932	1316	3248	22,64	44,15
1864	926	711	1637	906	635	1541	1832	1346	3178	23,14	43,20
Totaux....	4977	3220	8197	4724	3107	7831	9696	6321	16017	1 naiss. sur 22,90	43,55
Rap. à 1000 h.	13,53	8,75	21,29	12,29	8,44	21,28	26,36	17,18	43,55		

MARIAGES (population : 73,563).

ANNÉES.	NOMBRE.	RAPPORT A LA POPULATION.	RAPPORT A 1000 HABITANTS.
1860	641	116,61	8,57
1861	645	115,89	8,36
1862	530	140,55	7,08
1863	631	118,47	8,44
1864	611	122,35	8,17
TOTAUX....	3058	122,23	8,18

DÉCÈS D'ENFANTS MORTS-NÉS (population : 73,563).

ANNÉES.	GARÇONS.			FILLES.			TOTAUX.	RAPPORT AUX NAISSANCES VIVANTES.
	LÉGITIMES.	NATURELS.	TOTAUX.	LÉGITIMES.	NATURELLES.	TOTAUX.		
1860	87	60	147	59	67	126	273	11,30
1861	104	81	185	59	64	123	308	10,74
1862	74	72	146	50	49	99	215	13,04
1863	50	65	115	48	67	115	230	14,11
1864	68	64	132	54	62	116	248	12,81
TOTAUX	383	342	725	270	309	579	1304	1 s. 12,28
Rapport aux naissances vivantes.	1 mort-né sur 12,99 naissances vivantes.	1 mort-né sur 9,41 naissances vivantes.	1 mort-né sur 11,30 naissances vivantes.	1 mort-né sur 17,49 naissances vivantes.	1 mort-né sur 40,5 naissances vivantes.	1 mort-né sur 13,82 naissances vivantes.		

ANNÉES.	DÉCÈS.										
	SEXE MASCULIN.				SEXE FÉMININ.				DEUX SEXES.	RAPPORT A LA POPULATION.	RAPPORT A 1000 HABITANTS.
	GARÇONS.	HOMMES MARIÉS.	VEUFS.	TOTAUX.	FILLES.	FEMMES MARIÉES.	VEUVES.	TOTAUX.			
1860	1228	571	218	2017	867	440	310	1617	3634	1 décès sur 20,24	49,39
1861	1201	559	216	1976	1037	455	320	1812	3788	— 19,42	51,46
1862	1061	501	198	1760	762	427	273	1462	3222	— 22,83	43,79
1863	997	486	191	1674	838	414	354	1606	3280	— 22,42	44,58
1864	1023	532	227	1782	903	450	350	1703	3485	— 21,10	47,37
TOTAUX...	5510	2646	1050	9209	4407	2186	1607	8200	17409	1 décès sur 21,12	47,33
Rap. à 1000 h.				25,03				22,29	47,33		

Les statistiques sont difficiles à établir, dans cet arrondissement, à cause des trois grands établissements hospitaliers, qui y inscrivent leurs décès aussi bien que les naissances, légitimes et naturelles, survenues à la Charité. Tirer des conséquences des tableaux que nous avons dressés serait donc amener inévitablement des erreurs. Nous trouverions, en effet, un nombre considérable d'enfants naturels. Dans la statistique d'ensemble, pour la ville de Lyon, les proportions se rétabliront, et nous pourrons les apprécier.

3e *Arrondissement.* — Cet arrondissement, très-étendu, comprend l'ancienne commune de la Guillotière et les Brotteaux ; il se développe sur la rive gauche du Rhône, dans toute la longueur de la ville de Lyon. C'est aux extrémités de cet arrondissement que se trouvent placés la plupart des établissements insalubres, dont nous avons fait une étude particulière.

Cet arrondissement se divise en deux parties : l'une, les Brotteaux, offre d'excellentes conditions hygiéniques, eu égard aux habitations, surtout dans les points qui avoisinent le Rhône. Une large rue (le cours Morand), plantée d'arbres, forme une délicieuse promenade publique. Les autres rues, qui la croisent, sont très-bien percées et offrent partout une largeur convenable. Le niveau du sol a été suffisamment exhaussé pour mettre cette partie de la ville à l'abri des inondations ; mais, en s'éloignant des rives du Rhône, le niveau du sol s'abaisse légèrement ; certains remblais ne sont pas encore exécutés, ce qui produit, par les temps de pluie, des mares d'eaux stagnantes, dont les inconvénients sont connus et auxquels le temps permettra, sans doute, de remédier. Les avenues de Saxe, de Noailles, etc., sont autant de rues magnifiques offrant des habitations irréprochables. Ici, plus qu'ailleurs, il est important de dire, d'une manière générale, le rôle que l'hygiène accorde aux plantations d'arbres dans les rues. Ces plantations sont défavorables à la santé publique quand les arbres sont plantés trop près des maisons, quand ils ne sont pas suffisamment espacés. Au contraire, ces plantations deviennent un ornement, et aident à la salubrité générale, quand elles sont faites à une distance suffisante des maisons, pour ne pas y entretenir l'humidité et permettre une libre circulation de l'air, quand l'intervalle qui sépare les arbres est assez ouvert pour donner accès aux modificateurs atmosphériques : air, lumière, calorique, etc. La nature des essences d'arbres n'est pas indifférente pour les quais et les rues. Si les platanes, les sycomores sont employés avec avantage sur les quais et les grandes places, où leur croissance rapide offre, en peu de temps, des promenades parfaitement ombragées, les tilleuls, les acacias-parasols paraissent convenir davantage aux plantations à exécuter dans les rues spacieuses.

La deuxième partie de cet arrondissement est loin de pouvoir être mise en parallèle avec la première. La Guillotière a bien des travaux à exécuter avant de se placer au niveau des Brotteaux. Cette partie de la ville vient d'être dotée de quais admirables ; mais de grands remblais sont nécessaires pour élever le niveau du sol, qui, en 1856, a été recouvert par les eaux du Rhône débordé. Faut-il parler de toutes les rues qui sont situées au-dessous du pont de la Guillotière ? on ne sait par quel point en commencer l'examen. Si nous exceptons les grandes voies de communication qui unissent les Brotteaux à la Guillotière, toutes les autres rues sont humides, mal percées, irrégulières et généralement d'une grande malpropreté. Le cours de Brosses vient d'être prolongé dans l'axe du pont de la Guillotière ; il faut espérer que cette percée sera le commencement d'une suite d'améliorations, qui placeront ce quartier dans les mêmes conditions de salubrité que les Brotteaux. D'une manière générale, il est important que le niveau du sol soit partout maintenu à la hauteur des nouveaux quais.

C'est surtout aux extrémités Est de la Guillotière, et dans sa partie inférieure, que l'on trouve de véritables marécages, des rues non pavées, des eaux infectes et stagnantes, etc. Cette partie de la ville est, pendant l'été, sous l'influence des miasmes paludéens, dont l'effet est péremptoirement démontré sur la population par de nombreuses fièvres intermittentes. Il suffit de parcourir ce quartier pour constater le vice de construction des fossés qui entourent les forts et bastions; l'eau y séjourne, y croupit et répand à la ronde une odeur nauséabonde; de plus, la *Rize*, qui vient se déverser dans un des fossés, près du fort de la Vitriolerie, est encombrée de détritus de toute sorte que le faible volume d'eau ne peut pas entraîner. Ce sont des conditions fâcheuses qui réclament impérieusement de promptes modifications. Il faudrait, avant tout, que les bas-fonds fussent comblés, et si la présence de fossés autour des forts est indispensable, ils doivent recevoir une eau courante, dont le niveau ne baisse pas à l'époque des chaleurs. A cette condition, seulement, on verra disparaître les fièvres intermittentes de l'été, tant dans la population civile que dans la population militaire de ce quartier de la ville.

Nous devons à l'obligeance de M. le docteur Favre, médecin de la Compagnie du chemin de fer de Lyon à la Méditerranée, quelques statistiques des fiévreux constatés dans le personnel des chantiers de la Guillotière. En 1863, sur un personnel de 900 à 1,200 hommes, on comptait, dans l'année, 105 fièvres rémittentes ou intermittentes; en 1864, sur un personnel de 600 à 700 hommes, 87 fiévreux; en 1865, sur le même personnel, 120 fiévreux. A la gare de la Mouche, sur un personnel de 450 à 550 hommes, on comptait, en 1865, 67 fiévreux. Ces chiffres, déjà élevés, le seraient encore plus si les préparations de quinquina n'étaient pas largement employées, par la Compagnie, pour prévenir les récidives.

Cette partie du troisième arrondissement réclame donc des améliorations urgentes, parmi lesquelles la disparition des terrains submergés est la plus indispensable.

Si, maintenant, de la voie publique nous pénétrons dans les habitations, nous trouverons un grand nombre de véritables masures. Beaucoup de maisons sont bâties en pierres jusqu'à un mètre ou deux du sol, et en pisé jusqu'au faîte; d'autres, sont de simples baraques en bois; mais partout règne une malpropreté remarquable. Aujourd'hui, que l'affranchissement des ponts du Rhône est un fait accompli, il est probable que cet état de choses va changer. La pierre à bâtir est assez abondante, à Lyon, pour qu'on ait le droit d'exiger la suppression des constructions en pisé, qui sont un véritable danger pour les habitants.

La population des Brotteaux est généralement aisée; elle appartient à la classe des négociants, des rentiers, etc. Il y a bien çà et là un monde interlope; mais on peut dire qu'en général les habitants des Brotteaux forment un noyau de bonne population mêlée de gens riches, d'industriels et d'artisans. La Guillotière est le réceptacle d'une portion impure de la population lyonnaise : filles publiques de bas étage, voleurs, escrocs, y trouvent un refuge. C'est dans les mauvais quartiers de la Guillotière que l'on rencontre les habitations de ces hommes et de ces femmes dont le métier n'a pas de nom.

Certainement, au milieu de ces tristes éléments, les gens honnêtes, les bons ouvriers, qui demandent à leur travail le pain de chaque jour, se montrent en grande majorité; ils s'éloignent du centre de la ville à cause de la cherté des loyers. Dans la régénération physique de la ville de Lyon, il est à penser que ce vaste quartier recevra, à son tour, les modifications que réclament les bons principes de l'hygiène publique. Il est à remarquer que les ouvriers en soie sont peu nombreux dans cet arrondissement. Travaux de menuiserie, de serrurerie, de terrassement, de charpenterie, de maçonnerie, revendeurs à la toilette, marchands de vieux habits, chiffonniers, etc., tels sont les métiers les plus communs.

Sept ponts, jetés sur le Rhône, relient le troisième arrondissement aux autres. Dans sa visite à Lyon, en août 1860, l'Empereur a laissé un témoignage de son intelligente protection en faveur des classes pauvres, en décrétants la suppression du péage de six des ponts du Rhône, qui ont été achetés par l'État. Le septième, le pont Napoléon, a été affranchi après le dernier passage du Souverain à Lyon (1865).

Le pont Saint-Clair, reconstruit en 1854, conduit du quartier Saint-Clair au parc de la Tête-d'Or. Cette promenade, de nouvelle création, manquait à Lyon; on a réuni, sur une superficie de 104 hectares, tous les agréments désirables dans une promenade publique. Les plantations récentes ne présentent pas encore tous les frais ombrages que l'avenir donnera ; mais, tel qu'il est, à ses débuts, le parc de la Tête-d'Or mérite tous les éloges qu'on lui a prodigués; les allées sont parfaitement entretenues; un lac, des îlots, des ruisseaux, de la verdure, une allée plantée de magnifiques peupliers, des chalets, des jardins, des saulaies, des ponts rustiques, des montagnes, tels sont les embellissements que l'Administration a accumulés dans cette délicieuse promenade. La ligne du chemin de fer de Genève forme une des limites du parc.

La science elle-même est venue se mêler au plaisir. Le jardin botanique a été transporté, de son ancien emplacement, dans une partie du parc de la Tête-d'Or. Là, on voit étalées, dans un ordre parfait, toutes les splendeurs de la richesse végétale, soit en pleine terre, soit dans des serres chaudes.

La zoologie y est aussi représentée par quelques mammifères : biches, cerfs, chèvres, moutons, etc., par une collection d'oiseaux d'espèces et de genres divers ; les uns sont en liberté sur les lacs, les autres sont renfermés dans de petits enclos, sur les bords des ruisseaux, ou perchés sur des pointes de rochers artificiels. Ils offrent aux promeneurs le spectacle de la variété infinie de forme, de plumage que l'on trouve dans les différents genres. Une rotonde, divisée par des treillis en fil de fer, en une série de compartiments, sert d'habitation à une très-belle collection de poules de provenances diverses. La Cochinchine, la Chine, l'Asie, l'Afrique, l'Europe, y ont envoyé des représentants du genre gallinacé. Les faisans dorés, argentés font admirer leur riche parure.

Les espèces bovines, ovines, la collection des lapins sont remarquables. On tente aussi l'acclimatement de quelques espèces ; on prend une légère part au mouvement scientifique que le parc d'acclimatation de Paris imprime au loin. A Lyon, au parc de la Tête-d'Or, tout est encore à l'état rudimentaire, mais il y a le germe d'institutions très-belles que le temps viendra compléter. L'agrandissement du parc est très-facile ; l'installation d'un jardin des plantes, sur le modèle de celui de Paris, se présente naturellement à l'esprit dans l'avenir. L'agriculture pourrait aussi, près de là, créer une ferme modèle. Les travaux de pisciculture ne trouvent pas, à Paris même, au bois de Boulogne, des locaux aussi propices. Toutes ces conquêtes de la science, étalées sous les yeux de

la foule, ouvrent des horizons nouveaux chez les jeunes générations, préparent des aptitudes scientifiques, enfin, donnent à tous un spectacle récréatif et instructif. Il n'est peut-
être pas sans intérêt, pour la ville de Lyon, de ne pas rester
concentrée, comme elle le fait, dans sa spécialité commerciale;
noblesse oblige: sa position de seconde ville de France l'appelle à donner un plus grand développement aussi bien aux
beaux-arts qu'aux sciences et aux belles-lettres.

Le pont Saint-Clair nous a amené, vu sa position, à parler du parc de la Tête-d'Or, dont il est le plus voisin.

Le pont Morand relie le centre de la ville avec les Brotteaux.
Construit, en 1765, sur les plans de l'architecte Morand, ce pont,
tout en bois, offre un aspect bizarre, original, mais, en même
temps, de grandes conditions de solidité. De temps en temps
on change quelques-unes des poutres; l'année suivante d'autres sont changées, ainsi de suite, de sorte que l'on a toujours
un pont presque neuf. C'est une des voies de communication
les plus fréquentées. Du reste, de ce pont on jouit d'un panorama admirable, de quelque côté que se portent les yeux.

Après le pont Morand, en descendant le Rhône, nous trouvons les ponts du Collége, Lafayette, de l'Hôtel-Dieu. Le
premier, qui ne livre passage qu'aux piétons, est un pont
suspendu, qui date de 1840. Le pont Lafayette, bâti sur une
série d'arches en pierres taillées, est très-solide; il a été construit de 1826 à 1828. Le pont suspendu de l'Hôtel-Dieu a été
élevé en 1835. Trois de ces ponts sont suspendus au moyen
de cables en fil de fer; les nombreux accidents qu'a entraînés
ce système de ponts doit le faire condamner; aussi, aujour-
d'hui, a-t-on mis fin à l'engouement dont ils étaient l'objet à
une certaine époque.

Tous les ponts nouveaux, construits soit en pierre, soit en
fonte, sont considérés comme offrant de meilleures conditions
de solidité.

Le pont de la Guillotière est le pont le plus ancien de Lyon ; en l'an 383 après Jésus-Christ, il fut le théâtre du meurtre de l'empereur Gratien. Probablement, le pont fut emporté par des inondations ; car, pendant une longue série d'années, de 1200 à 1500, on voit tour à tour commencer et abandonner les travaux du nouveau pont, qui ne fut achevé qu'en 1572. Depuis cette époque, il a été souvent modifié ; encore aujourd'hui, il est l'objet de travaux importants, qui doivent le raccorder avec le cours de Brosses, qui se développe au milieu de la Guillotière, comme le cours Morand au milieu des Brotteaux. Les nouvelles constructions des quais ont permis la suppression de quelques arches du côté de la Guillotière. Ce pont est très-solide et constamment encombré de piétons, de voitures et de chevaux. La rue de la Barre, qui, du pont, conduit sur la place Bellecour, ne présente pas une largeur suffisante, eu égard à la fréquentation de cette importante voie de communication.

Au-dessous du pont de la Guillotière se trouve le pont Napoléon. Nous avons déjà dit les désavantages de ces ponts suspendus ; ici la portée des cables en fil de fer est très-grande ; ce que le pont gagne en légèreté et en élégance, assurément il le perd en solidité.

Outre ces ponts, qui offrent aux voitures et aux piétons de nombreuses voies de communications entre les deux rives du Rhône, il existe sur ce fleuve deux autres ponts affectés spécialement au service des chemins de fer de Genève à Lyon, et de Paris à la Méditerranée. Ces ponts, d'une grande élégance, ne laissent rien à désirer sous le rapport de la solidité.

STATISTIQUE DE LA POPULATION DES NAISSANCES, DES DÉCÈS DANS
LE 3e ARRONDISSEMENT, DE 1855 A 1859 INCLUS.

(Population : 71,833.)

NAISSANCES.

ANNÉES.	GARÇONS.	FILLES.	TOTAUX.	RAPPORT A LA POPULATION.	RAPPORT A 1000 HABITANTS.
1855	882	854	1736	1 nais. sur 41,37	24,16
1856	1047	993	2040	— 35,21	38,39
1857	1168	1058	2226	— 32,26	30,98
1858	1165	1090	2255	— 31,85	31,39
1859	1273	1235	2508	— 28,64	34,94
Totaux,...	5535	5230	10765	1 nais. sur 33,36	29,97
Rap. à 1000 h.	15,41	14,56	29,97		

DÉCÈS.

ANNÉES.	MASCULINS.	FÉMININS.	TOTAUX.	RAPPORT A LA POPULATION.	RAPPORT A 1000 HABITANTS.
1855	726	669	1395	1 décès sur 51,49	19,42
1856	755	691	1446	— 49,67	20,13
1857	849	799	1648	— 43,58	22,94
1858	825	726	1551	— 46,31	21,59
1859	972	877	1849	— 38,84	25,74
Totaux,...	4127	3762	7889	1 décès sur 49,27	21,96
Rap. à 1000 h.	11,49	10,47	21,96		

DE 1860 A 1864 (Population : 87,796. — NAISSANCES).

ANNÉES.	GARÇONS.			FILLES.			DEUX SEXES.			RAPPORT A LA POPULATION.	RAPPORT A 1000 HABITANTS.
	LÉGITIMES.	NATURELS.	TOTAUX.	LÉGITIMES.	NATURELLES.	TOTAUX.	LÉGITIMES.	NATURELS.	TOTAUX.		
1860	1064	206	1270	1043	184	1227	2107	390	2497	1 nais. sur 35,16	28,44
1861	1154	216	1370	1099	212	1311	2249	421	2670	— 32,88	30,41
1862	1156	219	1357	1106	231	1337	2262	450	2712	— 32,37	30,88
1863	*1151	233	1394	1112	242	1354	2273	475	2748	— 31,94	31,29
1864	1110	217	1327	1061	242	1281	2171	437	2608	— 33,66	29,70
Totaux....	5647	1091	6718	5421	1089	6510	11062	2173	13235	1 nais. sur 33,16	30,14
Rap. à 1000 h...	12,85	2,48	15,33	12,34	2,48	14,82	25,19	4,94	30,14		

MARIAGES.

ANNÉES.	NOMBRE.	RAPPORT A LA POPULATION.	RAPPORT A 1000 HABITANTS.
1860	814	1 mariage sur 107,85	9,27
1861	905	— 97,01	10,36
1862	960	— 91,44	10,93
1863	863	— 101,73	9,82
1864	902	— 97,32	10,27
TOTAUX....	4444	1 mariage sur 98,78	9,95

DÉCÈS D'ENFANTS MORTS-NÉS.

ANNÉES.	GARÇONS.			FILLES.			TOTAUX.	RAPPORT AUX NAISSANCES VIVANTES.
	LÉGITIMES.	NATURELS.	TOTAUX.	LÉGITIMES.	NATURELLES.	TOTAUX.		
1860	84	30	114	71	21	92	206	1 mort-né sur 12,12
1861	74	12	86	73	16	89	175	20,75
1862	55	8	63	48	10	58	121	22,41
1863	97	29	126	71	26	97	223	12,32
1864	103	39	142	60	25	85	227	11,47
TOTAUX	413	118	531	323	98	421	952	1 sur 13,90
1 mort-né sur naissances vivantes.	1 sur 13,66	1 sur 9,23	1 sur 12,65	1 sur 16,73	1 sur 11,11	1 sur 15,46	1 sur 13,90	

ANNÉES.	SEXE MASCULIN.				SEXE FÉMININ.				DEUX SEXES.	RAPPORT A LA POPULATION.	RAPPORT A 1000 HABITANTS.
	GARÇONS.	HOMMES MARIÉS	VEUFS.	TOTAUX.	FILLES.	FEMMES MARIÉES.	VEUVES.	TOTAUX.			
1860	490	322	77	889	421	221	138	780	1669	1 décès sur 59,60	10,00
1861	504	318	99	921	607	232	153	992	1931	45,46	21,99
1862	464	301	90	855	434	284	146	884	1739	50,48	19,80
1863	547	309	78	834	448	295	159	902	1836	47,81	20,91
1864	499	324	103	926	477	304	198	979	1905	46,08	21,69
Totaux...	2504	1574	447	4525	2407	1336	794	4537	9080	1 décès sur 48,34	20,68
Rap. à 1000 h.				10,30				10,33	20,68		

DÉCÈS.

Pendant la période décennale, les naissances totales ont atteint le chiffre de 24,000, et les décès celui de 16,969; différence en faveur des naissances, 7,031.

Les naissances masculines sont supérieures aux naissances féminines.

Les naissances naturelles sont aux enfants légitimes dans la proportion de 1 sur 5. Les morts-nés sont, comme il arrive ordinairement, plus nombreux parmi les enfants naturels que parmi les légitimes; nous trouvons chez les premiers 1 mort-né pour 15 naissances vivantes, et chez les seconds 1 mort-né pour 10 naissances vivantes.

Les décès ont été moins nombreux chez les femmes que chez les hommes : 8,299 chez les premières, et 8,652 chez les seconds. Ici, les conditions ordinaires reparaissent parce que les femmes ne sont pas assujetties, comme dans d'autres arrondissements, aux rudes travaux des ateliers.

4e Arrondissement. — Cet arrondissement est formé par l'ancienne commune de la Croix-Rousse; il occupe les hauteurs qui dominent Lyon au nord. C'est une sorte d'angle saillant qui sépare le bassin du Rhône de celui de la Saône, et forme la terminaison du plateau des Dombes. Les hauteurs de la Croix-Rousse s'élèvent à 83 mètres au-dessus de l'étiage du Rhône. La ventilation, dans cet arrondissement, se fait aussi largement que possible; il jouit, à juste titre, d'une réputation de salubrité parfaite. Nous avons dit d'autre part, que les différentes invasions de la peste, à Lyon, ont toujours épargné les hauteurs de la Croix-Rousse.

Cet arrondissement comprend aussi une partie du quai d'Herbouville, dont les maisons adossées à la montagne sont imprégnées d'humidité; il en est de même, du côté de la Saône, sur le quai de Serin. En dehors de ces pentes, le quatrième arrondissement est la partie de Lyon la plus salubre, d'abord, à cause de sa position, ensuite, parce que la population n'y est pas aussi serrée que dans l'intérieur de la ville. Beaucoup de maisons ont des jardins attenants; çà et là, sur les versants de la Saône et du Rhône, sont semées de délicieuses villas, entourées d'arbres et de verdure. L'horticulture y a ses représentants les plus distingués.

Du côté de la Saône, le Mont-d'Or domine le paysage et semble toucher au plateau de la Croix-Rousse, tant la rivière est encaissée sur ce point; la vue se repose agréablement sur les villages si gracieux, jetés de toutes parts sur le flanc de la montagne, au milieu des vignes; partout une végétation luxuriante, partout la campagne heureuse et fertile. Si on fait quelques pas encore vers l'extrémité du plateau, Lyon, tout entier, se déploie; au loin, le Rhône et la Saône développant leur cours dans la plaine, le coteau de Fourvière, large amphithéâtre de verdure entrecoupé de monuments, de maisons de campagne, arrête les regards à l'occident, tandis que, sur la gauche, les Alpes, dans le lointain, se confondent avec le ciel : cercle immense que les yeux se plaisent à parcourir. — Sur le versant du Rhône, la plaine se déroule jusqu'aux premiers contreforts des Alpes; plus loin encore, dans la région des nuages, le Mont-Blanc élève sa tête majestueuse, si belle quand les derniers rayons d'un soleil d'été viennent empourprer son sommet. Plus près de nous, le parc de la Tête-d'Or étale les capricieux contours de ses allées sablées, son lac, ses ruisseaux argentés, ses massifs de verdure et ses chalets. Entre la perspective des riches coteaux de la Saône et celle du bassin du Rhône, l'admiration reste à celui-ci, à cause de l'immensité de l'horizon, de la variété de formes, de couleurs des silhouettes lointaines, des jeux bizarres de la lumière dans ces grands espaces, de la pureté de l'air. C'est toujours le même tableau, mais il varie de forme et d'aspect à chaque instant, suivant que le soleil donne du relief à telle partie et efface telle autre. C'est dans cette plaine que le Rhône se déploie capricieusement, doublant et triplant son lit, et offrant quelquefois le spectacle de ses débordements, qui couvrent toutes les îles voisines et les campagnes. Ce magnifique panorama ne nous paraît pas assez apprécié des Lyonnais, qui, rarement, dirigent leurs promenades de ce côté.

.. Les rues de la Croix-Rousse sont bien tracées, leur pavé seul est détestable; quelques-unes de ces rues attendent encore un pavage quelconque, mais les eaux n'y séjournent pas, le sol, étant très-perméable, les absorbe facilement. Cette portion de la ville n'a pas encore reçu toutes les améliorations qui doivent nécessairement résulter de son annexion à la grande cité lyonnaise; tout est à créer, les égouts couverts, les trottoirs, etc.

Les maisons sont, en général, bâties en pierres; elles sont irrégulières; mais, cependant, elles paraissent plus saines, plus propres que dans le troisième arrondissement.

La population de la Croix-Rousse est presque exclusivement composée d'ouvriers en soie. De tous côtés le bruit des métiers en action frappe les oreilles des passants. On comprend que ce bruit se lie à la vie de la population; quand il vient à s'amoindrir, c'est que le commerce de la soierie languit, et la vie des habitants de cet arrondissement languit aussi, c'est le commencement de la misère, des privations. En général, il y a peu de monde dans les rues de la Croix-Rousse durant le jour, toute l'activité des habitants est dépensée dans les ateliers; mais, les soirs d'été, après le travail, toute cette population se répand au dehors pour respirer l'air pur que le ciel leur envoie à profusion.

Quatre grandes voies de communication mettent Lyon en rapport avec la Croix-Rousse : la montée Saint-Sébastien, la Grand'Côte, la montée des Carmélites et le cours des Chartreux, qui fait suite à la rue de l'Annonciade. Sur le parcours de la montée des Chartreux, on a disposé une très-jolie promenade publique, d'où la vue domine Lyon dans une vaste étendue. Des eaux jaillissantes, de frais tapis verts, de larges ombrages, tout s'y réunit pour en faire une promenade délicieuse. De là, en se rendant à la Croix-Rousse, on rencontre la promenade des Tapis, lieu si cher aux habitants de la Croix-Rousse, qui, tous les dimanches et fêtes, viennent s'y distraire de leurs travaux habituels. Tout cela est frais, bien aéré et très-bien disposé pour servir aux plaisirs de la population.

TABLEAUX STATISTIQUES DE LA POPULATION, NAISSANCES, DÉCÈS, DANS LE 4ᵉ ARRONDISSEMENT, DE 1855 A 1859 INCLUS.

Population : 33,103.

NAISSANCES.

ANNÉES.	GARÇONS.	FILLES.	TOTAUX.	RAPPORT A LA POPULATION.	RAPPORT A 1000 HABITANTS.
1855	386	356	742	1 nais. sur 44,61	22,41
1856	422	389	811	— 39,26	25,40
1857	401	395	796	— 41,58	24,04
1858	426	374	800	— 41,37	24,16
1859	457	421	878	— 37,70	26,52
	3098	1935	4027	1 nais. sur 40,79	24,79
Rapport à 1000 h.	12,61	11,68	24,79		

DÉCÈS.

ANNÉES.	MASCULIN.	FÉMININ.	TOTAUX.	RAPPORT A LA POPULATION.	RAPPORT A 1000 HABITANTS.
1855	186	225	411	1 sur 80,54	12,41
1856	246	261	507	— 65,29	15,31
1857	228	242	470	— 70,28	14,22
1858	240	249	489	— 67,69	14,77
1859	262	277	539	— 61,41	16,28
	1162	1254	2416	1 sur 68,50	14,59
Rapport à 1000 h.	7,02	7,57	14,59		

DE 1860 A 1864 INCLUS (NAISSANCES).

ANNÉES.	POPULATION.	GARÇONS.			FILLES.			DEUX SEXES.			RAPPORT A LA POPULATION.	RAPPORT A 1000 HABITANTS.
		LÉGITIMES.	NATURELS.	TOTAUX.	LÉGITIMES.	NATURELLES.	TOTAUX.	LÉGITIMES.	NATURELS.	TOTAUX.		
1860		359	45	402	349	49	398	708	92	800	1 nais. sur 42,91	22,62
1861		350	46	396	308	45	353	658	91	749	47,60	21,00
1862	35133	345	53	398	302	44	346	647	97	744	47,22	21,17
1863		292	44	336	336	48	384	628	92	720	48,79	20,49
1864		315	51	366	321	52	373	636	103	739	47,93	21,03
Totaux		1661	237	1898	1616	238	1854	3277	475	3752	1 nais. sur 44,27	21,29
Rapport à 1000 h.		9,45	1,34	10,80	9,19	1,35	10,55	18,63	2,66	21,29		

MARIAGES.

ANNÉES.	POPULATION.	NOMBRE.	RAPPORT A LA POPULATION.	RAPPORT A 1000 HABITANTS.
1860		417	1 sur 84,25	11,86
1861		428	— 82,08	12,18
1862	35133	357	— 98,41	10,16
1863		353	— 99,52	10,04
1864		377	— 93,19	10,73
Totaux........		1932	1 sur 85,67	10,99

DÉCÈS D'ENFANTS MORTS-NÉS.

ANNÉES.	GARÇONS.			FILLES.			DEUX SEXES.	RAPPORT AUX NAISSANCES VIVANTES.
	LÉGITIMES.	NATURELS.	TOTAUX.	LÉGITIMES.	NATURELLES.	TOTAUX.		
1860	36	4	40	25	4	29	69	11,57
1861	30	3	33	26	6	32	65	11,35
1862	32	4	36	28	9	37	73	10,18
1863	32	6	38	13	7	20	58	12,41
1864	30	13	43	20	5	25	68	10,86
Totaux.	160	30	190	112	31	143	333	11,23
Rapport aux naissances vivantes.	10,38	7,90	9,98	14,42	7,80	12,95		

1 mort-né sur ... nais. vivantes.

ANNÉES.	POPULATION.	SEXE MASCULIN.				SEXE FÉMININ.				DEUX SEXES.	RAPPORT A LA POPULATION.	RAPPORT A 1000 HABITANTS.
		GARÇONS.	HOMMES MARIÉS.	VEUFS.	TOTAUX.	FILLES.	FEMMES MARIÉES.	VEUVES.	TOTAUX.			
1860		83	87	15	185	83	93	46	222	407	1 décès sur 86,31	11,58
1861		130	76	24	230	129	103	41	273	503	69,84	14,31
1862	35133	168	133	69	350	197	166	74	437	787	44,64	21,40
1863		159	171	68	398	163	167	82	412	810	43,37	23,05
1864		144	194	77	415	214	164	103	481	896	39,21	25,50
Totaux.		684	651	233	1578	786	693	346	1825	3603	1 décès sur 48,63	19,37
Rapport à 1000 h.					8,98				10,38	19,37		

Dans la période décennale, les naissances ont été de 7,779, et les décès de 5,819; différence en faveur des naissances, 1,960.

Les naissances masculines ont été plus nombreuses que les naissances féminines.

Les enfants naturels sont aux enfants légitimes dans la proportion de 1 sur 6,90, et les morts-nés qui, parmi les enfants légitimes, sont de 1 sur 12,38 naissances vivantes, sont de 1 sur 8,10 parmi les enfants naturels.

Les décès ont été plus nombreux chez les femmes que chez les hommes ; pour 3,079 décès féminins, nous ne trouvons que 2,742 décès masculins, 8,98 pour 1,000 chez les hommes, et 10,38 pour 1,000 chez les femmes. Nous retrouvons, ici, l'influence des travaux sur la mortalité féminine.

5e Arrondissement. — Cet arrondissement comprend toute l'ancienne commune de Vaise, et toute la partie ouest de la ville de Lyon située sur la rive droite de la Saône.

Nous voilà revenus au berceau primitif de la ville de Lyon, et c'est ici que l'hygiène a le plus grand besoin d'intervenir.

Le quartier de Vaise offre, assurément, des rues assez larges et assez bien disposées ; les hauteurs de Saint-Just et de Saint-Irénée présentent aussi de bonnes conditions de salubrité, grâce à leur position et aux récentes améliorations dont ces quartiers ont été l'objet. On peut voir aussi un commencement de régénération, pour cet arrondissement, dans les travaux gigantesques entrepris sur les quais de la rive droite de la Saône. Mais, quand on aborde les quartiers Saint-Paul, Saint-Jean et Saint-Georges, on est à se demander si, pour améliorer l'état de ces quartiers, il n'est pas nécessaire de détruire tout ce qui reste. Les vieux murs noirs, les vieilles maisons, datant de plusieurs siècles, sont encore là pour dire quelle rude besogne est à faire, si l'on veut appliquer à ces quartiers, les lois de l'hygiène privée ou publique. Rues étroites, sombres, malpropres, mal pavées, habitations noires, infectes, sans aération, privées de lumière, tristes et pauvres demeures où une population nombreuse d'ouvriers est obligée de travailler, du matin au soir, dans les conditions hygiéniques les plus défavorables: tel est le tableau que nous présente une grande partie de cet arrondissement. Quelque respect que l'on puisse garder pour l'héritage que les siècles passés nous ont livré, il est temps que le marteau du progrès vienne frapper ces vieux quartiers et y amener l'air et la lumière. A l'extrémité du quartier Saint-Georges, les travaux d'amélioration sont commencés; il est à désirer qu'ils se prolongent jusqu'à Vaise. La montée du Gourguillon, les rues du Doyenné, du Bœuf, de Lennery, etc., tout cela forme un dédale infect, qui appelle sérieusement les préoccupations administratives. Un plan d'ensemble complet peut seul modifier avantageusement les fâcheuses conditions dans lesquelles ce quartier se trouve placé. Ce plan existe déjà; les démolitions commencent près de l'Archevêché.

La population du quartier de Vaise se compose d'artisans divers : hommes de peine, jardiniers, charrons, serruriers, menuisiers, voituriers; mais, à partir du quai de Bondy jusqu'à Saint-Georges, les ateliers pour la fabrique de soieries se montrent en assez grand nombre. On trouve aussi beaucoup de fripiers, de marchands de vieux meubles, d'objets divers de lingerie, de literie, etc.; partout règne une malpropreté remarquable.

Si l'on gravit le coteau de Fourvière, sur la pente de la montagne, on rencontre des habitations bourgeoises ou d'ouvriers, qui sont placées dans de meilleures conditions de salubrité; il y a de l'air et de la lumière. Çà et là, des jardins, grands ou petits, séparent les maisons; mais les rues sont, en général, étroites, mal pavées et très-rapides. La montée du

Chemin-Neuf vient d'être réparée très-avantageusement. D'autres rampes sont formées ou par des escaliers en pierres taillées ou par des tronçons de rues mal pavées. C'est une cause d'accidents nombreux. Il y a encore, sur différents points, d'autres causes de danger; les murs de soutènement des terres sont, en général, très-vieux, et des éboulements inattendus viennent assez souvent occasionner des accidents et même la mort des passants, comme nous en avons eu, dernièment, un exemple à la montée Saint-Barthélemy.

Le cinquième arrondissement de Lyon se relie à la ville par une succession de ponts ou passerelles jetés sur la Saône, depuis Vaise jusqu'à la Mulatière.

Le pont de la Mulatière, récemment terminé et livré à la circulation publique, est très-beau et très-solide. Une partie de ce pont donne passage au chemin de fer de Saint-Étienne, l'autre partie, entièrement séparée, est destinée aux voitures et aux piétons.

En remontant la Saône, nous trouvons le pont tubulaire du chemin de fer de Paris. Au-dessus, le pont Napoléon, correspondant à celui qui, à la même hauteur, est jeté sur le Rhône, appartient au système des ponts suspendus.

Le pont d'Ainay ne fut primitivement qu'un pont de bateaux établi en 1774; emporté, en 1789, par une inondation, il ne fut reconstruit que plus tard, et livré à la circulation en 1818. Vient ensuite la passerelle Saint-Georges, réservée aux piétons. Le pont Tilsitt relie le quartier de Bellecour au quartier Saint-Jean; construit en 1634, ce pont était primitivement en bois; enlevé deux fois par des crues de la Saône, en 1711 et 1779, il vient d'être reconstruit avec une solidité à toute épreuve. Achevé il y a un an, ce pont a remplacé celui dont la première pierre fut placée, en 1802, par l'empereur Napoléon Ier, et qui fut achevé en 1808.

Le pont du Palais-de-Justice fut construit en 1801; mais,

en 1830 et 1840, il éprouva des dégradations importantes. Le nouveau pont, qui appartient au système des ponts suspendus, date de 1842.

Le pont de Nemours, autrefois Pont-de-Pierre, pont du Change, est un des ponts les plus anciens de Lyon; il a été reconstruit en 1843; il est très-large et très-solide. C'est la voie de communication la plus fréquentée entre la rive droite et la rive gauche de la Saône.

Les ponts de la Feuillée, de Saint-Vincent, les ponts Mouton et de la Gare sont tous des ponts suspendus. Le pont de Serin est partie en pierre et partie en charpente; il paraît très-solide. On voit, par cette énumération des ponts jetés entre les deux rives de la Saône, que les moyens de communication ont été largement assurés.

STATISTIQUE DE LA POPULATION DES NAISSANCES, MARIAGES, DÉCÈS DANS LE 5ᵉ ARRONDISSEMENT, DE 1855 A 1859 INCLUS.

Population : 53,119.

—

NAISSANCES.

ANNÉES.	GARÇONS.	FILLES.	TOTAUX.	RAPPORT A LA POPULATION.	RAPPORT A 1,000 HABITANTS.
1855	563	508	1071	1 sur 49,59	20,16
1856	609	545	1154	— 46,03	21,72
1857	558	615	1173	— 45,28	22,08
1858	597	579	1176	— 45,16	22,13
1859	603	614	1217	— 43,64	22,91
Totaux....	2930	2861	5791	1 sur 44,13	21,80
Rap. à 1,000 h.	11,03	10,77	21,80		

DÉCÈS (Population : 53,119).

ANNÉES.	MASCULINS.	FÉMININS.	TOTAUX.	RAPPORT A LA POPULATION.	RAPPORT A 1,000 HABITANTS.
1855	535	638	1173	1 décès sur 45,28	22,08
1856	558	643	1201	— 44,22	22,60
1857	639	674	1313	— 40,45	24,71
1858	527	655	1182	— 44,93	22,25
1859	524	651	1175	— 42,66	23,43
Totaux....	2783	3261	6044	1 décès sur 43,94	22,74
Rap. à 1000 h.	10,47	12,27	12,74		

DE 1860 A 1864 INCLUS (Population : 58,527).
NAISSANCES.

ANNÉES.	GARÇONS.			FILLES.			DEUX SEXES.			RAPPORT A LA POPULATION.	RAPPORT A 1000 HABITANTS.
	LÉGITIMES.	NATURELS.	TOTAUX.	LÉGITIMES.	NATURELLES.	TOTAUX.	LÉGITIMES.	NATURELS.	TOTAUX.		
1860	518	115	633	512	78	590	1030	193	1223	1 naiss. sur 43,43	23,02
1861	506	113	619	486	88	574	992	201	1193	— 44,93	22,25
1862	497	106	603	489	95	584	986	201	1187	— 44,75	22,34
1863	480	90	570	412	115	527	892	205	1097	— 48,33	20,65
1864	495	106	601	435	134	569	930	240	1170	— 45,40	22,26
Totaux.....	2496	530	3026	2334	510	2844	4830	1040	5870	1 naiss. sur 45,33	22,05
Rap. à 1000 h.	9,39	1,99	11,39	8,78	1,92	10,70	18,17	3,88	22,05		

MARIAGES (population : 58,527).

ANNÉES.	NOMBRE.	RAPPORT A LA POPULATION.	RAPPORT A 1000 HABITANTS.
1860	411	1 sur 129,24	7,73
1861	404	— 131,45	7,60
1862	411	— 129,24	7,73
1863	417	— 127,38	7,85
1864	400	— 132,79	7,53
TOTAUX....	2043	1 sur 130,00	7,73

DÉCÈS D'ENFANTS MORTS-NÉS (population : 58,527).

ANNÉES.	GARÇONS.			FILLES.			DEUX SEXES.	RAPPORT AUX NAISSANCES VIVANTES.
	LÉGITIMES.	NATURELS.	TOTAUX.	LÉGITIMES.	NATURELLES.	TOTAUX.		
1860	42	14	56	47	13	60	116	1 mort sur 10,54
1861	40	7	47	37	14	51	98	12,06
1862	39	17	56	30	15	45	101	11,75
1863	46	17	63	32	9	41	104	10,50
1864	36	26	62	29	12	41	103	11,35
TOTAUX	203	81	284	175	63	238	522	1 s. 11,22
Rapport aux naissances vivantes.	1 mort-né sur 12,29 naissances vivantes.	1 mort-né sur 6,54 naissances vivantes.	1 mort-né sur 9,39 naissances vivantes.	1 mort-né sur 13,34 naissances vivantes.	1 mort-né sur 8,09 naissances vivantes.	1 mort-né sur 10,24 naissances vivantes.		

| ANNÉES. | SEXE MASCULIN. | | | | SEXE FÉMININ. | | | | DEUX SEXES. | RAPPORT A LA POPULATION. | RAPPORT A 1000 HABITANTS. |
	GARÇONS.	HOMMES MARIÉS.	VEUFS.	TOTAUX.	FILLES.	FEMMES MARIÉES.	VEUVES.	TOTAUX.			
1860	235	208	66	509	284	171	110	565	1074	1 décès sur 49,45	20,21
1861	268	190	51	509	329	161	107	597	1106	48,02	20,82
1862	239	185	52	476	331	145	123	599	1075	49,36	20,25
1863	243	191	58	492	313	153	111	577	1069	49,69	20,12
1864	262	206	86	554	342	162	126	636	1190	44,63	22,35
Totaux....	1247	980	313	2540	1599	798	577	2974	5514	1 décès sur 48,15	20,71
Rap. à 1000 h.				9,56				11,19			

Dans le cinquième arrondissement, nous trouvons un chiffre de décès supérieur à celui qui lui appartient de fait : l'hospice de l'Antiquaille augmente le coefficient ; mais la différence est loin d'être aussi grande que pour le deuxième arrondissement, et, malgré cette augmentation, l'arrondissement reste encore dans la proportion normale de la mortalité, 21,72 pour 1,000.

Les naissances, en 10 ans, ont été de 11,661, et les décès de 11,559 ; différence en faveur des naissances, 102 ; chiffre fort au-dessous de celui qui est offert par les autres arrondissements, mais qui se trouve expliqué par l'augmentation des décès de l'Antiquaille.

Les enfants naturels sont aux enfants légitimes dans la proportion de 1 sur 4,64, et les morts-nés dans la proportion de 1 sur 12,81 naissances vivantes, chez les enfants légitimes, et de 1 sur 7,31 naissances vivantes chez les enfants naturels.

Les décès, qui atteignent le chiffre de 11,558, se décomposent ainsi : 5,323 hommes, et 6,235 femmes, différence considérable si on tient compte surtout que, en général, c'est l'inverse qui se produit. Nous avons toujours ici l'influence des travaux auxquels les femmes sont soumises dans la fabrique.

DÉNOMBREMENT DE LA POPULATION DANS LA COMMUNE DE LYON.

(Année 1861.)

POPULATION SELON L'ORIGINE ET LA NATIONALITÉ.

SEXE.	FRANÇAIS d'origine			ÉTRANGERS.															Individus dont on n'a pu constater la nationalité.	TOTAL GÉNÉRAL DE LA POPULATION.
	Nés dans le département.	Nés dans d'autres départements.	Étrangers naturalisés Français.	Anglais, Écossais et Irlandais.	Américains.	Allemands (Autrichiens et Prussiens compris).	Belges.	Hollandais.	Italiens.	Suisses.	Espagnols.	Russes.	Polonais.	Suédois, Norvégiens et Danois.	Moldo-Valaques.	Grecs.	Turcs.	Autres étrangers.		
Masculin	85989	64911	202	59	31	699	900	14	1606	1354	57	11	37	16	2	10	9	5	982	156100
Féminin	87877	74313	52	56	23	363	80	16	768	1006	40	3	30	14	1	4	»	7	1028	162703
																				318803

POPULATION PAR CULTE.

SEXE.	CATHOLIQUES.	PROTESTANTS.		AUTRES SECTES PROTESTANTES.	ISRAÉLITES.	APPARTENANT A DES CULTES NON CHRÉTIENS.	INDIVIDUS DONT ON N'A PU CONSTATER LE CULTE.	TOTAL GÉNÉRAL DE LA POPULATION.
		DES ÉGLISES RÉFORMÉES (CALVINISTES).	DE LA CONFESSION D'AUGSBOURG (LUTHÉRIENS).					
Masculin.	152232	1965	503	287	458	11	644	156100
Féminin.	159388	1566	395	500	480	9	365	162703
								318803

INFIRMITÉS DIVERSES :

ALIÉNÉS, IDIOTS ET CRÉTINS, GOITREUX, AVEUGLES ET SOURDS-MUETS A DOMICILE.

NOTA. — Ce dénombrement s'applique exclusivement à ceux de ces infirmes qui ont été trouvés dans le sein de leur famille, et non à ceux qui sont traités dans des établissements spéciaux. — L'aliéné est celui qui, ayant joui autrefois de la plénitude de ses facultés intellectuelles, les a perdues en tout ou en partie. — L'idiot et le crétin sont ceux qui n'en ont jamais joui ou qui n'en ont joui que très-imparfaitement.

SEXE.	ALIÉNÉS.	IDIOTS OU CRÉTINS.	GOITREUX.	AVEUGLES				SOURDS-MUETS			
				DE NAISSANCE.	DEVENUS TELS POSTÉRIEUREMENT A LA NAISSANCE.	POUR LESQUELS CETTE DISTINCTION N'A PU ÊTRE ÉTABLIE.	TOTAL	DE NAISSANCE.	DEVENUS TELS POSTÉRIEUREMENT A LA NAISSANCE.	POUR LESQUELS CETTE DISTINCTION N'A PU ÊTRE ÉTABLIE.	TOTAL.
Masculin.	48	37	49	9	89	4	102	42	12	5	59
Féminin.	50	26	232	7	53	1	61	28	9	»	37

PROFESSIONS. — RÉCAPITULATION GÉNÉRALE.

	SEXE		TOTAL.
	MASCULIN.	FÉMININ.	
1. Agriculture.	3793	3452	7245
2. Industrie.	89176	95902	185078
3. Commerce.	17241	19357	36598
4. Professions diverses intéressant l'agriculture, l'industrie et le commerce.	1717	1852	3569
5. Autres professions diverses.	2077	3128	5205
6. Professions libérales.	19526	5966	25492
7. Clergé.	845	2090	2935
8. Individus sans profession, etc.	21725	30956	52681
	156100	162703	318803

POPULATION PAR AGE ET PAR ÉTAT CIVIL.

1° DE LA POPULATION CIVILE. — 2° DE LA POPULATION MILITAIRE.

NOTA. — Il n'y a lieu de comprendre aux colonnes du sexe féminin, en ce qui concerne l'armée, que les vivandières ou cantinières. — Les femmes et enfants d'officiers ou d'autres personnes appartenant à l'armée à des titres divers doivent être compris dans la population civile dont ils font partie.

AGES.	SEXE MASCULIN.				SEXE FÉMININ.				TOTAL DES DEUX SEXES.
	GARÇONS.	MARIÉS.	VEUFS.	TOTAL.	FILLES.	MARIÉES.	VEUVES.	TOTAL.	
De 1 jour à 1 an. Population civile...	1690	»	»	1690	1597	»	»	1597	3287
1 » » 5 civile...	8164	»	»	8164	7982	»	»	7982	16146
militaire.	25	»	»	25	9	»	»	9	34
5 » » 10 civile...	10583	»	»	10583	9949	»	»	9949	20532
militaire.	31	»	»	31	9	»	»	9	40
10 » » 15 civile...	10270	»	»	10270	10046	»	»	10046	20316
militaire.	29	»	»	29	5	»	»	5	34
15 » » 20 civile...	11925	4	»	11929	13124	346	2	13472	25401
militaire.	299	»	»	299	3	»	»	3	302
20 » » 25 civile...	11638	762	10	12410	13643	4586	41	18270	30680
militaire.	7779	4	»	7783	6	5	1	12	7795
25 » » 30 civile...	7839	5111	58	13008	11921	8965	276	21162	34170
militaire.	3991	19	»	4010	6	39	»	45	4055
30 » » 35 civile...	3788	8866	108	12762	4916	9210	479	14605	27367
militaire.	914	62	2	978	»	29	1	30	1008

Âge										
35 » à 40	civile	2461	10848	220	13529	3643	9752	853	14248	27777
	militaire	364	122	»	486	»	22	»	22	508
40 » à 45	civile	1968	8892	629	11489	2909	8221	1281	12411	23900
	militaire	247	51	2	300	»	10	»	10	310
45 » à 50	civile	1235	7652	593	9480	1932	6710	1755	10397	19877
	militaire	132	47	1	180	»	1	»	1	181
50 » à 55	civile	1181	7188	570	8939	2043	5682	1768	9493	18432
	militaire	29	22	1	52	»	»	»	»	52
55 » à 60	civile	682	5121	570	6373	1211	3446	1645	6302	12675
	militaire	6	14	2	22	»	»	»	»	22
60 » à 65	civile	580	3980	688	5248	1014	2456	1894	5364	10612
	militaire	»	1	»	1	»	»	»	»	1
65 » à 70	civile	286	2065	503	2854	566	1199	1397	3162	6016
	militaire	»	»	»	»	»	»	»	»	»
70 » à 75	civile	190	1043	479	1712	349	671	1102	2122	3834
	militaire	»	1	1	1	»	»	»	»	1
75 » à 80	civile	91	540	224	855	231	281	611	1123	1978
	militaire	»	»	»	»	»	»	»	»	»
80 » à 85	civile	46	209	208	463	122	113	258	493	956
	militaire	»	»	»	»	»	»	»	»	»
85 » à 90	civile	17	42	64	123	47	31	215	293	416
	militaire	»	»	»	»	»	»	»	»	»
90 » à 95	civile	1	7	11	19	6	1	43	50	69
	militaire	»	»	»	»	»	»	»	»	»
95 » à 100	civile	»	1	2	3	5	2	7	14	17
	militaire	»	»	»	»	»	»	»	»	17
100 et au-dessus	civile	»	»	»	»	1	»	1	2	2
	militaire	»	»	»	»	»	»	»	»	2
Âge inconnu	civile	»	»	»	»	»	»	»	»	»
	militaire	»	»	»	»	»	»	»	»	»
Totaux		88481	62673	4946	156100	87295	61778	13630	162703	318803

Total des maisons : 12,315, sur lesquelles 2,371 ont 4 étages, et 2,038 ont plus de 4 étages.

La superficie de Lyon est de 6,827 hectares, si on comprend toute la commune avec ses terrés labourables, ses prés,
ses vignes, et ses jardins, et de 3,255 hectares seulement affectés aux constructions. Pour obtenir la densité de la population, nous diviserons le nombre d'habitants par la superficie,
nous aurons ainsi, pour toute la commune, 46 habitants par
hectare; mais, quand il s'agit d'une grande ville, il nous
semble nécessaire d'établir la densité de la population par
rapport à la superficie habitée, nous avons alors 97,94 habitants par hectare, densité dont le chiffre élevé s'explique par
le grand nombre d'étages qu'ont, généralement, les maisons
de Lyon.

TABLEAUX RÉCAPITULATIFS DES NAISSANCES, MARIAGES, DÉCÈS
DANS LYON (1re PÉRIODE), DE 1855 A 1859 INCLUS.

(Population : 292,721.)

NAISSANCES.

ANNÉES.	GARÇONS.	FILLES.	TOTAUX.	RAPPORT A LA POPULATION.		RAPPORT A 1000 HABITANTS
1855	4130	3834	7964	1 nais. sur	36,75	27,20
1856	4396	4187	8583	—	34,10	29,32
1857	4397	4295	8692	—	33,68	29,69
1858	4461	4258	8719	—	33,57	29,78
1859	4742	4398	9140	—	32,05	31,22
Totaux....	22126	20972	43098	1 nais. sur 33,95		29,44
Rap. à 1000 h.	15,11	14,32				

MARIAGES.

ANNÉES.	NOMBRE.	RAPPORT A LA POPULATION.	RAPPORT A 1000 HABITANTS.
1855	les renseignements manquent.		9,87
1856	2890	1 mariage sur 101,29	9,95
1857	2913	— 100,00	9,49
1858	2778	— 100,00	9,90
1859	2899	— 97,00	
Totaux....	11480	1 mariage sur 101,99	9,78

DÉCÈS.

ANNÉES.	MASCULINS.	FÉMININS.	TOTAUX.	RAPPORT A LA POPULATION.	RAPPORT A 1000 HABITANTS.
1855	4789	4044	8833	1 décès sur 33,1	30,17
1856	4219	3857	8076	— 36,2	27,58
1857	4234	4077	8311	— 35,22	28,38
1858	3881	3856	7737	— 37,83	26,22
1859	4718	4252	8970	— 32,67	30,64
Totaux....	21841	20086	41927	1 décès sur 34,90	28,62
Rap. à 1000 h.	14,92	13,57			

Nous avons déjà signalé que, pour la période de 1855 à 1859, les documents statistiques ne sont pas aussi complets que pour la période de 1860 à 1864; nous avons dû subordonner les développements de nos tableaux aux éléments que nous avons trouvés; néanmoins, à part quelques détails, ils rendent compte du mouvement des naissances et des décès.

2ᵉ PÉRIODE, DE 1860 A 1864 INCLUS.

Population : 348,803.

NAISSANCES.

ANNÉES.	GARÇONS.	FILLES.	TOTAUX.	RAPPORT A LA POPULATION.	RAPPORT A 1000 HABITANTS.
1860	4509	4391	8900	1 nais. sur 35,82	27,91
1861	4818	4479	9297	34,29	29,16
1862	4675	4415	9090	35,07	28,51
1863	4582	4453	9035	38,28	28,34
1864	4578	4342	8920	35,73	27,97
Totaux....	23162	22080	45242	1 nais. sur 35,23	28,37
Rapport à 1000 h.	14,53	13,85	28,37		

Dans Lyon, comme dans tout le département, les naissances masculines sont plus nombreuses que les naissances féminines. C'est un fait général plus remarquable encore dans les populations urbaines que dans les populations rurales.

Le tableau suivant nous permettra d'apprécier le rapport qui existe entre les naissances légitimes et naturelles :

ANNÉES.	NAISSANCES LÉGITIMES.			NAISSANCES NATURELLES			1 naissance naturelle pour 3,13 naissances légitimes.
	GARÇONS.	FILLES.	TOTAUX.	GARÇONS.	FILLES.	TOTAUX.	
1860	3515	3397	6912	994	994	1988	
1861	3668	3408	7076	1150	1071	2221	
1862	3581	3349	6930	1094	1066	2160	
1863	3434	3329	6763	1148	1124	2272	
1864	3393	3223	6616	1185	1119	2304	
TOTAUX.	17591	16706	34297	5571	5374	10945	
Rapport à 1000 h.	11,03	10,48	21,51	3,49	3,37	6,86	

Les naissances naturelles ont été aux naissances légitimes dans la proportion de 10,945 à 34,297, c'est-à-dire qu'il y a eu 1 naissance naturelle pour 3,13 naissances légitimes, beaucoup plus que pour toute la population urbaine du département, qui nous donne 1 naissance naturelle pour 4,14 naissances légitimes.

Les agglomérations favorisant les unions illicites, le nombre des enfants naturels doit donc être beaucoup plus considérable dans les grands centres manufacturiers; mais nous avons déjà fait observer que ce chiffre énorme de naissances illégitimes n'appartient pas en entier à Lyon, où beaucoup de filles-mères viennent, même des départements voisins, faire leurs couches, soit dans les hôpitaux, soit dans des maisons de santé, soit chez elles.

Dans le département de la Seine, on compte, généralement, 26 naissances illégitimes sur 100 légitimes; nous sommes donc, à peu près, dans la même situation que Paris pour
les naissances naturelles.

MARIAGES,

ANNÉES.	NOMBRE.	RAPPORT A LA POPULATION.	RAPPORT A 1000 HABITANTS.
1860	2892	1 mariage sur 110,23	9,07
1861	3045	— 104,69	9,55
1862	2958	— 107,77	9,27
1863	2833	— 112,53	8,88
1864	2856	— 111,62	8,95
Totaux......	14584	1 mariage sur 109,29	9,14

DÉCÈS D'ENFANTS MORTS-NÉS.

ANNÉES.	LÉGITIMES.			NATURELS.			DEUX SEXES.	RAPPORT AUX NAISSANCES VIVANTES.	RAPPORT A 1000 NAISS. VIV.
	GARÇONS.	FILLES.	TOTAUX.	GARÇONS.	FILLES.	TOTAUX.			
1860	307	236	543	125	119	344	787	11,30	88,42
1861	291	221	512	116	114	230	742	12,51	79,81
1862	235	196	431	109	93	202	633	14,36	69,63
1863	270	199	469	123	119	242	711	12,70	78,69
1864	290	188	478	155	110	265	743	12,00	83,29
Totaux	1393	1040	2433	628	555	1283	3616	1 s. 12,51	79,92
1 mort-né sur naissances vivantes.	1 sur 12,62	1 sur 16,06	1 sur 14,09	1 sur 8,87	1 sur 9,70	1 sur 9,25	1 sur 12,51		

C'est toujours sur les enfants illégitimes que cette mortalité frappe le plus. Dans le département de la Seine, la proportion des morts-nés est de 6,80 pour 100; à Lyon, elle est plus forte, elle monte à 7,99 pour 100.

DÉCÈS.

ANNÉES.	MASCULIN.	FÉMININ.	TOTAUX.	RAPPORT A LA POPULATION.	RAPPORT A 1000 HABITANTS.
1860	4050	3715	7765	1 sur 41,05	24,35
1861	4107	4162	8269	— 38,55	25,93
1862	3763	3875	7638	— 41,73	23,95
1863	3873	3965	7838	— 40,67	24,58
1864	4181	4160	8341	— 38,22	26,16
	19974	19877	39851	1 sur 39,99	25,00
Rapport à 1000 h.	25,59	24,43	25,00		

25 décès pour 1,000 habitants expriment, à peu près, la moyenne générale en France. Nous sommes donc, à Lyon, dans cette moyenne générale; mais, toujours, le sexe féminin offre un coefficient de mortalité moindre que le sexe masculin, et, à Lyon, nous nous écartons sensiblement de cette règle générale. Bien que le chiffre de la mortalité féminine soit inférieur à celui qui exprime la mortalité masculine, l'écart n'est pas en rapport avec ce qui se produit généralement en France; cela tient aux causes que nous avons déjà fait connaître. Nous avons vu, en effet, que dans les arrondissements manufacturiers de Lyon, les femmes fournissent un coefficient de décès supérieur à celui des hommes, et nous en avons attribué la cause aux fatigues imposées aux femmes par les travaux de l'industrie. Un seul arrondissement fait

exception, c'est le deuxième, celui dans lequel il y a le moins de population ouvrière. Dans le troisième, le chiffre est à peu près le même pour les deux sexes; cependant, le sexe féminin l'emporte encore de quelques unités. Dans cet arrondissement, la population ouvrière est restreinte; dans les trois autres, au contraire, où l'industrie se développe, la mortalité féminine l'emporte de beaucoup. Il est donc vrai de dire que le travail imposé à la femme ne doit pas dépasser une certaine limite, au-delà de laquelle sa vie est compromise, surtout si l'on tient compte des modifications fonctionnelles, qui se produisent chez les femmes et qui leur imposent des soins particuliers incompatibles avec de rudes travaux.

DÉCÈS PAR ÉTAT-CIVIL.

Population par groupes....	442,405	313,365	24,730	436,475	308,890	68,150
ANNÉES.	GARÇONS.	HOMMES MARIÉS.	VEUFS.	FILLES.	FEMMES MARIÉES.	VEUVES.
	DÉCÈS.			DÉCÈS.		
1860	2286	1342	422	1855	1110	750
1861	2364	1310	433	2362	1070	723
1862	2093	1250	420	1977	1159	739
1863	2134	1309	430	2006	1153	806
1864	2166	1469	546	2006	1257	897
Totaux.	11043	6680	2251	10206	5756	3915
Rapport à 1000 habitants	24,96	20,04	91,62	23,38	18,63	57,44

Pour faciliter la vérification, nous indiquons la population par groupes; elle est la reproduction du dénombrement officiel de la population par état civil multiplié par 5, puisque nous opérons sur 5 années. La moindre mortalité dans les deux sexes porte sur l'âge adulte; c'est, en effet, comme nous l'avons démontré pour le département, l'âge qui paie le moindre tribut à la mort; les garçons et les filles ne figurent avec un chiffre élevé qu'à cause de la grande mortalité qui frappe l'enfance. Quant aux veuves, elles sont partout, en France, beaucoup plus nombreuses que les veufs. Il doit en être ainsi puisque la mortalité chez les hommes est plus grande que chez les femmes, ce que nous constatons, même à Lyon, malgré la particularité que nous venons de signaler pour trois des cinq arrondissements; et, comme conséquence de cette mortalité féminine moindre, nous trouvons pour les veuves le coefficient 57,44 pour 1,000, tandis qu'il est de 91,02 chez les hommes. Ces chiffres élevés, pour les deux sexes, trouvent leur raison d'être dans l'âge auquel on est d'ordinaire à l'état de veuvage; on a souvent dépassé l'âge moyen de la vie. Pour toute la France, la moyenne générale des décès par état civil est représentée par les chiffres suivants :

SEXE MASCULIN.	P. 100	SEXE FÉMININ.	P. 100
Enfants et adolescents de 0 à 18 ans............	3,13	Enfants et jeunes filles de 0 à 15 ans............	3,29
Célibataires............	1,34	Célibataires............	1,30
Mariés,............	1,70	Mariées,............	1,32
Veufs,............	6,69	Veuves............	3,29

DÉCÈS PAR AGES, DE 1860 A 1864, INCLUS.

	SEXE MASCULIN.						SEXE FÉMININ.					
	1860	1861	1862	1863	1864	TOTAUX	1860	1861	1862	1863	1864	TOTAUX
de 1 jour à 1 an	481	585	503	600	591	2760	348	521	434	452	532	2287
de 1 an à 5 ans	404	543	358	391	395	2091	409	589	411	369	394	2172
5 — à 10 —	139	103	105	100	156	603	117	126	102	104	117	566
10 — à 15 —	52	57	49	63	65	286	84	97	73	83	108	445
15 — à 20 —	133	162	146	148	153	742	181	217	147	201	177	923
20 — à 25 —	191	366	377	281	247	1762	215	260	218	252	251	1196
25 — à 30 —	214	198	216	187	176	991	223	246	233	234	285	1221
30 — à 35 —	173	159	166	174	182	854	213	206	191	223	239	1072
35 — à 40 —	185	191	170	193	171	910	232	200	186	199	199	952
40 — à 45 —	196	174	173	212	246	1002	166	159	160	176	195	908
45 — à 50 —	171	191	170	193	171	976	184	172	198	187	199	949
50 — à 55 —	185	174	181	205	246	1167	181	192	227	196	198	1005
55 — à 60 —	227	208	231	227	212	1268	193	194	239	207	252	1105
60 — à 65 —	256	209	237	245	273	1363	234	239	240	227	303	1245
65 — à 70 —	283	242	251	262	288	1098	218	217	217	251	321	1248
70 — à 75 —	206	267	209	220	300	858	216	238	240	261	244	1152
75 — à 80 —	186	202	176	220	261	720	216	221	227	214	202	855
80 — à 85 —	157	177	124	127	179	379	137	154	181	181	94	524
85 — à 90 —	67	153	71	67	159	119	116	101	113	100	37	199
90 — à 95 —	26	85	16	25	89	23	36	44	40	40	11	46
95 — à 100 —	2	19	»	»	33	2	10	8	2	4	1	6
100 et au-dessus	1	7	4	6	1		»	»	13	3	1	1
TOTAUX......	4050	4107	3763	3873	4181	19974	3715	4162	3875	3965	4360	19877

39,851

TABLEAU RÉCAPITULATIF QUINQUENNAL DE LA MORTALITÉ

SELON LES AGES.

	SEXE MASCULIN.			SEXE FÉMININ.		
	POPULATION.	DÉCÈS.	RAPPORT A 1000 HABITANTS.	POPULATION.	DÉCÈS.	RAPPORT A 1000 HABITANTS.
de 1 jour à 1 an	8450	2760	326,62	7985	2287	286,41
de 1 an à 5 ans	40945	2091	51,06	39955	2172	53,35
— 5 — à 10 —	58070	603	10,38	49790	566	11,36
— 10 — à 15 —	51495	286	5,55	50255	445	8,85
— 15 — à 20 —	61140	742	12,13	67315	923	13,69
— 20 — à 25 —	100965	1762	17,45	91410	1196	13,08
— 25 — à 30 —	85090	991	11,64	106035	1221	11,51
— 30 — à 35 —	68700	854	12,43	73175	1072	14,64
— 35 — à 40 —	79070	910	12,98	71350	952	13,34
— 40 — à 45 —	58945	976	16,55	62105	908	14,61
— 45 — à 50 —	48300	1002	22,40	51990	949	18,25
— 50 — à 55 —	44955	1167	25,95	47465	1005	21,17
— 55 — à 60 —	31975	1268	39,65	31510	1105	35,06
— 60 — à 65 —	26245	1363	51,93	26820	1245	46,42
— 65 — à 70 —	14270	1098	76,90	15810	1248	78,90
— 70 — à 75 —	8565	858	100,17	10610	1152	108,57
— 75 — à 80 —	4275	720	168,42	5615	855	108,45
— 80 — à 85 —	2315	379	163,71	2465	524	212,57
— 85 — à 90 —	615	119	193,49	1465	199	135,83
— 90 — à 95 —	95	23	242,10	250	46	184,00
— 95 — à 100 —	15	2	133,33	70	6	85,71
— 100 et au-dessus	»	»	»	10	1	100,00
		19974			19877	

Comme nous l'avons vu dans la statistique du département, c'est la première année de la vie, dans les deux sexes, mais surtout chez les garçons, qui moissonne le plus de victimes; nous avons, pour Lyon, la proportion énorme de 326 pour 1,000 chez les garçons, et 286 pour 1,000 chez les filles. Après la première année les chances de vie augmentent considérablement. Nous ferons remarquer que dans la période de 20 à 25 ans, nous ne trouvions, pour le département, que la proportion de 14 pour 1,000, tandis que nous avons 17 pour 1,000 dans Lyon. Cette différence tient à la mortalité de l'armée, qui figure à Lyon seulement. Pendant la même période, la mortalité féminine est de 11 pour 1,000 dans le département, elle est de 13 dans Lyon; nous trouvons déjà dans cette différence l'action de la mortalité plus grande chez les femmes, qui se fait surtout sentir au début de la vie des jeunes filles, à l'âge où elles entreprennent les travaux de manufactures. Du reste, en comparant les tableaux de la mortalité, par âge, dans le département et dans Lyon, on reconnaîtra que la ville est, à tous les âges, frappée par une mortalité proportionnellement plus grande que le département. La raison de cette différence se trouve dans le chiffre relativement minime que les campagnes apportent à la mortalité générale.

Nous l'avons dit en commençant, et nous le répétons pour qu'il n'y ait pas confusion : les statistiques sur la ville de Lyon sont extraites des statistiques générales du département et ne doivent pas faire double emploi; elles n'ont trouvé ici leur place que pour faire mieux ressortir l'influence de la résidence dans les grandes villes.

DES INSTITUTIONS RELIGIEUSES A LYON

DANS LEURS RAPPORTS AVEC L'HYGIÈNE PUBLIQUE ET PRIVÉE.

Avant d'être une science, l'hygiène était presque une inspiration divine : longtemps avant les travaux scientifiques,
nous trouvons, comme révélés par une intelligence supérieure,
des préceptes hygiéniques, dont le temps n'a pas affaibli la
valeur. Dans l'Écriture Sainte, la religion impose, en son
nom, des pratiques qui, évidemment, ont pour but l'élévation
du niveau physique et moral de l'homme; plus tard, nous
voyons des législateurs, des médecins, des philosophes s'empa-
rer de la question, la poursuivre, dans telle ou telle direction,
sous l'influence d'une idée dominante. Quoi qu'il en soit, l'impulsion primitive vient d'une intelligence supérieure, elle touche
à l'homme au point de vue immatériel et au point de vue
physique : *Sit mens sana in corpore sano.* Cette maxime résume toute l'hygiène privée; appliquée aux masses, elle ré-
sumera l'hygiène publique.

L'hygiène se lie donc à la religion par la morale, par les
croyances et par la pratique du culte. Il ne nous appartient
pas, ici, d'énumérer et de préciser les conditions de la santé
de l'âme; d'autres, plus dignes que nous, sont chargés de ce

soin. Nous nous contentons de signaler la quiétude de l'âme comme condition indispensable de la santé parfaite du corps. En dehors des vérités fondamentales des religions, il nous est permis d'examiner si la pratique des cultes, dans sa partie matérielle, n'offre pas des inconvénients que l'on pourrait modifier sans toucher à la question religieuse.

Dans toutes les religions, la prière en commun occupe le premier rang, comme exercice religieux. Nous devons examiner si les temples saints offrent toujours toutes les conditions hygiéniques désirables, et si, dans l'ordre actuel des choses, on ne pourrait pas faire profiter ces lieux de réunion des avantages hygiéniques prodigués ailleurs.

Lyon, de toutes les villes de France, est, sans contredit, celle où la religion catholique voit son culte pratiqué sur la plus vaste échelle.

La religion protestante forme, dans cette ville, une minorité très-restreinte.

La religion juive, comme dans le monde entier, a aussi son culte public.

Le culte catholique compte à Lyon vingt-six églises, en dehors des chapelles particulières, des hôpitaux, congrégations ou couvents, chapelles où le public est admis. Les principales églises catholiques sont celles de Saint-Jean, Ainay, Saint-François, Saint-Pierre, Saint-Nizier, Saint-Bonaventure, Saint-Polycarpe, Saint-Louis, Saint-Paul, Saint-Georges, Saint-Pothin, Saint-Denis; à la Croix-Rousse : Saint-Eucher, Saint-Bernard, Saint-Bruno; à Vaise : Saint-Pierre, etc...

Nous n'examinerons pas en détail, si chacune de ces églises offre toutes les conditions hygiéniques requises; ces conditions sont communes à toutes, elles comprennent : 1° le rapport de la capacité de l'édifice avec la population qu'elle doit recevoir; 2° la question de la ventilation, du chauffage et de la lumière solaire.

En général, à Lyon, on peut dire que les églises sont trop petites pour la masse des fidèles qui s'y pressent. A certains jours de fête, la foule est telle, dans les lieux saints, que le moindre accident, la moindre panique peut amener un grand malheur public. On remédierait à cet inconvénient : 1° en augmentant le nombre des églises dans certains quartiers très-populeux ; 2° en ménageant sur les contours de l'église un assez grand nombre d'issues. Des lésions traumatiques ne sont pas les seuls accidents qui peuvent résulter de ces agglomérations de population dans un espace très-restreint. Personne n'ignore les dangers d'un encombrement même temporaire, l'infection typhoïde peut en être la conséquence, les exemples ne manquent pas ; en France, en Angleterre surtout, ces exemples sont très-communs. On pourrait répondre à cela que nous ne saurions citer des faits authentiques, à Lyon, constatant qu'une fièvre typhoïde ait pris naissance dans les conditions que nous indiquons ; nous dirons que les fièvres typhoïdes ne sont pas rares à Lyon, et que parmi les causes productrices généralement admises en première ligne, se trouve la viciation de l'air respirable par un grand nombre d'individus renfermés dans un local clos de toutes parts. Sans doute, on ne reste soumis que pendant une ou deux heures à ces influences, il en résulte que les accidents sont plus rares ou se bornent aux personnes chez lesquelles existait déjà une certaine aptitude prédisposante. S'il est en notre pouvoir de remédier à cet inconvénient des encombrements même temporaires, aussi petit qu'on puisse le supposer, nous avons tort de ne pas le faire. Aujourd'hui la religion n'en est plus à cacher ses adeptes dans les catacombes. Que, dans les temps passés, les martyrs aient sacrifié leur vie pour pratiquer leur culte, on le comprend, le sang répandu profitait à la religion ; toutes les souffrances endurées, alors, avaient leur raison d'être. Ces raisons ont cessé, il n'est plus pardonnable aujourd'hui de voir négliger, dans nos temples, les préceptes les plus élémentaires de l'hygiène, en présence des précautions hygiéniques dont s'entourent les grandes assemblées politiques, les théâtres, etc.

On peut reprocher aux églises de Lyon d'être enclavées généralement au milieu des maisons particulières, dans les quartiers les plus populeux. Toute église devrait être isolée. Nous ne dirons pas si la sainteté du lieu est offensée par la multitude de boutiques de tout genre qui se groupent à l'abri de nos temples, si, au point de vue artistique, cela nuit à l'élégance de l'édifice ; nous signalons le fait comme cause d'insalubrité.

Pénétrons dans les églises : un froid humide vous y enveloppe ; défaut de lumière, de ventilation, tels sont les reproches que l'on peut, en général, adresser à nos églises. Nous cherchons vainement les raisons qui pourraient s'opposer à la disparition de ces inconvénients, la piété des fidèles n'y perdrait rien et leur santé y gagnerait. L'encombrement des églises serait hygiéniquement permis, si un bon système de ventilation apportait sans cesse à la foule un air pur.

Aussi bien que l'air pur, la lumière est nécessaire à l'homme, et cependant nos temples sont plongés dans une demi-obscurité qui résulte de la disposition des ouvertures, de leur insuffisance et de leurs vitraux coloriés. Déjà, dans quelques églises de Lyon, à Saint-Nizier, Saint-François et Ainay, on a adopté des calorifères ; il est bien désirable que ce progrès se généralise. Pourquoi ne recouvrirait-on pas de tapis les froides dalles de pierre, ou bien pourquoi ne remplacerait-on pas ces dalles par des parquets en bois de chêne ? C'est à tort que l'on voudrait nous reprocher comme un véritable sybaritisme toutes ces modifications hygiéniques qui, en définitive, se réduisent à demander pour nos églises de l'air pur, de la lumière, et pendant l'hiver un peu de chaleur artificielle.

Ce que nous avons dit des églises catholiques s'applique également au temple protestant de la place du Change.

Presque toutes les religions, la religion catholique entre autres, imposent à certaines époques de l'année des jeûnes et à certains jours de la semaine la privation de viande. D'une manière générale, on peut dire que ces prescriptions religieuses sont loin d'être en opposition avec les principes de l'hygiène. Que d'individus dont la santé serait excellente s'ils savaient à temps se plier à l'exécution des prescriptions de l'Église sur ce point et sur bien d'autres. Sans doute, il existe des exceptions, l'Eglise les admet d'une manière très-large ; mais nous pensons que l'institution du carême, au point de vue hygiénique, est une prescription très-salutaire. Les quelques jours de jeûne imposés aux Quatre-Temps ne sauraient être nuisibles à des organisations jouissant d'une bonne santé.

Les maisons religieuses catholiques, à Lyon, sont très-nombreuses. En général, leur emplacement est parfaitement choisi. Le nouveau Grand-Séminaire, véritable monument, s'élève majestueusement sur les hauteurs de Fourvière ; sur cette colline, si chère aux Lyonnais, de nombreuses congrégations religieuses se sont installées dans des bâtiments dont la bonne disposition ne saurait être que louée. Sur les hauteurs de la Croix-Rousse, nous retrouvons encore beaucoup d'établissements religieux qui témoignent du discernement qui a été apporté dans le choix de leur emplacement. Le pensionnat dit des Chartreux est admirablement situé ; plus loin, vers Caluire, la maison des Frères de la doctrine chrétienne s'élève sur un des plus beaux sites du plateau.

ÉTABLISSEMENTS DE BIENFAISANCE A LYON.

En première ligne, nous devons placer l'Hôtel-Dieu de Lyon, dont la fondation remonte à l'an 542. L'évêque Sacerdos obtint de Childebert et de sa femme Ultrogothe la création d'un asile pour recueillir les malheureux que la maladie ou la misère arrêtait dans les murs de Lyon. Assurément, les constructions que l'on admire aujourd'hui et qui font de l'Hôtel-Dieu un des plus beaux monuments de Lyon, ne datent pas de cette époque reculée. Les plus anciens bâtiments actuels remontent à peine au xve siècle.

L'entrée de l'hôpital, sur la place du même nom, a été reconstruite en 1708 par Ferdinand Delamonce; à cette époque aussi, Soufflot a commencé la façade du quai du Rhône et le magnifique dôme qui la couronne. L'église de l'Hôtel-Dieu est plus ancienne, elle remonte à 1637.

Cet établissement occupe une superficie de 3,870 mètres carrés; à son extrémité sud sont disposés des locaux où l'Ecole secondaire de médecine est installée.

Primitivement, l'Hôtel-Dieu avait été construit assez loin de la ville, en dehors du centre d'agglomération ; plus tard, des habitations sont venues se grouper à l'entour. Jusqu'à ces derniers temps, ce triste quartier, aux rues étroites et sombres, affectées à toutes sortes d'industries plus ou moins nuisibles à la salubrité publique, entretenait autour de l'Hôtel-Dieu les conditions hygiéniques les plus détestables. De grandes améliorations ont été apportées à cet état de choses, les industries nuisibles : boucheries, abattoirs, ont été éloignées. La rue Childebert est suffisamment large; il reste néanmoins encore bien des modifications à opérer pour isoler complètement l'Hôtel-Dieu. Les rues de la Barre et l'ancienne rue Bourg-Chanin ont besoin d'être considérablement élargies. Les travaux d'élargissement de la rue de la Barre sont à la veille d'être commencés.

La présence de l'Hôtel-Dieu au milieu d'un quartier populeux est-elle un danger pour la population? Nous ne le pensons pas, mais à la condition de bien dégager les alentours et de permettre ainsi à l'air et à la lumière un libre accès.

Nous allons sans doute blesser l'amour-propre des Lyonnais, qui sont très-fiers des magnificences de l'Hôtel-Dieu; cependant nous ne pouvons nous empêcher de dire que l'installation de cet asile des malades, jugée au point de vue de l'hygiène, est des plus défectueuses. La bienfaisance n'a pas voulu dans ses œuvres rester simple, elle a voulu se relever par un monument que l'œil admire; les malades sont placés dans de bonnes ou de mauvaises conditions hygiéniques, peu importe, pourvu que l'œil soit flatté pour les belles lignes architecturales. Des malheureux peuvent-ils être placés dans de mauvaises conditions quand on leur donne des palais pour abri!

Il faut bien l'avouer, l'installation de l'Hôtel-Dieu, tel qu'il est, nous paraît la négation de toutes les règles de l'hygiène.

Nous dirons cependant pour mémoire et pour montrer la grandeur des progrès réalisés, que, jusqu'en 1830, on avait continué à placer souvent deux malades dans le même lit (1). Aujourd'hui pareil fait ne se présente plus; si nous le rappelons, c'est afin de constater les améliorations apportées par le temps (2).

Multiplier les étages, c'est augmenter les chiffres de la mortalité; c'est là un fait d'observation. « La mortalité s'est « toujours trouvée plus forte dans les salles supérieures, là « où des salles égales étaient l'une sur l'autre; c'est une « observation importante à faire pour la construction des « hôpitaux (Pastoret). » Les travaux de Hunter, Villermé, Coste, les observations de Monfalcon et de Polinière tendent

(1) *Hygiène de Lyon*, Monfalcon et de Polinière.

(2) Jusqu'au commencement du xixe siècle, l'Hôtel-Dieu de Paris couchait encore 2, 3, et jusqu'à 4 malades dans le même lit. Ce fut Bailly qui fit cesser ce déplorable état de choses.

à confirmer l'exactitude de cette assertion. Sans doute, nous
ne dirons pas de supprimer tous les étages supérieurs de
l'Hôtel-Dieu, mais nous serons fondé à dire : si vous cons-
truisez un hôpital nouveau, n'entassez pas étages sur étages,
sachez profiter des enseignements de la science. Nous avons
vu avec étonnement le Conseil d'hygiène de Lyon, s'appuyant
sur la comparaison de la mortalité dans les salles Saint-Bruno
et Saint-Charles, conclure par la négation de l'influence de
la superposition des salles sur la mortalité. Ce fait est d'autant
plus regrettable qu'il pouvait être invoqué dans la construction du nouvel hôpital civil à la Croix-Rousse. Une seule
observation, deux observations et même un plus grand nombre ne sauraient infirmer les résultats obtenus par des autorités aussi respectables scientifiquement que celles que nous
avons citées, lesquelles s'appuient sur des observations très-
nombreuses prises en divers lieux.

De la dimension des salles de l'Hôtel-Dieu. — Quand un
visiteur arrive sous le dôme de l'Hôtel-Dieu, devant les portes
vitrées de ces immenses salles qui s'étendent sur toute la
façade de l'hôpital, il n'y a pas d'expressions assez louan-
geuses pour vanter la beauté, la propreté de ces salles cirées,
l'alignement des lits, la hauteur des plafonds, la religion con-
solatrice assise au milieu des misères humaines. Il est possible
que cet agencement paraisse admirable à des personnes étrangères aux principes de l'hygiène ; mais tout, excepté l'emplacement de l'autel, nous paraît blâmable.

Les salles des hôpitaux ne doivent pas contenir plus de 40
à 50 lits. M. Lévy l'a dit, et son autorité scientifique n'est pas
contestable (1). Nous pensons qu'il n'est pas nécessaire de
dire longuement les raisons qui doivent s'opposer à la cons-

(1) *Traité d'hygiène*, 2e volume, page 580.

truction de grandes salles pour l'usage des malades. Plus le
nombre des malades est considérable, plus il y a probabilité
de voir chaque jour une ou deux agonies, triste spectacle pour
la foule des malades qui se pressent dans ces salles. Un seul
malade plus agité que les autres, atteint de délire ou moins
patient, pousse des cris de douleur pendant toute la nuit,
cela suffit pour troubler le repos de 200 malades. Ces raisons
seules suffiraient, s'il n'en existait pas d'autres, pour démontrer le vice des grandes salles, la nécessité de les remplacer
par des salles de 40 à 50 lits, auxquelles seraient annexées
des cabinets destinés à isoler les malades agités ou atteints
d'affections morbides réclamant l'isolement. Nous ne pouvons
nous empêcher de désapprouver, au nom de l'hygiène, l'établissement de ces salles immenses où sur quatre rangs serrés
se pressent les couchettes des malades, quel que soit, du reste,
la capacité de ces salles.

L'élévation du plafond est louable, mais cela ne dispense
pas d'établir des ventouses à la partie supérieure ou une che-
minée d'appel qui permette la sortie immédiate des gaz
s'accumulant dans la zone supérieure de l'atmosphère des
salles. Ces gaz s'élèvent en vertu de la température qu'ils ont
au moment de leur émission, mais s'ils ne sont pas immédiatement chassés au dehors par le refroidissement, ils retombent
dans les couches inférieures de l'atmosphère; de là découle
la nécessité des ventouses supérieures et inférieures.

Les rideaux des lits devraient être supprimés ou laissés
constamment ouverts, sauf dans les cas exceptionnels et pour
peu de temps.

Les dalles des salles seraient avantageusement remplacées
par un parquet ciré; les soins de propreté n'y perdraient
rien.

Nous ne parlons pas de la distribution intérieure de l'Hôtel-
Dieu, de ses cours obscures et humides, de ses promenoirs

voûtés, tout cela laisse beaucoup à désirer, malheureusement les bâtiments se prêtent peu à des modifications utiles. L'emplacement de l'amphithéâtre d'anatomie est défectueux, resserré comme il est dans un emplacement très-restreint. On pourra atténuer les inconvénients de cet hôpital, mais il sera toujours difficile de les faire disparaître.

L'Hôtel-Dieu de Lyon reçoit les fiévreux, les blessés des deux sexes et de tous les pays, âgés de plus de douze ans. Il s'ouvre aussi pour les femmes mariées enceintes et pauvres, qui peuvent venir y faire leurs couches. Il offre la ressource de salles particulières où, moyennant une rétribution relativement assez faible et variable, les malades plus ou moins riches reçoivent des soins assurément mieux dirigés qu'on ne saurait le faire dans les familles. Le mouvement moyen de l'hôpital est de 900 à 1,000 malades ; le nombre des lits disponibles est de 1,145, mais il est extrêmement rare de voir tous ces lits occupés.

La construction du nouvel Hôtel-Dieu de Paris a donné lieu à des études très-consciencieuses et très-remarquables au sujet de l'installation des hôpitaux dans les grandes villes. L'Académie impériale de médecine et la Société impériale de chirurgie de Paris ont tracé à ce sujet des règles de conduite qui doivent servir de guide aux administrations. L'établissement des hôpitaux de 1,000 à 1,200 lits doivent être proscrits de l'intérieur des villes ; il importe de ne pas avoir des agglomérations de plus de 300 à 500 malades, même dans les meilleures conditions d'installation. Nous pensons donc que l'Administration des hôpitaux de Lyon ferait une bonne œuvre, au point de vue de l'hygiène, en diminuant le nombre des lits de l'Hôtel-Dieu et en créant, sur un autre point, un nouveau centre hospitalier.

Nous nous abstenons de parler des salles qui se trouvent

tout à fait à la partie supérieure des bâtiments, ces salles devraient être abandonnées.

Nous avons vu avec étonnement que, dans cet hôpital, les malades atteints de maladies contagieuses ou épidémiques n'étaient pas isolés; ainsi, les varioleux se trouvent mêlés aux autres malades. Il serait à désirer que l'on modifiât cette manière de faire.

MM. Monfalcon et de Polinière évaluent la proportion de mortalité à 1 sur 8 1/2 malades environ, le compte-rendu des travaux du Conseil d'hygiène fixe cette proportion, pour 1857, à 1 sur 8,35, et pour 1858 à 1 sur 8,57. Assurément on ne saurait trouver ce chiffre très-élevé, quand on songe à la gravité des maladies qui se pressent dans les salles et à la composition du personnel des malades, qui presque tous appartiennent à la classe nécessiteuse. Ces résultats, relativement favorables, ne nous empêchent pas de conclure que l'Hôtel-Dieu de Lyon demande des modifications radicales. La création d'un troisième hôpital lui permettrait de diminuer le nombre de ses lits sans restreindre les ressources de la charité publique.

Hôpital de la Croix-Rousse. — Un nouvel hôpital civil vient de s'élever à la Croix-Rousse; son emplacement est admirablement choisi, sa contenance est fixée à 500 lits. L'orientation des bâtiments, à l'est et à l'ouest, doit être louée. La capacité des salles est fixée à raison de 50 mètres par malade, chiffre très-convenable, qui cependant ne dispense pas des moyens de ventilation ordinaires. Chaque salle peut contenir 60 malades; quoique ce nombre soit encore exagéré, il réalise cependant un grand progrès, quand on compare cette contenance à celle des immenses salles de l'Hôtel-Dieu.

Bien que l'hôpital de la Croix-Rousse offre de meilleures conditions de salubrité que l'Hôtel-Dieu, nous trouvons qu'il a au moins un étage de trop; on ne saurait trop s'élever contre l'installation, même exceptionnelle, des malades dans les mansardes.

Ce nouvel hôpital peut être regardé comme une annexe de l'Hôtel-Dieu, par suite de la suppression d'un certain nombre de lits dans cet établissement, 160 environ. La totalité des lits mis à la disposition des pauvres de la ville est donc de 1,485, chiffre encore bien minime pour une population de plus de 300,000 habitants, et qui ira toujours en augmentant.

De l'Hôtel-Dieu au point de vue des études médicales. — Nous n'avons encore examiné l'hôpital général de Lyon qu'au point de vue de son emplacement, de la disposition des salles, etc. Il mérite bien d'être envisagé à un autre point de vue, comme un vaste champ d'études, où la science a trouvé, de tout temps, des représentants de la plus haute distinction. La chirurgie, surtout, a constamment brillé, à Lyon, d'un éclat remarquable : citer les noms de MM. Ant. Petit, de Pouteau, de Gensoul, de Bonnet, c'est dire la véritable gloire de l'Hôtel-Dieu de Lyon. Parmi les bonnes choses que le temps entraîne dans son cours, nous ne pouvons nous empêcher de déplorer la suppression des concours scientifiques, pour les chaires du professorat dans les Facultés et les places de médecins ou de chirurgiens en chef des grands établissements hospitaliers des villes de province. L'administration des hospices de Lyon a eu le bon esprit de résister à cet entraînement, et, aujourd'hui encore, le concours seul permet d'arriver aux places de chirurgiens et médecins des hôpitaux de Lyon. Ce mode de nomination garantit les intérêts des malades et leur assure les soins les plus éclairés. L'administration est certaine de mettre à la tête du service médical des hôpitaux les meilleurs médecins, ou bien, en tenant compte des objections que l'on a élevées contre les concours, de fermer cette carrière aux médiocrités intrigantes.

Jusqu'ici, l'Hôtel-Dieu a su placer à la tête du service de santé des hommes auxquels la science et l'humanité ont élevé des statues. Ce dernier argument n'est point sans valeur, dans l'appréciation que l'on peut faire de l'opportunité des concours pour le service médico-chirurgical des hôpitaux.

La création d'une Ecole préparatoire de médecine à Lyon, par conséquent l'installation des salles de clinique, a un peu amoindri la souveraineté scientifique qui était dévolue au chirurgien-major de l'Hôtel-Dieu; mais ce fait a peu d'importance, il ne nuit qu'aux intérêts matériels du savant, sans toucher aux intérêts de la science et de l'humanité. Dans les salles de clinique, comme dans les autres services, une émulation louable élève le niveau scientifique, et tant que l'Hôtel-Dieu persistera dans la voie des concours pour le choix de ses médecins, il sera aussi remarquable par leur gloire et la distinction des élèves qui se forment à leur école, que par l'impulsion intelligente donnée aux exigences philanthropiques et scientifiques du service de santé.

Peut-être le temps n'est pas éloigné où l'Ecole de médecine de Lyon prendra le titre de Faculté. Nous appelons ce moment de tous nos vœux; nulle ville ne possède de plus vastes champs d'études, nulle ville ne réunit un plus grand nombre de célébrités dans toutes les branches de l'art de guérir, et, en premier lieu, se présente encore l'intérêt des jeunes générations médicales qui, dans le calme de la province, mettront mieux à profit qu'à Paris tous les éléments d'instruction qui se trouvent à leur disposition. Lyon n'a pas l'inconvénient des petites villes pour l'enseignement des hautes études professionnelles, il n'a pas non plus les inconvénients de Paris, où la surveillance de la conduite des élèves est si difficile. Les bons élèves travaillent toujours et partout; mais la généralité, la moyenne au moins, a besoin d'être soutenue, encouragée, surveillée.

Lyon se prêterait admirablement à l'institution d'une Faculté qui, à ce point de vue, rendrait de grands services aux familles, aux élèves, et, par conséquent, à la société.

Des élèves chirurgiens, internes et externes, en nombre suffisant pour assurer tous les services, fonctionnent sous la direction habile des maîtres; jeunes intelligences qui, à leur tour, viendront dans l'arène se disputer les palmes du concours. Les élèves internes, nommés au concours, sont au nombre de 21.

Il reste un fait particulier à signaler dans l'organisation des hôpitaux en France: c'est le peu d'action laissée aux médecins dans l'administration générale des hospices. On loue leur savoir, leur abnégation; on écoute quelquefois leurs conseils, mais trop souvent on n'en tient aucun compte. Tout le monde reconnaît que le médecin, plus que tout autre, est apte à juger les questions d'hygiène; ces questions ne sont pas toujours très-simples, elles touchent à toutes les sciences, le médecin démontre leurs indications nettes et précises; mais, trop souvent, c'est en vain qu'il élève la voix; on ne l'écoute qu'au moment où des résultats déplorables viennent prouver qu'il avait raison. Notre conclusion est, que, dans toute commission administrative, l'intervention de l'élément médical est nécessaire, à cause des questions d'hygiène privée et publique, à plus forte raison leur place est-elle marquée dans les commissions administratives des hôpitaux; et, cependant, ce n'est qu'exceptionnellement que l'on voit, de loin en loin, un médecin admis à ces fonctions; la ville de Lyon ne sait-elle pas, par expérience, ce que valent les médecins-administrateurs? Le temps a-t-il déjà effacé de sa mémoire les noms de Terme, de Prunelle, de Polinière, etc.?

Hospice de la Charité. — L'hospice de la Charité date de 1617. Cet établissement, construit sur les plans de Martel-

Ange, de la Compagnie de Jésus, présente de meilleures conditions hygiéniques que l'Hôtel-Dieu, sous le rapport des dispositions générales, du peu d'élévation de l'édifice, de la disposition des cours, de l'emplacement, etc.

Nous ne relaterons pas les différentes phases qui ont précédé, accompagné ou suivi l'institution de cet hospice jusqu'à nos jours. Aujourd'hui, l'hospice de la Charité renferme :

1° 500 septuagénaires indigents, hommes ou femmes, domiciliés dans l'agglomération lyonnaise. . . . 500

2° Les incurables à places fondées. . . ⎫
3° Les enfants orphelins abandonnés. . ⎪ 147 au-dessous
4° Les enfants délaissés. . . . . ⎬ de 10 ans.
5° Les enfants trouvés et exposés . . . ⎭

6° Les filles enceintes 102

7° Les enfants malades au-dessous de 16 ans, que l'on n'admet pas à l'Hôtel-Dieu 191

Total. . . . . . . 1007 (environ).

Là, comme à l'Hôtel-Dieu, il y aurait de grandes réformes à faire dans l'agencement intérieur. Toutes les grandes salles devraient être proscrites ; les salles pourvues d'un parquet au lieu de carrelage ; les systèmes de ventilation et de chauffage mieux dirigés. On est étonné, quand tous les livres classiques d'hygiène sont à la disposition des administrateurs et des architectes, de voir les mesures hygiéniques les plus élémentaires négligées aussi bien que les réclamations des médecins. Il serait cependant facile d'asseoir, d'un seul jet, de pareils établissements, dans d'excellentes conditions hygiéniques ; on leur préfère une suite de modifications incomplètes, auxquelles on n'arrive que successivement et après des expériences fâcheuses qu'on aurait pu éviter. Cet établissement, plus que lout autre, se prête admirablement à toutes les réformes utiles désirables, et, sans aucun doute, ces réformes ont été demandées par les médecins. Dans l'*Hygiène de la ville de Lyon*, par MM. Monfalcon et de Polinière, on trouve, sur ce sujet, des détails topographiques auxquels nous ne saurions rien ajouter. Les quelques modifications apportées depuis la publication de l'ouvrage cité plus haut, ont bien fait disparaître quelques-uns des inconvénients signalés, mais ces modifications sont loin d'être assez radicales.

Statistique du service des filles-mères et des enfants trouvés pendant une période de 16 ans, de 1830 à 1846 (1) :

MOYENNE ANNUELLE.

Filles enceintes admises . . . 690

— accouchées. . 680

— mortalité. . . 16

Enfants trouvés vivants, provenant des salles d'accouchement 641

Enfants trouvés morts-nés provenant des salles d'accouchement 46

Enfants trouvés vivants reçus de l'extérieur de l'hospice, de 1830 à 1844 1,180

Enfants trouvés venus de l'extérieur morts-nés. . 68

L'établissement de l'hospice de la Charité comporte une série de questions spéciales très-intéressantes : 1° celle des enfants trouvés; 2° celle qui a trait aux salles d'accouchement, au point de vue de la mortalité et de la fréquence des épidémies de fièvres puerpérales. Pour traiter comme il convient ces différentes questions, il serait nécessaire de donner

(1) *Hygiène de Lyon*, Monfalcon et de Polinière, page 483.

à notre travail un développement qu'il ne comporte pas. Du reste, nous ne pourrions rien ajouter aux savantes paroles prononcées récemment, en séance solennelle, par M. le docteur Berne, ex-chirurgien en chef de la Charité (1), et par M. Delore, chirurgien en chef du même établissement (2).

Cette importante question des Maternités est à l'ordre du jour à Paris aussi bien qu'à Lyon; MM. Tarnier, Lefort et Hervieux, dans des travaux remarquables, ont présenté une statistique qui démontre des faits inattendus et navrants. D'une observation attentive, il résulte que la mortalité dans les hôpitaux, pour les accouchements, est dix-sept fois plus considérable qu'en ville, quels que soient la race, le climat, le traitement et la condition sociale.

M. Delore, citant les recherches faites par M. Poulet, à Lyon, donne les chiffres suivants pour la question qui nous occupe.

1864.

Ville de Lyon,	7,066 accouchem.,	18 mortes,	0,24 %
Hospice de la Charité,	1,218	—	54	—
Hôtel-Dieu,	563	—	6	—

1865.

Ville de Lyon,	7,707 accouchem.,	54 mortes,	0,70 %
Hospice de la Charité,	1,162	—	70 (3)
Hôtel-Dieu,	545	—	13	—

(1) *Journal de Médecine de Lyon*, discours sur la nature de la fièvre puerpérale, mars 1866, par M. Berne, ex-chirurgien en chef de la Charité.

(2) Même journal, février-mars 1866. *Hygiène des Maternités*, par M. Delore, chirurgien en chef de la Charité.

(3) 58 à la Maternité,
 6 à la Clinique,
 6 après leur transport à l'Hôtel-Dieu.
 ——
 70

En 1864, les hôpitaux réunis donnent une proportion de mortalité de 3,3 %, la Charité, 4,5 %.

En 1865, les hôpitaux réunis donnent une proportion de mortalité de 4,5 %, et l'hospice de la Charité une proportion de 6 %.

A Paris, les chiffres sont encore plus éloquents; suivant M. Tarnier, pour 1856, on obtient :

Paris, 1 morte pour 322 accouchements (Malgaigne réduit ce chiffre à 142).

A la Clinique, 1 morte pour 12 accouchements.
A la Maternité, 1 — 17 —

Tandis que les bureaux de bienfaisance de Paris donnent les proportions suivantes :

En 1861, 1 morte pour 194 accouchements...
1862, 1 — 164 —
1863, 1 — 166 —

1861.

Hôpitaux de Paris, 7,200 accouchements, 700 mortes, 11 %, 1 sur 9.

Bureaux de bienfaisance, 6,212 accouchements, 32 mortes, 0,5 %, 1 sur 194.

En ville, 44,481 accouchements, 262 mortes, 5,8 %, 1 pour 170.

C'est en s'appuyant sur de telles données que M. Tardieu a proposé la suppression des Maternités. Cela est-il possible! nous ne le pensons pas; mais il y a lieu de tenir compte des enseignements de la statistique.

Les résultats obtenus à Londres sont un grand encouragement à modifier notre organisation actuelle. Dans une période de 30 années, la mortalité, parmi les femmes assistées par la charité publique, n'a pas dépassé la proportion de 1 pour 231. Il y a donc lieu de chercher, par tous les moyens, à favoriser les accouchements à domicile-et à réserver les Maternités pour les femmes sans domicile. L'installation des Maternités, plus encore que les autres habitations, réclament l'exécution stricte des préceptes de l'hygiène.

M. Michel Lévy, dans son *Traité d'hygiène*, a consacré quelques pages à l'examen des conditions hygiéniques nécessaires pour les hôpitaux spéciaux des femmes en couches et des enfants. Nous ne pouvons mieux faire que de conseiller à l'Administration de mettre en pratique les sages avis de l'éminent professeur. Les travaux de MM. Paul Dubois, Trousseau, Guersant, seront aussi consultés avec le plus grand fruit. Peut-être alors la ville de Lyon arrivera-t-elle à offrir une proportion de mortalité aussi satisfaisante que Londres, où les épidémies de fièvres puerpérales sont à peu près inconnues.

Le service médico-chirurgical de la Charité, comme celui de l'Hôtel-Dieu, est fait par des médecins que le concours a choisis, et ils partagent avec leurs confrères de l'hôpital général la haute considération qui s'attache comme récompense au mérite scientifique uni à une vaste pratique.

Hospice du Perron. — L'Administration des hospices civils a créé au château du Perron, à Oullins, un établissement destiné à recevoir les indigents atteints d'infirmités incurables, domiciliés dans l'agglomération lyonnaise. Le nombre de lits est de 115, y compris 15 lits payants à 350 fr. par an.

Quarante aliénés valides détachés de l'hospice de l'Antiquaille viennent d'être installés dans ce domaine du Perron; là, ils sont occupés, dans la mesure de leurs forces, à des travaux d'agriculture, dont le produit sert à augmenter les ressources de l'établissement.

Deux élèves internes sont en résidence au Perron.

Le service médical est, en principe, confié à des médecins suppléants de l'Hôtel-Dieu, mais l'éloignement de l'hospice du Perron et le défaut d'une rétribution convenable ont forcé ces médecins à ne pas accepter des fonctions que l'Administration a dû confier à un médecin résidant à Oullins.

Cet hospice du Perron nous donne la pensée de la création d'un hôpital de convalescents. C'est pour l'ouvrier, surtout, que cette institution sur une grande échelle aurait des avantages immenses. Tous les jours, il arrive dans les hôpitaux de voir des malades complètement guéris traîner dans les salles leurs membres languissants. Ce n'est plus la maladie, ce n'est pas encore la santé, souvent des rechutes surviennent que l'on aurait évitées en plaçant les convalescents dans de bonnes conditions hygiéniques. Ce qui leur serait favorable, avant tout, serait l'air pur, le soleil, une nourriture fortifiante, toutes choses que l'on pourrait donner largement dans un hôpital spécial établi, loin de la ville, dans une position salubre comme celle des hauteurs d'Oullins. Cette idée de refuge pour les convalescents existe en germe à Lyon, mais elle se pratique sur une trop petite échelle. Nous en reparlerons plus loin.

Hospice de l'Antiquaille. — Cet hospice spécial est destiné à recevoir les aliénés des deux sexes et les individus, également des deux sexes, atteints de maladies syphilitiques ou cutanées; cet établissement n'existe à ces deux titres que depuis le commencement de notre siècle. C'est sur le versant des hauteurs de Fourvière que cet hospice s'élève. En parlant de la prostitution à Lyon, nous avons déjà signalé la nécessité d'avoir un établissement plus considérable pour le traitement des maladies syphilitiques.

Autrefois, une administration séparée dirigeait cet établissement, qui, depuis 1845, est rentré dans le domaine administratif commun des hôpitaux de Lyon. Ce changement faisait espérer des améliorations notables que l'on attend encore, tant le bien est difficile à réaliser.

L'hospice de l'Antiquaille est installé dans un ancien monastère de la Visitation. On n'a rien à reprocher à cet établissement en tant que position; sa vaste façade est exposée au soleil levant, condition très-favorable; toutes facilités sont données pour une large aération, il est à regretter que la disposition des ouvertures ne tire pas tout le parti qu'on pourrait attendre de l'excellente position du bâtiment. Les différentes constructions qui ont été faites successivement témoignent de la difficulté que l'on éprouve à adapter ce bâtiment à sa destination; on sent que toutes ces constructions ne forment pas un tout homogène, concourant à un même but. L'hospice de l'Antiquaille, par sa position, possède à profusion un air pur et de la lumière; ces deux puissants modificateurs de nos organismes pourraient être mieux répartis; beaucoup de salles ont des plafonds trop bas, le nombre des lits n'est pas toujours en rapport avec la capacité des salles. De prime abord, il y a un reproche radical à faire à cet établissement au sujet des deux classes de malades qui y sont traités; il faut faire de l'Antiquaille une institution pour les aliénés ou une institution pour les vénériens. Nous renvoyons nos lecteurs à ce que nous avons dit précédemment, article *prostitution*, sur l'installation des hôpitaux de vénériens.

L'hospice de l'Antiquaille contient actuellement de 900 à 1,000 lits, répartis entre les malades et le personnel de la maison.

Le service médico-chirurgical est dirigé par des médecins

nommés au concours, de la même manière que ceux de l'Hôtel-Dieu et de la Charité. Cet hôpital a toujours eu à sa tête des médecins dont le nom fait autorité dans la science syphiligraphique; citer les noms de Baumès, Bottex, de MM. Diday, Rollet, c'est dire que la science a aussi à l'Antiquaille des représentants d'un mérite incontestable.

Hospice des aliénés de Saint-Jean-de-Dieu. — L'ordre hospitalier des Frères de Saint-Jean-de-Dieu a fondé un asile pour les hommes aliénés, en 1824, à la Guillotière, dans l'ancien couvent de Champagneux; la situation est assez belle; l'établissement peut contenir 520 lits.

Tels sont les divers établissements hospitaliers que possède la ville de Lyon. Mais la bienfaisance publique ne s'est point bornée là, elle a créé différentes institutions qui viennent au secours de l'indigence, soit à l'état de maladie, soit à l'état de santé.

Dispensaire général de Lyon. — Ce Dispensaire a été fondé en 1818; une ordonnance royale du 25 juin 1843 règle cette institution. C'est une société de charité composée de souscripteurs, en nombre illimité, dont le but est de faire donner, à *domicile* et gratuitement, tous les secours de la médecine et de la pharmacie aux malades indigents.

Le service médical de ce Dispensaire se divise en 16 comités ou arrondissements médicaux, desservis chacun par deux ou trois médecins; il y a de plus une organisation générale pour les accouchements et les suites des couches.

Le Dispensaire a une pharmacie particulière, dirigée par un pharmacien et surveillée par les médecins consultants. Une ordonnance royale de 1833 a placé le Dispensaire général au rang des établissements d'utilité publique.

Quand on a vu fonctionner l'institution des médecins cantonaux en Alsace, à Strasbourg, en Allemagne, on ne peut qu'exprimer le regret de ne pas voir adopter partout cette institution où les intérêts des malades sont aussi bien sauvegardés que ceux des médecins.

En fait, au Dispensaire général de Lyon, les médecins donnent des consultations gratuites et font des visites gratuites aux indigents malades. La gratification qu'ils reçoivent des bureaux de bienfaisance est quelquefois nulle, d'autres fois si minime qu'elle ne saurait être comptée. M. Pétrequin nous a dit que récemment l'allocation fixée pour les médecins des bureaux de bienfaisance avait été élevée à 600 francs. Quelque grande que soit l'abnégation de ces médecins, ils ne peuvent cependant négliger leur clientèle au profit des pauvres, parce que, en définitive, leur travail et leur science doivent leur donner des moyens d'existence.

Pour assurer convenablement le service médical des pauvres à domicile, il faudrait créer l'analogue des médecins cantonaux, dont la rémunération est assez élevée pour leur permettre de consacrer tout leur temps à leur important service. Cette mesure est depuis longtemps adoptée en Alsace, en Allemagne.

Dispensaire spécial. — Lyon doit à un médecin, M. le docteur Munaret, l'institution de ce Dispensaire. On ne saurait trop louer l'idée généreuse que ce médecin a pu réaliser, bien qu'elle n'ait pas reçu tout le développement dont elle est susceptible. Faciliter des moyens de traitement pour les vénériens indigènes, c'est un grand service rendu aux individus et à la société. Tout ce que nous avons dit du Dispensaire général est applicable au Dispensaire spécial. L'Administration devrait chercher à donner une grande extension à cette institution, qui est assurément d'une utilité publique bien marquée.

Charlatanisme médical. — En terminant ce qui concerne

les établissements de bienfaisance de Lyon qui ont pour but
de s'occuper de l'indigence en état de maladie, nous ne pouvons nous empêcher de signaler une des plaies les plus vives
de cette ville, le *charlatanisme médical*. Partout en France,
en Europe, dans le monde entier, le charlatanisme médical
est florissant, mais on peut affirmer que nulle part on ne rencontre une foi aussi robuste qu'à Lyon. Ni chez les Arabes,
ni chez les Tartares, les Turcs, les Grecs, les Espagnols, on ne
trouve un endroit où le charlatanisme médical s'étale avec
autant d'impudeur que chez les Lyonnais, aucun point où l'on
se donne moins de peine pour tromper le public. Ailleurs, on
y met certaines formes, il y a des frais de mise en scène;
à Lyon, tout cela est inutile, on est à l'affût du merveilleux;
plus les tromperies sont grossières, plus elles ont de la chance
de faire fortune. Un tripier a le privilège de guérir admirablement les fractures, les luxations, etc., et il est parvenu à
convaincre toute une population de son prétendu savoir.
Jamais il ne s'est trompé, assure-t-on; c'est en vain que vous
énumérerez ses victimes, c'est de la malveillance. Adressez-
vous aux victimes elles-mêmes, elles trouveront encore des
paroles pour défendre leur bourreau. C'est à ne pas y croire,
cependant tout cela est vrai. Une jeune femme a reçu du ciel
un don particulier, elle voit dans l'intérieur de nos corps;
allez la consulter, elle vous palpera de haut en bas, vous exa-
minera et vous dira, sans hésitation, que le mal est dans le
foie, dans la rate; elle voit, elle indique le remède. Si la justice, un peu trop sévère, intervient, elle trouve un médecin qui signe ses ordonnances, ce qui, du reste, ne la met
pas à l'abri des poursuites judiciaires. Cette femme est, dit-on,
très-intelligente; elle a lu quelques livres de médecine, a
retenu quelques expressions scientifiques qui prouvent aux
Lyonnais qu'elle est plus savante que les médecins; elle s'est
acquis une grande réputation, elle possède un aplomb imper-

turbable et gagne des sommes fabuleuses. Ne croyez pas que cette personne s'adresse à la basse classe, les équipages font queue à sa porte; elle ne peut suffire à sa nombreuse clientèle. C'est en vain que les tribunaux entassent condamnation sur condamnation; comme elle le dit, la persécution est pour elle un piédestal sur lequel on l'élève chaque jour davantage. Ses clients appartiennent aux classes élevées de la société; on se demande comment cela est possible, mais la réponse est difficile. Si vous êtes médecin, on accuse votre jalousie contre cette heureuse rivale, pure jalousie de métier. Si vous êtes homme du monde et qu'il vous paraisse difficile de croire que, sans études aucunes, une personne, aussi intelligente qu'on puisse la supposer, soit arrivée à connaître d'une manière certaine des faits qui échappent aux plus instruits, il n'y a qu'un cri contre vous, vous êtes un impie de ne pas croire que Dieu peut, exceptionnellement et suivant son bon plaisir, donner même aux plus indignes un don particulier qu'il a refusé aux autres. Si donc vous désirez plaire aux Lyonnais, croyez à Mlle X...

On comprend, sans doute, que la souffrance amène quelquefois à chercher des moyens de guérison, même à une source mauvaise ou incertaine; mais quand le remède qui a été donné ne guérit pas, on devrait supposer qu'on s'éloignera et qu'on éloignera les autres du piége tendu à la bonne foi; il n'en est rien, on est trompé, on ne veut pas l'avouer, on vante le talent du prestigitateur; l'orgueil seul peut amener là. Pourquoi avouer qu'on s'est trompé, il est bien préférable de servir de trompette pour faire subir à d'autres les mystifications dont on a été victime.

« L'illuminé B... (à Lyon), ne prescrit à ses adeptes ni re-
« mède, ni ordonnance; à quoi bon et comment le ferait-il ?
« Il ne sait ni lire, ni écrire; il se contente, pour les guérir,

« de leur imposer les mains, pendant que son fils lit sur cha-
« cun d'eux un passage de l'*Apocalypse* ou des *saints Evan-*
« *giles* (1). »

J'aime mieux cette pratique que celle de M⁰ᵉ X...; elle
prend sa source dans une fausse application des croyances
religieuses, au moins elle a le mérite d'être dégagée de
l'emploi intempestif de certaines drogues. On doit dire, à la
louange des Lyonnais, que la religion catholique est pratiquée,
parmi eux, avec la plus grande ferveur. Mais on ne comprend
pas alors comment les personnes intelligentes, et qui ont foi
aux paroles de l'Evangile, ne vont pas elles-mêmes prier Dieu
de leur venir en aide. Sur quoi se fondent-elles pour supposer
que la parole sainte, répétée par un fou ou un escroc, acquière
une plus grande puissance?

En Orient, on est plus logique : ce sont les derviches, les
hommes de religion qui prononcent les paroles saintes pour
guérir. Un verset du *Coran* est inscrit sur un carré de papier,
le patient doit avaler le papier et les sentences du Prophète;
il guérit quelquefois. L'un de nous a donné à un Arabe un *bon*
pour aller se faire délivrer des pilules de sulfate de quinine,
que l'administration, en Algérie, fournit gratuitement aux
Arabes quands ils sont atteints de maladies qui réclament l'emploi de ce médicament. Dans ce cas, il s'agissait d'une fièvre
intermittente, très-régulière; l'interprète a-t-il mal expliqué
la prescription, le malade a-t-il mal compris? Toujours est-il
qu'il a avalé le fragment de papier sur lequel était inscrit le
médicament à délivrer. Quinze jours après, cet homme revient pour remercier de l'avoir guéri; mais il demandait le
même remède pour un de ses parents atteint de la même maladie; on veut lui donner des pilules de sulfate de quinine, il

(1) *Du Charlatanisme en médecine et en pharmacie*, D² Ebrard, 1858, page 41.

se récrie et demande un morceau de papier sur lequel seront inscrites les paroles qui guérissent. Il avait bien été guéri en avalant le papier qui lui avait été remis. Faut-il en conclure que le papier guérit la fièvre intermittente? Assurément non, la guérison survient quelquefois spontanément sous l'influence d'une émotion, d'une cause toute morale ; certaines fièvres se guérissent après quelques accès qui ont suffi à l'élimination du poison, cela est arrivé après l'ingurgitation d'un morceau de papier, et on lui en a attribué tout l'honneur. Ces faits ne sont pas rares et font la fortune de certains charlatans.

Il y a des charlatans de diverses catégories :

1° Ceux qui administrent des substances inertes, ne pouvant faire ni bien ni mal. Ces charlatans guérissent quelquefois, parce que la nature fait tous les frais de la cure et que le malade, satisfait de posséder un remède infaillible, supporte son mal avec patience pendant un certain temps. Ces charlatans ne sont dangereux que dans les cas où ils ont affaire à une maladie qui réclame une médication active et immédiate ;

2° Les charlatans qui donnent des médicaments réellement actifs, médicaments qui, pour produire des effets avantageux, ont besoin d'être employés avec un grand discernement. Un médecin seul peut apprécier l'opportunité de leur emploi. Nous rangerons dans cette catégorie les purgatifs drastiques, la médecine de Leroy, l'élixir antiglaireux, les préparations de colchique, la coloquinte, les pilules de digitale, etc. Les purgatifs drastiques, fréquemment employés en médecine, et qui en des mains habiles et expérimentées deviennent des ressources précieuses, forment la base d'une grande quantité de remèdes plus ou moins secrets exploités par le charlatanisme. Toute la difficulté de la question réside dans l'emploi bien indiqué du remède.

La tendance générale, à Lyon, est de chercher des remèdes aux maladies en dehors des voies ordinaires. Certaines pratiques sont en grand honneur; ainsi, pour le traitement des cancers, les cataplasmes d'écrevisses pilés ; pour les congestions cérébrales, l'application d'une carpe ouverte sur la plante des pieds, ce dernier moyen est infaillible et très-rationnel, dit-on; le poisson est un animal à sang froid, la cause des congestions cérébrales est la trop grande chaleur du sang : la carpe, bien que pourfendue, dans toute sa longueur, ou peut-être parce qu'elle est pourfendue communique immédiatement ses propriétés à votre sang, qui de chaud devient froid; tout cela est clair, net et facile à comprendre. Les résultats ont beau être négatifs ou funestes, les croyants ne font pas défaut; on dit même que certains médecins, dans l'intérêt de leur clientèle, sont obligés souvent de se prêter à des pratiques que la science rejette; quel que soit le mobile de leur conduite, on ne saurait l'approuver.

L'intervention des congrégations religieuses dans la pratique de la médecine est fâcheuse; aussi sans doute, les motifs qui guident certaines religieuses sont bons, au point de vue de la morale; quand elles donnent ou vendent un emplâtre ou une drogue, elles devraient cependant penser qu'elles peuvent nuire, soit directement, en ordonnant un médicament contraire au traitement de la maladie, soit indirectement en faisant perdre un temps précieux pendant lequel la maladie pourrait être attaquée avec espérance de succès. Elles devraient réfléchir que des hommes intelligents, des médecins, passent leur vie à étudier, à observer, et que, malgré leurs études au lit des malades, dans les amphithéâtres, sur les cadavres, que malgré tant de labeurs, ces médecins hésitent souvent. Nous recommandons à ceux qui pratiquent la religion de mieux comprendre les préceptes de l'Écriture sainte et de lire le 38e chapitre de l'Ecclésiaste : *Honora medi-*

cum propter necessitatem, etenim illum creavit altissimus.
Honore le médecin, parce que tu en as besoin, car c'est Dieu
qui l'a créé.

Tout ce qui paraît en dehors des lois ordinaires de la nature
ou de la société a de l'attrait pour certaines personnes; elles
ne veulent pas être malades comme tout le monde, elles ne
veulent pas être guéries comme les autres. Dieu se trouve
obligé de faire un petit miracle pour ces personnes. Combien
de fois, sous les apparences d'une humilité profonde, se cache
un orgueil démesuré. Ces personnes n'apprécient assurément
pas le bonheur qui est réservé aux simples d'esprit. Si encore
elles se contentaient de rester dans les limites qui les concer-
nent, elles ne nuiraient qu'à elles-mêmes; malheureusement
il n'en est rien, elles sont très-charitables, vont porter leurs
conseils partout, font de la médecine à tort et à travers, administrent des médicaments aux pauvres, leur en achètent de
leurs propres deniers. Tout cela est préjudiciable à la société.
Bien que le désintéressement le plus grand et le désir de
soulager son semblable soit leur seul mobile, elles verraient
que, s'écartant d'une saine logique, leur premier défaut est
l'orgueil, qui les pousse à supposer chez elles des capacités
scientifiques suffisantes pour savoir ce qu'elles n'ont jamais
appris.

Charlatans intéressés qui n'en veulent qu'à l'argent, dames
charitables, désintéressées, qui croyent faire le bien, sont également redoutables dans la pratique de la médecine.

Nous pourrions bien signaler encore les inconvénients des
traitements par la médecine dite de Raspail, blâmer certaines
pratiques superstitieuses, l'emploi de la graisse de chrétien,
les pélerinages à Saint-Clair pour les maladies des yeux, autrement dit pour y voir clair, les pélerinages à la chapelle de
Saint-Pierre pour se guérir de la pierre. Nous pensons qu'il
est inutile de poursuivre l'énumération de toutes ces aberra-

tions de l'esprit humain, à Lyon. Assurément la religion repousse de telles superstitions, basées sur des jeux de mots. Ce que nous ne blâmons pas, c'est de demander humblement à Dieu qu'il nous guérisse de nos maux et de nous soumettre à sa volonté. La science aide puissamment à la guérison, mais Dieu seul guérit, c'est ce que disait Ambroise Paré, répondant humblement aux éloges qui lui étaient adressés à propos de cures merveilleuses : « Je le pensai et Dieu le guarit. »

Si notre travail comportait une étude plus complète de ces diverses questions, nous aurions encore beaucoup de faits à signaler, mais nous nous sommes bornés à indiquer, d'une manière générale, des actes blâmables et nuisibles à la santé publique. Il n'y a pas de semaine, du reste, où les journaux de Lyon n'inscrivent dans leurs colonnes des faits qui se produisent, surtout dans les campagnes, et qui prouvent jusqu'à quel point la croyance au merveilleux est enracinée dans la population.

La Société de médecine de Lyon, par l'organe de quelques-uns de ses membres, a déclaré la guerre à l'exercice illégal de la médecine. On ne peut que louer cette Société savante de sa courageuse intervention. Sans doute on ne pourra, avant un long temps, éteindre le charlatanisme médical à Lyon, mais on parviendra à mettre au grand jour certaines manœuvres peu honorables; la loi frappera ceux qu'elle pourra atteindre. Après cela le corps médical pourra dire comme M. Velpeau, en parlant du célèbre docteur Noir : *Qui vult decipi, decipiatur.*

Dépôt de mendicité à Lyon. — Ce Dépôt, qui était installé à la montée Saint-Barthélemy, aux Chazeaux, a été transféré récemment à Albigny, dans un établissement admirablement situé, où les pauvres trouvent tous les soins que comporte leur intéressante position. Nous nous contenterons de donner ici le mouvement de l'ancien Dépôt de mendicité pendant quatre années, de 1855 à 1858. Ces renseignements pourront plus tard servir de terme de comparaison avec les résultats obtenus dans le nouvel établissement.

1855			
RESTANTS.	ADMIS.	MORTS.	MOYENNE DE LA MORTALITÉ.
Hommes....... 169	108	51	1 pour 5,4
Femmes....... 162	62	33	1 pour 6,7

1856			
Hommes....... 166	90	52	1 pour 4,9
Femmes....... 162	73	40	1 pour 5,8

1857			
Hommes....... 160	101	30	1 pour 8,7
Femmes....... 174	53	55	1 pour 4,1

1858			
Hommes....... 152	104	50	1 pour 5,1
Femmes....... 181	60	40	1 pour 6,82

AGE MOYEN DES INDIVIDUS ADMIS AU DÉPOT.

	1855	1856	1857	1858
Hommes...........	55	55	55	56
Femmes...........	53	52	52	52

Salles d'asile. — C'est au saint Vincent-de-Paul du protestantisme, comme l'appelle M. Michel Lévy, au pasteur Oberlin du Ban-de-la-Roche (Vosges), qu'est due l'institution des salles d'asile. La servante du pasteur Oberlin, Anne Scheppler, inspirée par une ardente charité, réunissait chaque jour dans le presbytère quelques enfants pauvres, pendant que leurs parents allaient travailler aux champs ; elle leur donnait, avec un cœur de mère, tous les soins que réclamait leur jeune âge ; puis, le soir venu, les remettait entre les mains de leurs parents. C'est cette pensée pieuse que le pasteur Oberlin a élevée à la hauteur d'une institution sociale. Une ordonnance royale du 22 décembre 1837 déclarait cette institution comme étant d'utilité publique, et la plaçait dans le ressort du ministère de l'intérieur. Ces salles d'asile se divisent en publiques et privées. Ces dernières ne sont autorisées que lorsque un logement et un traitement convenables ont été assurés à la personne chargée de les diriger. Les enfants des deux sexes y sont admis jusqu'à l'âge de dix ans ; on leur enseigne la lecture, l'écriture, etc. ; on cherche à leur inculquer des principes d'ordre et de travail, à favoriser le développement de leur intelligence et à leur inspirer des sentiments d'honnêteté et de religion.

SALLES D'ASILE.

1855.

	Nombre d'enfants admis.
31 salles d'asile publiques.	3062
10 — privées	452
	3514

1856.

33 salles d'asile publiques.	3484
13 — privées	587
	4071

1857.

31 salles d'asile publiques.	3059
13 — privées	702
	3761

1858.

31 salles d'asile publiques. 3128
13 — privées 713
                                    3841

Le nombre des enfants admis dans les salles d'asile va chaque année en augmentant, il s'élevait en 1864 à 6,924.

Cette institution des salles d'asile, placée sous la direction et la surveillance d'un comité de dames, désignées par l'administrateur du département, offre toutes les garanties désirables pour le but moral et humanitaire que l'on se propose.

Un médecin, attaché à chaque salle d'asile, visite ces établissements au moins une fois par semaine, et donne ses soins à domicile aux enfants malades, sur la demande des parents.

Il serait trop long d'exposer en détail les diverses institutions de bienfaisance qui se sont élevées à Lyon; nulle part plus que dans cette ville, la charité n'a été ingénieuse à venir en aide aux souffrances de tout genre. Nous nous contenterons d'énumérer les principales institutions.

POUR LES ENFANTS PAUVRES.

Garçons.

Providence Denuzières.
    — Caille.
Providence des jeunes garçons pauvres de Saint-Nizier.
Maison de charité pour les petits garçons. — Fondation Richard.
Société de Saint-Joseph, pour les jeunes garçons vicieux et vagabonds.
Refuge de Saint-Joseph, à Oullins, colonie agricole, horticole et industrielle.

OEuvre et Société de l'Enfant-Jésus.

Société de patronage pour les enfants pauvres (garçons), de la ville de Lyon.

Société de patronage pour les jeunes libérés de la maison pénitentiaire.

Pour les jeunes filles.

Providence de Saint-Vincent-de-Paule.

Providence des Sœurs de la Trinité.

Providence des jeunes filles pauvres de Saint-Nizier.

Hospice des jeunes filles convalescentes sortant des hôpitaux. Cette œuvre d'une utilité incontestable, est un modèle à suivre, elle n'a que le défaut de s'adresser uniquement à une catégorie de malades. Le local, placé à mi-coteau de la montagne de Fourvière, est exposé au soleil levant et présente les meilleures conditions de salubrité.

Hospice des pauvres filles infirmes de Sainte-Elisabeth.

Hospice des jeunes filles incurables, refuge Saint-Michel.

Refuge de Notre-Dame-de-Compassion, pour les jeunes filles qui, au sortir de leur traitement pour affections syphilitiques, demandent à changer de vie.

Société de patronage pour les jeunes filles.

Pour les femmes.

Société de charité maternelle. Cette Société a pour but de secourir les mères de famille pauvres, et de les engager à nourrir elles-mêmes leurs enfants, au lieu de les abandonner à la charité publique.

Hospice des Dames-du-Calvaire, pour les femmes pauvres incurables et les veuves délaissées.

Pour les vieillards.

OEuvre des vieillards incurables de Saint-Nizier.

Hospice des vieillards, à la Guillotière.

Asile des vieillards par les Petites Sœurs des Pauvres, à la Villette (Guillotière).

Sœurs de Notre-Dame-de-Bon-Secours. Cette institution est composée de religieuses qui vont à domicile donner des soins aux malades, moyennant une rétribution de 2 francs par jour. Cette institution est précieuse, en cela que ces sœurs ont parfaitement l'habitude de soigner les malades, qu'elles exécutent ou font exécuter fidèlement les prescriptions des médecins ; elles offrent, du reste, toutes les garanties de moralité et de principes religieux, que l'on trouve difficilement parmi les personnes désignées sous le nom de garde-malades.

L'établissement des Charlottes, pour secourir et consoler les prisonniers.

Œuvres et Bibliothèques militaires.

Société de Saint-François-Régis, pour le mariage des pauvres, fondée en 1837 à Lyon. Cette Société a fait célébrer, jusqu'à la fin de 1858, 8,613 mariages et légitimer la naissance de 3,148 enfants.

La ville de Lyon possède aussi une Caisse d'épargnes et de prévoyance, un Mont-de-Piété, puis des Sociétés de secours mutuels, dont l'institution prospère produit les résultats les plus avantageux.

Enfin, il existe, à Lyon, une Commission permanente de vaccine pour le département du Rhône, le service de la vaccination est gratuit.

De l'instruction publique à Lyon. — L'Académie de Lyon comprend dans son ressort les départements de l'Ain, du Rhône, de la Loire et de Saône-et-Loire.

L'enseignement supérieur à Lyon est représenté par une Faculté de théologie, des sciences et des lettres, et par une École secondaire de médecine et de pharmacie.

Si l'on ne consultait que l'importance des villes, dans la création des Facultés de médecine, assurément Lyon aurait le droit de se placer immédiatement après Paris, et cela non-seulement par l'importance de ce grand centre commercial, mais encore par les immenses ressources d'enseignement que présentent les divers hôpitaux. Jusqu'ici les tentatives que l'on a faites pour obtenir la création d'une Faculté de médecine, à Lyon, ont été infructueuses. Peut-être l'avenir donnera-t-il une entière satisfaction au vœu émis, par le Conseil général du département, de voir l'École secondaire s'élever au titre de Faculté de médecine; de nombreuses raisons militent en faveur de cette institution.

Lycée impérial. — A la tête de l'enseignement secondaire, à Lyon, nous voyons fonctionner le Lycée impérial, établissement qui, depuis de nombreuses années, a porté très-haut le niveau des études. Installé au milieu de la ville, sur le quai du Rhône, le Lycée occupe une position assez salubre, mais l'édifice est disposé de telle façon qu'on est obligé de désirer y voir apporter des modifications radicales.

Si, au point de vue de la salubrité, la position est excellente, nous pensons qu'elle n'est pas aussi bien choisie au point de vue de la tranquillité qui doit régner autour des établissements de ce genre. Un Lycée doit s'élever loin de l'agitation du monde; nous ne voulons pas dire qu'il est nécessaire de les installer dans des lieux déserts, mais seulement en dehors du mouvement du centre d'une grande cité. Nous n'ignorons pas que le personnel des élèves du Lycée se compose d'internes et d'externes, que ces derniers ne pourraient pas profiter de l'enseignement du Lycée, si cet établissement était trop éloigné du centre de la ville. C'est là une difficulté à vaincre, mais elle n'est pas insurmontable. Il existe plus d'une raison de désirer des quartiers tranquilles pour l'installation des Lycées; celle qui se rattache le plus directement à l'hygiène est l'étendue, le développement que l'on doit donner à ces établissements, qui renferment, comme à Lyon, un grand nombre d'élèves. Nécessairement, le prix du terrain est élevé dans les quartiers du centre des villes, il en résulte que l'espace accordé aux bâtiments est toujours trop restreint ; on entasse étages sur étages pour suppléer au défaut d'étendue en superficie ; les murs de clôture sont très-élevés et il en résulte une insuffisance d'aération et de lumière. Il serait à désirer que, dans un avenir prochain, on pût donner au Lycée de Lyon la dimension que comporte le nombre des élèves qui le fréquentent.

Si l'antique Lycée de Lyon jouit d'une réputation bien méritée au point de vue scientifique ; si les principes de morale et de religion que l'on y professe, offrent aux familles toutes les garanties désirables pour l'avenir de leurs enfants, la gloire en revient tout entière au corps enseignant qui, depuis si longtemps, a su maintenir dans les études un niveau élevé qui place le Lycée de Lyon à côté des Lycées de Paris. Nous regrettons que les conditions hygiéniques et architecturales de cet établissement le placent sur un plan secondaire. Il est à espérer que l'Administration supérieure, au milieu des embellissements dont elle orne la cité, pensera enfin que l'Académie de Lyon et le Lycée impérial ne doivent pas être oubliés, et que la science, la morale et la religion ne doivent pas toujours être les seuls ornements de ces grandes institutions.

Déjà un progrès a été accompli : on a élevé près de Saint-Rambert une succursale du Lycée de Lyon, dans les meilleures conditions d'habitation pour les jeunes élèves, qui y sont reçus jusqu'à la classe de sixième inclusivement. Nous n'avons que des éloges, au point de vue hygiénique, à donner à cette magnifique installation ; mais nous avons aussi une crainte, c'est que des enfants, au début de la vie, se voyant entourés d'un si grand luxe, ne puissent pas facilement accepter plus tard la médiocrité qui sera le partage du plus grand nombre. Nous craignons une réaction trop forte qui confondrait le bien-être et le luxe avec les lois d'une saine hygiène; l'éducation des enfants doit les préparer aux combats de la vie; pour cela, il faut que, de bonne heure, le corps s'endurcisse à subir les variations atmosphériques qui, dans certaines limites et pour certaines organisations, deviennent une source de force et de santé robuste.

L'enseignement secondaire est encore représenté à Lyon par vingt-cinq établissements libres. Les hauteurs de Fourvière, de la Croix-Rousse, offrent pour ces établissements d'excellentes conditions d'installation, aussi les maisons d'éducation y sont-elles nombreuses. Nous n'avons qu'à louer l'excellente position de l'institution des Minimes, à Saint-Just, de l'institut du Verbe-Incarné, de MM. Guillard, à la montée des Génovéfins, de l'institution des Chartreux, à la Croix-Rousse, etc.

L'application des lois de l'hygiène à la construction des salles d'étude, des dortoirs, des réfectoires, des lieux de récréation, doit venir compléter les avantages que ces établissements tirent de leur position si salubre.

L'enseignement primaire a pris, à Lyon, un grand développement. Les Frères de la Doctrine chrétienne, dans chaque arrondissement, possèdent cinq ou six écoles, où les bons instincts du peuple amènent de nombreux élèves. L'intervention des Frères de la Doctrine chrétienne, dans l'enseignement de la jeunesse, a une action salutaire que personne ne peut nier; aussi, la population lyonnaise est-elle très-sympathique à cette institution.

La congrégation des Frères de la Doctrine chrétienne présente, à Lyon, 75 Frères enseignants.

Les Sœurs de Saint-Charles dirigent les écoles primaires

chrétiennes pour les filles. Ces écoles sont au nombre de 45 ; elles sont fréquentées par plus de 6,000 petites filles et 2,000 adultes.

Le culte protestant a aussi deux écoles communales primaires pour les enfants des deux sexes.

Outre ces enseignements plus spécialement placés sous la direction de religieux ou religieuses, il existe 21 écoles communales pour les garçons, écoles dirigées par des laïques ; puis divers cours gratuits pour les adultes. Les cours de musique vocale, chez les religieux et les laïques, font partie de l'enseignement.

Quinze écoles communales, dans les cinq arrondissements, sont chargées de l'enseignement primaire pour les filles. Ces écoles sont dirigées par des laïques. Il y a une école supérieure de filles. Les filles adultes, les femmes ont gratuitement à leur disposition tous les moyens d'instruction désirables : cours de dessin, de chant, de langue anglaise, de comptabilité, etc.

En dehors de ces enseignements, Lyon possède un Palais-des-Arts ; citer les noms de Bonnefond, de Vibert, de Saint-Jean, dont l'école regrette encore la perte récente, les noms de MM. Fabisch, Bonnet, etc., c'est dire à quelle hauteur cette école s'est placée en France.

Au Palais-des-Arts, les cours de géométrie pratique, de géométrie descriptive, de stéréotomie et de perspective sont professés avec un rare talent. Le cours d'anatomie appliquée aux beaux-arts, la classe de peinture, de sculpture, d'architecture, de gravure, la classe des fleurs et d'ornements forment une série d'enseignements où les beaux-arts et l'industrie voient chaque jour s'élever des sujets de premier mérite. C'est probablement à cette institution de l'école des beaux-arts que la fabrique lyonnaise des tissus de soie doit le premier rang qu'elle occupe dans le monde entier.

Un Lyonnais, le major-général Martin, a fait un legs considérable à la ville de Lyon, afin de fonder une institution pour l'enseignement gratuit des sciences et des arts appliqués à l'industrie, et cela dans le but de venir en aide aux classes ouvrières. C'est l'école de la Martinière qui réalise aujourd'hui le vœu du généreux bienfaiteur.

Les écoles commerciales, à Lyon, sont nombreuses; il ne pouvait en être autrement dans cette ville où le commerce absorbe presque toutes les forces vives de la population.

Ecole vétérinaire. — L'Ecole impériale vétérinaire de Lyon est le premier établissement de ce genre qui ait existé en Europe; elle fut fondée en 1762; le nombre des élèves est de 150. Cette école a toujours su mettre à sa tête des professeurs d'une rare distinction et qui ont marqué leur passage par une intervention active dans tous les progrès de la médecine vétérinaire.

Institution des Sourds et Muets. — Les Sourds et Muets ont aussi, à Lyon, un établissement où ils peuvent recevoir un enseignement qui leur permet de prendre part à la vie sociale, auparavant fermée pour eux.

Deux Gymnases viennent compléter ce qui a trait à l'éducation de la jeunesse, et prouver que Lyon n'est étranger à aucune institution ayant pour but l'amélioration physique, intellectuelle ou morale de l'homme. Seulement, certaines de ces institutions n'ont pas encore acquis tout le développement que comporte leur importance.

Comme complément de cet aperçu général de l'instruction publique, à Lyon, il nous reste à énumérer les Sociétés savantes qui se sont élevées dans cette ville et les établissements scientifiques créés au profit du public.

L'Académie impériale des sciences, belles-lettres et arts de Lyon, fondée en 1700, réunit dans son sein l'élite des intelligences de Lyon. Cette institution fonctionne de la même manière que l'Académie des sciences, belles-lettres et arts de Paris; elle a pris les mêmes divisions et les mêmes tendances.

Le siége de l'Académie est au Palais des Beaux-Arts. Les séances d'ouverture se font avec autant de pompe qu'à Paris, et le lieu des séances publiques est toujours trop petit pour la foule des auditeurs empressés.

Société impériale de médécine et de pharmacie.

Société Linéenne.

Société impériale d'agriculture, d'histoire naturelle et arts utiles.

Société impériale d'horticulture pratique.

Société littéraire de Lyon.

Société des Amis-des-Arts.

Société académique d'architecture, etc.

Société d'éducation.

Telle est l'énumération des Société savantes qui, à Lyon, tendent à élever le niveau des intelligences. Il est probable que dans cette riche cité, le commerce dominera toujours tous les autres intérêts sociaux; néanmoins, déjà de toutes parts des institutions scientifiques et littéraires acquièrent une importance sérieuse, et le moment est venu où Lyon ne devra pas seulement à son commerce, à sa richesse et à sa nombreuse population le titre de seconde ville de France et de capitale du midi.

Bibliothèques. — La ville possède deux Bibliothèques ouvertes au public. Celle du Collége est installée dans de très-belles salles attenantes au bâtiment du Lycée. Cette Bibliothèque possède 140,000 volumes et 2,400 manuscrits; l'histoire, la littérature, les sciences y trouvent de précieux documents. Le public est admis dans ces salles tous les jours non fériés, de 10 heures du matin à 3 heures du soir. Il est à regretter

que l'Administration ne permette pas une séance le soir, de
six à neuf heures, comme cela se pratique dans d'autres
villes. Souvent les occupations de la journée sont un empêche-
ment pour la fréquentation de ces établissements, dont la
jouissance, dès-lors, ne reste permise qu'à un petit nombre
de personnes privilégiées.

Nous adresserons le même reproche à la Bibliothèque du
Palais-des-Arts. Celle-ci, placée sous la direction de M. le docteur Fraisse, secrétaire général de l'Académie, contient spécialement des ouvrages ayant trait aux sciences, aux arts, à
l'industrie, à la partie archéologique de l'histoire, aux Sociétés
de médecine, de pharmacie, d'agriculture, etc., etc. Le
nombre des volumes de cette Bibliothèque est de 60,000. A
cela, il faut ajouter une collection de plus de 40,000 estampes
et des manuscrits anciens et modernes, des autographes, etc.

Le Palais-des-Arts a consacré de très-belles salles aux
musées de peinture et de sculpture; chaque année, vers le
mois de janvier, des expositions très-remarquables attirent de
nombreux visiteurs. Ce même palais renferme le musée des
antiques, le musée lapidaire et le musée d'histoire naturelle
très-complet. C'est aussi le Palais-des-Arts qui offre un abri
hospitalier aux membres de l'enseignement professionnel,
pour les conférences publiques qui, depuis quelque temps,
s'appliquent à vulgariser l'étude des sciences, des lettres, de
l'histoire et des arts.

DES ÉTABLISSEMENTS MILITAIRES A LYON.

Les casernes sont nombreuses et disséminées sur toute l'étendue de la ville. Mais faut-il appeler casernes tous les établissements dans lesquels sont logés les militaires de la garnison de Lyon? La plupart sont d'anciens bâtiments destinés autrefois à d'autres usages, et que l'on a transformés pour les approprier, tant bien que mal, à leur nouvelle destination; presque tous offrent des conditions d'insalubrité, soit par l'exiguïté des chambres, soit par leur humidité et par leur défaut de lumière. Les forts nouvellement construits sur les hauteurs qui environnent Lyon, servent à sa défense, et sont en même temps des casernements meilleurs que ceux de l'intérieur de la ville. Nous n'avons pas à nous occuper ici des conditions dans lesquelles devraient être construites les casernes pour être aussi salubres que possible; mais nous pouvons dire que l'espace doit surtout être réservé, et un système large de ventilation adopté; car, ce qui impressionne le plus, dans les grandes agglomérations d'hommes, c'est la viciation rapide de l'air par les miasmes organiques qui se dégagent. En deux mots, les meilleures conditions seraient: situation dans un lieu élevé, aéré, éloigné des rues étroites et

encombrées ; position en dehors des villes autant que possible ; voisinage des arbres, vaste étendue des cours, et, pour
la distribution intérieure, profusion de l'espace, de l'air et
de la lumière. On vient de construire à Lyon une vaste caserne qui loge une division de cavalerie et même davantage.
Il est possible qu'au point de vue militaire, cette agglomération permanente d'une quantité considérable d'hommes et de
chevaux offre des avantages, mais au point de vue de l'hygiène, cette agglomération présente des inconvénients auxquels on ne peut remédier qu'en plaçant les hommes dans
les meilleures conditions d'habitation, dans des conditions
plus larges que celles accordées par les réglements.

Nous donnons ci-après l'assiette du casernement tel qu'il
était en 1859, afin de faire comprendre d'une manière générale l'état des choses. Chaque année des changements, des
améliorations s'opèrent, soit par nécessité, soit par toute
autre cause ; des casernes que nous indiquons ont été abandonnées, d'autres détruites, il résulte de cela qu'il est impossible de fournir, à ce sujet, des renseignements précis qui,
du reste, n'ont aucun intérêt à notre point de vue.

Fort des Charpennes, pouvant contenir	38 h.
Fort des Brotteaux	397
Quartier de la Part-Dieu	3447
Fort de la Part-Dieu	24
Fort de Villeurbanne	405
Lunette des Hirondelles	2
Fort Lamotte	1164
Fort du Colombier	289
Fort de la Vitriolerie	550
Caserne de l'Arsenal	490
Quartier Goiran	486
A reporter.	7292

Report. 7292

Caserne Rambaud 225
Maison Tavernier 250
Caserne de la Sauvagère 543
Maison Lehmen Levy 688
Quartier Montmorency 300
Pierre-Bénite. 301
Château de Combe-Blanche. 133
Camp de Sathonay 9058
Fort Sainte-Foy et la Lunette du poste . . . 274
Fort Saint-Irénée 632
Caserne Saint-Just 268
Fort Loyasse 537
Fort de Vaise. 86
Fort de la Duchère 409
Maison Vagenay. 108
Château de l'Ile-Barbe 235
Fort de Caluire 104
Fort de Montessuy 296
Fort Saint-Jean 434
Caserne du clos Jouve 78
Caserne du Bastion 4 (Croix-Rousse) . . . 416
Caserne du Bastion 5 118
Quartier des Bernardines 551
Gymnase divisionnaire 6
Bastion Saint-Laurent 352
Caserne du Bon-Pasteur. 457
Caserne de Serin. 1245
Maison Perregaut 6
Caserne Bissuel 700
Caserne de Perrache. 444
Caserne de la Doux. 313

TOTAL. 26862

Ainsi, l'assiette du casernement de Lyon permettrait de

loger 26,862 hommes ; mais ce chiffre, qui n'est, on peut dire, jamais atteint, est fort au-dessus de ce qu'il devrait être pour se conformer aux préceptes de l'hygiène.

Pour les casernes, on évalue à 16 mètres cubes l'air nécessaire par homme : cette quantité est trop restreinte ; il suffirait, pour le démontrer, de voir ce qui se produit toujours quand, par une circonstance exceptionnelle, on est obligé de remplir toutes les chambrées. Dans ces cas, les fièvres typhoïdes se montrent presque constamment, ou au moins, chaque homme est soumis à des troubles des voies digestives, à des embarras gastriques, avec céphalalgie. Il y a quelques années, on a occupé les combles de la caserne de la Part-Dieu, et bientôt le nombre des malades augmenta. Nous avons vu partout des faits analogues se produire quand les hommes ont été réduits au cubage d'air réglementaire.

Il est à noter que, dans l'espace réservé à chaque homme, on ne tient pas compte de la présence des lits, des objets déposés sur les planches, des rateliers d'armes, toutes choses qui diminuent beaucoup la capacité des chambres. Nous ne voulons pas dire, d'une façon absolue, que ces conditions sont la cause unique de la plus grande mortalité dans l'armée que dans la population civile, du même âge ; mais elles exercent une action funeste incontestable.

Les casernes situées aux Brotteaux, à Villeurbanne, le fort Lamotte, du Colombier, de la Vitriolerie, offrent les inconvénients des lieux qu'elles occupent. C'est de ces différents points que viennent le plus grand nombre de fièvres intermittentes, dont la population civile est aussi fréquemment atteinte.

Nous avons déjà signalé les marécages, les eaux stagnantes de la Rize sur son parcours, les lônes qui enveloppent ces forts ; ce voisinage porte son influence dans tous les quartiers environnants et agit sur la population, à la façon des marais.

Il serait à désirer que les améliorations dont Lyon est doté, s'étendissent bientôt à cette partie de la ville pour combler les bas-fonds infectieux.

Toutes les casernes ou forts élevés sur les plateaux de Fourvière et de la Croix-Rousse, sont admirablement situés; ils ne laissent à désirer que sous le rapport de la disposition intérieure des logements, où, comme partout, il y a défaut d'espace et d'aération, amoindri cependant par la situation même des bâtiments.

Mortalité dans l'armée. — Sur une garnison moyenne de 22,000 hommes, nous comptons une mortalité moyenne annuelle de 367, ou 16,68 pour 1000. Cette proportion est un peu plus considérable que pour la population civile, du même âge. Les militaires sont compris dans la période de 20 à 60 ans, mais dans des proportions successivement décroissantes, et leur chiffre total, y compris la garnison du camp de Sathonay, qui ne figure pas dans le dénombrement de la population de Lyon, s'élève en moyenne à 22,000 hommes. Si nous prenons la population civile, comprise entre 20 et 60 ans pour les hommes, nous trouvons 87,990 habitants; le chiffre de la mortalité moyenne annuelle pour les civils et les militaires est de 1,786, dont il faut soustraire 367, qui représentent la mortalité moyenne annuelle pour les militaires; reste donc 1,419 pour la mortalité moyenne annuelle de la population civile masculine, comprise entre 20 et 60 ans. Ces proportions nous donnent 16,68 décès pour 1000 hommes dans l'armée, et 16,12 dans la population civile.

La différence est minime, mais elle deviendrait plus grande, en ne considérant que les hommes de 20 à 25 ans; car c'est dans les deux premières années de leur service que les militaires sont le plus éprouvés, par toutes les causes qui amènent des modifications fonctionnelles dans l'organisme. De

tout temps, les statistiques ont constaté que la mortalité de la
population militaire est supérieure à la mortalité de la population civile du même âge. Pour l'armée, servant à l'intérieur,
elle était, de 1851 à 1856, de 19 à 20 sur 1000, et pour
les jeunes gens non militaires de 20 à 28 ans, de 13 sur 1000.
Antérieurement, les proportions étaient plus grandes; de
1820 à 1826, la mortalité dans l'armée était de 21 sur 1000;
dans la population civile du même âge, elle n'était que de 10
sur 1000, et, en décomposant cette mortalité, on la trouvait
de 19,9 sur 1000 pour les simples soldats, et de 10,8 sur
1000 pour les caporaux et les sous-officiers.

Aujourd'hui les conditions hygiéniques sont meilleures
dans l'armée; les maladies et la mortalité ont sensiblement
décru. A Lyon, pour l'ensemble de la population militaire
comparée à la population civile, du même âge, nous nous
trouvons dans des conditions exceptionnelles; la mortalité,
dans les deux catégories, étant à peu près la même.

On pourrait reprocher à cette statistique de comprendre
des militaires en convalescence à Lyon qui viennent mourir à
l'hôpital, sans appartenir à la garnison; mais Lyon envoie
aussi en convalescence, dans leurs familles, des hommes qui y
meurent et ne sont pas comptés dans nos statistiques; la compensation est donc plus qu'établie par ce fait.

La différence de proportion de la mortalité dans l'armée,
comparée à la mortalité dans la vie civile, chez les hommes
du même âge, est à peine sensible dans nos statistiques, mais
elle devient plus évidente, si on considère que l'armée ne
renferme que des hommes de choix, exempts d'infirmités et
d'affections organiques, comme la phthisie pulmonaire, qui
enlève chaque année tant de jeunes gens.

On ne peut attribuer cette mortalité aux fatigues de la vie
militaire à Lyon, et il faut en chercher ailleurs la cause. Elle
est plus générale et réside dans l'ensemble des modifications

fonctionnelles qui se produisent chez les jeunes soldats, quand ils quittent leurs travaux, leurs habitudes, la vie de famille, pour le nouveau genre de vie auquel ils sont soumis.

On a remarqué que la mortalité pesait surtout sur les jeunes soldats accomplissant leur première année de service. Nous dirons, avec M. Michel Lévy, que la transition de la vie civile à la vie militaire est une épreuve sérieuse, à laquelle les organismes ne se plient pas facilement; une sorte de période d'acclimatement existe à ce moment, et beaucoup ne peuvent supporter les charges de cette existence nouvelle. La nostalgie est un des premiers dangers, puis viennent toutes les causes de maladies qui résultent de cette profession elle-même, où tous les détails de la vie sont réglés; la quantité d'air respirable, la nourriture, l'habillement, les exercices, etc.

L'insuffisance de l'air respirable est une des causes les plus puissantes de maladies dans l'armée; c'est à elle que sont dues les affections les plus graves. En campagne, quand les hommes couchent sous leur petite tente-abri, ils jouissent généralement d'une meilleure santé qu'en garnison; une plus grande quantité d'air, sa pureté, est assurément la cause de ce bénéfice. Il faut avoir fait le service médical des régiments pour connaître la mauvaise odeur qu'exhalent les chambres des militaires pendant la nuit. Les hommes s'habituent peu à peu à cette atmosphère infecte et ne peuvent l'apprécier; mais, quand on arrive du dehors, on est suffoqué en pénétrant dans les chambres. Il est évident qu'un homme habitué à vivre à la campagne doit subir dans son organisme des modifications profondes et funestes sous l'influence de cette atmosphère nauséabonde, à laquelle il reste exposé pendant toute la nuit. Ce que nous disons ne s'applique pas exclusivement aux casernes de Lyon, toutes celles de France, à peu près, sont dans des conditions analogues.

A propos de la quantité de viande qui entre dans l'alimentation des habitants du département du Rhône, nous avons indiqué que l'armée était très-bien partagée sous ce rapport. En effet, chaque soldat a par jour 750 grammes de pain, 125 grammes de viande matin et soir, pas de vin, si ce n'est dans quelques circonstances extraordinaires. L'uniformité du régime amène, il est vrai, la fatigue de l'estomac et diminue sa puissance digestive ; mais les militaires, avec leurs petites ressources, trouvent souvent le moyen de modifier un peu leur ordinaire.

Camp de Sathonay. — Les divisions de l'armée de Lyon vont alternativement passer trois mois au camp de Sathonay. Ces déplacements fréquents peuvent avoir des inconvénients au point de vue personnel, mais au point de vue hygiénique ils sont avantageux. Quitter les casernes, généralement d'une salubrité contestable, de Lyon, pour aller se retremper dans un air vif et pur, ne peut qu'être favorable à la santé. Le camp, établi au nord de Caluire et de Cuire, à l'extrémité sud du plateau des Dombes, n'est dominé, immédiatement, par aucun lieu élevé ; il est balayé par tous les vents, et, si la température est un peu au-dessous de celle de Lyon en hiver, en été la chaleur est beaucoup moins fatigante que dans la ville. L'état sanitaire du camp est généralement meilleur qu'à Lyon ; il offre, cependant, quelques fièvres intermittentes qui pourraient être dues au transport, par les vents, des miasmes paludéens des Dombes.

Au camp, la troupe est logée sous des baraques en bois, recouvertes en tuiles ou en zinc. La première installation, dont une partie subsiste encore, a été remplacée par un baraquement meilleur, et, chaque année, on construit un certain nombre de nouveaux logements, mi-partie en briques, en pisé et en planches, qui auront sur les anciens l'avantage de préserver de la pluie, des chaleurs et surtout des insectes anthropophages, dont le nombre occasionne à tous les habitants de longues insomnies. Il conviendrait que ces nouvelles baraques fussent plus élevées au-dessus du sol pour garantir de l'humidité, autant qu'il est possible, dans un endroit où il n'existe aucun système de drainage.

Il serait à désirer que le sol fût revêtu de béton ou de bitume. Dans la toiture des baraques, les lames d'ardoise ou même les tuiles seraient préférables aux lames de zinc ou de tout autre métal.

On a eu longtemps la pensée d'installer au camp une infirmerie bien agencée, où l'on pourrait traiter les affections légères, mais la pratique est venue démontrer les inconvénients de cette installation qui nécessiterait les mêmes agencements qu'un hôpital. On a remédié à la difficulté au moyen de voitures d'ambulance très-bien construites qui, chaque jour, transportent les malades dans les hôpitaux de Lyon.

Champ de manœuvres militaires au Grand-Camp. — Il est fort éloigné de la ville ; c'est un inconvénient pour les troupes qui sont casernées à l'autre extrémité. Il en résulte un surcroît de fatigue pendant les chaleurs de l'été, époque à laquelle se font les grandes manœuvres. Mais il est difficile, pour ne pas dire impossible, de changer cet état de choses. On n'abuse pas, du reste, de ces exercices, et il n'est pas démontré qu'ils puissent avoir une influence mauvaise sur la santé des troupes, en prenant certaines précautions hygiéniques.

Des hôpitaux militaires de Lyon. — L'installation d'un hôpital militaire, à Lyon, ne date que de 1832. Depuis cette époque, l'accroissement successif de la garnison ou de l'armée de Lyon a forcé l'Administration d'augmenter le nombre des lits ; fixé d'abord à 200, à l'hôpital du quai de la Charité, ce nombre se trouve aujourd'hui porté à plus de 700. Dans certaines circonstances, on a dû recourir aux hôpitaux civils; l'hôpital civil de la Charité pouvait recevoir 200 malades militaires. Ces ressources exceptionnelles sont encore devenues insuffisantes, et on a dû quelquefois évacuer des malades sur les hôpitaux de Grenoble, Mâcon, Valence. Ces mesures amenaient nécessairement un grand trouble dans le service, de grandes dépenses et surtout le traitement des malades souffrait de ces déplacements.

La guerre d'Italie, en 1859, a rassemblé à Lyon un grand nombre de troupes, et le service hospitalier était devenu impossible au moyen d'un seul hôpital; on décida la création d'un second, et on choisit pour local une caserne d'infanterie, aux Colinettes, à la montée Saint-Sébastien. Quelques réparations faites à la hâte ont adapté cet établissement à sa nouvelle destination. D'abord provisoire, l'hôpital des Colinettes est devenu permanent, à cause des besoins du service. Lyon a ainsi deux hôpitaux militaires.

Hôpital militaire du quai de la Charité. — Il a été établi dans les bâtiments de l'ancienne Douane, qui ont subi de nombreuses transformations dans leur agencement intérieur, pour les rendre propres à leur nouvelle destination. Il se compose de bâtiments formant un grand parallélogramme, interrompu sur deux faces par des jardins et divisé en plusieurs cours intérieures par des constructions qui réunissent deux des côtés.

Le voisinage du Rhône, l'exposition au levant, l'air, la lumière, plus largement distribués sur les quais que dans l'intérieur de la ville, font à cet hôpital des conditions de salubrité satisfaisantes au point de vue de l'emplacement.

La disposition intérieure des locaux laisse peut-être encore à désirer, pour certaines questions de détail; cela est inévitable pour tous les édifices qui, détournés de leur destination première, sont ensuite appropriés à un autre service. Mais, en définitive, ces inconvénients ne sont pas graves et on peut facilement les annihiler en diminuant le nombre des lits. Nous savons que l'autorité administrative supérieure s'occupe de cette question et qu'elle arrivera à limiter le nombre des lits à un chiffre bien inférieur à celui que nous avons indiqué. Dans de telles conditions, l'hôpital militaire du quai de la Charité, sous le rapport de la salubrité, est mieux favorisé que la plupart des hôpitaux civils et militaires de France.

Au point de vue des soins de propreté, d'entretien, il n'y a rien à désirer; on peut même dire qu'il y a plus que du confortable, il y a du luxe; tout ce qui peut servir à l'agrément des malades a été heureusement disposé : jardins, promenoirs couverts pour la mauvaise saison, jeux de toutes sortes. Les distractions offertes aux convalescents ont toujours une heureuse influence sur la promptitude de la guérison.

Nous donnons ci-après le mouvement des malades au grand hôpital militaire de Lyon pendant 10 ans.

| ANNÉES. | RESTANT AU 1er JANVIER. | MILITAIRES MALADES. | | | | RAPPORT DES DÉCÈS A 100. |
		ENTRÉS.	SORTIS.	MORTS.	RESTANTS.	
1855	730	12866	12132	752		5,50
1856	712	11483	11005	481		3,40
1857	769	9552	9452	253		2,40
1858	584	7524	7188	253		3,10
1859	667	14064	13464	496		3,30
1860	771	9742	9671	337		3,20
1861	599	9403	9158	229		2,20
1862	496	8751	8635	219		2,30
1863	298	6990	7027	161		2,20
1864	366	5191	5096	127	234	2,30
		95566		3248		3,30

L'année 1855 a présenté une grande mortalité, due à la guerre d'Orient; les régiments, venus de tous les points de la France au nord de Lyon, passaient par cette ville et y laissaient un certain nombre de malades; d'autres, revenus de Crimée, soit par évacuation, soit en convalescence, venaient succomber à l'hôpital. En 1856, la même cause amenait les mêmes effets, mais dans des proportions moindres. C'était alors le retour de l'armée qui occasionnait ce surcroît d'entrées aux hôpitaux. Par les mêmes raisons, l'année 1859 a considérablement augmenté notre population hospitalière; mais, ainsi qu'on peut le voir par le chiffre des sorties comparé à celui des entrées, il s'agissait surtout de maladies légères causées par la fatigue; la mortalité n'a pas été considérable eu égard au grand mouvement des malades.

Si nous comparons la mortalité de l'Hôtel-Dieu de Lyon avec celle des hôpitaux militaires, la proportion est tout à l'avantage des derniers. Elle est à l'Hôtel-Dieu, d'après MM. Monfalcon et de Polinière (*Hygiène de Lyon*), de 1 sur 8 3/4 ou 9. La raison de cette différence est facile à concevoir. A l'Hôtel-Dieu, il y a un grand nombre de vieillards affaiblis par l'âge, la misère et les maladies graves; les jeunes gens eux-mêmes offrent des organismes détériorés par les privations, par les affections chroniques ou des lésions graves. C'est à l'Hôtel-Dieu que se pratiquent toutes les grandes opérations chirurgicales dans la population pauvre de la ville. Dans les hôpitaux militaires, nous comprenons dans le nombre des malades d'abord une grande quantité de maladies syphilitiques, qui n'amènent la mort que très-exceptionnellement, puis un nombre considérable de fiévreux et de blessés dont la maladie ou la lésion n'offre aucun danger de mort. Ainsi la différence dans la nature des maladies doit en amener une dans le chiffre de la mortalité : elle est considérable ici, puisqu'elle est représentée par 1 sur 29,6 ou 3.3 pour 100 à l'hôpital militaire, et 1 sur 9 ou 11 pour 100 à l'Hôtel-Dieu.

Hôpital des Colinettes. — Le chiffre élevé de l'armée de Lyon rendait indispensable l'installation d'un deuxième hôpital militaire, et on a choisi, pour l'établir, la caserne des Colinettes, dans une très-heureuse situation. Placé sur le versant sud des hauteurs de la Croix-Rousse, sur cette zone du monticule toujours épargnée par les épidémies qui ont affligé Lyon au XVIIe siècle, ce bâtiment offre de très-bonnes conditions de salubrité. Quelques réparations ont approprié ce local à sa nouvelle destination.

La situation de l'hôpital est admirable. Le bâtiment principal, qui fait face au midi, est rectangulaire; il offre trois étages, dont le supérieur a des dimensions trop restreintes en hauteur pour recevoir convenablement des malades. Mais les salles des 1er et 2e étages jouissent d'une lumière vive et peuvent être facilement aérées. A une ou deux exceptions près, la plus grande salle contient 20 lits. Une grande partie des salles ont l'inconvénient d'être dallées et de présenter entre les dalles des interstices par lesquels se font des infiltrations qui rendent les soins de propreté difficiles; cependant, grâce aux moyens d'aération, il n'y a aucune odeur.

L'hôpital militaire des Colinettes a deux cours, une en avant, l'autre en arrière des bâtiments; la première sert de promenoir pour les malades, elle n'est pas très-grande, mais elle offre une vue admirable sur le bassin du Rhône et est parfaitement ventilée; la seconde cour favorise l'aération des bâtiments.

Quelques réparations peu coûteuses, telles que l'exhaussement des salles du 3e étage et le parquetage de quelques salles, achèveraient de donner à cet établissement un degré exceptionnel de salubrité. Assurément, cet hôpital ne sera jamais un grand hôpital ni un monument d'architecture, mais le temps des grands hôpitaux et des salles de deux cents lits est passé, la science est faite sur ce point. On a compris et accepté la nécessité des petits hôpitaux et des petites salles, où l'application stricte des préceptes de l'hygiène donne aux malades les meilleurs adjuvants de leur guérison. Sous ces différents rapports, l'hôpital militaire des Colinettes se prête admirablement à la réalisation des conditions les plus favorables de salubrité.

Ouvert en juillet 1859, l'hôpital des Colinettes offre la statistique suivante :

| ANNÉES. | MILITAIRES MALADES. | | | | | RAPPORT DES DÉCÈS A 100. |
	RESTANTS AU 1er JANVIER.	ENTRÉS.	SORTIS.	MORTS.	RESTANTS.	
JUILLET 1859	»	2803	2331	108		3,8
1860	364	2997	3034	141		4,1
1861	186	2938	2838	59		1,8
1862	227	2110	2125	48		2,0
1863	164	1442	1455	22		1,3
1864	129	1277	1203	46	157	3,2
		13567				2,1

Service des subsistances, et du campement. — Sur la rive
gauche de la Saône, à Serin, se trouvent installés le service
des subsistances de l'armée et les magasins pour le campement et l'habillement. La Manutention militaire est admirablement bien organisée. Cet établissement, géré par un officier d'administration principal, est chargé de fournir le pain
aux troupes de l'armée de Lyon. Le blé arrive en grains à la
Manutention ; il est déposé dans de vastes greniers parfaitement aérés ; il est réduit en farine à la Manutention même,
au moyen d'un moulin mu par la vapeur, et cette farine,
blutée à 20 % pour le blé tendre et à 12 % pour le blé dur,
donne un excellent pain. Là ne se bornent pas les services
rendus par la Manutention; on y fabrique en grand des biscuits pour l'armée. La fabrication du pain et des biscuits est
confiée à des militaires qui sont, au besoin, employés à la
suite des armées en campagne, et continuent leurs fonctions
dans les circonstances même les plus difficiles de la guerre.

DES PRISONS.

Nous avons déjà dit que le département du Rhône a une prison dans chacun des chefs-lieux d'arrondissement, à Lyon et à Villefranche, pour la population civile, et deux prisons militaires à Lyon : celles de Sainte-Foy et des Recluses. Dans la première, sont internés les militaires ayant été frappés par une condamnation de un an à deux ; la seconde est spécialement affectée aux condamnés par les Conseils de guerre, jusqu'à une année, et à ceux qui subissent des peines disciplinaires prononcées par les chefs de corps ou les généraux-commandants.

Nous n'avons pas à entrer dans de grands détails sur l'organisation intérieure de ces établissements; les locaux sont assez spacieux pour la population qu'ils abritent d'ordinaire, et la nourriture, eu égard à la somme modique affectée à chaque détenu, est aussi bien ordonnée que possible; aussi n'y a-t-il jamais eu de maladie épidémique; les affections y sont toujours bénignes et la mortalité nulle.

Une chose manquait pour tromper l'ennui de la détention, le travail. Il a été accordé depuis peu à la prison des Recluses; les hommes, suivant leurs aptitudes professionnelles, trouvent ainsi le moyen de mettre en réserve, pour leur sortie, une petite somme utile et peuvent améliorer, dans une limite réglementaire, l'ordinaire de la prison. Quand les condamnations dépassent deux ans, les militaires sont dirigés sur la prison d'Avignon.

Pour la population civile, Lyon a deux prisons : la maison de correction et la maison de justice et d'arrêt. L'une et l'autre sont situées sur le quai du Rhône, près du pont du chemin de fer, à Petrache. Dans leur ensemble, les bâtiments sont bien entendus, bien distribués; de vastes cours intérieures isolent chaque construction et permettent une aération facile. La maison de justice et d'arrêt affecte une disposition générale des plus favorables, chaque bâtiment convergeant vers une construction centrale. Cette disposition, fréquemment adoptée dans les prisons modernes, a le double avantage de permettre une surveillance plus facile et surtout une aération plus large, si avantageuse dans les lieux où sont groupées des masses.

Maison de correction. — Elle a neuf bâtiments : 1° un de façade sur le Rhône, au levant, où se trouve le logement du directeur et celui des principaux employés de l'administration ; 2° trois bâtiments, au nord, sont affectés aux condamnés correctionnellement dont la peine ne dépasse pas un an de prison, et ils contiennent les ateliers, un réfectoire et les dortoirs; 3° un bâtiment, au couchant, où se trouvent les cuisines pour les deux prisons, une salle de bains au rez-de-chaussée et l'infirmerie au premier étage; 4° trois bâtiments, au midi, affectés aux femmes détenues. Dans une partie sont les prévenues, dans l'autre les filles soumises détenues pour infraction aux règlements de police. Un second bâtiment renferme le logement des religieuses, les deux infirmeries des femmes

prévenues et condamnées ; un quartier pour les jeunes filles
en correction paternelle ; une crèche pour les nourrices. Le
troisième bâtiment est occupé par les femmes condamnées ;
5° au centre se trouve un bâtiment dont le rez-de-chaussée
est affecté aux bureaux, à la geôle, à la salle de visite du
médecin. La chapelle et le logement de l'aumônier sont au
premier étage. Chaque catégorie de détenus a une cour, un
dortoir, un atelier et un réfectoire.

Maison d'arrêt et de justice. — Elle est composée de deux
bâtiments de façade au midi ; l'un servant aux logements des
employés principaux ; l'autre, destiné au service de l'entrepreneur, contient : une boulangerie, une buanderie, les bureaux,
les magasins et la lingerie. Au centre de la prison se trouve
un bâtiment polygonal qui comprend : au rez-de-chaussée,
la geôle, et au premier étage la chapelle. Tous les autres bâtiments, sauf celui du quartier de la dette, convergent vers le
centre ; ils sont affectés aux catégories suivantes : 1° pistoles
et chambres individuelles pour les prévenus et accusés ;
2° prévenus et condamnés en appel ; 3° condamnés correctionnels à un an et au-dessous, attendant leur transfèrement
dans la maison de correction ; détenus pour dettes en matière
criminelle, correctionnelle et de police ; 4° infirmerie et quartier pour les vieillards et les infirmes ; 5° condamnés, jugés
par la Cour d'assises, attendant leur transfèrement. Tous ces
bâtiments ont chacun leur cour, dortoir, ateliers, réfectoire
et chauffoir ; 6° le quartier cellulaire est un bâtiment qui, dans
les trois étages, a quatre-vingt-deux cellules. Il peut renfer-
mer : les prévenus et accusés mis au secret par ordre de la
justice ; les individus des mêmes catégories et les condamnés
pour de légers délits qui demanderaient à être isolés ; les condamnés aux travaux forcés attendant leur transfèrement ; les
détenus en punition ; les individus dangereux, que la pru-

dence engage à séparer des autres. Un septième bâtiment, complètement isolé, est affecté aux prisonniers pour dettes ; il peut en contenir 32.

Régime alimentaire. — Le régime alimentaire des détenus est bon ; il se compose de pain fait avec 2/3 farine de froment blutée à 12 % et 1/3 farine de seigle ou d'orge blutée à 21 %. Le pain de soupe pour les valides et le pain des malades est fait de pure farine de froment bonne qualité, blutée à 32 %. Il n'est employé que 24 heures après sa cuisson.

La ration journalière pour les hommes est de 750 grammes, et pour les femmes de 700 grammes. La distribution a lieu 48 heures après la cuisson du pain. Chaque détenu reçoit sa ration par jour en un pain préparé séparément. Les autres aliments sont un litre de soupe préparée et distribuée en 2 fois. Cette soupe est faite dans les proportions suivantes pour 100 personnes : 9 kilos pain blanc rassis et bien cuit ; 30 kilos pommes de terre de bonne qualité ; 8 kilos carottes, navets ou autres légumes, tels que : choux, pois ou haricots frais, suivant la saison ; 1 kilo oseille cuite ; 1 kilo pois, lentilles ou haricots réduits en purée ; 1 kilo 400 grammes gros sel ; 10 grammes de poivre ; 1 kilo 500 grammes de beurre ou 1 kilo 250 grammes de graisse de porc bien fondue et bien épurée. Pendant le temps où les pommes de terre germent, les 30 kilos sont remplacés par 9 kilos de riz, pois, fèves ou haricots secs, ou par 16 kilos des mêmes légumes verts. Quand les légumes secs remplacent les pommes de terre, on fait entrer 2 kilos d'oseille cuite dans 100 rations d'un litre.

Les détenus font deux repas, un à 9 heures du matin, l'autre à 3 heures 1/2. Chacun peut garder son pain pour en manger à midi et le soir.

Les dimanches, les grandes fêtes et le jour de la fête de

l'Empereur, les détenus reçoivent, le matin, une soupe de 5 décilitres de bouillon gras provenant de la cuisson de 15 kilos de viande de bœuf pour 100 hommes, avec 9 kilos de pain blanc et 1 kilo de légumes. Le soir, le service se compose de la viande cuite le matin, à laquelle on ajoute 30 kilos de pommes de terre, 400 grammes de graisse et 2 kilos d'oignons pour 100 hommes.

Couchage. — Chaque détenu a une couchette en fer, une paillasse en toile, une paire de draps, une couverture en été et deux en hiver, un traversin en toile. A l'infirmerie, les lits sont les mêmes que dans les hôpitaux.

Vêtements. — Les hommes ont, en été, une veste ronde avec poche intérieure, un gilet sans manches, un pantalon en toile ou en droguet de fil et coton; en hiver, une veste se croisant sur la poitrine, doublée en toile de fil ou de coton, un gilet doublé et un pantalon doublé à la ceinture. La coiffure, en toute saison, est un béret. Les femmes ont, en été, une robe en droguet de fil et coton, un jupon de même étoffe, deux paires de bas de coton; en hiver, une robe en droguet de fil et laine brun ou gris; un jupon en droguet de fil et coton, deux paires de bas de laine. Pour chaussure, les deux sexes ont : en été, deux paires de chaussons en droguet de fil ou de coton blanc; en hiver, deux paires de chaussons en droguet de fil et laine, une paire de sabots avec brides ou sangles en toute saison.

La lingerie se compose, pour les hommes, d'une chemise de toile de fil ou coton, un serre-tête en toile, une cravate de couleur et un mouchoir de poche. Pour les femmes: d'une chemise en toile de fil ou coton, un fichu carré pour le cou, une cornette en toile pour la nuit, une autre de couleur pour le jour, un mouchoir de poche, un tablier en toile, deux cor-

sages sans manches. On le voit, rien de ce qui est nécessaire
pour la nourriture, le vêtement et le coucher n'a été négligé.
Cette situation matérielle, mise en regard de celle de beaucoup d'honnêtes familles, laisse l'avantage à la population de
nos prisons ; c'est un fait pénible à constater.

Les malades, dans les prisons, sont l'objet de soins particuliers ; leur régime est modifié, et si leur état s'aggrave ou
comporte une longue durée pour la guérison, ils sont envoyés
dans les hôpitaux et ils rentrent alors dans la loi commune
pour les soins qu'ils réclament.

A la prison, le régime alimentaire des malades comprend
trois quantités, suivant les prescriptions médicales ; chacune
se compose ainsi : 1° 130 grammes de viande cuite et désossée, 450 grammes de pain, 60 grammes de pain pour deux
soupes ; 2° 100 grammes de viande cuite et désossée,
400 grammes de pain, 60 grammes de pain pour deux soupes ; 3° 60 grammes de viande cuite et désossée ; 250 grammes de pain, 50 grammes de pain pour deux soupes. Ces vivres
peuvent être remplacés par d'autres de la même nature.

Les enfants en prison ont un régime spécial prescrit par
le médecin, et les nourrices, quoiqu'elles reçoivent la nourriture des malades, ont, en outre, un supplément de pain qui
porte, pour elles, la ration à 700 grammes. Elles ont, de plus,
un demi-litre de lait et deux décilitres de vin.

Il n'est pas de malade pauvre, dans sa famille, qui puisse
espérer avoir tous les jours un pareil régime alimentaire, il
n'est pas de nourrice qui puisse se procurer une nourriture
aussi substantielle !

Les statistiques des malades et des décès, dans les prisons,
varient peu, et, en prenant pour exemple trois années, nous
constatons les résultats suivants :

		ENTRÉES.		MALADES A L'INFIRMERIE OU A L'HOPITAL.		DÉCÈS A L'INFIRMERIE OU A L'HOPITAL.		RAPPORT DES DÉCÈS AUX ENTRÉES, 1 SUR :	
		HOMMES.	FEMMES.	HOMMES.	FEMMES.	HOMMES.	FEMMES.	HOMMES.	FEMMES.
1861	Maison d'arrêt et de justice	1356	394	67	15	6	1	226,00	394,00
	Maison de correction.....	2158	1107	144	72	10	5	215,80	221,40
	Villefranche............	619	82	21	8	4	»	154,75	»
1862	Maison d'arrêt et de justice	1467	354	73	32	4	1	366,75	354,00
	Maison de correction!....	1921	1216	112	71	4	3	480,25	405,33
	Villefranche............	552	82	27	18	»	»	»	»
1863	Maison d'arrêt et de justice	1764	420	91	35	3	1	588,00	420,00
	Maison de correction.....	1809	1116	101	54	8	2	225,62	558,00
	Villefranche............	514	62	25	9	2	»	257,00	»

Il y a lieu de s'étonner d'une mortalité aussi minime dans les prisons du département. En effet, si nous comparons la mortalité, par rapport à la population dans tout le département du Rhône, nous trouvons qu'elle est en moyenne de 1 décès sur 46 habitants. Il est vrai que les chiffres qui indiquent la population des prisons sont l'expression des entrées pendant l'année et qu'ils doivent être considérablement réduits pour exprimer la population réelle, celle qui séjourne. Mais celle-ci, nous la trouvons dans la maison de correction, où sont détenus les individus qui subissent des peines correctionnelles ne dépassant pas un an, et cependant le rapport de la mortalité à la population y est encore considérablement réduit. Pour arriver à un rapport exact, il faudrait avoir le chiffre de la population réelle ; mais celle-ci est rendue très-variable par les entrées et les sorties ; nous ne pourrions donc obtenir qu'une moyenne qui ne nous donnerait pas une idée suffisamment exacte de la mortalité dans les prisons. Néanmoins, de ce qui précède, on peut tirer la conclusion que l'état sanitaire est très-satisfaisant dans les prisons du département.

DE LA CONSTITUTION DE L'HABITANT DE LYON

AU POINT DE VUE PHYSIOLOGIQUE

Dans d'autres parties de cet ouvrage, nous avons demandé à l'examen des Conseils de révision tous les renseignements statistiques qu'ils pouvaient nous donner, en ce qui concerne l'habitant de Lyon, sur les questions de taille, de force ou de faiblesse de constitution, sur les maladies ou infirmités causes d'exemption de service. Nous avons examiné ces différentes questions, ainsi que celles des naissances, mariages et décès dans chaque arrondissement de la ville. Il nous reste à jeter un coup-d'œil d'ensemble sur les caractères généraux de la constitution physiologique de l'habitant de Lyon, sur les maladies dominantes de cette ville, et sur les maladies régnantes observées dans la période de dix années écoulées, de 1855 à 1865.

Voici en quels termes un médecin distingué de Lyon (1) s'exprimait au sujet de la constitution des habitants de Lyon,

(1) *Mémoire sur la constitution atmosphérique de la ville de Lyon et de ses faubourgs ; son influence sur la santé des habitants.* Dr Potton, 1835.

il y a 25 ans : « Etudiée sous le point de vue général, la
« constitution des habitants lyonnais est frêle, peu énergique,
« la santé se soutient avec peine, au milieu des causes débi-
« litantes indiquées, le système lymphatique, qui acquiert un
« grand développement, prédomine sur les autres ; aussi la
« constitution individuelle présente tous les caractères du
« tempérament de ce nom, dont voici les principaux traits :
« les individus natifs de Lyon sont, pour la plupart, d'une
« stature moyenne, cheveux châtain-clair ; leurs formes
« sont grêles, mollement prononcées, sans noblesse, les mus-
« cles peu saillants, l'embonpoint est rare chez les hommes,
« et lorsqu'il existe, les chairs demeurent flasques comme
« chez les femmes, peu résistantes, très-compressibles ;
« la force physique n'est jamais considérable ; il y a indo-
« lence dans les mouvements, etc. » Telle était l'appréciation
des faits en 1835, par un médecin qui pratique à Lyon, entouré de la confiance publique.

Voyons si les choses ont changé depuis cette époque. En
1858, M. le professeur Teissier, s'adressant aux élèves,
dans son cours de clinique médicale, caractérise en ces termes
la constitution médicale de l'habitant de Lyon : « L'habitant
« du Lyonnais a un tempérament ordinairement lymphatique,
« sa constitution est rarement pléthorique, il a peu de vi-
« gueur musculaire, ses chairs sont un peu décolorées ; sa
« peau fonctionne mal, il est très-sensible aux variations
« de l'atmosphère et se trouve ainsi prédisposé aux maladies
« rhumatismales, aux irritations catarrhales des muqueuses,
« aux affections glandulaires, aux maladies des articulations
« des os et à toutes celles qu'engendre ordinairement la fai-
« blesse constitutionnelle (1). »

Je ne parlerai pas du tableau de l'état physique des ouvriers

(1) *Gazette médicale de Lyon*, juin 1858.

en soie, par M. le docteur Monfalcon, la peinture qu'il en
fait témoigne des progrès que l'hygiène publique a opérés à
Lyon et des modifications profondes qui, sous son influence,
se sont accomplies dans cette classe de la population lyonnaise. Quoi qu'il en soit, il résulte de l'examen des faits passés
et présents, que le tempérament lymphatique forme la base
de la constitution de l'habitant de Lyon; faut-il dire que
l'atonie générale en détermine le règne aux dépens des autres?
Le tempérament sanguin a pour caractère la prédominance
des globules rouges du sang, dans les capillaires des muscles,
de la peau, dont ils activent ainsi les fonctions. Au lieu de
ces globules vivifiants, toniques et qui constituent le fond du
tempérament sanguin, le sang des lymphatiques offre une
diminution notable dans la proportion des globules sanguins ;
il est lent dans son cours; de là, excitation insuffisante vers
le cerveau, vers les centres digestifs ; nutrition languissante;
peau décolorée, non pas blanche, mais d'un blanc plombé;
coloration peu prononcée des lèvres, dents souvent cariées ou
d'une blancheur bleuâtre; chairs flasques, lenteur dans les
mouvements; yeux atones, cheveux châtain-clair. Telle est,
en général, la constitution de l'habitant de Lyon; c'est ainsi
que l'ont faite les influences du sol, de l'atmosphère, les habitudes, l'organisation sociale indigène et la constitution des
races primitives.

Cependant, nous devons le dire, à mesure qu'on s'éloigne
du passé, on sent que les modifications radicales dont la
ville a été dotée, depuis un certain nombre d'années,
doivent amener des modifications profondes dans la constitution des masses, et que l'application des règles de l'hygiène
doit préparer, pour l'avenir, une génération plus robuste.

La constitution des habitants de Lyon les rend très-sensibles aux variations atmosphériques; il est, par conséquent,
indispensable pour eux de s'abriter, autant que possible,

contre leur influence. Nous ne saurions trop recommander l'usage de la flanelle appliquée immédiatement sur la peau. Nous n'en faisons cependant pas un précepte général, pour tous les âges et pour tous les individus; les adultes, doués d'une santé vigoureuse, peuvent et doivent se priver de l'action de la flanelle. Il en est de même pour les enfants bien portants; chez eux, les fonctions de la peau peuvent être entretenues sans recourir à ce moyen. Le froid est tonique quand il reste dans certaines limites et qu'il agit sur un organisme dont la réaction vitale est suffisante. Pour ces organisations, la flanelle est inutile, elle devient même nuisible, parce qu'elle rend l'individu plus mou et de moins en moins apte à réagir contre le froid.

Quand le froid agit sur un organisme souffreteux, incapable de réaction, il débilite; la flanelle appliquée sur la peau convient parfaitement dans ce cas.

A Lyon, le froid n'est presque jamais très-intense; mais il s'accompagne de brouillards, de pluie, il constitue ce que l'on appelle le froid humide; il est la source des affections rhumatismales, catarrhales, etc. C'est contre ce froid humide que les Lyonnais doivent s'abriter, en portant des vêtements convenables, en habitant des étages élevés, bien aérés, etc. Aucun pays plus que Lyon n'est sujet à des variations atmosphériques brusques; on doit en tenir compte dans les habitudes de la vie. Les vêtements de laine doivent être préférés aux vêtements légers de toile ou de coton, pendant l'été.

Le nombre des ouvriers et des ouvrières en soie est considérable, cette industrie fait la richesse de Lyon; toutefois, cette profession entraîne avec elle une série d'inconvénients très-graves et qui entretiennent, dans cette classe laborieuse, une sorte de dépression de l'organisme. On pourrait imposer aux ateliers certaines conditions hygiéniques qui modifieraient cet état de choses. Plusieurs médecins de Lyon ont

donné, à ce sujet, d'excellents conseils dont on devrait tenir
compte. Dans ces derniers temps, la Société de médecine de
Lyon a décerné une médaille d'or à M. le docteur Fonteret,
qui a réuni dans un petit volume une suite de conseils hygiéniques excellents, spécialement applicables aux ouvriers
et parfaitement à la portée de la classe à laquelle ils s'adressent. De la part de toutes les personnes qui ont action sur les
ouvriers, ce serait un acte d'humanité de conseiller, de surveiller même la mise en pratique des sages conseils qui peuvent modifier heureusement l'état sanitaire des populations
ouvrières.

ÉTUDES STATISTIQUES SUR LES MALADIES CAUSES DE MORT.

Depuis plus de vingt ans, l'Administration supérieure a fait
des efforts pour obtenir, à Paris et dans les départements, une
statistique exacte des maladies causes de mort ; mais ce désir
est difficile à réaliser parce qu'il place le médecin dans la nécessité de divulguer souvent un secret de famille. En présence
de cette difficulté, il était indispensable de modifier la manière
de procéder ; en 1861, une décision ministérielle prescrivit
aux médecins de déclarer, sous pli cacheté, le genre de maladie, l'âge et le sexe du décédé, sans désignation de nom.
Notre tableau donne le modèle de ces déclarations. Bien qu'un
certain nombre d'années se soit déjà écoulé depuis cette nouvelle circulaire, la décision ministérielle n'a pas encore produit
tout son effet, si ce n'est pour ce qui regarde les hôpitaux.

La question du secret ne peut être réellement sauvegardée
qu'autant que les déclarations cachetées des médecins ne
seront ouvertes qu'au chef-lieu d'arrondissement ; il y aurait
donc lieu de créer dans chaque chef-lieu d'arrondissement un
bureau de statistique dans lequel serait fait le dépouillement

des bulletins, causes de décès. Il y aurait avantage pour la
science que ce dépouillement fût confié à un médecin qui,
mieux que tout autre, inscrirait chaque maladie sous une dénomination admise dans le cadre réglementaire. Mais, quoi
qu'on fasse, les statistiques tout à fait exactes seront toujours
difficiles, pour ne pas dire impossibles. Dans la campagne,
beaucoup de personnes meurent sans avoir reçu de soins, et
la désignation de leur maladie est toujours inexacte, de là,
des inexactitudes dans les statistiques. Ce n'est donc qu'aux
hôpitaux qu'on peut demander des statistiques fidèles, établies
avec une parfaite connaissance de cause et pouvant servir à
l'étude. Néanmoins, nous donnons ci-après la nomenclature
des maladies causes de décès, établie sur les documents officiels; elle est l'expression de la vérité, sinon absolue, au
moins acceptée; les erreurs ne portent pas sur les catégories
de maladies, mais sur les nombres de chaque espèce.

NOMENCLATURE DES CAUSES DE DÉCÈS.

INSTRUCTION POUR LE MÉDECIN.

Tout médecin qui aura soigné dans sa dernière maladie un individu décédé devra remettre aux parents ou aux amis, pour qu'ils en fassent la remise à l'officier de l'état-civil en allant déclarer le décès, un bulletin sur papier ordinaire, clos et cacheté, certifié et signé, indiquant le sexe, l'âge et la cause (unique ou principale) du décès.

La désignation technique de cette cause devra être empruntée à la présente nomenclature. Si la maladie ne s'y trouvait pas, le médecin indiquerait toujours celle des XXI classes de cette nomenclature à laquelle elle appartient. Si elle est inconnue, elle devra être inscrite comme telle au bulletin dont nous donnons ci-joint un modèle, en prenant un exemple tiré de la nomenclature.

Sexe : masculin _____

Age : cinq ans _____

Cause du décès : variole (u Fièvres éruptives) _____

Certifié exact.

Date _____

Avec la double précaution de l'omission du nom et de la remise du bulletin clos et cacheté, le médecin pourra, sans blesser les susceptibilités de famille et violer le secret qui lui est imposé dans certains cas, indiquer toutes les maladies sans exception.

TABLEAU DES MALADIES CAUSES DE MORT, PAR SEXE ET PAR AGE, DANS LA VILLE DE LYON, PENDANT LES ANNÉES 1861, 1862, 1863.

MALADIES	SEXE MASCULIN							SEXE FÉMININ						TOTAL.
	0 à 5 ans.	5 à 15 ans.	15 à 25 ans.	25 à 40 ans.	40 à 60 ans.	60 et au-delà.	TOTAUX.	0 à 5 ans.	5 à 15 ans.	15 à 25 ans.	25 à 40 ans.	40 à 60 ans.	60 et au-delà.	
I. Fièvres	10	27	62	57	95	71	322	16	30	15	45	76	59	241
» typhoïdes	8	10	110	121	32	12	293	12	15	82	146	56	13	324
II. » éruptives	197	29	15	1	»	»	241	260	34	12	15	2	»	321
Variole	15	»	7	1	»	»	23	18	6	5	6	2	»	37
Rougeole	180	19	»	»	»	»	199	232	17	5	3	»	»	249
Scarlatine	7	9	2	»	»	»	18	9	15	2	»	»	»	29
III. Maladies virulentes ou contagieuses	30	9	»	»	»	»	30	24	4	»	»	»	»	28
Coqueluche	21	»	1	1	3	»	30	19	4	»	»	»	»	23
Anthrax (charbon)	»	»	»	»	»	»	4	»	»	»	»	»	»	»
Morve	»	»	»	1	1	1	1	»	»	»	»	»	»	»
Virus rabique	»	»	»	»	»	»	3	»	1	»	1	»	»	1
Syphilis constitutionnelle	10	»	1	1	»	1	10	9	»	»	»	»	»	9
IV. Maladies du cerveau et de la moelle épinière	195	70	80	82	310	417	1154	195	62	65	85	259	501	1167
Méningites	180	57	49	57	21	11	375	204	40	37	60	52	9	402
Apoplexies sanguines	»	»	2	8	92	180	282	»	»	5	5	48	210	263
» séreuses	»	5	5	7	81	93	186	»	»	2	2	39	112	153
Ramollissements	»	3	3	5	68	71	148	»	»	2	5	51	81	139
V. Maladies des organes de la circulation	22	26	29	52	125	151	405	4	24	47	63	113	182	433
Maladies du cœur	3	9	17	39	75	62	205	»	15	19	51	32	56	193
VI. Maladies diverses des organes de la respiration	395	51	362	355	542	647	2342	432	72	329	401	573	685	2492
Croup	85	11	»	»	»	»	96	86	13	»	»	»	»	99
Laryngites œdémateuses	»	2	»	»	»	»	2	»	1	»	1	»	»	»
Phthisie laryngée	»	»	2	1	15	3	24	»	»	1	9	13	»	23
Bronchites	161	10	20	21	42	110	286	147	29	11	20	30	41	278
Pneumonies	165	13	51	60	72	139	471	152	15	38	65	60	133	463
Phthisies pulmonaires	425	6	422	419	521	165	1507	401	52	429	431	473	210	1552
VII. Maladies des org. de la digestion et annexes	17	54	97	112	125	»	978	5	52	94	112	150	»	870
Angines couenneuses	8	3	»	2	»	»	20	2	»	2	2	»	»	7
» gangreneuses	»	»	»	»	»	»	10	2	»	1	1	»	»	3

	1	2	3	4	5	6	7	8	9	10	11	12	13	Total
Dyssenterie	102	10	51	49	17	9	238	95	17	22	35	15	11	195
Diarrhées	99	11	20	27	13	8	178	97	19	9	21	13	9	168
Choléra	7	»	17	8	5	»	37	5	»	»	3	3	»	13
Squirrhes de l'estomac	5	»	»	2	7	9	18	»	3	2	1	6	7	7
Hépatites	5	»	5	7	8	12	37	1	3	5	6	2	7	21
Péritonites	3	3	9	2	3	»	13	5	5	»	9	»	9	39
Hernies	6	»	4	2	7	10	19	»	»	»	9	»	2	2
Maladies vermineuses	7	»	7	»	11	13	27	»	»	»	»	9	15	»
VIII. Maladies des reins	»	»	11	4	9	8	22	16	3	7	2	3	7	24
Diabète	»	»	7	3	9	7	10	»	»	»	»	8	»	10
Albuminurie	»	»	2	»	3	21	33	»	2	»	»	7	17	17
IX. Maladies de la vessie	»	»	3	3	9	»	9	»	6	9	36	4	39	21
X. Maladies des organes génitaux	»	»	4	»	2	»	»	»	14	11	57	32	»	116
Fièvres puerpérales	»	»	»	»	»	»	10	»	»	»	»	11	11	79
Tumeurs squirrheuses	»	»	»	»	5	5	»	16	12	7	9	9	13	20
XI. Maladies des seins	3	8	9	11	6	9	46	39	»	9	11	3	9	35
XII. Maladies des os	3	2	7	9	11	13	45	115	3	15	11	3	15	55
XIII. Maladies articulaires	55	7	2	13	25	17	119	5	2	»	35	27	25	38
XIV. Maladies du système nerveux	220	»	»	»	»	»	220	22	6	»	»	»	»	148
Convulsions	40	6	3	5	»	6	60	52	14	14	6	6	12	121
XV. Maladies du système lymphatique	52	6	4	3	9	13	65	»	12	16	8	8	»	58
Scrofules	84	»	»	»	4	»	84	»	»	»	17	»	»	69
Carreau	»	»	»	»	9	13	24	»	»	»	2	4	9	52
XVI. Maladies des muscles	»	»	»	»	4	»	5	»	»	»	»	5	11	13
XVII. Maladies du tissu cellulaire	29	4	22	32	39	45	171	»	7	15	29	21	2	16
XVIII. Maladies de la peau	8	»	»	7	13	17	40	»	»	»	11	11	52	2
XIX. Maladies diverses	»	»	»	2	11	12	30	3	7	»	13	8	19	124
Hydropisies en général	8	5	1	»	»	1	17	»	»	»	»	»	21	42
Cancers en général	»	»	15	39	69	30	153	3	2	3	22	22	»	42
Brûlures	»	»	2	7	12	5	37	»	2	»	»	9	1	10
XX. Suicides	11	»	»	»	»	»	162	»	»	»	»	2	6	35
Accidents	»	»	»	8	22	162	140	93	29	9	13	»	411	10
Vieillesse	110	»	»	»	»	»	140	»	»	»	»	»	»	411
XXI. Causes inconnues														144
	2980	477	1500	1652	2544	2601	11754	2775	585	1295	1855	2255	3193	11958

Ce tableau nous indique quels sont les appareils dont l'altération amène le plus souvent la mort. Nous trouvons, en première ligne, les maladies des organes de la respiration, et parmi celles-ci les phthisies pulmonaires, comme individualités morbides, se montrent incontestablement les plus fréquentes. Sur un chiffre total de 23,712 décès en trois ans, la phthisie pulmonaire s'inscrit pour 3,059, donnant une proportion de 1 décès pour 7,7 décès ordinaires. La mortalité, chez les femmes, pour cette maladie, l'emporte légèrement sur celle des hommes.

Les décès par pneumonie ont été assez nombreux ; ils offrent, pour ces trois années, un chiffre de 934. Sous la dénomination de maladies diverses des organes de la respiration, nous comprenons : les catarrhes pulmonaires, les asthmes, la grippe, la pleurésie, etc. En examinant ce chiffre des décès pour les maladies diverses des organes de la respiration, nous voyons que le maximum de la mortalité se présente aux deux extrémités de la vie ; très-fort au début, il diminue jusqu'à 20 ans ; à partir de ce point, le chiffre de ces décès suit une progression croissante jusqu'aux dernières limites de la vie.

Les décès par phthisie pulmonaire sont très - rares au jeune âge, mais on les rencontre ensuite à tous les âges. C'est de 20 à 45 qu'ils se montrent les plus fréquents. Nous avons trouvé des tubercules à l'état crétacé, à l'état cru et à l'état de ramollissement chez le même individu, qui avait atteint l'âge de 70 ans.

En seconde ligne, notre tableau nous présente, par ordre de fréquence, les décès par maladies du cerveau, de ses enveloppes, de la moelle épinière et du système nerveux. Ces maladies doivent comprendre les convulsions chez les enfants, où ce mot ne désigne qu'un symptôme ultime, une sorte d'agonie, et trop souvent la nature même de la maladie

est restée inconnue. Les méningites et les hydrocéphalies sont
assez communes au jeune âge. C'est surtout à partir de
60 ans que les apoplexies cérébrales deviennent fréquentes.
Quant aux ramollissements, soit de l'encéphale, soit de la
moelle épinière, on dirait que leur nombre proportionnel
augmente, sans que nous puissions cependant encore l'affirmer. Peut-être l'étude de ces maladies étant devenue plus
complète, leur diagnostic est-il plus facile, plus précis ; alors
le chiffre des maladies de cette espèce s'élève en réalité,
bien que le nombre proportionnel de la maladie n'ait pas
augmenté ; de plus on a produit, sous le nom de ramollissement, un groupe de symptômes auquel on donnait autrefois le
nom d'affaiblissement nerveux ou toute autre dénomination
très-vague. Notre tableau indique un décès par altération des
centres nerveux sur 8.

Les décès par maladies des organes de la digestion et de
ses annexes occupent le troisième rang dans l'ordre de fréquence.

Les maladies du tube digestif sont sensiblement plus fréquentes chez l'homme que chez la femme. A Lyon, sans présenter les caractères graves qu'elles offrent dans les pays
chauds, les maladies du tube digestif sont déjà plus fréquentes
et moins bénignes que dans le nord de la France. Les chaleurs de l'été amènent toujours quelques cholérines.

Les hépatites sont rares, cependant nous avons eu, dans
notre hôpital, deux cas d'hépatite rapidement mortels.

Les maladies de la circulation sont aussi plus nombreuses
chez l'homme que chez la femme ; il devait en être ainsi à
cause de la nature des occupations de l'homme qui, en général, exigent des efforts musculaires plus violents. Les maladies du cœur doivent se relier aux affections rhumatismales.
Suivant notre tableau, ces dernières auraient été très-rare-
ment causes de mort.

Les maladies éruptives offrent le chiffre élevé de 481 décès pour le sexe masculin et de 636 pour le sexe féminin, en trois années. Les fièvres éruptives sont, en général, très-fréquentes à Lyon, où l'on voit souvent aussi régner de petites épidémies de rougeole, de scarlatine et de variole.

La fièvre typhoïde a occasionné 617 décès, ce qui donne une moyenne de 200 par an. Ce chiffre nous paraît bien au-dessous de la réalité, mais avant un long temps, il sera difficile aux médecins de s'accorder sur ce point du cadre nosologique. L'un voit une fièvre typhoïde où l'autre trouve une simple fièvre muqueuse et *vice versà*.

Quoi qu'il en soit, les décès par fièvre typhoïde, à Lyon, ne sont pas rares.

Le diabète et l'albuminurie, comme causes de mort, ne sont pas communs à Lyon.

Nous voyons sept décès par affections vermineuses chez des enfants de sexe masculin. Le rôle que les bonnes dames de Lyon font jouer aux vers dans la production des maladies des enfants est si grand, qu'elles seraient bien étonnées de voir un chiffre de décès si minime. Quant à nous, nous ne saurions accorder une grande confiance à cette partie du tableau, où un zéro pourrait bien remplacer le chiffre 7, en tant que cause de décès. Cette conviction ne nous fait pas rejeter d'une manière absolue l'existence fréquente des affections vermineuses au jeune âge, mais trop souvent cette question est traitée très-légèrement.

Les fièvres puerpérales se présentent assez souvent à Lyon, et font de trop nombreuses victimes; nous aurons à revenir sur ce sujet d'une importance majeure.

Les scrofules, les adénites cervicales, les lymphangites occasionnent rarement la mort, cependant nous voyons par notre tableau que les décès par cette cause, par les scrofules, par le cerveau, ont été assez nombreux. Ces faits témoignent des altérations graves qui accompagnent les maladies du système lymphatique, à Lyon.

En trois années, le nombre des suicides a été de 188, ce qui donne une moyenne générale de 62 par an. 153 suicides pour les hommes, moyenne annuelle 51 ; 35 pour les femmes, moyenne annuelle 11,6.

Proportion des suicides pour les hommes 15,6 pour cent mille habitants.

Chez les femmes, cette proportion ne serait que de 3,6 pour 100,000 habitants. Si nous comparons cette statistique (1) à celle du département, pour la période de 1844 à 1858, nous trouvons, pour les hommes, une proportion de 14,2 pour 100,000 habitants ; pour les femmes, une proportion de 3,8 pour 100,000 habitants.

Ainsi, chez les hommes, la proportion du suicide serait un peu plus élevée dans la ville de Lyon que dans le département pris en masse.

Au contraire, chez les femmes, il y aurait une proportion un peu moindre que pour les suicides féminins du département entier.

Dans le classement des départements par ordre pour les suicides, sur 100,000 habitants, le département du Rhône occupe le 58° rang pour les hommes, le 56° pour les femmes, et le 58° pour les deux sexes réunis, offrant le chiffre proportionnel de 18,0 pour 100,000 habitants. Si nous avions le classement des différents chefs-lieux de département, il est à penser que le numéro de classement de ces villes serait peu différent.

Il existe deux centres autour desquels les suicides se montrent en plus grande proportion : le département de la Seine

(1) *Du Suicide en France*, par Hippolyte Blanc. — *Journal de la Société de statistique de Paris*, juin 1862.

et les départements voisins, et Marseille, les Bouches-du-Rhône, la Drôme, Vaucluse, Var et Basses-Alpes.

Le développement du sentiment religieux, à Lyon, ne paraît pas étranger à l'abaissement du chiffre des suicides dans une ville dont la population se place, pour le nombre, immédiatement après Paris.

DE L'HABITANT DE LYON AU POINT DE VUE PATHOLOGIQUE

Les maladies qui affectent une population dépendent des influences combinées du climat et de la localité, de l'acclimatation et des habitudes. Les études auxquelles nous nous sommes livrés jusqu'ici montrent que les influences morbides sont nombreuses et variées dans cette ville.

L'analyse des opérations du recrutement nous a permis d'envisager la constitution des habitants de Lyon, au point de vue physiologico-pathologique; il nous reste à examiner les maladies les plus communes à Lyon, et à exposer, en quelques mots, les maladies régnantes durant la période de dix années de 1855 à 1865.

Pour l'étude des maladies dominantes, à Lyon, nous suivrons la division ordinaire, en maladies sporadiques, endémiques et épidémiques.

MALADIES SPORADIQUES.

Les maladies sporadiques les plus communes à Lyon sont : la phthisie pulmonaire, les affections catarrhales et inflammatoires, les rhumatismes, les scrofules, etc.

Phthisie pulmonaire. — La tuberculisation pulmonaire est une des maladies les plus fréquentes dans les grandes villes;

à Lyon, elle occupe certainement le premier rang dans le
cadre-nosologique, surtout si l'on réfléchit à cette circonstance, que bien souvent le médecin, dans un but facile à
comprendre, déguise sous le nom de catarrhe bronchique, de
pneumonie, etc., la véritable nature de la maladie. Nous
voudrions demander à notre tableau de la mortalité, dans
Lyon, les éléments de notre travail; malheureusement ils
sont trop incomplets pour nous permettre de les utiliser. En
attendant que l'avenir nous ait préparé des données positives
sur cette affection, dans la population, nous empruntons à un
mémoire très-remarquable de M. le docteur Perroud, médecin
de l'Hôtel-Dieu, les études qu'il a faites, dans cet hôpital, sur
la phthisie pulmonaire, pour une période de 5 années, de
1856 à 1860 (1).

Il est vrai que l'Hôtel-Dieu ne renferme pas dans ses salles
des représentants de toutes les classes de la société lyonnaise, mais l'étude de cette maladie chez des malades nés à
Lyon, habitant Lyon, subissant les influences du climat, etc.,
ne constitue pas moins une étude qui offre un caractère particulier, spécial au pays, bien que cette maladie se retrouve à
peu près partout.

(1) *Journal de médecine de Lyon*, juillet 1864.

NOMBRE DES DÉCÈS PAR PHTHISIE PULMONAIRE COMPARÉ AU NOMBRE

DES DÉCÈS PAR LES AUTRES MALADIES, A L'HÔTEL-DIEU.

ANNÉES.	NOMBRE DES DÉCÈS.	DÉCÈS PAR PHTHISIE.	NOMBRE PROPORTIONNEL DES DÉCÈS PAR PHTHISIE POUR 100 DÉCÈS PAR CAUSES DIVERSES.
1856	1869	407	21,7
1857	1859	424	22,5
1858	1757	381	21,6
1859	1761	385	22,4
1860	1635	382	23,3
TOTAUX....	8881	1979	22,2

Nous voyons par ce tableau que les décès par phthisie pulmonaire sont à peu près le 1/5 du nombre total des décès.

Il résulte des travaux de MM. Bœckel et Engel, de Strasbourg, que la phthisie pulmonaire est incontestablement plus fréquente dans la population indigente que parmi les classes aisées. Ce fait explique la différence qui existe entre les chiffres proportionnels de l'Hôtel-Dieu et ceux que nous avons donnés dans notre statistique des maladies causes de mort.

En 1863, la statistique générale des maladies de l'armée indique la proportion de 1,64 phthisiques, dans les hôpitaux militaires, pour 100 autres malades. Mais il est évident que les malades des hôpitaux militaires ne sauraient être comparés à ceux des hôpitaux civils ; en effet, les soldats sont des hommes choisis, à 21 ans, parmi une grande réunion d'individus : toute déformation de la poitrine, toute faiblesse de constitution, toute altération organique des poumons deviennent une cause d'élimination. Malgré ces soins, la phthisie pulmonaire trouve encore des éléments à sa production.

Si, maintenant, nous comparons les chiffres des décès de l'Hôtel-Dieu avec ceux de quelques grandes villes, au point de vue de la phthisie pulmonaire, nous trouvons les rapports suivants, pour 100 décès :

A Edimbourg . . . . 11,9 décès par phthisie.
  Glascow . . . . 17,1 —
  Paislay. . . . . 20,8 —
  Aberdeen . . . . 6,2 —
  Londres . . . . 18, —
  Naples (hôpital des incurables). 20, . —
  Brest (le bagne) . . . . . 21,5 —
  Toulon (le bagne). . . . . 4,5 —
  Rochefort (le bagne). . . . 2,5 —
  Hôtel-Dieu de Lyon . . . . 22,2 —

Assurément, ces différentes données ne sont pas toutes comparables : tantôt il s'agit d'une population entière, tantôt d'un hôpital, tantôt du personnel du bagne, qui, en général, est admirablement doué au point de vue de la constitution physique ; mais nous ferons remarquer : 1° que l'hôpital des incurables de Naples offre un chiffre à peu près égal à celui de l'Hôtel-Dieu de Lyon ; 2° que la population du bagne de Brest se rapproche encore davantage de la proportion des phthisiques de l'Hôtel-Dieu de Lyon.

M. Boudin, dans son *Traité de géographie et de statistique médicale*, 1857, tome II, page 641, montre que la phthisie pulmonaire, en Ecosse, se déclare dans une proportion qui varie entre 1/15 et 1/5 de la population. En Irlande, d'après

M. Wylde, le rapport des décès ordinaires aux décès par la phthisie pulmonaire serait de 1/8.

Quand, sur la statistique générale des maladies de l'armée (1863), on examine le degré de fréquence de la phthisie pulmonaire en France, en Italie (États Romains) et en Algérie, on voit en première ligne la France, en deuxième ligne l'Italie, dont le chiffre proportionnel se rapproche beaucoup de celui de la France, tandis qu'en Algérie les décès par phthisie pulmonaire deviennent relativement très-rares.

Il était intéressant de comparer le chiffre des décès, par suite de diverses maladies aiguës ou chroniques, de poitrine, aux décès par phthisie pulmonaire. M. le docteur Perroud a fait cette comparaison pour l'Hôtel-Dieu de Lyon; il en résulte que les décès par phthisie pulmonaire sont plus nombreux que les décès par les différentes maladies de poitrine, soit à l'état aigu, soit à l'état chronique. M. Boudin arrive au même résultat, à Paris, durant une période de douze années, de 1839 à 1850 :

Catarrhe pulmonaire,   *Péripneumonie,*

de 1830 à 1850. . . 25,884   1837 à 1850 : 31,122

par *phthisie pulmonaire,* 50,253.

INFLUENCE DES SAISONS SUR LA MORTALITÉ DES PHTHISIES.

Le tableau suivant met en lumière cette influence.

DÉCÈS PAR PHTHISIE.

Mois de Décembre. 154 ⎫
   »   Janvier . 167 ⎬ 495 pour l'hiver.
   »   Février . 174 ⎭

   »   Mars . . 187 ⎫
   »   Avril . . 175 ⎬ 576 pour le printemps.
   »   Mai . . 214 ⎭

Mois de Juin . . 160 ⎫
»   Juillet. . 165 ⎬ 499 pour l'été.
»   Août . . 174 ⎭

»   Septembre. 120 ⎫
»   Octobre . 157 ⎬ 437 pour l'automne.
»   Novembre 160 ⎭

Nous voyons que c'est au printemps qu'il meurt le plus grand nombre de phthisiques, et dans la période quinquennale de 1856 à 1860, c'est au mois de mai que nous trouvons le chiffre le plus élevé, et c'est en automne que la mortalité des phthisiques offre le chiffre le plus bas.

D'après M. Boudin, les faits se passent de la même manière à Londres et à Paris.

NOMBRE DES DÉCÈS PAR PHTHISIE PULMONAIRE.

	Paris.	Londres.	Hôtel-Dieu de Lyon.
Hiver . .	15,906	5,600	495
Printemps.	19,336	5,778	576
Eté. . .	15,939	5,501	499
Automne .	13,107	5,148	437

Il résulte des travaux statistiques de MM. Grisolles, Leroux, pour Paris, et Poncet, pour l'Hôtel-Dieu de Lyon, que la fréquence des décès par pneumonie suit, dans chaque saison, la proportion de la mortalité par phthisie pulmonaire.

TABLEAU DES DÉCÈS PAR PHTHISIE PULMONAIRE SUIVANT LES AGES,

	SEXE MASCULIN.	SEXE FÉMININ.	TOTAL — HOTEL-DIEU	DÉCÈS PAR AGE DES PHTHIS.QUES EN ANGLETERRE
De 10 à 15 ans............	15	45	60	2342
De 15 à 20 ans............	96	209	305	5526
De 20 à 25 ans............	159	232	388	7420
De 25 à 30 ans............	145	195	336	6666
De 30 à 35 ans............	132	125	254	5467
De 35 à 40 ans............	98	102	199	4757
De 40 à 45 ans............	75	61	135	3750
De 45 à 50 ans	62	47	108	2938
De 50 à 55 ans............	47	23	69	2372
De 55 à 60 ans............	31	22	53	1899
De 60 à 65 ans............	17	13	30	1464
De 65 à 70 ans............	11	6	17	1020
De 70 à 75 ans............	2	2	4	449
De 75 à 80 ans............	3	4	7	323
	893	1086	1979	53317

Ce tableau montre qu'à l'Hôtel-Dieu, le chiffre des décès féminins par phthisie pulmonaire l'emporte de beaucoup sur le chiffre fourni par les hommes. Cependant, le nombre des hommes entrés à l'Hôtel-Dieu de Lyon est supérieur à celui des femmes.

DE 1856 A 1860 (ENTRÉES A L'HOPITAL).

	Hommes.	Femmes.
	39,944	34,081
Total des décès pour causes diverses,	4,476	4,405

On le voit, le chiffre des décès pour causes diverses est à peu près égal pour les hommes et pour les femmes; il n'en est plus de même quand on examine le chiffre des décès par phthisie pulmonaire, les décès féminins l'emportent très-sensiblement sur les décès masculins. La même proportion de décès, par la même cause, se rencontre parmi la population anglaise, dans le pays de Galles :

	Hommes.	Femmes.
Année 1838. . . .	27,936	31,090
» 1839. . .	28,106	31,453

Décès par phthisie constatés dans toute l'Angleterre (Londres excepté).

	Hommes.	Femmes.
Année 1842. . .	24,048	28,098

En examinant notre tableau, on voit que la proportion des décès, par âge, pour la phthisie pulmonaire, est sensiblement la même à l'Hôtel-Dieu de Lyon que pour l'Angleterre.

C'est de 10 à 30 ans que, pour l'Hôtel-Dieu et pour l'Angleterre, se montre le plus haut chiffre de mortalité par phthisie pulmonaire chez les femmes. Notre tableau fait voir que de 30 à 45 ans les mêmes décès se montrent à peu près également chez les hommes et chez les femmes. Au-delà de 45 ans, la mortalité par phthisie pulmonaire est dominante chez l'homme.

La phthisie pulmonaire est-elle curable? Ce fait est incontestable, et s'il avait besoin de démonstration, nous pourrions renvoyer les incrédules aux savantes communications qui ont été faites au Congrès médical de Lyon en 1864. De tous côtés les découvertes se pressent; dernièrement encore, un professeur agrégé du Val-de-Grâce, M. Villemin, à qui nous devons des travaux remarquables sur la tuberculose, a démontré que la matière tuberculeuse pouvait être inoculée et produire des tubercules pulmonaires, au même titre que le liquide de la pustule variolique produit la variole, et la vaccination la pustule vaccinale. De là à la découverte de moyens thérapeutiques puissants, la distance ne saurait être très-longue.

Parmi les moyens thérapeutiques employés, surtout depuis quelques années, nous devons signaler le séjour des malades, pendant un temps plus ou moins prolongé, dans les localités du midi de la France, sur les bords de la mer, en Italie, en Algérie.

Nous nous abstiendrons de parler des localités qui appartiennent au midi de la France : les climats d'Hyères, de Nice, de Menton, ont été l'objet de monographies nombreuses, où l'on a cherché à mettre en évidence l'action salutaire de ces localités pour le traitement de la phthisie pulmonaire.

On a beaucoup exagéré l'influence salutaire du climat d'Italie; Naples, par exemple, fournit, dans sa propre population, un contingent de phthisiques au moins égal à celui de nos pays du nord; il en est de même de Rome, de Florence, de Milan.

Nous ne chercherons pas l'explication de ces faits; il nous suffit de les énoncer.

La France possède un pays dont l'influence salutaire sur la phthisie pulmonaire est incontestable, et qui, chaque jour, réalise de véritables miracles. Nous avons été en position de vérifier les faits par nous-mêmes, et, après bien des années passées en Algérie, nous ne pouvons nous empêcher de donner ici, en quelques mots, le résultat de nos observations.

Les phthisies pulmonaires chroniques éprouvent, sous l'influence du séjour à Alger, une série de modifications heureuses qui, en quelques mois, font souvent croire à une guérison complète; si, trop tôt convaincu de sa guérison, le malade quitte le pays, pour une résidence dans le nord de la France, par exemple, bientôt les accidents reparaissent et suivent rapidement leur cours fatal. Les choses se passent autrement si le malade prolonge son séjour en Algérie; à une émaciation très-prononcée succède bientôt l'embonpoint, les expectorations deviennent de plus en plus rares, la respiration qui, au début, était anxieuse, devient large, les poumons semblent aspirer une vie nouvelle.

Nous avons vu ces phénomènes se répéter très-souvent chez des malades qui étaient arrivés à Alger présentant des gargouillements au sommet des deux poumons, et çà et là des cavernes plus ou moins vastes, des adhérences pleurales, dans toute l'étendue de la poitrine. En quelques mois, l'auscultation et la percussion permettaient de signaler une amélioration si manifeste, qu'on en était à se demander si l'on avait sous les yeux le pauvre malade examiné peu de temps auparavant.

Nous ne voulons pas dire que les exemples d'insuccès ne se présentent pas, nous en avons vus et dans des conditions où nous pensions pouvoir promettre une guérison prompte et complète. Les phthisies pulmonaires qui nous ont paru modifiées défavorablement par le climat d'Alger sont les phthisies où le tubercule disséminé en granulations, dans une grande étendue du poumon, détermine une irritation du parenchyme pulmonaire. Chez ces malades, il n'existe pas encore de cavernes, l'élément tuberculeux paraît être à la première étape de son développement, le malade n'est pas encore amaigri, une petite toux accompagnée de crachats sanguinolents, tel est l'appareil des symptômes principaux. C'est cette phthisie pulmonaire, présentant à son début une forme particulière, qui, à Alger, nous a donné presque tous nos insuccès. Qu'on lui donne le nom de phthisie galopante, aiguë, de tuberculose pulmonaire miliaire, nous avons vu presque constamment nos insuccès se produire dans des cas semblables, tandis que nous pouvons affirmer avoir été souvent témoins de succès remarquables dans le traitement de ce que nous pourrions appeler : la phthisie pulmonaire chronique. Ni les cavernes pulmonaires, ni la destruction d'une grande partie du poumon par la tuberculisation, ni l'émaciation la plus marquée ne sont une raison de désespérer ; nous avons constaté, dans ces circonstances, des guérisons à la possibilité desquelles nous n'osions pas croire nous-mêmes, au début.

Il ne faut pas penser que tous les quartiers d'Alger ou des environs offrent les mêmes conditions avantageuses au traitement de cette terrible affection. Il y a là une question d'étude des localités qui ne saurait trouver sa place dans notre travail. Quoi qu'il en soit, nous avons la ferme conviction que, dans un avenir prochain, le climat d'Algérie bien étudié aura presque le monopole du traitement de la tuberculose pulmonaire par l'influence climatérique. Nous avons visité toutes les côtes de la Méditerranée, de la mer Noire, et nulle part nous n'avons vu un climat aussi favorable à la guérison des phthisiques que le climat algérien, et cependant nous sommes loin de croire à l'antagonisme des fièvres intermittentes et de la tuberculose.

Nous avons pensé devoir entrer dans quelques détails au sujet d'une maladie qui fait, à Lyon, de si nombreuses victimes à la fleur de l'âge ; nous passerons plus légèrement sur les autres affections morbides communes dans cette ville.

Bronchites, catarrhes bronchiques, etc. — La bronchite est une des maladies habituelles de Lyon ; elle est surtout fréquente pendant l'hiver et au printemps. Cette affection passe souvent à l'état chronique. Les catarrhes bronchiques sont nombreux, surtout chez les vieillards ; c'est là, pour eux, une des principales causes de mort. A cet âge avancé, on meurt par la gêne de la respiration et de la circulation, gêne résultant de l'engorgement pulmonaire et de la dilatation des cavités droites du cœur.

Pneumonies. — Les pneumonies sont aussi très-fréquentes à Lyon ; on les observe surtout dans les points élevés, hauteurs de Fourvière, montagne de la Croix-Rousse, etc. C'est surtout en hiver que ces maladies se montrent en plus grand nombre.

Certainement, la mauvaise habitude d'élever à un haut degré la température des habitations est la cause la plus fréquente de cette affection. Nous admettons parfaitement le concours des causes prédisposantes ; mais on est obligé de reconnaître aussi l'influence fâcheuse du passage brusque d'une atmosphère chauffée à 20 ou 25° dans un milieu à — 3° ou — 10°. C'est aussi dans ces mêmes conditions que se produisent les pleurésies.

Fièvre typhoïde. — La fièvre typhoïde n'est pas rare à Lyon, et certainement les cas seraient plus nombreux si les médecins étaient mieux d'accord pour les dénominations à donner à tel ou tel groupe de symptômes.

La fièvre typhoïde est un véritable empoisonnement par les miasmes animaux. De là découle l'indication positive d'éviter les grandes réunions, quand les moyens de ventilation n'assurent pas la salubrité de l'atmosphère. On ne doit pas se faire illusion sur certaines odeurs plus ou moins agréables : le patchouli, le vinaigre aromatique, le musc, etc., au lieu d'assainir une atmosphère confinée, ne font qu'en augmenter la viciation. Le fait de l'empoisonnement miasmatique par les émanations du corps n'est pas contestable, les exemples n'ont pas manqué dans les prisons d'Angleterre, dans certaines casernes que l'on a été obligé d'évacuer afin de remédier à la propagation exceptionnelle des fièvres typhoïdes. Faut-il citer une grande ville voisine de Lyon qui, pendant les étés secs, se trouve privée d'eau pour noyer et entraîner les matières animales en putréfaction dans les égouts, et voit immédiatement la fièvre typhoïde sévir épidémiquement dans la population ?

L'histoire du typhus épidémique des armées vient encore confirmer ces données étiologiques sur la fièvre typhoïde et nous amener à ne voir dans cette maladie qu'un typhus atténué.

L'exécution stricte des préceptes d'hygiène, dans une population, dans la famille, aura toujours pour conséquence la diminution de fréquence de la fièvre typhoïde, dont la nature est éminemment infectieuse.

Croup. — Le croup fait chaque année un certain nombre de victimes à Lyon ; on peut l'évaluer, en moyenne, à 150 par an. Cette mortalité pèse généralement sur des enfants en bas âge ; la maladie n'atteint pas en général les enfants de faible constitution, au contraire. Nous n'avons pas ici à nous occuper de la thérapeutique, mais seulement des faits qui intéressent la population et qu'elle doit connaître. La voix croupale est presque connue de toutes les mères de famille ; au premier indice d'invasion du croup, il est urgent de réclamer les conseils d'un médecin, les instants sont courts où l'intervention médicale peut être demandée avec espoir de succès. Dans l'administration des soins, il est indispensable de les continuer avec persévérance, même en présence d'accidents graves faisant prévoir une fin prochaine. Nous ne pouvons oublier un fait qui s'est passé en 1858. Un gendarme de la Guillotière vint chercher l'un de nous pour donner ses soins à une petite fille de 4 ans atteinte de croup, et nous conduisant près du berceau, le père nous dit que son enfant était soignée depuis quelques jours, mais qu'on venait de déclarer qu'elle était perdue, qu'en conséquence, il réclamait de nous une visite, surtout en vue d'une déclaration de décès à signer dans la journée du lendemain ; nous vîmes cette enfant, qui ne nous parut pas devoir être abandonnée : deux jours après, la convalescence était prononcée. Nous avons revu cette enfant depuis sa maladie ; elle jouit d'une bonne santé et d'une robuste constitution. Notre conclusion est qu'on ne doit cesser de donner des soins à ces pauvres enfants atteints de croup qu'après la cessation complète de la vie ; au dernier moment, une crise salutaire peut survenir et amener la guérison.

Maladies du cœur, méningites. — Les maladies des enveloppes du cœur, les méningites, etc., figurent en proportion notable dans les maladies causes de mort. Ces lésions sont presque toujours liées à la diathèse rhumatismale, ou succèdent à la disparition des accidents rhumatismaux, soit dans les articulations, soit dans d'autres points de l'appareil fibro-musculaire : de là, l'expression vulgaire de rhumatisme remonté vers le cœur ou dans le cerveau.

Depuis que le rhumatisme a été mieux étudié, la thérapeutique elle-même a fait des progrès, et, malgré les dénégations de quelques incrédules, les guérisons des rhumatismes sont plus nombreuses que par le passé.

Rhumatismes. — Si nous ne consultions que le nombre

des rhumatismes, à Lyon, assurément nous devrions ranger
cette maladie parmi les maladies endémiques ; mais nous la
plaçons immédiatement après les maladies des enveloppes du
cœur, afin de rapprocher des faits qui s'enchaînent.

La grande humidité qui règne à Lyon a, de tout temps,
fait classer la diathèse rhumatismale parmi les maladies dominantes. Nous avons sous les yeux une monographie du
docteur Rodamel, médecin des hôpitaux de Lyon en 1808 (1).
Cet auteur énumère longuement différentes expressions du
rhumatisme, qui se produisent sous l'influence de l'atmosphère rendu humide par le voisinage du Rhône et de la Saône,
et par l'humidité qui résulte d'infiltrations permanentes des
eaux dans le sous-sol. L'étroitesse des rues, la difficulté de
leur ventilation, le défaut de lumière solaire, sont autant de
causes dont le docteur Rodamel démontre l'action dans la
production des différentes formes du rhumatisme. Il nous
paraît inutile d'insister sur ces faits pour prouver leur intervention au point de vue de l'étiologie du rhumatisme, dont la
fréquence ne saurait être niée. Outre ces causes générales qui
agissent sur l'ensemble de la population, nous avons à signaler l'influence de la nature des vêtements.

Il est indispensable, en présence des variations brusques
de température, si fréquentes à Lyon, de demander aux vêtements une protection efficace. Les vêtements de laine nous
paraissent devoir être surtout conseillés. Beaucoup de personnes ont adopté l'usage des genouillères, des bracelets en
laine, etc. Nous pensons que ces moyens prophylactiques sont
excellents. La laine appliquée immédiatement sur la peau
protége, excite les fonctions de cet organe et ne peut être que
salutaire. Le rhumatisme est un état diathésique, une maladie
générale qui se localise dans certains points de l'organisme.

(1) *Traité du rhumatisme chronique à Lyon*, par le docteur Rodanel, médecin
des hôpitaux, 1808.

Laissant à part la thérapeutique de ces affections, nous devons conseiller, pendant toute la durée des chaleurs, de porter constamment une large ceinture de flanelle appliquée immédiatement sur la région abdominale. Ce moyen préventif est jugé par une longue expérience aux armées d'Afrique. Malgré les fatigues des longues marches et les ardeurs du soleil d'Algérie, les hommes qui portent constamment leur ceinture de flanelle ont été presque toujours préservés des dyssenteries et des diarrhées.

Hépatites. — Les maladies du foie sont relativement rares à Lyon ; on rencontre bien quelques malades atteints de calculs biliaires qui vont à Vichy chercher des soulagements, on rencontre bien aussi des ictères plus ou moins graves durant les fortes chaleurs de l'été ; mais, en général, les maladies du foie sont loin d'offrir la gravité qu'elles acquièrent dans le midi de la France et en Algérie.

Diabète sucré. — Le diabète sucré n'est pas fréquent, à Lyon ; c'est, en général, dans la classe aisée que cette maladie se montre de préférence ; l'humidité du climat, l'usage des féculents, l'habitude des boissons diurétiques paraissent contribuer à la produire.

Albuminurie. — L'albuminurie n'est souvent qu'un symptôme d'une maladie plus grave ; nous n'en parlons ici que pour mémoire, cette maladie n'étant pas très-commune à Lyon.

Goutte. — Les affections goutteuses, au contraire, sont assez fréquentes. C'est bien à tort que l'opinion publique a fait de la goutte la maladie des riches. L'étiologie de la goutte place en première ligne l'hérédité ; en deuxième ligne, les

professions sédentaires ; vient ensuite une alimentation trop
azotée, etc. ; il suffit d'avoir exercé dans une grande ville,
pour savoir que dans les classes inférieures on rencontre un
assez grand nombre de goutteux. Les goutteux ont besoin
d'une hygiène spéciale qui doit, en tête de ses préceptes,
inscrire la nécessité d'un exercice musculaire variable suivant les individus, d'un exercice graduellement progressif,
d'une alimentation réparatrice, mais peu abondante. L'usage
du vin, en petite quantité, n'est pas incompatible avec cet
état, mais il est indispensable de boire une assez grande
quantité d'eau chaque jour ; les vins que les goutteux doivent
surtout redouter sont les vins de Bourgogne, de Beaujolais.
Les vins de Bordeaux sont plus convenables à leur état.
La promenade à pied sur les montagnes, l'air vif des lieux
élevés, aident beaucoup à l'amélioration de ces états goutteux,
pour le traitement desquels l'usage des purgatifs drastiques
est un vrai danger, surtout quand il n'est pas dirigé par les
conseils d'un médecin.

Scrofules. — Nous avons vu, par nos recherches statistiques sur les maladies causes d'exemption de service, à Lyon
et dans le département, que les scrofules étaient très-com-
munes à Lyon. On attribue généralement le développement de
cette affection diathésique à l'humidité du climat. Ce n'est là,
assurément, qu'une influence très-secondaire. L'influence
d'une alimentation peu réparatrice au jeune âge, l'habitation
de locaux dont l'air est vicié par différentes causes, où la lumière fait presque entièrement défaut, constituent une série
d'influences fâcheuses qui sont favorisées par des organisations dont le tempérament lymphatique forme la base. En
général, les scrofules sont plus communes chez les habitants
des villes que chez ceux des campagnes, toutes choses égales
d'ailleurs. Dans Lyon même, certains quartiers, à rues som-

bres, étroites, dont la population est très-pauvre, offrent des types parfaits de la diathèse scrofuleuse.

Enoncer les causes des scrofules, c'est en indiquer le traitement hygiénique.

Rachitisme. — De tout temps, l'Hôtel-Dieu de Lyon a eu le triste privilège de recevoir dans ses salles un grand nombre de maladies des os, se reliant de près ou de loin au rachitisme. Les mêmes causes qui président au développement des scrofules agissent aussi sur la production du rachitisme; partout cette diathèse réclame les mêmes modifications hygiéniques.

Cancer. — A partir d'un certain âge, le cancer apparaît comme cause de mort, dans une certaine proportion, surtout chez les femmes ; les cancers des seins, de l'utérus, du rectum, du pylore sont les formes les plus ordinaires.

Hydropisies. — Les hydropisies consécutives aux fièvres intermittentes, nous ont paru, dans ces dernières années, moins graves et moins nombreuses que par le passé. Il est possible que l'assainissement de la ville et de ses environs ait déjà fait sentir son influence sur le nombre et la gravité des fièvres intermittentes. Il est aussi possible que le traitement de ces maladies soit en général mieux dirigé.

ENDÉMIES.

Le goître et le crétinisme se montrent en proportion assez notable dans le département du Rhône et dans la ville de Lyon, pour mériter d'être signalés. Il résulte de nos renseignements, que le chiffre de ces affections tend à décroître sous l'influence des améliorations hygiéniques qui se produisent de toutes parts ; nous ne pouvons étayer cette opinion sur des chiffres, et nous sommes obligés de nous en tenir au compte-rendu du recensement de 1861.

Dans l'arrondissement de Lyon, nous trouvons pour le :

Sexe masculin, 145 idiots ou crétins.   190 goitreux.
Sexe féminin, 101   —   415   —
                  ————   ————
                  246   —   605   —

Dans l'arrondissement de Villefranche :

Sexe masculin, 100 idiots ou crétins.   152 goitreux.
Sexe féminin, 84   —   255   —
                 ————   ————
                 184   —   407   —

Ce tableau nous montre que la proportion des idiots et crétins est, eu égard au chiffre de la population, pour l'arrondissement de Lyon, de 0,04 %, et 0,1 % dans l'arrondissement de Villefranche.

Les goitreux donnent, pour l'arrondissement de Lyon, une proportion de 0,15 %, et pour l'arrondissement de Villefranche 0,24 %.

D'une manière générale, nous voyons que le chiffre des crétins et des idiots est plus élevé pour le sexe masculin que pour le sexe féminin ; pour la question du goitre, au contraire, le sexe féminin offre une prédominance très-sensible. La ville de Villefranche seule fait exception ; le chiffre des goitreux mâles est de 27 et celui des femmes est de 7. Cette prédominance du goitre parmi le sexe féminin n'est pas un fait exceptionnel pour le département du Rhône. MM. Tourdes et Stœber l'ont signalé, à tous les âges, dans le département du Bas-Rhin ; il faut remarquer que cette prédominance augmente à mesure que la femme traverse les périodes de son toutes parts ; nous ne pouvons étayer cette opinion sur des chiffres, et nous sommes obligés de nous en tenir au compte-rendu du recensement de 1861.

Dans l'arrondissement de Lyon, nous trouvons pour le :

Sexe masculin, 145 idiots ou crétins. 190 goîtreux.

Sexe féminin, 101   —   415   —

            246   —   605   —

Dans l'arrondissement de Villefranche :

Sexe masculin, 100 idiots ou crétins. 152 goîtreux.

Sexe féminin,   84   —   255   —

            184   —   407   —

Ce tableau nous montre que la proportion des idiots et crétins est, eu égard au chiffre de la population, pour l'arrondissement de Lyon, de 0,04 %, et 0,1 % dans l'arrondissement de Villefranche.

Les goîtreux donnent, pour l'arrondissement de Lyon, une proportion de 0,15 %, et pour l'arrondissement de Villefranche 0,24 %.

D'une manière générale, nous voyons que le chiffre des crétins et des idiots est plus élevé pour le sexe masculin que pour le sexe féminin ; pour la question du goître, au contraire, le sexe féminin offre une prédominance très-sensible. La ville de Villefranche seule fait exception ; le chiffre des goîtreux mâles est de 27 et celui des femmes est de 7. Cette prédominance du goître parmi le sexe féminin n'est pas un fait exceptionnel pour le département du Rhône. MM. Tourdes et Stœber l'ont signalé, à tous les âges, dans le département du Bas-Rhin ; il faut remarquer que cette prédominance augmente à mesure que la femme traverse les périodes de son existence où la grossesse et l'accouchement paraissent influer sur le développement de la glande thyroïde.

Nous ne voulons pas exposer les diverses théories au moyen desquelles on a voulu expliquer la production plus ou moins considérable des goîtres dans tel ou tel pays; on a cherché cette cause dans l'air, dans les eaux, dans la constitution géologique du sol, dans la présence de tels ou tels minéraux. Toutes les théories ont été renversées par un examen plus approfondi de la question. On rencontre les goîtres sur les montagnes, dans les plaines, dans les lieux secs, dans les lieux humides. Il y a quelques goîtreux parmi la classe aisée; mais c'est assurément dans la classe pauvre qu'il y en a le plus grand nombre, et, plus un pays est pauvre, plus le chiffre des goîtreux est élevé. MM. Stœber et Tourdes tendent à attribuer une certaine influence sur la production du goître, au voisinage des terrains marécageux. Si l'observation étendue sur les diverses régions du département du Bas-Rhin semble appuyer cette manière de voir, nous la trouvons démentie dans le pays le plus voisin du département du Rhône. Le canton de Chalamont, au milieu des étangs et des marais, n'offre qu'une très-petite proportion de goîtreux, et ceux qu'on y rencontre appartiennent aux communes les plus pauvres.

Notre opinion est donc que c'est aux préceptes d'une saine hygiène, à la prospérité d'un pays et de ses habitants, qu'il faut demander la disparition des goîtreux.

Dans l'étiologie, il est une cause cependant que l'on ne saurait nier, c'est l'hérédité du goître et du crétinisme. Ce fait est parfaitement démontré. Nous pensons qu'il est inutile de dire les autorités sur lesquelles nous nous appuyons. Il y aurait évidemment quelque chose à faire pour empêcher les alliances entre les femmes et les hommes goîtreux.

Nous qui donnons tant de soins à la reproduction des chevaux, des chiens, des bœufs, nous pensons ne pas devoir
intervenir dans la question qui touche, au plus haut point, à
l'amélioration de la race humaine. On marie goître avec
goître, scrofule avec scrofule, etc. Sans mettre la moindre
entrave à de pareilles unions, la loi est muette sur toutes ces
questions, qui intéressent si directement l'avenir. Nous savons bien que l'intervention de la loi est difficile, mais si la
question était mise à l'étude, il est probable qu'on arriverait
à des résultats pratiques, comme pour les mariages consan-
guins.

Du goître et du crétinisme.

	Idiots et crétins.	Goîtreux.
Sexe masculin. . .	37	49
Sexe féminin . . .	26	233

Tel est le chiffre de goîtreux et de crétins que présente une
population de plus de trois cent mille individus; on voit que
la proportion en est assez restreinte.

Il est intéressant d'examiner quels sont les arrondissements
où le goître et le crétinisme prédominent.

	Crétins ou idiots.	Goîtreux.
1er arrondissement, sexe masculin.	1	5
— sexe féminin .	»	8
2e arrondissement, sexe masculin.	3	5
— sexe féminin .	2	23
3e arrondissement, sexe masculin.	11	»
— sexe féminin .	9	12
4e arrondissement, sexe masculin.	9	27
— sexe féminin .	8	75
5e arrondissement, sexe masculin.	13	12
— sexe féminin .	7	15
Total. . . sexe masculin.	37	49
Total. . . sexe féminin .	26	233

On voit par ce tableau : 1° que le chiffre des crétins et idiots prédomine chez les hommes; 2° que le goître est beaucoup plus fréquent chez les femmes.

C'est dans le 4ᵉ arrondissement que l'affection goîtreuse se montre le plus fréquemment. C'est aussi sur le versant sud de la montagne de la Croix-Rousse et sur quelques points du plateau, que l'on rencontre les plus grandes causes d'insalubrité, en ce qui regarde les habitations et l'agglomération des individus dans des locaux trop restreints ; l'alimentation elle-même laisse à désirer, soit à cause de la pauvreté des habitants, soit à cause du mauvais emploi de leurs ressources. Après le 4ᵉ arrondissement, c'est dans les 3ᵉ et 5ᵉ que nous trouvons, mais dans des proportions bien inférieures, le plus grand nombre de goîtreux.

Ces données, complétées par celles qui nous ont été fournies par les Conseils de révision, tendent à nous confirmer dans l'opinion que nous avons émise touchant l'étiologie du goître.

Des fièvres intermittentes. — Les fièvres intermittentes sont endémiques à Lyon; on ne doit pas s'en étonner, quand on examine l'aménagement du sol dans toute la partie *nord* et *est* de la ville. Par le côté *nord* arrivent à Lyon les émanations des étangs ou marais du plateau des Dombes, qui commencent à quelques lieues de la ville; mais la ventilation se fait d'une manière si active et incessante sur le plateau de la Croix-Rousse, que les fièvres intermittentes y sont très-rares. Si, du plateau des Dombes, nous descendons vers Jonage, nous voyons commencer sur ce point une série de lônes, de marais qui se poursuivent sans cesse jusqu'aux portes de Lyon. Nous avons dit ailleurs les travaux qui pouvaient, en supprimant ces marais, amener dans le 3ᵉ arrondissement une eau de source très-bonne.

Tout le 3ᵉ arrondissement est environné de marais ou renferme des eaux stagnantes; partout les maisons s'élèvent sur un terrain de gravier récemment couvert de remblais; çà et là se rencontrent des excavations à fond argileux plus ou moins étendues qui sont souvent inondées; c'est là que se trouvent les lônes de la Vitriolerie, dont la présence est si funeste. Ces régions, éloignées du centre de la ville, sont souvent encore visitées par les fièvres intermittentes. Quoique le nombre en soit beaucoup diminué, nous avons entendu de vieux médecins nous dire, qu'il y a un certain nombre d'années, l'infection paludéenne était si profonde et si générale à Lyon, qu'elle venait compliquer toutes les maladies, aussi bien les affections pulmonaires que les autres; qu'en conséquence, dans les maladies les plus diverses, les médecins étaient obligés de recourir, avant tout, à l'administration du sulfate de quinine ou des préparations de quinquina.

Un des effets consécutifs des fièvres intermittentes est l'hypertrophie de la rate et l'hydropisie ascite. Depuis quelques années, les hydropisies consécutives aux fièvres intermittentes ont singulièrement diminué.

Les saisons influent sur la gravité des fièvres intermittentes; au printemps, elles sont moins graves qu'en automne; souvent, au printemps, la fièvre se guérit d'elle-même, il n'en est plus de même à l'automne; c'est dans cette saison et à la fin de l'été que se présentent les cas de fièvres pernicieuses, qui sont rares à Lyon, mais que nous avons cependant vues en certain nombre, chaque année, dans les hôpitaux.

En général, à Lyon, on meurt rarement par les fièvres intermittentes; mais elles exercent à la longue une action fâcheuse sur la constitution, déterminent un état anémique, des hypertrophies de la rate, des hydropisies et des engorgements viscéraux qu'il est très-difficile de guérir; quand la fièvre intermittente persiste malgré les traitements les mieux conduits, un changement momentané de climat est indispensable.

Quelques vomitifs prescrits à propos, l'administration à l'intérieur du sulfate de quinine et diverses préparations de quinquina et d'arsenic résument toute la thérapeutique des fièvres intermittentes.

Héméralopie. — Il existe, à l'état endémo-épidémique, à Lyon, une maladie qui ne sévit que sur les militaires de la garnison. C'est au printemps et en automne que cette petite épidémie se présente en général ; un homme bien portant, du reste, est affecté d'une cécité complète dès que le soleil a disparu sous l'horizon. Cette cécité temporaire est si grande que l'héméralope n'y voit plus assez pour se conduire, même dans une chambre éclairée par une lampe.

Nous retrouvons des traces de cette endémo-épidémie, à Lyon, en 1819. — 50 soldats de la garde royale furent amenés en peu de temps à l'Hôtel-Dieu, tous guérirent plus ou moins rapidement.

Nous avons rapproché cette maladie des fièvres intermittentes, parce qu'elle se présente surtout dans les pays où la fièvre intermittente est commune ; aussi, l'héméralopie et les fièvres intermittentes sont-elles communes à Strasbourg et dans les environs.

Plus de la moitié des malades guérissent sans aucun traitement ; parmi les autres, certaines complications du côté de la tête ou des voies digestives empêchent la guérison, qui réclame d'autres soins. Enfin, reste une dernière catégorie, l'héméralopie à forme chronique, que l'huile de foie de morue réussit très-bien à guérir. Ce n'est réellement que pour mémoire et afin de constater cette petite endémo-épidémie, spéciale à la garnison, que nous en avons dit quelques mots.

Des épidémies. — Nous ne trouvons pas d'épidémies, à Lyon, en dehors des grandes épidémies que nous avons citées et qui n'appartiennent pas à notre époque. Sous l'influence des saisons, nous voyons bien augmenter la proportion de telle ou telle maladie ; sous l'influence d'une température anormale, nous voyons se produire un groupe de phénomènes insolites ; mais dans tout cela, nous cherchons en vain les caractères d'une épidémie, dans toute l'acception du mot ; aussi, pour rester dans la stricte vérité, nous décrirons sous le nom de maladies régnantes les diverses prédominances morbides qui, depuis dix ans, se sont montrées à Lyon.

MALADIES RÉGNANTES A LYON, ÉPIDÉMIES, ENDÉMIES, DE 1855 A 1865.

L'hiver de 1855 a été généralement pluvieux ; les mois de novembre et de février ont été très-humides. Janvier a offert un froid très-intense, eu égard à la température ordinaire de Lyon : le thermomètre est descendu jusqu'à — 15°. La moyenne de l'hiver a été 1°,8 ; le froid a reparu en mars, où le thermomètre a marqué — 3°.

La température moyenne du printemps a été de + 9°, son maximum de + 25°.

Les maladies éruptives et quelques fièvres typhoïdes ont été les maladies dominantes de ce premier semestre.

La température moyenne de l'été a été de + 19°,1, le minimum de + 7,2, et le maximum de + 33,5 ; amplitude d'oscillation thermométrique, 26°,2.

Vers le mois de juillet, commencèrent à se montrer les maladies du tube digestif. A ce moment aussi, M. le docteur Bouchet, dans son rapport sur les épidémies de la ville de Lyon, signale l'apparition de quelques cas de choléra. Cette épidémie, très-bénigne, n'a cessé complètement que vers le mois de décembre. Le nombre total des décès par le choléra, pour Lyon et le département, n'a été que de 100. L'année précédente, la même épidémie avait enlevé 525 malades. En 1855, la proportion de la mortalité a été de 5 morts pour 7 malades.

Les diarrhées, dyssenteries, cholérines, ont fait leur apparition aux époques habituelles, elles n'ont offert aucune gravité exceptionnelle.

L'automne a présenté une moyenne de température de + 11°,1. La température la plus basse s'est montrée en novembre — 5°,0, la température la plus élevée en septembre + 26°,5.

Les fièvres rémittentes et intermittentes, à cette époque, ont dominé la pathologie lyonnaise.

ANNÉE 1856.

L'hiver a été très-humide et le froid moins intense que l'année précédente : température moyenne + 2,9, température la plus basse, le 17 décembre, — 10°,5; température la plus élevée, le 8 février, + 16°,5. Les variations de température ont été fréquentes et brusques; souvent en janvier, dans la même journée, on a pu constater des différences de 10 à 15 degrés.

Vers la fin de janvier, la scarlatine commença à se montrer; on observait, en même temps, des angines diphthéritiques, des cas de croup. Cet état de choses se maintint pendant tout le mois de février; c'est alors que les maladies éruptives firent leur apparition avec des caractères d'une gravité insolite : variole, scarlatine, rougeole, toutes ces diverses maladies se présentèrent en même temps. Les varioles surtout furent nombreuses, et malgré la violence inaccoutumée des phénomènes prodromiques, l'ataxie et l'adynamie, malgré les éruptions confluentes, les terminaisons funestes furent rares.

M. le docteur Girin (1), en signalant l'apparition simultanée de la variole, de la scarlatine et de la rougeole avec caractère épidémique, montre ces influences épidémiques s'unissant, se combattant et se supplantant tour à tour. Il caractérise la constitution régnante par le mot d'*anarchie*. La scarlatine offre des phénomènes d'une gravité insolite, des symptômes typhoïdes. Les hémorrhagies deviennent très-fréquentes ; à l'Hôtel-Dieu, trois individus succombent foudroyés par des hémorrhagies intestinales ou utérines. Ces hémorrhagies évidemment se produisent sous l'influence des mêmes causes que la scarlatine.

Le printemps de cette année offre une particularité qui doit être signalée, c'est la quantité de pluie qui a déterminé l'inondation de Lyon, du bassin inférieur de la Saône et de tout le bassin inférieur du Rhône. En mars, à Lyon, le pluviomètre indique 47^{mm},35 ; au mois d'avril, 138^{mm},10, et au mois de mai, 255^{mm},50 ; en tout, pour ce trimestre, 440^{mm},95. La masse d'eau tombée dans la Bresse, dans la haute Saône, amène une crue extraordinaire des eaux du Rhône et de la Saône ; de là une inondation générale des bas quartiers de Lyon, les digues se rompent, la Guillotière, les Brotteaux sont envahis par les eaux ; les quais du Rhône, de la Saône subissent le même sort ; à la Guillotière, les maisons bâties en pisé s'écroulent.

Nous n'avons pas à faire le récit de cette catastrophe, qui a jeté tant de malheurs sur Lyon et produit en même temps des traits de courage et d'abnégation remarquables, au profit des malheureuses victimes de l'inondation. Tous ces faits appartiennent à l'histoire. Nous avons à nous occuper seulement des maladies qui ont pu résulter de cette inondation, et des mesures de salubrité que l'autorité a prises pour empêcher

(1) *Gazette médicale de Lyon*, avril 1856.

des désastres consécutifs, en ce qui touche la santé publique.
MM. les professeurs Teissier, Diday et Girin, dans différents
travaux remarquables, ont étudié cette question : *De l'in-*
fluence des inondations de 1856 sur les maladies régnantes
et sur la santé publique. Nous ne saurions mieux faire que
d'analyser les opinions émises par ces médecins distingués.

Les inondations de 1856 ont-elles causé des maladies
graves, épidémiques? Non, grâce aux mesures prises par
l'autorité administrative, d'après les avis du Conseil d'hygiène
et de salubrité publique.

Ces inondations ont-elles eu une influence sur la santé publique? Quelle est cette influence? Bien qu'un lien étroit de
cause à effet unisse les inondations aux accidents qui ont pu
résulter, soit d'une immersion prolongée dans l'eau, soit
d'éboulements de terrain, soit de chutes de maisons ou d'opérations de sauvetage, on ne saurait, dans la question qui
nous occupe, tenir compte de ces faits.

Les dépôts laissés dans les champs, dans les rues, dans les
maisons, après le retrait des eaux, l'altération des eaux potables ont-ils produit des effets fâcheux sur la santé publique?
L'influence morale d'un désastre public a-t-elle marqué de son
sceau les maladies qui ont suivi les inondations? Telles sont
les questions qui se posent naturellement et auxquelles nous
allons répondre en nous inspirant soit de l'enseignement public
de M. le professeur Teissier, soit des opinions émises par
MM. Girin et Diday, dans la *Gazette médicale de Lyon* et
dans la *Gazette hebdomadaire.* D'abord, *quelles sont les me-*
sures que l'Administration publique a prises pour conjurer les
effets consécutifs probables de l'inondation? Personne ne peut
nier l'influence favorable de la présence de l'Empereur, qui,
obéissant à la voix de son cœur, est venu sur le théâtre du
désastre, au moment du danger, apporter des consolations et
des secours à la population affligée. Cet acte spontané du chef

de l'Etat honore autant son cœur que son intelligence. Devant cette manifestation, l'Administration a dû redoubler de zèle. Aussitôt après le retrait des eaux, de grands travaux de canalisation ont commencé pour faciliter l'écoulement des eaux restées dans les bas-fonds, les prairies inondées ont été fauchées, pour s'opposer à la putréfaction de ces matières végétales dans l'eau. Toute la vase accumulée dans les caves, dans les bas-fonds, a été extraite et remplacée par du sable sec. Les fontaines, les puits ont été curés avec soin ; on a recommandé aux habitants, dont les maisons avaient été inondées, de s'abstenir de les habiter pendant un certain temps, d'attendre qu'elles fussent assainies par une aération convenable et par la chaleur. On a recommandé également aux habitants de se préserver de l'humidité, par le port de vêtements bien chauds.

La moyenne de la température, pendant l'été, fut de + 19°,6, le minimum de + 10°, et le maximum de + 34°,8 au mois d'août.

A partir du mois de juin, la température s'éleva graduellement jusqu'en août. Cette gradation de la température favorisa singulièrement le succès de toutes les mesures préventives auxquelles on avait eu recours.

A un été assez beau, succéda un automne parfaitement normal, dont la température moyenne fut de + 9°,4. Cette régularité dans l'évolution des saisons a dû, nécessairement, contribuer au bon état de la santé publique. Dans les appréciations sur l'influence générale de l'inondation, M. Teissier signale seulement l'apparition prématurée des maladies de la fin de l'été : diarrhée, dyssenterie, fièvres catarrhales et fièvre typhoïde à forme muqueuse. Toutes ces maladies n'ont offert aucune gravité exceptionnelle, elles ont suivi leur marche ordinaire ; mais un fait général, qui paraît se rattacher plus particulièrement à l'influence de l'inondation, c'est la présence, dans ces affections morbides, d'accès intermittents et rémittents, dont le sulfate de quinine faisait justice le plus souvent. M. Girin ne partage pas la même manière de voir ; il n'a pas remarqué, dans les différentes affections, la présence exceptionnelle d'accès intermittents. Il est certain qu'à Lyon beaucoup de maladies présentent habituellement des accès intermittents ou rémittents, qui cèdent à l'emploi du sulfate de quinine, et cela surtout à la fin de l'été et à l'automne. A ces époques de l'année, dans les pneumonies, les diarrhées, les rhumatismes, on remarque fréquemment l'influence intermittente ou rémittente comme complication de ces maladies ; les préparations de quinquina les combattent avec succès.

Quant aux maladies accidentelles produites par l'immersion dans l'eau froide pendant l'inondation, elles se sont bornées à des bronchites légères, des sciatiques peu graves, des irritations gastro-intestinales compliquées de crampes ; ce dernier caractère mérite de fixer l'attention. Toutes ces affections, produites par l'action prolongée de l'eau froide sur les fonctions de la peau, n'ont pas été, en général, très-rebelles. Les boissons chaudes sudorifiques, l'opium dans les cas de diarrhée, ont suffi pour la guérison.

Quoi qu'il en soit de ces diverses appréciations, on voit que l'influence de l'inondation sur la santé publique n'a pas été bien marquée et surtout n'a pas été très-funeste.

Pendant tout l'été, les maladies abdominales se sont multipliées sous toutes les formes : diarrhée, dyssenterie, fièvre typhoïde, cholérine ; ces différentes maladies, comme épiphénomènes irréguliers, se compliquaient de céphalalgie intermittente ou continue, de constriction épigastrique douloureuse ; on a signalé très-souvent des crampes, des contractures douloureuses des muscles, etc., tous ces épiphénomènes pourraient être regardés comme le résultat de l'influence morale des inondations sur le système nerveux. Du reste, la gravité des maladies n'a pas été notablement augmentée par ces accidents inusités. Un des caractères les plus tranchés des diverses affections abdominales, diarrhée, embarras gastrique, etc., a été la fréquence des rechutes, sous l'influence des moindres causes, écart de régime, refroidissement, etc. Mais, nous le répétons, toutes ces maladies n'ont offert, en général, aucun caractère inquiétant. En automne, les maladies exanthémateuses ont fait leur réapparition, la scarlatine surtout, et quelques cas de variole,

ANNÉE 1857,

L'hiver de cette année a offert une température moyenne de + 1°,9, le minimum a été de — 10°,2, et le maximum de + 14°,7. Comme toujours, les variations atmosphériques ont été fréquentes, souvent très-brusques et très-considérables.

La pathologie a subi l'influence de la saison; les affections catarrhales et inflammations des voies aériennes, des angines simples, des coryzas, des affections rhumatismales, tel est à peu près le tableau des maladies qui se sont produites durant cette saison, et qui n'ont offert aucun caractère de gravité.

La moyenne de la température du printemps a été de + 10°,3, le maximum de + 28°,5, et le minimum de — 5°,5.

M. le docteur Girin, dans son compte-rendu des maladies régnantes à Lyon à ce moment, insiste sur le génie périodique qui complique les affections diverses; le quinquina et ses préparations font promptement justice de ces complications. Les fièvres éruptives reparaissent, la variole, la rougeole qui s'était montrée dès la fin de l'hiver, et la scarlatine sont les maladies dominantes de la saison. En deuxième ligne, nous

trouvons les diverses formes de rhumatisme et quelques pneumonies. Pendant l'hiver, on avait vu de fréquentes éruptions
furonculeuses, elles semblent au printemps toucher à leur fin.
On remarque aussi des érysipèles, puis des névralgies qui
offrent certains caractères de périodicité, d'autres paraissent
se lier à un état inflammatoire et cèdent à des applications de
sangsues.

La température moyenne de l'été est plus élevée que
l'année précédente; elle monte à +20°,5; maximum +35°,2,
minimum + 8°,3.

Pendant cette saison, on voit les maladies exanthémateuses
se développer en grand nombre : des varioles, des scarlatines
graves apparaissent, des angines simples, des angines couen-
neuses; la suppuration des amygdales complète le tableau
pathologique de la saison. Aucune de ces maladies ne présente des caractères graves, même les angines diphthéritiques, qui cèdent facilement aux cautérisations et à l'emploi
de l'émétique. Vers la fin de l'été se montrent les diarrhées et
les dyssenteries, puis quelques cas de fièvre typhoïde.

La température moyenne de l'automne est de + 11°,9;
maximum + 22°,6, minimum — 2°,4.

Au commencement de cette saison, on voit encore régner
les diarrhées et les dyssenteries, les maladies éruptives. Les
chaleurs de l'été n'avaient pas empêché les rhumatismes de
se produire, leur nombre augmente pendant l'automne. Les
éruptions furonculeuses apparaissent de nouveau, ainsi que
les angines et la fièvre typhoïde.

ANNÉE 1858.

La température moyenne de l'hiver a été de + 1°,0, le
minimum de — 8°,6 et le maximum de + 10°,2.

A la fin de l'automne dernier, la santé publique était

parfaite; vers la fin de décembre, Lyon vit se développer dans son sein une épidémie qui s'est produite à peu près dans toute la France, mais qui, nulle part, n'a été un danger sérieux pour la société. Nous voulons parler de la grippe, de l'influenza épidémique signalée déjà au XVe siècle, et qui, depuis, a reparu à différentes époques en France, par exemple en 1831 et 1837.

Cette épidémie n'a réellement été funeste qu'aux vieillards sujets aux catarrhes bronchiques; chez les enfants et les adultes, la grippe s'est bornée à une simple irritation bronchique avec fièvre et courbature. Quelquefois on a eu à noter une irritation gastro-intestinale; M. le docteur Bouchet évalue à 7,000 le nombre des malades atteints cette année par la grippe dans Lyon (*Rapport sur les épidémies*). Si l'on songe qu'en 1832, à Paris, l'épidémie de choléra asiatique avait été précédée de l'apparition de la grippe, on concevra que les médecins pouvaient craindre, dans un avenir prochain, la répétition du même fait. Heureusement ces craintes ne se sont pas vérifiées, et le printemps a vu disparaître cette épidémie bénigne, comme on pourrait l'appeler.

Le printemps de cette année offre une température moyenne de + 10°,6; maximum + 24°,3, minimum — 2°,9. Avec le printemps reparurent les fièvres éruptives, la scarlatine se plaçant en tête; nous avons aussi à signaler l'apparition des différentes formes de rhumatisme. Le rhumatisme, du reste, aussi bien que les affections catarrhales diverses, peuvent être regardés comme endémiques à Lyon. Notons également des fluxions dentaires fréquentes, des parotidites, des névralgies, mais tout cela formant une pathologie assez inoffensive. Le rhumatisme et la scarlatine sont le cadre pathologique sérieux de la saison.

L'été de 1858 offrit une température moyenne de + 20°,9; maximum + 34°,9, minimum + 11°,2. Cet été a été très-beau, mais un peu sec; un automne admirable lui succéda. Température moyenne de l'automne : + 11°,8, minimum — 1°,2, et maximum + 26°,7.

Pendant ces deux saisons, les maladies signalées au printemps, les rhumatismes et la scarlatine continuèrent à régner. Vers la fin de l'été, se montrèrent des embarras gastriques, des fièvres muqueuses, des diarrhées, des dyssenteries, mais toutes ces maladies furent sans gravité. Les maladies éruptives et les irritations gastro-intestinales et les rhumatismes résumént donc la pathologie de ces différentes saisons. La scarlatine suit assez régulièrement son cours, elle diminue de nombre aussi bien que la rougeole, mais cette dernière a cessé d'être bénigne à la fin de l'automne; l'éruption est confluente, d'une rougeur livide, déterminant l'œdème des paupières et des ophthalmiés catarrhales; grande gêne dans la déglutition, oppression extrême et adynamie très-marquée. La terminaison est souvent funeste.

La cause puissante des maladies éruptives détermine aussi des érysipèles simples ou compliqués d'embarras gastriques, des furoncles, des anthrax, des eczémas, etc.

Les angines sont aussi nombreuses. Quant aux rhumatismes articulaires, ils marchent lentement, l'engorgement des articulations persiste malgré les médications les plus actives. Cependant, la rougeole mise à part, on peut se louer de la santé publique durant toute cette année.

ANNÉE 1859.

L'hiver 1859 offre une température moyenne de + 2°,0; maximum + 12°,5, minimum — 6°,5. Cet hiver a été généralement beau et sec, sans neige et avec très-peu de pluie. Cette saison n'a ramené que les affections ordinaires, rhumatismes aigus ou chroniques, les fièvres éruptives, scarlatine, rougeole, variole et un nombre considérable d'angines. Vers la fin de l'hiver et au commencement du printemps, la variole est devenue la plus fréquente des maladies éruptives.

La température moyenne du printemps se traduit par + 12°,3 ; minimum — 1°,3, maximum + 24°,7. Sous l'influence des premières chaleurs de cette saison, la variole prend un accroissement marqué. Quelques cas ont offert une gravité inaccoutumée ; les fièvres intermittentes sont très-fréquentes sur quelques points de la cité lyonnaise, aux Brotteaux, à la Guillotière et à Perrache.

Les angines se montrent toujours nombreuses aussi bien au printemps qu'en hiver ; le principe scarlatineux n'est peut-être pas étranger à ces maladies.

L'été 1859 marquera parmi les étés les plus chauds que Lyon ait endurés ; température moyenne + 22°,4 ; minimum + 10°, maximum + 34°,8.

Les chaleurs estivales ont été très-continues, les pluies rares. Sous l'influence de cette température et de cette sécheresse qui, du reste, ont régné généralement en France et dans une grande partie de l'Europe, Lyon a vu, dès le mois de juillet, apparaître une véritable épidémie de dyssenterie. C'est surtout parmi la population militaire que cette épidémie a sévi avec le plus d'intensité. La marche de la maladie ne présente pas sa bénignité habituelle, aux accidents diarrhéiques succèdent souvent des phénomènes typhoïdes. Apparition brusque des symptômes dyssentériques et immédiatement prostration profonde, céphalalgie, langue rouge sur les bords, couverte d'un enduit jaune sale, quelquefois brun, amaigrissement rapide, pouls petit, filiforme, à 90 et 110 pulsations. Selles fréquentés, peu abondantes, ténesme, matières albuminoïdes striées de sang, tels sont les principaux caractères de cette dyssenterie épidémique plus particulière chez les militaires que dans la population civile, où elle se montre cependant plus fréquente et plus grave que dans les autres années. Les militaires revenant de l'armée d'Italie, aussi bien que ceux qui sont restés à Lyon, fournissent un contingent nombreux à l'épidémie. Le traitement qui nous a paru réussir le plus généralement est la médication évacuante. Nous ne voulons pas discuter ici la question de savoir si les purgatifs salins doivent ou non être préférés aux émétiques, aux purgatifs drastiques, si dès le début l'opium associé à l'ipécacuanha est plus convenable; chacun dans sa pratique particulière trouve des raisons de préférer telle ou telle forme de médication, et tous comptent des succès. Nous ne voulons constater qu'un fait, c'est qu'à Lyon, comme dans une grande partie de la France où la même épidémie s'est montrée, la méthode évacuante a paru généralement préférable à l'emploi des antiphlogistiques, à la saignée et à l'emploi des sangsues. Quelques tentatives timides dans ce dernier sens n'ont pas engagé la majorité des médecins à persister dans cette voie. L'opium associé à l'ipécacuanha après un purgatif salin, compte un grand nombre de succès, l'opium seul, au début, soit en lavements, soit en potions ou en pilules, amenait presque constamment des accidents cérébraux.

L'apparition des phénomènes typhoïdes était combattue heureusement par l'emploi des préparations de quinquina ou le sulfate de quinine à la dose de 0 gr. 3.

Les convalescences de ces dyssenteries ont été généralement longues et les forces lentes à revenir.

L'automne a été beau, il a offert une température moyenne de + 12°,4; minimum — 2, maximum + 25°,6. Les pluies ne sont survenues que dans le mois d'octobre. L'épidémie de dyssenterie s'est prolongée pendant tout le mois de septembre, puis, quand la maladie a commencé à décliner, nous avons vu apparaître les fièvres typhoïdes, les fièvres rémittentes et intermittentes. Pendant ce laps de temps, les maladies éruptives, les affections rhumatismales n'ont pas cessé

de se montrer, malgré l'élévation constante de la température.
A partir du mois d'août jusqu'au mois d'octobre, dans la population militaire, outre la dyssenterie, la diarrhée et les
rhumatismes, la variole, la varioloïde ont été fréquentes ;
mais en général la terminaison n'a pas été funeste. Nous ne
saurions en dire autant de la rougeole qui, chez les militaires,
a sévi avec une grande violence et a déterminé de nombreux
décès. L'éruption rubéolique était confluente, sa coloration
d'un rouge brun très-marqué. Dès le premier jour, il y avait
une adynamie profonde, et bientôt apparaissaient les symptômes d'une bronchite capillaire, souvent d'une pneumonie
typhoïdiforme. La mort survenait le troisième ou quatrième
jour, malgré les traitements les plus énergiques. La saignée a
eu peu de succès. Les préparations antimoniales à l'intérieur,
les vésicatoires sur la poitrine ont amené quelques guérisons.
Heureusement cette épidémie de rougeole n'a pas pris un trop
grand développement; vers le mois de décembre, elle touchait
à sa fin.

Nous devons noter aussi que dans le mois de septembre,
quelques cas de cholérine et de choléra sporadique ont apparu
parmi les militaires de la garnison, mais au mois d'octobre,
ces cas ont cessé de se présenter.

ANNÉE 1860.

Dès les débuts du froid, au mois de novembre 1859, les
fièvres éruptives ont recommencé à apparaître et se sont multipliées avec une rapidité étonnante dans cette saison. La
rougeole a paru la première et va toujours en progressant ; en
même temps, se montrent des bronchites et des fièvres catarrhales chez les enfants, maladies qui ne sont pas toujours les
prodromes de fièvres éruptives. Les maladies éruptives ont été
aussi remarquables par leur nombre que par leur bénignité.

La scarlatine, suivant son habitude, s'est montrée en même temps que la rougeole ; comme cette dernière, elle a été généralement bénigne.

La variole, depuis 1858, n'a jamais cessé complètement à Lyon ; cet hiver, le nombre des cas augmente, malgré la rigueur de la saison ; il en est de même dans toute l'Europe ; les journaux de Londres signalent la gravité de cette épidémie en Angleterre. Grâce aux bienfaits de la vaccination à Lyon, la plupart des cas se réduisent à des varioloïdes plus ou moins confluentes, mais presque toujours suivies de guérison.

A côté de ces affections éruptives, nous trouvons les érysipèles, les érythèmes, les éruptions furonculaires, les rhumatismes aigus et chroniques, les névralgies et toutes les affections pulmonaires qui se présentent habituellement dans cette saison.

Tout le printemps a été pluvieux et froid, l'été lui-même a présenté des anomalies de température déplorables. Chose inouïe à Lyon, on a vu au mois de juillet la neige voltiger quelques instants dans l'air. En présence de ces mauvais temps, on pouvait supposer une grande proportion de malades, il n'en a rien été ; le nombre des maladies de l'hiver a diminué aussi bien que leur intensité, les fièvres éruptives n'ont pas cessé de sévir, mais avec moins de gravité encore que durant l'hiver. La variole, aussi bénigne que possible, a dominé le champ pathologique. Après la variole se montra la scarlatine, qui présentait un caractère franchement inflammatoire ; aussi les évacuations sanguines ont-elles été prescrites avec un certain succès.

Les fièvres intermittentes deviennent fréquentes, les érysipèles de la face, les furoncles, les anthrax viennent se joindre aux diverses maladies éruptives que nous avons indiquées. Le nombre habituel des panaris a augmenté d'une manière sensible ; nous avons aussi à signaler, durant cette deuxième partie

de l'année, la gravité des suites de couches, fluxions inflammatoires de la région péri-utérine et pelvienne, phlébite
des membres inférieurs ; telles ont été les maladies les plus
communes. Quelques angines, des bronchites, complètent le
tableau pathologique de cette partie de l'année. Si l'abaissement de la température a déterminé quelques maladies, il
s'est opposé à la production habituellement si nombreuse
des diarrhées et des dyssenteries à la fin de l'été et au commencement de l'automne.

En automne, nous avons eu quelques fièvres typhoïdes,
qui ont conservé toujours leur caractère sporadique. En
somme, cette année la santé publique n'a pas eu beaucoup à
souffrir, aucune épidémie caractérisée ne s'est déclarée.

ANNÉE 1861.

Dès les premiers jours de janvier, à des pluies torrentielles
nous avons vu succéder un froid vif et des gelées continues.
Sous l'influence de cet état atmosphérique s'est montrée une
affection légère et de courte durée qui a sévi surtout chez les
enfants. Cette affection nous parut être une fièvre catarrhale.
Un des caractères particuliers de cette petite épidémie a été
la tristesse et la mauvaise humeur des petits malades. La guérison, en général, se faisait très-brusquement.

La rougeole a bientôt fait ses débuts, et en même temps
nous voyons les embarras gastriques se multiplier ; états bi-
lieux avec inappétence ; vomissements, langue saburrale, etc.
Un purgatif ou un vomitif, suivant les indications particulières,
suffisent pour faire cesser ces états généraux qui, trop souvent, marquent les débuts d'une maladie plus grave, nous
voulons parler de la fièvre typhoïde.

Les autres groupes de maladies sont les angines, les rhu-

matismes, les catarrhes pulmonaires, les névralgies à forme
rémittente.

Vers le mois de février, la rougeole, la scarlatine et la variole augmentent de nombre, sans offrir une gravité exceptionnelle.

Le froid sec, par son action continue, détermine à la fin de
l'hiver, chez les adultes, les mêmes symptômes que nous
avons vu se produire chez les enfants au commencement de
janvier. C'est une sorte de grippe constituée par la prédominance tantôt des accidents broncho-pulmonaires, tantôt des
accidents gastro-céphaliques. La durée de cette grippe est
en général de 10 à 12 jours. En même temps les maladies
éruptives, la variole surtout, se montrent en tête des maladies régnantes, tous les exanthèmes fébriles deviennent fréquents, l'érysipèle, l'érythème noueux se présentent tout à
coup dans le cours d'une autre maladie. Dans les services
chirurgicaux, M. Desgranges signale la fréquence d'érysipèles
graves venant compliquer les plaies. Cependant on ne peut
s'empêcher de reconnaître que le caractère distinctif de cette
petite épidémie est la bénignité ; tous ces érysipèles se limitent facilement et guérissent sans trop de peine. Au mois de
juin, M. Berne attire l'attention sur une épidémie de fièvre
puerpérale qui depuis 5 ou 6 mois règne à la Charité de
Lyon, sans dépasser les limites de cet établissement.

Vers la même époque, la Société impériale de médecine de
Lyon crée dans son sein une Commission qui doit s'occuper
spécialement des maladies régnantes. Nul centre d'informa-
tions médicales n'offre plus de garanties de science et
d'exactitude.

Les grandes chaleurs de l'été de cette année ont déterminé
une forte proportion de diarrhées et de dyssenteries ; la médication évacuante semble, mieux que toute autre, appropriée

à la constitution médicale régnante. Ces maladies ont en général une issue favorable.

Des angines ont été fréquentes, et pour la première fois à
Lyon on a observé ces paralysies pharyngiennes que la médecine avait signalées depuis assez longtemps à Paris.

Après les diarrhées et les dyssenteries, quelques cas de
fièvre typhoïde se sont produits, mais cette terrible maladie
est restée dans des limites restreintes.

ANNÉE 1862.

Le commencement de l'année se produit avec des alterna-
tives de froid, de dégel, de brouillards et de pluies. Ces conditions météorologiques, succédant à un froid vif et continu,
déterminent l'apparition des fièvres éruptives.

Les angines forment le groupe le plus considérable des maladies saisonnières ; variables en gravité, ces angines cependant n'ont pas de suites fâcheuses, mais elles se compliquent,
la plupart du temps, de coryza, de douleurs musculaires générales, de céphalalgie vive, de névralgie faciale.

Bientôt les affections de la muqueuse broncho-pulmonaire
deviennent communes. Ces maladies présentent les mêmes
complications que les angines dont nous avons parlé ; on peut
caractériser ces différents états morbides par le nom de fièvres muqueuses, catharrales, pour le traitement desquelles
les médications antimoniales et révulsives ont paru jouir d'une
efficacité promptement curative.

Cette constitution médicale ne paraît pas parfaitement des-
sinée et peut être regardée comme un état transitoire, et cependant les chaleurs du printemps ne sont pas venues modifier sensiblement la situation, seulement le nombre des maladies a diminué.

La variole augmente ou diminue en intensité parmi la population, sans devenir grave et sans jamais, depuis trois années, disparaître complètement.

La scarlatine, après avoir frappé quelques sujets, perd de son activité.

Les chaleurs de l'été amènent à leur suite les diarrhées et les dyssenteries, toujours quelques cas de fièvre typhoïde se produisent, sans cependant prendre les proportions que nous voyons cette maladie acquérir, soit à Saint-Etienne, soit dans d'autres villes.

En somme, on peut regarder comme très-satisfaisante la constitution médicale de cette année.

ANNÉE 1863.

Les derniers mois de l'année 1862 s'étaient terminés au milieu d'une température relativement élevée, tandis que des pluies tièdes arrosaient constamment le sol. C'est sous l'influence de ces conditions météorologiques qu'a débuté une épidémie très-bénigne, présentant du reste tous les caractères des états morbides des années précédentes. Le public aussi bien que les médecins ont donné le nom de grippe à cet état morbide.

Nous n'insisterons pas sur les caractères particuliers de cette petite épidémie, qui ne mérite ce nom que par la multiplicité de ses atteintes au milieu de la population. Les terminaisons de cette grippe ont été très-généralement heureuses et cela en un laps de temps très-court.

Les maladies éruptives, scarlatines, ont repris une certaine activité; quelques fièvres typhoïdes ont fait une apparition prématurée dans la population et y ont jeté une sorte de terreur. En énumérant les cas, on s'est bien vite assuré que le nombre en était assez restreint, mais ces maladies avaient sévi dans la classe aisée, ce qui avait fixé davantage l'attention publique. On ne saurait donner le nom d'épidémie à la réunion de quelques cas de fièvre typhoïde, qui bientôt ont cessé de se produire et n'ont pas offert une gravité exceptionnelle.

Les érysipèles se montrent aussi en quantité très-notable, ils viennent compliquer les plaies au point que M. le docteur Ollier, dans ses salles de l'Hôtel-Dieu, s'est cru obligé, pendant quelques jours, de suspendre ses opérations.

Les furoncles, les anthrax, les rhumatismes, les fièvres intermittentes, les névralgies, complètent le tableau des maladies régnantes. En somme, cependant, la constitution médicale ne se présente pas avec des caractères malins.

Dans le mois de juillet, le thermomètre s'élève à une hauteur inaccoutumée. Cette chaleur extrême dure sans pluie pendant tout le mois d'août. A partir de la fin d'août et pendant tout le mois de septembre, la température s'abaisse très-sensiblement; le ciel s'est chargé de nuages, et des pluies abondantes amènent des inondations dans les pays arrosés par le haut Rhône. Grâce aux travaux exécutés à Lyon, malgré la crue énorme des eaux, la ville a été préservée de tout accident. Les eaux se sont écoulées d'une manière régulière et n'ont pas laissé dans l'intérieur et aux environs de Lyon, les dépôts qui faisaient, pour la santé publique, le danger des inondations précédentes. Le vent du sud a été, durant cette époque, le vent dominant.

Sous l'influence de la température de cet été, les affections prédominantes dans la population civile ont été, comme de coutume, les maladies du tube digestif et les rhumatismes. Cependant, bien que la santé publique se soit montrée languissante durant les fortes chaleurs, on est forcé de reconnaître que les états morbides se sont maintenus à un chiffre plus faible qu'on n'aurait dû l'espérer.

Les maladies dominantes ont été la dyssenterie, les diarrhées séreuses et les fièvres rémittentes bilieuses. Ces affections, à leur début, ont offert des caractères très-graves qui
ont fait craindre un instant des résultats funestes, et cependant, contrairement à ces prévisions, tous les symptômes
graves ont cédé facilement aux diverses médications et les
guérisons ont été franches et rapides. L'ipécacuanha, associé
à l'opium, ou combiné avec le calomel, a réussi généralement à amener la guérison de ces accidents intestinaux.

Les fièvres rémittentes bilieuses et les fièvres intermittentes
se sont montrées en seconde ligne. Nous devons noter aussi
quelques bronchites et des pleurésies en petit nombre et peu
graves.

Les fièvres éruptives ont été presque nulles durant l'automne, le temps a été assez beau, la température s'est abaissée
régulièrement, le vent du nord a prédominé.

Nous n'avons à signaler qu'un petit nombre de fièvres typhoïdes à caractère du reste très-bénin. A aucune époque la
santé publique n'a été plus satisfaisante, aussi bien dans la
population civile que dans la population militaire. Un médecin distingué de Lyon est arrivé, par suite de calculs, sur la
valeur desquels nous n'avons pas à nous prononcer, à démontrer que cette année, dans la ville de Lyon et dans le
département (population civile et militaire comprises), le
chiffre des malades s'était placé à 34 p. 100 environ au-dessous de la moyenne habituelle.

ANNÉE 1864.

La température de la fin de l'année 1863 s'était montrée
variable, mais en général assez douce. Le 2 janvier, une forte
gelée sèche toutes les voies de communication, un ciel bleu

couvre toute la ville et les campagnes environnantes ; le thermomètre donne en janvier un minimum moyen de — 4°, 9 et
un maximum moyen de + 0,5, le thermomètre descend un
jour à — 11°. Les vents dominants sont les vents du nord,
ils soufflent avec force pendant quelques jours, les rivières
furent gelées et conservèrent leur glace pendant un mois et
demi ; on pouvait voir sur la Saône une représentation en
petit des glaciers des Alpes. Dans les mois de février et de
mars, la température suivit son cours régulier.

Sous l'influence de cet état météorologique, les pneumonies se sont montrées en proportion notable, les catarrhes
anciens passèrent à l'état aigu. La rougeole se produisit sur
une grande échelle, surtout dans la population militaire; la
bronchite capillaire fut la complication la plus ordinaire et la
plus grave de ces rougeoles, qui ne cessèrent que vers la fin
de mai.

Au milieu de l'évolution de l'épidémie de rougeole, la variole a fait aussi son apparition vers le 15 février.

Ces deux épidémies ont été plus graves pour la population
militaire que pour la population civile, où elle n'a été que
rarement cause de mort. Ces deux épidémies ont commencé
à diminuer de gravité et de nombre vers le commencement
d'avril, pour finir en juin.

Les maladies des voies respiratoires ont été les affections
dominantes de cette première partie de l'année.

Nous avons à noter, parmi la garnison de Lyon, le début
d'une petite épidémie d'héméralopie qui s'est montrée à partir
du mois d'avril. Le nombre des hommes atteints a été très-
considérable, surtout sur le plateau de la Croix-Rousse. —
Deux ou trois jours de repos à l'infirmerie ont en général
amené le guérison de cette singulière affection. Dix-neuf hé-
méralopes ont été envoyés à l'hôpital militaire des Colinettes,

la plupart ont été guéris rapidement sous l'influence des divers traitements réclamés par les indications particulières; trois de ces malades ont dû faire un séjour très-prolongé à l'hôpital; l'emploi longtemps continué de l'huile de foie de morue a pu seul ramener la vision à son état normal.

Nous avons aussi à indiquer ici une petite épidémie d'*herpès tonsurant*, signalée le 12 novembre 1863 par M. le docteur Bouchet, à l'orphelinat Denuzière et à Saint-Alban; au commencement de cette année, la même maladie se reproduit et se propage parmi la jeune population de ces établissements.

La contagion de ces accidents dermiques a été bien constatée par les travaux de MM. Cazenave, Gailleton, Bazin, Lebert, etc. L'indication était précise : il était indispensable d'enlever des établissements que nous avons nommés tous les enfants atteints par la maladie et de les faire traiter dans d'autres locaux. — Cette maladie, éminemment contagieuse, est causée par le développement d'un parasite, le trichophyton, dont les sporules très-petites, très-fines, se mêlent à l'atmosphère ambiante, tombent sur les poils et se propagent avec rapidité dans l'intérieur des follicules pileux. — L'épilation et les lotions parasiticides forment la base des différents modes de traitement de l'*herpès tonsurant*.

L'été de 1864 a été très-sec, et la température s'est maintenue d'une manière constante à une grande élévation.

Les maladies de l'été n'ont offert aucun caractère exceptionnel; comme toujours, les diarrhées séreuses et les dyssenteries se sont montrées en grande proportion. Nous avons de plus à signaler quelques cas de cholérine et de choléra sporadique.

Les fièvres typhoïdes ont apparu vers la fin de l'été; les embarras gastriques, les fièvres rémittentes ont dominé durant le mois de septembre.

Les maladies régnantes de cet automne n'offrent matière à aucune considération particulière. Comme les autres années, on peut caractériser la situation, en disant que la constitution médicale de ce trimestre, aussi bien que pour l'année entière, a été très-satisfaisante.

Avant de terminer ce qui regarde la pathologie de Lyon, nous croyons devoir entrer dans quelques considérations très générales sur l'hydrophobie rabique à Lyon, sur la variole et la vaccine dans la même ville.

DE L'HYDROPHOBIE RABIQUE A LYON.

Les départements du Rhône, de l'Ain, ont le triste privilège de voir chaque année la rage se produire chez un grand nombre de chiens. Ni en Alsace, ni en Lorraine, ni en Algérie, ni à Constantinople, nous n'avons vu une proportion de chiens enragés aussi forte que dans le département du Rhône et de l'Ain. A Bourg, sous la direction du docteur Despiney, l'un de nous, il y a déjà de nombreuses années, pratiqua l'autopsie d'une vingtaine de chiens ou de loups enragés, en deux ou trois ans. Nous ne rechercherons pas la cause de ce fait que la statistique pourrait constater encore mieux qu'un aperçu général tel que le nôtre. Nous espérions que les nouvelles mesures prophylactiques prises à l'égard des chiens atténueraient le mal, impôt sur les chiens, muselage de ces animaux; les cas ont augmenté en 1865 au lieu de diminuer.

Chez le chien, la rage peut naître spontanément, elle lui est aussi communiquée par la morsure d'autres animaux enragés.

Il n'y a pas d'exemple d'hydrophobie rabique développée spontanément chez l'homme. — Cette maladie lui est donc toujours communiquée par la morsure d'un animal enragé. —

Il suffit que la dent de l'animal ait dénudé le derme pour que la communication de la maladie virulente puisse se faire.

La dent de l'animal ne communique pas la rage si elle ne porte pas dans la plaie la bave de l'animal, autrement dit le virus rabique; ainsi les vêtements en essuyant les dents d'un animal enragé, peuvent souvent empêcher l'inoculation de la maladie. Sur cinq personnes mordues par un chien enragé, trois à peine contractent la maladie. Ce sont des faits de ce genre qui font le triomphe des charlatans.

Le traitement de l'hydrophobie rabique déclarée n'a donné jusqu'ici aucun exemple de guérison. — La cautérisation immédiate d'une plaie causée par un animal enragé met complètement à l'abri de la contagion.

Le choix du caustique n'est pas indifférent. — Le fer rougi à blanc peut être employé à défaut de caustiques liquides. — La cautérisation par le fer ne permet pas de suivre toutes les sinuosités des plaies. — L'action du feu ne pénètre pas les tissus assez profondément. — Le chlorure d'antimoine, l'azotate acide de mercure, sont des caustiques puissants qui doivent toujours être préférés au fer rouge. — La potasse, le caustique Filhos peuvent aussi être employés, mais la main seule d'un médecin est apte à manier ces dangereux caustiques.

Il est inexact de dire que l'hydrophobie rabique soit inconnue à Constantinople; elle est plus rare que dans nos pays, et cependant les chiens n'appartiennent à personne, ont à peine une nourriture suffisante et vivent en pleine liberté. En Algérie, la rage parmi les chiens n'est pas rare, et depuis l'occupation française les cas d'hydrophobie rabique ont été fréquents. Avant notre arrivée, les Arabes ne connaissaient pas la nature de cette maladie, qu'ils attribuaient simplement à la colère divine, sans pousser leurs recherches au-delà.

Nous avons tenu à dire quelques mots, sous forme d'aphorisme, au sujet de l'hydrophobie rabique, afin de détourner, autant que possible, les masses de pratiques insensées que les charlatans du pays sont intéressés à maintenir et à propager. Nous voulons parler des remèdes secrets débités sur différents points du département du Rhône et du département de l'Ain. La Société impériale de médecine de Lyon a récemment fait justice de quelques remèdes secrets soutenus par la voix publique. Le moindre défaut du plus vanté de ces remèdes est l'ingurgitation d'une substance malpropre. Nous n'en parlerions pas, si l'administration de ces substances n'avait le grave inconvénient de laisser dans une fausse sécurité les malheureux atteints par la morsure d'un chien enragé et de faire négliger la cautérisation immédiate des plaies.

DE LA VARIOLE ET DE LA VACCINE.

En terminant ce court exposé des maladies régnantes à Lyon, nous ne pouvons nous empêcher de signaler la fréquence de la variole dans cette ville, malgré les progrès de la vaccine et les soins que la Commission permanente de vaccine met à propager un préservatif si précieux.

Dès le principe, nous dirons que nous nous joignons à la grande majorité des médecins, à ceux qui regardent la vaccine comme une des découvertes les plus utiles dont l'humanité ait été dotée. Malheureusement, tous les médecins et toutes les populations ne pensent pas de même : chez beaucoup c'est ignorance, chez quelques-uns instinct de contradiction, chez d'autres incrédulité et doute résultant de faits mal observés et groupés avec art.

Quoi qu'il en soit, malgré l'appui de l'autorité supérieure, l'appui général des gens intelligents et le zèle d'une commission spéciale, la vaccine trouve encore beaucoup de diffi-

culté à se propager. Le docteur Roy, ancien secrétaire-rap-
porteur des travaux de la Commission, donne les chiffres suivants, dans son rapport sur la vaccination à Lyon et dans le
département :

1855 — 7,367

1856 — 6,032

1857 — 7,920

1858 — 9,246

Ces chiffres, comparés à ceux des années antérieures à
1844, offrent une progression bien marquée. — Lyon seul,
pour 1858, donne le chiffre de 3,933 ; on voit que ce chiffre
est encore bien éloigné de celui des naissances.

Il paraît bien prouvé aujourd'hui que si la vaccine ne
s'oppose pas d'une manière absolue à l'apparition de la variole, elle enlève à cette maladie une grande partie de sa
gravité. On peut regarder la variole qui survient chez les individus vaccinés, comme des varioles dont la gravité a été
abaissée d'un degré. En effet, quand même on rencontre des
varioloïdes ou des varioles confluentes, dans ces cas-là, il est
rare, malgré les complications diverses, que l'issue définitive
de la maladie soit funeste. Ce serait ici le lieu de discuter
pendant combien de temps la vertu préservatrice de la vaccine persiste dans l'organisme. La question est très-complexe,
elle a occupé bien des séances à l'Académie de médecine de
Paris ; nous nous contenterons d'indiquer les résultats auxquels le secrétaire perpétuel de cette Académie est arrivé, en
résumant les documents qu'il avait entre les mains. Il a fixé
à douze ou quatorze ans la durée préservatrice de la vaccine.
C'est en se fondant sur ces données, que M. le professeur Lévy
a sollicité et obtenu du ministre de la guerre l'ordre de faire
procéder aux vaccinations et revaccinations, chez tous les

militaires de l'armée française, ordre qui a été exécuté il y a deux ans.

Nous ne nous occuperons pas de la valeur de la statistique de M. Carnot, ni des idées théoriques émises par M. Ancelon sur la fièvre typhoïde qui devenait plus commune à mesure que la vaccination prenait plus d'extension. L'Académie de médecine a réduit ces idées à leur juste valeur. A Lyon, le nombre des décès pour la variole est assez considérable; en 1856 ce chiffre s'est élevé à 203.

En 1857 le nombre des cas de variole a été de 532 pour la ville et le département, et sur ce chiffre il y a eu 125 décès.

En 1858, 290 cas de variole ont été dénoncés à la Commission permanente de vaccine; sur ce nombre, 76 décès.

Il résulterait de ces communications faites à la Commission permanente de vaccine, qu'aucun décès n'avait eu lieu chez les individus vaccinés. Nous ne saurions être aussi affirmatif pour nos hôpitaux militaires; mais il est hors de doute pour nous, et nous nous appuyons sur de très-nombreuses observations, que les vaccinations diminuent beaucoup la gravité des varioles, et que chez les individus vaccinés avec succès, en général on ne trouve que des varioloïdes ou des varioles dont la guérison s'obtient le plus souvent. L'année 1859 nous a fourni l'occasion récente de vérifier ce fait. Dans les hôpitaux militaires, le service des varioleux est un service spécial; cette année-là, nous avons eu à l'hôpital militaire des Colinettes un nombre relativement considérable de varioleux; ainsi, dans le mois de janvier 41 malades, et 33 en février, formaient le chiffre des entrants affectés de variole ou de varioloïde. Chez tous les individus qui avaient été vaccinés une ou deux fois, la terminaison de la maladie a été heureuse, tandis que la catégorie des individus qui

n'avaient jamais été vaccinés et qui étaient parvenus à échapper à la mesure générale de la vaccination, ont payé un tribut
à la mort dans une très-large proportion.

Maintenant, prenant en bloc les cas de varioloïde et variole qui, dans notre hôpital, ont été traités dans le service
des varioleux, la mortalité a été bien moins grande que chez
les individus atteints de rougeole à la même époque. Ce résultat
assurément ne saurait être attribué qu'à l'influence de la vaccine, parce que, toutes choses égales d'ailleurs, une épidémie
de variole est plus funeste qu'une épidémie de rougeole. Ces
deux épidémies, qui sont restées renfermées dans des bornes
assez étroites, régnaient presque en même temps en 1859.

Notre conclusion est que la fréquence de la variole, à Lyon,
exige un redoublement de zèle de la part de la Commission
permanente de vaccine et impose à l'autorité le devoir d'aider
à la propagation de la vaccine aussi efficacement que possible.

En résumé, la ville de Lyon est maintenant en voie de
transformation complète; déjà les améliorations effectuées, en
assainissant certains quartiers, ont embelli la ville au point
de la rendre méconnaissable à ceux qui ne l'ont pas visitée
depuis 10 ans. Toutes les modifications opérées et celles qui
sont encore en projet paraissent se lier à des vues hygiéniques
très-bien comprises. En dehors des idées de grandeur, de développement commercial, nous pensons pouvoir prédire, dans
un avenir très-prochain, des modifications avantageuses dans
l'organisation physiologique des générations, qui grandiront
entourées d'un milieu hygiénique plus satisfaisant que par le
passé.

Déjà nous avons signalé une diminution remarquable dans
la proportion des maladies syphilitiques; nous espérons que
des institutions nouvelles parfaitement étudiées et strictement
exécutées, viendront encore atténuer le mal et placer, à ce

point de vue, notre grande cité dans des conditions de salubrité aussi avantageuses que Paris, Bruxelles, Bordeaux, etc.

De toutes parts, l'instruction des masses est en progrès, ce fait n'est pas contestable. La saine morale de la religion mieux comprise tend de plus en plus à établir son règne. Les avantages de l'application des préceptes de l'hygiène se démontrent tous les jours. C'est par le triple développement de la vigueur du corps, de l'intelligence et du sentiment religieux, que l'on arrivera à constituer des progrès réels et durables: *Sit mens sana in corpore sano.*

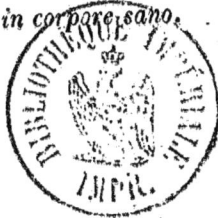

pour le catégorème. Il y a dès lors
à catégorème appartient la locution. Mieux, etc.
d'autre part, l'inscription des
Qui n'est pas constitable? La vérité morale de la raison
n'est à remplace tout de plus ou elle à établir son régime.
les avantages de l'application des exactes de l'étendue
demandent tout les forces. Des progrès que seulement
de la vigueur du corps de soutiens et à ce point
marque sa limite à communiquer les pensées réels
en demeurer sur pensées en soi plain.

TABLE ANALYTIQUE.

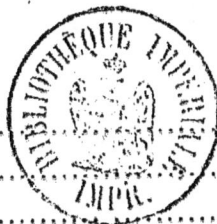

PREMIÈRE PARTIE.

DEUXIÈME PARTIE.

FIN DE LA TABLE

ERRATA.

Page VI, 9ᵉ ligne, lisez : *santé* des habitants au lieu de *salubrité*.
— 15, 27ᵉ ligne, lisez : *ményanthe* au lieu de *mynanthe*.
— 187, 7ᵉ ligne, lisez : *recourir* au lieu de *revenir*.
— 187, 18ᵉ ligne, lisez : physiologie *de la* population au lieu de physiologie *et la* population.
— 199, 23ᵉ ligne, lisez : *Pravaz* au lieu de *Pravas*.
— 212, 19ᵉ ligne, lisez : différence de la température de l'été et de l'hiver à Marseille = *13,69* au lieu de *113,69*.
— 249, 10ᵉ ligne, lisez : maladie caractérisée par la perte de la *vision dès que le soleil*, etc., au lieu de maladie caractérisée par la perte de la *vision ; dès que le soleil*, etc.
— 257, 18ᵉ ligne, lisez : le paratonnerre trop peu appliqué aux *habitations privées* au lieu *des habitants privés*.
— 284, 1ʳᵉ ligne, lisez : les aliments *dont* il est, en général, fort sobre, au lieu de les aliments, *donc*, il est, en général, fort sobre.
— 332, 5ᵉ ligne, lisez : abritées par *les* hauteurs au lieu de abritées par *ses* hauteurs.
— 470, 22ᵉ ligne, lisez : en ville 44,481 accouchements, 262 mortes, 0,58 °/₀ au lieu de 5,8 °/₀.
— 480, 19ᵉ ligne, lisez : de la médecine est fâcheuse *aussi ; sans doute*, au lieu de *fâcheuse ; aussi, sans doute*.
— 482, 8ᵉ ligne, lisez : *pansai* au lieu de *pensai*.
— 546, 2ᵉ ligne, supprimez le mot *mais*.

Rectification de la page 442 :

La superficie de la ville de Lyon, indiquée, d'après les relevés de la statistique agricole, comme étant de 6,827 hectares, n'est en réalité que de 4,318 hectares 61, chiffre donné par le cadastre. C'est par conséquent ce dernier chiffre qui doit servir de base aux divers calculs sur la densité de la population.

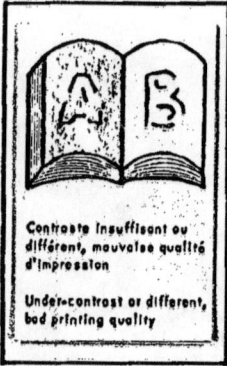

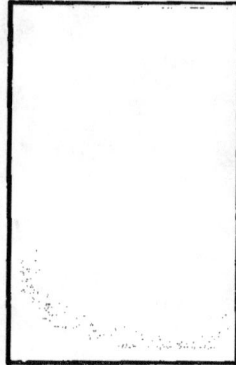